R. Driever
unter Mitarbeit von R. Kurowski

Originalfragen aus dem schriftlichen Examen in der Krankenpflege

R. Driever
unter Mitarbeit von R. Kurowski

Originalfragen aus dem schriftlichen Examen in der Krankenpflege

Gustav Fischer Verlag
Lübeck · Stuttgart · Jena · Ulm

Zuschriften an: Dr. R. Driever, Neusser Str. 478, 50733 Köln oder
Gustav Fischer Verlag, Pflegelektorat, Königstr. 10, 23552 Lübeck

Die Deutsche Bibliothek - CIP-Einheitsaufnahme

Driever, Rudolf:
Originalfragen aus dem schriftlichen Examen in der Krankenpflege /
R. Driever. Unter Mitarb. von R. Kurowski. - 6. Aufl. - Lübeck ;
Stuttgart ; Jena ; Ulm : G. Fischer, 1998
Bis 5. Aufl. u.d.T.: Driever, Rudolf: Originalfragen aus
Staatsexamensprüfungen für Krankenpflegeberufe
ISBN 3-437-45730-6

Lektorat: Ulrike Hartmann, Lübeck
Herstellung: Andrea Haseloh, Lübeck
Grafik: Susanne Adler, Lübeck; Gerda Raichle, Ulm
Satz: Medienkontor Lübeck GmbH, Lübeck
Druck und Bindung: Franz Spiegel GmbH, Ulm
Umschlaggestaltung: prepress ulm, Ulm
Titelphoto: DOEHRINGS, Lübeck

Printed in Germany

Vorwort zur sechsten Auflage

Die sechste Auflage eines Buches durch ein Vorwort einleiten zu können, bedeutet für den Verfasser eine Genugtuung, sowie eine große Dankbarkeit all denen gegenüber, denen das Buch eine wirkliche Hilfe sein durfte. Die rasche Folge der Auflagen darf wohl in erster Linie in diesem Sinne gedeutet werden.
Die fünfte Auflage, die wegen großer Nachfrage rasch vergriffen war, wurde völlig neu überarbeitet. Besonders hilfreich war mir dabei Frau Hartmann vom Gustav Fischer Verlag in Lübeck.

Das Konzept des Buches wurde beibehalten: Die **ausführliche Kommentierung** von Prüfungsfragen, um das notwendige Hintergrundwissen aufzufrischen. Dies ersetzt stures Auswendiglernen von Frage und Antwort. Als zusätzliche Lernhilfe, sind zu wichtigen Themen **Lerntexte** formuliert worden, um den fachlichen Zusammenhang des Fragenkomplexes zu wiederholen. Eine übersichtliche Darstellung der Lösungen gestattet eine effiziente Prüfungsvorbereitung, Lösungen zu Kombinationsfragen am unteren Rand der Seite ersparen zeitraubendes Hin- und Herblättern.

Der vorliegende Band enthält aktuelle Originalfragen aus staatlichen schriftlichen Prüfungen für die Krankenpflege aus dem gesamten Bundesgebiet. Für eine „Generalprobe“ wurde eine zusammenhängende schriftliche Prüfung vom Frühjahr 1997 mit offiziellen Lösungen als Anhang eingefügt. Dadurch erhalten die Auszubildenden eine Möglichkeit, sich noch effizienter auf das schriftliche Examen vorzubereiten und ihren Wissenstand zu überprüfen.

Die Anordnung der Fragen nach Fächern ist dem allgemeinen Lernverhalten angepaßt und ermöglicht eine gezielte Wiederholung der Prüfungsthemen. Dabei erhält der Auszubildende die Möglichkeit, sich mit den unterschiedlichen Fragentypen vertraut zu machen, und das geforderte Fachwissen, als Vorbereitung auf Zwischenprüfungen und insbesondere das schriftliche Examen, zu erarbeiten.
Auszubildenden und dem in der Krankenpflegeschule tätigen Lehrpersonal gibt die Fragensammlung eine Übersicht über die inhaltliche Gestaltung der vom Gesetzgeber nur in Mindestnormen geregelten Lernziele.

Besonderen Dank gilt Frau Christiane Löll, die in mühevoller Kleinarbeit aus vorliegenden Prüfungen 1687 Originalfragen nach den Fachgebieten sortiert und klassifiziert hat.
Bedanken möchte ich mich bei meinem Kollegen Herrn Dr. Kurowski für die Zusammenarbeit bei der Kommentierung der Fragen, die zum Teil von ihm übernommen wurde.
Bei der Fertigstellung des Manuskriptes und der Überarbeitung der Neuauflagen war mir meine Frau Doris Driever sehr behilflich.

Mein Dank gilt auch den Anregungen und Verbesserungsvorschlägen zahlreicher Krankenpflegeschulen; sie konnten weitgehend berücksichtigt werden.

Für kritische Kommentare zur weiteren Verbesserung bin ich dankbar.

Dr. med. R. Driever
Köln, im Mai 1998

Tips und Tricks, um im schriftlichen Examen erfolgreich zu sein

Liebe Prüfungskandidatin,
lieber Prüfungskandidat,

um Ihnen die Vorbereitung auf das schriftliche Examen zu erleichtern, möchten wir Ihnen ein paar Tips zur Bearbeitung der Aufgabentypen geben und Ihnen helfen, „Stolpersteinen“ auszuweichen und dort Flüchtigkeitsfehler zu vermeiden:

- Lesen Sie jede Frage aufmerksam und achten Sie darauf, ob nach dem *richtigen* oder *falschen* Sachverhalt gefragt ist.
- Man kann nicht alles wissen! Können Sie eine Frage gar nicht beantworten, halten Sie sich mit dieser nicht zu lange auf, sondern bearbeiten die nächste. Die ungelösten sollten Sie dann zum Schluß versuchen, zu lösen.
- Falls Sie zum Ende der Prüfung noch Zeit haben, lesen Sie alle Aufgaben noch einmal durch und überprüfen Sie Ihre Antworten.

Aufgabentyp A:
Frei zu formulierende Antwort

Eine Frage soll frei beantwortet werden, oder ein Thema ausführlich behandelt.

☑ Beantworten Sie nur das *tatsächlich* Gefragte. Überprüfen Sie beim Durchlesen, ob Sie beim Thema geblieben sind. Auf Ausführungen zu nicht Gefragtem gibt es – meistens – keine Punkte!

Aufgabentyp B: Einfachauswahl

Gefragt wird nach einem Begriff oder einem Sachverhalt. Aus den vorgegebenen Antwortmöglichkeiten sollen Sie eine auswählen.

☑ Achtung: Hierbei kann nach dem *richtigen* oder dem *falschen* Begriff bzw. Sachverhalt gefragt sein.

Aufgabentyp C: Zuordnungsaufgabe

Diese Aufgaben bestehen aus:

a) einer Liste 1 mit Buchstaben gekennzeichneten Begriffen oder Aussagen
b) einer Liste 2 mit numerierten Begriffen oder Aussagen
c) Lösungsmöglichkeiten der verschiedenen Kombinationsmöglichkeiten (z.B. A3, B1)

Die Begriffe bzw. Aussagen aus Liste 1 sollen denen der Liste 2 zugeordnet werden. Im Lösungsteil müssen die zutreffende Kombinationen angekreuzt werden.

Aufgabentyp D: Aussagekombination

Bei diesem Aufgabentyp stehen im Lösungsteil Kombinationen von Antworten. Auch hier kann nach dem *richtigen* oder *falschen* Sachverhalt gefragt sein.

☑ Lesen Sie die Frage und alle Antwortmöglichkeiten aufmerksam durch. Sind Sie sich bei den Lösungen unsicher, gehen Sie nach dem Ausschlußverfahren vor. Welche Antwort ist sicher falsch bzw. richtig? Welche Kombination trifft am ehesten zu?

Das Buch haben wir so gestaltet, daß Sie besonders effektiv lernen können:

- Lösungen der Kombinationsfragen stehen zum Abdecken auf dem unteren Seitenrand.
- Ausführliche Kommentare und Lerntexte folgen direkt im Anschluß an den Frageteil.
- Das seitliche Griffregister erleichtert das Auffinden sowohl der einzelnen Fachgebiete als auch die Unterscheidung von Fragen- und Kommentarteil: schwarze Schrift auf hellgrauem Grund kennzeichnet den Fragenteil, weiße Schrift auf dunkelgrauem Grund den Kommentarteil.

Einen kühlen Kopf mit viel Glück und Erfolg wünscht Ihnen das Pflegelektorat des Gustav Fischer Verlages bei allen Prüfungen.

Inhaltsverzeichnis

1 Krankenpflege

1.1 Allgemeine Aufgaben der Krankenpflege

1.1.1 Die Krankenschwester / Der Krankenpfleger hat pflegerische, pädagogische und administrative Aufgaben.
Nennen Sie bitte 2 Beispiele dazu.

1.1.2 Welche Regeln beachten Sie beim Richten und Verabreichen von Medikamenten?

1.1.3 Welche wichtigen Punkte sind bei der Betreuung des Betäubungsmittelfaches zu beachten?

1.1.4 Die Pflegekraft hat nach Verabreichung eines Medikaments den Patienten zu beobachten, um Wirkung und Nebenwirkungen an den Arzt weiterzugeben. Nennen Sie 4 mögliche Veränderungen!

1.1.5 Nennen Sie die 6 Schritte des Krankenpflegeprozesses!

1.1.6 Erläutern Sie die Stufen der Pflegequalität.

1.1.7 Erläutern Sie den Begriff Progressivpflege".

1.1.8 Was versteht man unter „Ganzheitspflege"?

1.1.9 Zu den Vorteilen, die eine Pflegedokumentation bietet, gehören

1. Leistungsdarstellung und -nachweis der Pflege
2. Kostendämpfung
3. Qualitätsverbesserung und -nachweis der Pflege
4. Wegfallen der mündlichen Übergangsberichte
5. Eine für alle Mitarbeiter jederzeit zugängliche Informationssammlung

(A) 1 + 3 + 5
(B) 1 + 2 + 3 + 5
(C) 1 + 2 + 4 + 5
(D) 1 + 4 + 5

1.1.10 Zum Krankenpflegeprozeß gehören

1. Ermittlung von Pflegefehlern
2. Planung von Pflegemaßnahmen
3. Überprüfung von Pflegezielen
4. Einhalten der Prüfungsverordnung

(A) 1 + 3
(B) 2 + 3
(C) 1 + 2
(D) alle Antworten sind richtig
(E) 1 + 4

1.1.11 Was bedeutet ganzheitliche Pflege?

(A) Körper, Geist und Seele des Menschen sollen in der Pflege als Ganzes berücksichtigt werden
(B) Wenn der Patient schon mal im Krankenhaus ist, soll ihm das gesamte Spektrum der diagnostischen und therapeutischen Möglichkeiten zugute kommen
(C) Eine Pflegeperson darf sich nur ausschließlich um einen Patienten kümmern
(D) Die Versorgung eines Patienten im Krankenhaus durch seine Pflegeperson aus der Sozialstation

1.1.12 Funktionspflege bedeutet:

1. Alle Pflegepersonen betreuen alle Patienten
2. ganzheitliche Versorgung
3. hierarchisches Prinzip
4. Eine oder mehrere Personen betreuen eine Patientengruppe
5. Die Pflegeperson führt eine oder mehrere Aufgaben bei allen Patienten durch
6. Die Absprache über die Aufgabenverteilung im Pflegeteam ist Bedingung

(A) 1 + 2 + 4 + 5
(B) 1 + 4 + 5 + 6
(C) 1 + 3 + 5 + 6
(D) 1 + 3 + 5

1.1.13 Unter dem Begriff Krankenpflegeprozeß versteht man

(A) die Einbindung des Patienten in den Arbeitsprozeß des Pflegepersonals
(B) Krankenpflege in den Phasen der Einschätzung, Planung und Durchführung

1.1.9 A 1.1.10 B 1.1.11 A 1.1.12 C

(C) die gesundheitliche Entwicklung des Patienten unter einer ganzheitlichen Pflege
(D) nur die Pflegemaßnahmen, die die Grundbedürfnisse des Patienten berücksichtigen
(E) die psycho-soziale Betreuung des Patienten im Krankenhaus.

1.1.14 Bitte ordnen Sie die Begriffe der beiden Listen einander zu und kreuzen Sie die richtige Kombination an:

Liste 1
(A) Stufe 3 = optimale Pflege
(B) Stufe 2 = angemessene Pflege
(C) Stufe 1 = sichere Pflege
(D) Stufe 0 = gefährliche Pflege

Liste 2
1. Der Patient ist mit dem Nötigsten versorgt, er ist nicht gefährdet
2. Der Patient erleidet Schaden durch Unterlassung oder Pflegefehler
3. Der Patient erhält gezielte Hilfe in seiner Anpassung an veränderte Umstände. Angehörige werden miteinbezogen
4. Die Bedürfnisse und Gewohnheiten des Patienten finden Berücksichtigung

(A) A3, B4, C1, D2
(B) A3, B2, C1, D4
(C) A1, B2, C3, D4
(D) A4, B1, C3, D4

1.1.15 Ordnen Sie den in Liste 1 genannten Problemen die Definition aus Liste 2 zu:

Liste 1
(A) aktuelle Probleme
(B) potentielle Probleme
(C) verdeckte Probleme
(D) individuelle Probleme
(E) generelle Probleme

Liste 2
1. patientenabhängige Situation
2. Ist-Situation des Patienten
3. krankheitsbedingte Situation des Patienten
4. Risikosituation des Patienten
5. vermutliche Situation des Patienten

(A) A2, B1, C5, D3, E4
(B) A1, B3, C4, D2, E5
(C) A3, B1, C1, D5, E2
(D) A2, B4, C5, D1, E3

1.1.16 Grundpflege ist
(A) Aufrechterhaltung der Vitalfunktionen
(B) Vorbereitung für die Behandlungspflege
(C) Ohne ärztliche Anordnung durchzuführen
(D) Motivierung und Aktivierung der Patienten zur Rehabilitation.

1.2 Vitalwertmessungen

1.2.1 Der zentrale Venendruck ist ein wichtiger Parameter zur Beurteilung
(A) der Sauerstoffsättigung des Blutes
(B) der Leitsungsfähigkeit des linken Herzens
(C) des venösen Blutvolumens
(D) zur Beurteilung des gesamten Blutvolumens
(E) der Speicherkapazität der Pfortader.

1.2.2 Wie muß ein Patient zur ZVD-Messung gelagert werden?

1.2.3 Was ist zur Vermeidung von ungenauen Meßwerten bzw. bei Vorbereitung und Durchführung der zentralen Venendruckmessung zu beachten in Bezug auf:
- den Patienten: (2 Angaben)
- den Nullpunkt: (2 Angaben)
- das Ablesen: (1 Angabe).

1.2.4 Wo können bei der Durchführung der Messung des zentralen Venendruckes mögliche Fehlerquellen liegen? Nennen Sie 4 Beispiele!

1.2.5 Nennen Sie 8 mögliche Fehlerquellen, die bei der Blutdruckmessung nach Riva Rocci Falschwerte ergeben können.

1.2.6 Welche Kriterien müssen bei der Pulsmessung bewertet werden?

1.2.7 Nach welchen Kriterien beobachten Sie die Körpertemperatur eines Patienten und erläutern Sie in Stichworten die Pflege Fieberkranker
1. Einteilung der Temperatur
2. Fiebertypen / Verlauf / Phasen des Schüttelfrostes
3. Ursachen von Fieber
4. Begleiterscheinungen bei Fieber
5. Pflege Fieberkranker.

1.1.11 B 1.1.14 A 1.1.15 D 1.1.16 C 1.2.1 C

1.3 Pflegemaßnahmen

1.3.1 Zur rückenschonenden Arbeitsweise gehören:

1. Standfläche vergrößern
2. In Arbeitsrichtung stehen
3. Große Muskulatur benutzen
4. Lasten so nahe wie möglich am Körper bewegen und tragen
5. Angebotene Hilfsmittel benutzen

(A) 1 + 2
(B) 2 + 3
(C) 4 + 5
(D) alle Aussagen sind richtig
(E) 1 + 4

1.3.2 Nennen Sie 5 Kriterien für eine rückenschonende Arbeitsweise bei Hebe- und Tragetechniken in der Krankenpflege.

1.3.3 Nennen Sie Einflußfaktoren für typische Zwangs- und Schonhaltungen!

1.3.4 Welche Lagerungshilfsmittel dienen der Druckentlastung? (6 Antworten)

1.3.5 Wie wird ein Kranker richtig gelagert?

(A) bei einer Beckenvenenthrombose
(B) bei einer schweren Ruheinsuffizienz des Herzens
(C) bei einer peripheren arteriellen Verschlußkrankheit (PAVK) der Beine

1.3.6 Ordnen Sie bitte zu:

Liste 1

(A) Wirbelfraktur
(B) Varizen OP
(C) Strumektomie

Liste 2

1. Flache Lagerung
2. Oberkörperhochlagerung
3. Erhöhung des Fußendes

(A) A2, B1, C3
(B) A1, B3, C2
(C) A3, B2, C1

1.3.7 Das vorrangige Lagerungsprinzip bei ausgedehnten Extremitätenverbrennungen ist ...?

1.3.8 Die beste Lagerung eines Patienten für einen Reinigungseinlauf ist

(A) die rechte Seitenlage
(B) die linke Seitenlage
(C) die Rückenlage
(D) die Steinschnittlage
(E) die Bauchlage

1.3.9 Was muß bei einem Patienten beobachtet werden, während er badet?

1.3.10 Nennen Sie die Indikation für ein Sitzbad (4 Antworten)!

1.3.11 Nennen Sie 5 Ursachen von Appetitlosigkeit und 5 allgemeine pflegerische Möglichkeiten gegen die Appetitlosigkeit.

1.3.12 Definieren Sie die angeführten Miktionsstörungen und nennen Sie deren Hauptursachen Dysurie, Pollakisurie, Harnretention.

1.3.13 Postoperativ kommt es häufig zu Miktionsstörungen. Welche pflegerischen Hilfsmittel können Sie anwenden, um den Patienten das Wasserlassen zu erleichtern? (3 Angaben).

1.3.14 Nach welchen Kriterien können Urin und Urinausscheidung beurteilt werden? (8 Angaben)

1.3.15 Welche wichtigen Hinweise geben Sie einer Patientin zur Gewinnung von Mittelstrahlurin?

1.3.16 Nennen Sie 5 mögliche Ursachen für die Entstehung einer chronischen Obstipation!

1.3.17 Nennen Sie 6 Möglichkeiten zur Regulierung der Darmtätigkeit bei Obstipation!

1.3.18 Welche Ratschläge geben Sie einer 70jährigen Patientin vor ihrer Entlassung, die während ihres stationären Aufenthaltes an Obstipation gelitten hat?

1.3.19 Nennen Sie die verschiedenen Wirkungsmechanismen eines Klistiers und geben Sie eine kurze Beschreibung der einzelnen Wirkungsweisen!

1.3.1 D 1.3.6 B 1.3.8 B

1.3.20 Zur Operationsvorbereitung soll ein Reinigungseinlauf durchgeführt werden. Wie soll der Patient dafür gelagert werden?

1.3.21 Beschreiben Sie die wichtigsten Schritte bei der Durchführung einer rektalen Darmspülung!

1.3.22 Nennen Sie 4 krankhafte Veränderungen des Stuhls mit je 1 Ursache.

1.3.23 Nennen Sie stichpunktartig die Hilfeleistung beim Erbrechen. Der Patient ist bei Bewußtsein und kann aufgesetzt werden.

1.3.24 Beschreiben Sie die 3 wichtigsten Prophylaxen bei einem Patienten mit dekompensierter Herzinsuffizienz.

1.3.25 Ein Patient leidet seit mehreren Tagen unter hohem Fieber. Bitte begründen Sie, warum bei diesem Patienten die unten aufgeführten Prophylaxen durchzuführen sind (je 2 Begründungen).

- Pneumonieprophylaxe
- Thromboseprophylaxe
- Dekubitusprophylaxe
- spezielle Mundpflege
- Obstipationsprophylaxe

1.3.26 Nennen und begründen Sie 4 Prophylaxen, die Sie bei einem immobilen Patienten mit Fieber durchführen!

1.3.27 Wodurch wird das Entstehen einer Pneumonie begünstigt? Bitte nennen Sie 3 Schwerpunkte.

1.3.28 Beim Anlegen von elastischen Binden zur Thromboseprophylaxe

1. läuft die Binde vom Kniegelenk beginnend abwärts
2. beginnt man mit dem Wickeln an den Zehen
3. müssen am Unterschenkel unbedingt die Umschlagtouren (Kornährenverband) eingehalten werden
4. ist der Zug bzw. die Straffheit der Binde am Knöchel höher als am Oberschenkel

(A) 1 + 3
(B) 1 + 2 + 3
(C) 3 + 4
(D) 2 + 4
(E) 1 + 4

1.3.29 Zur Sekretlockerung gibt es verschiedene Möglichkeiten. Zählen Sie 6 Möglichkeiten auf.

1.3.30 Zur Obstipationsprophylaxe gehören:

1. Ausgeglichene ballaststoffreiche Ernährung
2. Verminderung der Flüssigkeitszufuhr
3. Gymnastische Übungen
4. Spaziergänge
5. Gabe von Analgetika
6. Schlackenarme Kost

(A) 1 + 3 + 4
(B) 2 + 3 + 5
(C) 1 + 4 + 6
(D) 2 + 4 + 6
(E) alle sind richtig

1.3.31 Nennen Sie die 3 Ursachen (nach Virchow) für die Entstehung einer Thrombose. Welche Patienten sind besonders gefährdet?

1.3.32 Thromboseprophylaxe: Nennen Sie 3 Ziele und 4 der wichtigsten pflegerischen Maßnahmen.

1.3.33 Zählen Sie 5 thromboemboliegefährdete Patientengruppen auf und nennen Sie 4 unspezifische Maßnahmen der Thromboseprophylaxe.

1.3.34 Was bewirken Sie durch das Anziehen von Antithrombosestrümpfe bzw. Wickeln der Beine im Rahmen der Thromboseprophylaxe?

1.3.35 Nennen Sie Störungen, die die Entstehung eines Dekubitus begünstigen.

1.3.36 Nennen Sie 6 Personengruppen, bei denen eine erhöhte Dekubitusgefahr besteht und begründen Sie warum.

1.3.37 Welche Prophylaxen führen Sie vorrangig bei welchen Patienten mit folgenden Erkrankungen durch?

Liste 1

(A) Dekubitusprophylaxe
(B) Pneumonieprophylaxe
(C) Soor- und Parotitisprophylaxe
(D) Thromboseprophylaxe

1.3.28 D 1.3.30 A

Liste 2

1. Patient mit Laparotomie
2. Pat. mit ausgeprägter Kachexie
3. Pat. mit chronisch obstriktiver Bronchitis
4. Pat., der parenteral ernährt wird und hochdosiert Antibiotika erhält

(A) A1, B2, C3, D4
(B) A2, B3, C4, D1
(C) A3, B4, C1, D2
(D) A2, B1, C3, D4

1.3.38 Zählen Sie die Prinzipien der Druckentlastung im Rahmen der Dekubitusprophylaxe auf (keine Pflegehilfsmittel)

1.3.39 Welche Kontrollmaßnahmen sind bei Patienten mit Colitis ulcerosa wichtig?

1. Bauchumfang messen
2. Gewicht kontrollieren
3. Urin sammeln
4. Stuhlfrequenz feststellen
5. Temperatur ermitteln

(A) 1 + 2 + 3
(B) 2 + 4 + 5
(C) 1 + 3 + 5
(D) 2 + 3 + 4
(E) 1 + 4

1.3.40 Welche Patienten sind besonders kontrakturgefährdet? (Nennen Sie 5)

1.3.41 Zählen Sie 7 prophylaktische Maßnahmen auf, die Sie Patienten mit Krampfadern empfehlen sollten.

1.3.42

Dekubitusprophylaxe
Bei Ihrem anvertrauten Patienten sollte das Entstehen von Dekubitusgeschwüren unbedingt vermieden werden.

1. Erläutern Sie bitte
a) wesentliche Ursachen
b) Risikofaktoren (5)

2. Beschreiben Sie den pathophysiologischen Entstehungsmechanismus.

3. Nennen Sie
a) besonders gefährdete Stellen (in Rückenlage, Seitenlage und Bauchlage je 3, d.h. zusammen 9 gefährdete Stellen)
b) die Gradeinteilung
c) besonders gefährdete Patientengruppen (5)

4. Formulieren Sie das entscheidende Pflegeziel (1 Satz!)

5. a) Nennen Sie die Voraussetzungen, die der Durchführung von notwendigen Pflegemaßnahmen vorauszugehen haben.
b) Erläutern Sie erforderliche Maßnahmen zur Verhinderung von Dekubitalgeschwüren an einem jüngeren oder an einem hochbetagten Patienten (das Krankheitsbild kann unter Verwendung der eigenen Erfahrung frei gewählt werden).

1.3.43 Thromboseprophylaxe

Beschreiben Sie die Virchowsche Trias und erläutern Sie Maßnahmen zur Thromboseprophylaxe.

1.4 Pflegetechniken

1.4.1 Wodurch wird die Wundheilung beeinflußt? (4 Angaben)

1.4.2 Wie vermeiden Sie Wundheilungsstörungen bei einem Patienten? (5 Angaben)

1.4.3 Nach welchem Prinzip reinigen Sie

a) eine aseptische Wunde
b) eine septische Wunde
c) zwei nebeneinanderliegende (saubere, unsaubere) Wunden

1.4.4 Wie ist beim Reinigen einer septischen Wunde vorzugehen? Bitte begründen!

1.4.5 Bei welchen Wunden müssen Sie besonders an die Tetanusgefährdung denken?

(A) Nur bei tiefen ausgedehnten Quetschwunden
(B) Bei jeder offenen Wunde
(C) Vor allem bei Bißwunden
(D) Nur bei Schürfwunden
(E) Nur bei stark mit Erdreich verschmutzten Wunden

1.4.6 Beschreiben Sie die Verbrennungsgrade bei einer Verbrennungswunde.

Krankenpflege

1.3.37 B 1.3.39 B 1.4.5 B

1.4.7 Bei der Wundrandreinigung achtet man darauf,

1. daß bei aseptischen Wunden von innen nach außen gereinigt wird
2. daß bei septischen Wunden von außen nach innen gereinigt wird
3 daß sowohl die aseptische als auch die septische Wunde von außen nach innen gereinigt werden

(A) 1 + 3
(B) 2 + 3
(C) 1 + 2
(D) alle Aussagen sind richtig

1.4.8 Bei der Durchführung eines Verbandwechsels ist darauf zu achten, daß

1. die Wunde vor dem Anlegen des neuen Verbandes mit H_2O_2 gespült wird
2. die Wundrandreinigung bei einer septischen Wunde zur Naht hin durchgeführt wird
3. die Wundauflage unter sterilen Bedingungen entfernt wird
4. die Wundrandreinigung bei einer septischen Wunde von der Naht weg durchgeführt wird

(A) 1 + 2 + 3
(B) 1 + 2 + 4
(C) 2 + 3
(D) 2 + 4
(E) 1 + 4

1.4.9 Ein Desault-Verband wird angelegt bei:

(A) Oberarmbruch
(B) Unterarmbruch
(C) Schlüsselbeinbruch
(D) Rippenbruch

1.4.10 Bei der Pflege eines Patienten mit einem frisch angelegten Gipsverband ist zu beachten, daß

1. die betroffene Extremität hochgelagert wird
2. Schmerzäußerungen Hinweise auf entstehende Druckgeschwüre sein können
3. die im Gipsverband ruhiggestellte Extremität nur gering bewegt werden darf
4. eine evtl. auftretende Gefühllosigkeit in der betroffenen Extremität unverzüglich dem Arzt gemeldet werden muß

(A) 1 + 2 + 4
(B) 1 + 3
(C) 2 + 3 + 4
(D) 2 + 4
(E) alle Antworten sind richtig

1.4.11 Welche Kontrollen sind bei Patienten nach Anlage eines Gipses notwendig?

1.4.12 Welche Komplikationen können beim zirkulären Gipsverband auftreten?

1.4.13 Welche Informationen müssen einem Patienten mit einem zirkulären Gipsverband gegeben werden, um ihn auf mögliche Komplikationen aufmerksam zu machen (5)

1.4.14 Ein Patient hat einen geschlossenen Unterschenkelliegegips bekommen.

a) Welche 3 Komplikationen können auftreten?
b) Wie können Sie diese erkennen?
Nennen Sie 4 Beobachtungspunkte.

1.4.15 Ein zirkulärer Unterarmgips bei frischer geschlossener Fraktur muß

(A) längere Zeit feucht gehalten werden
(B) über der Bruchstelle quer gespalten werden
(C) in voller Länge gespalten werden
(D) zur Verhinderung einer Ödembildung besonders eng anliegen

1.4.16 Bei Schmerzen und Zirkulationsstörungen einer Extremität im Gipsverband ist folgende Maßnahme dringend erforderlich:

(A) Spalten und Aufbiegen des Gipsverbandes
(B) Hochlagerung und Gabe von Analgetika
(C) Eisblase lokal
(D) Durchblutungsfördernde Mittel
(E) Alle sind falsch

1.4.17 Zur Vermeidung einer Peroneuslähmung ist bei einem Gips besondes abzupolstern:

(A) Die Tuberositas tibiae (Schienbeinrauhigkeit)
(B) Das Fibulaköpfchen
(C) Die Fersengegend
(D) Der laterale Knöchel

1.4.18 Nennen Sie mögliche Applikationsstellen für eine s.c. Injektion.

1.4.7 C 1.4.8 C 1.4.9 A 1.4.10 E 1.4.15 C 1.4.16 A 1.4.17 B

1.4.19 Welche der u.a. Aussagen zum Thema „intramuskuläre Injektionstechnik“ als ventroglutäale Injektion sind zutreffend?

1. Sie gilt als die komplikationsärmste aller intramuskulären Injektionstechniken
2. Wichtig ist die exakte Feststellung der Spina iliace anterior superior, der Eminantia cristae und der Trochanter major
3. Injektionsort ist der M. glutaeus medius (= mittlerer Gesäßmuskel)
4. Die Kanülenlänge darf 40 mm **nicht** überschreiten
5. Der Einstich erfolgt im Winkel von 45 Grad zur Hautoberfläche

(A) 2 + 3 + 4
(B) 4 + 5
(C) 1 + 2 + 3
(D) 1 + 5
(E) 2 + 4 + 5

1.4.20 Ein Patient soll intramuskulär gespritzt werden. Beschreiben Sie die Technik der ventroglutäalen Injektion einschließlich der Stichrichtung.

1.4.21 Unter Kataplasmen versteht man

(A) Gummikissen, die mit einem Salzgemisch gefüllt sind
(B) einen Sammelbegriff für Wärmflaschen
(C) heiße Breiumschläge
(D) mit Eis gefüllte Gummibeutel

1.4.22 Symptome einer Thrombophlebitis bei liegender Venenverweilkanüle sind:

1. Lokale Überwärmung im Bereich der Einstichstelle
2. Druckschmerz
3. Schwerste Stauungen im Bereich der betroffenen Extremitäten
4. Nicht scharf abgegrenzte Rötung im Bereich der betroffenen Venen
5. Der Patient klagt über Taubheitsgefühl in den Fingerspitzen

(A) 1 + 2 + 4
(B) 2 + 4 + 5
(C) 1 + 2 + 3
(D) 3 + 4 + 5
(E) 2 + 3 + 4

1.4.23 Mit der palpatorischen Blutdruckmessung erfaßt man

(A) den systolischen Wert
(B) den diastolischen Wert
(C) den systolischen und diastolischen Wert
(D) den Wert der Amplitude
(E) die Geschwindigkeit des strömenden Blutes

1.4.24 Worauf haben Sie beim Vorbereiten und Richten eines Erythrozytenkonzentrates zu achten?

1.4.25 Welche Sofortmaßnahmen sind bei einem Transfusionszwischenfall zu treffen?

1. Transfusion abstellen
2. Venenzugang belassen
3. unblutiger Aderlaß
4. Patienten in eine halbsitzende Lagerung bringen
5. Arzt verständigen
6. Vitalzeichenkontrolle

(A) 1 + 2 + 4 + 6
(B) 1 + 4 + 5 + 6
(C) 1 + 2 + 5 + 6
(D) 1 + 2 + 3 + 6
(E) 2 + 3 + 4 + 5

1.4.26 Ein Patient mit Blutgruppe A, Rhesusfaktor positiv, soll eine Transfusion erhalten. Was muß unbedingt vor der Bluttransfusion gemacht werden?

(A) Kühlung des Blutes
(B) Gabe von Vitamin K
(C) Gabe von Heparin
(D) Kreuzprobe
(E) Kräftiges Schütteln des Blutes

1.4.27 Welche Komplikationen können beim Legen einer Magensonde auftreten?

1.4.28 Welche Möglichkeiten stehen Ihnen zur Verfügung, um die Lage einer Magensonde zu kontrollieren?

1.4.29 Zählen Sie 5 Pflegegrundsätze beim Umgang mit Thoraxdrainagen auf.

Krankenpflege

1.4.19 C 1.4.21 C 1.4.22 A 1.4.23 A 1.4.25 C 1.4.26 D

1.4.30 Nach einer Segmentresektion mit 10–20 cm H_2O-Sog an der Thoraxdrainage treten keine atemsynchronen Niveauschwankungen auf. Ursachen sind

1. zu schwache Atmung des Patienten
2. Pleuraerguß
3. Chylothorax
4. Verstopfung des Ableitungssystems
5. äußeres oder inneres Leck
6. Abknicken der Pleuradrainage

(A) 1 + 5 + 6
(B) 3 + 4 + 6
(C) 2 + 4 + 6
(D) 4 + 5 + 6
(E) 3 + 4 + 5

1.4.31 Nach einer Lobektomie mit Thoraxdrainage und externem Soganschluß tritt starkes Sprudeln im Wasserschloß auf. Nennen Sie eine mögliche Ursache.

1.4.32 Die Bülau-Drainage wird eingesetzt zur

(A) Drainage des Gallenganges
(B) Dauerabsaugung bei Pylorusstenose
(C) fortlaufenden Entleerung eines Pneumothorax
(D) Sekretdrainage nach TEP-Operation
(E) Liquordrainage

1.4.33 Wenn bei einer Osteomyelitis (z.B. im Oberschenkelknochen) eine Spül-Saug-Drainage angelegt wird, ist folgendes zu beachten:

1. Exakte Dosierung der Spüllösung
2. Halbstündliches Abklemmen des Spülsystems
3. Kontrolle der ein- und auslaufenden Spülflüssigkeit in zeitlich festgelegten Abständen
4. Aseptisches Wechseln von Ableitungsbesteck und Sekretflasche

(A) 1 + 3 + 4
(B) 1 + 2 + 3
(C) alle Aussagen sind richtig
(D) 1 + 2 + 4
(E) 2 + 3 + 4

1.4.34 Welche Funktion hat eine Redon-Drainage?

1.4.35 Welche Gegenstände richten Sie für eine Pleurapunktion? (6 Angaben)

1.4.36 Auf Station wurde bei einem Patienten eine Pleurapunktion durchgeführt. Welche pflegerischen Gesichtspunkte müssen Sie nach solch einer Punktion beachten in Bezug auf den Patienten?

1.4.37 Welche Vorbereitung treffen Sie für eine suprapubische Blasenpunktion?

1.4.38 Bei der Pflege eines tracheotomierten Patienten achtet man darauf, daß

1. bis in die unteren Luftwege abgesaugt wird
2. der Patient häufig inhaliert und die Zimmerluft angefeuchtet wird
3. der Patient mehrmals täglich ohne Kanüle atmet
4. der Patient mit Nasenklemme atmet
5. in unmittelbarer Nähe des Patienten Ersatzkanülen bereitliegen

(A) 1 + 2 + 3
(B) 1 + 3 + 5
(C) 2 + 3 + 4
(D) 1 + 2 + 5
(E) alle sind richtig

1.4.39 Nennen Sie 5 Komplikationen bei tracheotomierten Patienten.

1.4.40 Für das Absaugen bei einem Patienten nach Kehlkopfexstirpation mit neu angelegtem Tracheostoma gilt:

1. Ein Absaugen unter sterilen Kautelen ist nicht unbedingt notwendig, da die lokale Abwehr gesteigert werden muß
2. Bei diesen Patienten muß oral, nasal, in der Trachealkanüle und endotracheal abgesaugt werden
3. Der Patient sollte das Absaugen so bald wie möglich selbst erlernen
4. In der frühen postoperativen Phase muß bei vielen Patienten häufig abgesaugt werden
5. Häufiges Absaugen führt zu einer starken Reizung der Schleimhäute: es sollte nur in dringenden Fällen abgesaugt werden

(A) 2 + 3 + 5
(B) 1 + 2 + 5
(C) 1 + 3 + 4
(D) 1 + 3 + 5
(E) 2 + 3 + 4

1.4.30 A 1.4.32 C 1.4.33 A 1.4.38 D 1.4.40 E

1.4.41 Ein Patient mit Tracheostoma und Trachealkanüle muß abgesaugt werden. Welche Aussagen sind richtig?

1. Während des Einführens des Absaugkatheters bleibt grundsätzlich der „Fingertip" geöffnet
2. Hoher Sog kann zu einer Atelektasenbildung führen
3. Die max. Länge des Absaugvorganges soll 15 Sekunden nicht überschreiten
4. Wenn man mit dem Katheter auf einen Widerstand stößt, ist dieser 3 cm zurückzuziehen
5. Der Absaugkatheter ist mit 2%iger Desinfektionslösung durchzuspülen
6. Durch Kopfdrehung nach links wird der linke Hauptbronchus gezielt abgesaugt
7. Durch zu starke Fixierung des Kanülenbandes kann es zu einer oberen Abflußstauung kommen

(A) 1 + 5 + 6 + 7
1 + 2 + 3 + 7
(C) 3 + 4 + 5 + 6
(D) 2 + 3 + 5 + 7
(E) 1 + 2 + 3 + 4

1.4.42 Bei der Pflege eines Patienten mit einem endständigen Anus praeter nach Rektumamputation ist folgendes zu berücksichtigen:

1. Anpassen eines gutsitzenden Kolostomiebeutels
2. Reihenfolge des Verbandwechsels: Bauchwunde – Sakralwunde – Anus praeter
3. Reihenfolge des Verbandwechsels: Anus praeter – Bauchwunde – Sakralwunde
4. Eincremen der Haut vor dem Anlegen des Kolostomiebeutels
5. Häufiger Wechsel des Kolostomiebeutels zur Vermeidung von Hautreizungen

(A) 1 + 2 + 5
(B) 2 + 4 + 5
(C) 1 + 2
(D) 1 + 4 + 5
(E) 1 + 4

1.4.43 Nennen Sie 4 Pflegemaßnahmen, die sich bei der Versorgung eines Patienten mit einem Ileostoma ergeben!

1.4.44 Bei der Anwendung von Stomahaftpaste ist zu beachten:

(A) sie sollte eigentlich grundsätzlich verwendet werden
(B) sie dient der Abdichtung bei Problemversorgungen
(C) sie sollte ggf. mit nassen Fingern anmodelliert werden
(D) die Entfernung bereits nach wenigen Stunden ist problematisch, da Rückstände verbleiben
(E) Wenn Rückstände bleiben, so müssen diese immer mit Benzin oder Äther entfernt werden.

1.4.45 Die Reinigung der peristomalen Haut

1. erfolgt vom Stoma weg nach außen
2. erfolgt wie bei septischen Wunden
3. erfordert den Einsatz spezieller Waschlotionen
4. sollte nur mit Wasser und milder Seife erfolgen
5. erfordert eine Waschlotion, die eine pflegende Rückfettung der Haut gewährleistet

(A) 1 + 2 + 3 + 5
(B) 2 + 4
(C) 2 + 3 + 4 + 5
(D) 1 + 3 + 5
(E) 2 + 3 + 5

1.4.46 Bei der postoperativen Versorgung von Patienten nach einer Ileostomie

1. ist die Absaugung der Darmsekrete über die Dünndarmsonde zu überwachen
2. werden Schmerzmittel nur im äußersten Notfall verabreicht
3. muß die über das Stoma ausgeschiedene Flüssigkeit in die Flüssigkeitsbilanz einbezogen werden
4. ist die Darmperistaltik durch Wärmeanwendung anzuregen
5. ist zur ersten Anregung des Darms ein hoher Einlauf durchzuführen

(A) 1 + 2 + 3
(B) 1 + 3
(C) 3 + 4 + 5
(D) 1 + 2
(E) 3 + 5

1.4.41 B 1.4.42 C 1.4.44 B 1.4.45 B 1.4.46 B

1.4.47 Ein Patient wird nach Anlage eines Anus praeter entlassen. Eine spezielle Diät für Stomaträger gibt es nicht. Welche Grundregeln der Ernährung sollte der Patient trotzdem beachten?

1.4.48 Die Rehabilitation eines Patienten mit einem Anus praeter beginnt im Krankenhaus. Welche Informationen muß der Patient spätestens vor der Entlassung aus dem Krankenhaus bekommen?
Zählen Sie 8 unterschiedliche Stichpunkte auf.

1.4.49 Nennen Sie die Pflegeschwerpunkte bei Anus praeter naturalis

a) in Bezug auf den Hautschutz
b) in Bezug auf die Stuhlbeobachtung

1.4.50 Wie sollen bei einer Patientin einen Dauerkatheter legen. Zählen Sie bitte stichpunktartig die Vorbereitung

a) der Patientin
b) des Raumes
c) des Materials
d) von Ihnen selbst auf

1.4.51 Nennen Sie die Vorteile der suprapubischen Harnableitung.

1.4.52 Welche Vorteile des suprapubischen Katheters gegenüber dem transurethralen Katheter treffen zu?

1. jederzeit durchführbar
2. leicht zu pflegen
3. Hämaturie durch die Punktion
4. Spontanurin ist möglich
5. weitgehende subjektive Beschwerdefreiheit

(A) 1 + 3 + 4
(B) 1 + 2 + 4
(C) 2 + 4 + 5
(D) 1 + 2 + 5
(E) 2 + 3 + 4

1.4.53 Welche vorbeugenden Maßnahmen führen Sie durch, um einen Patienten mit Blasenverweilkatheter vor einer Infektion zu schützen (5 Angaben).

1.4.54 Bei einem Patienten mit Polytrauma wird ein Blasenverweilkatheter gelegt, um

1. einen ersten Überblick über die Nierenleistung zu erhalten
2. einen Dekubitus zu verhindern, da der Patient einnäßt
3. eine genaue Flüssigkeitsbilanz erstellen zu können
4. den Arbeitsaufwand der Pflegeperson kleiner zu halten

(A) 2 + 4
(B) 2 + 3
(C) 3 + 4
(D) 1 + 3
(E) 1 + 4

1.4.55 Welche Materialien werden zur rektalen Untersuchung benötigt?

1.4.56 Wie wirkt Wärme und wie Kälte physikalisch auf den Körper?

1.4.57 Worauf haben Sie bei der Anwendung von Kühlelementen zu achten?

1.4.58 Worauf haben Sie beim Anlegen von Wadenwickeln zu achten?

1.4.59 Extensionsbehandlung/Gipsverband
Bitte erläutern Sie stichpunktartig die Pflege eines Patienten in einer Calcaneusextension. Worauf müssen Sie achten bei einem Patienten mit Gipsverbänden?

1.4.60 Sonden: Welche Kontrollen und pflegerische Maßnahmen führen Sie bei Patienten mit einer längerfristigen Verweilsonde durch, wenn Sie Sondenkost verabreichen wollen? Zu welchen Komplikationen kann es kommen?

1.4.61 Pflege eines Patienten mit Anlage einer Kolostomie. Bearbeiten Sie folgende Punkte:

a) Stomaversorgung mit dem Klebebeutel (Anforderungen an das System, Beutelarten, Hilfsmittel, Ablauf der Stomaversorgung)
b) Richtlinien der langfristigen Ernährung
c) Hilfestellung im Alltag

1.4.62 Nennen Sie 5 Richtlinien, die Sie vor bzw. bei der Verabreichung von Sondenkost beachten!

1.5 Spezielle Pflege

1.5.1 Pflege Innere

1.5.1.1 Bei Erkrankungen, die mit höherem Fieber einhergehen, ist zu empfehlen:

1. Reichliche Flüssigkeitszufuhr
2. Eiweißreiche und fettarme Kost
3. Relativ fettreiche Kost
4. Salzarme Kost
5. Kohlenhydratreiche, eiweiß- und fettarme Kost

(A) 1 + 2
(B) 1 + 5
(C) 4 + 5
(D) 1 + 3
(E) 3 + 4

1.5.1.2 Ein Patient mit einer Körpertemperatur von 38 °C kann stark schwitzen. Dieses ist ein Zeichen dafür, daß

(A) die Körpertemperatur steigt
(B) die Körpertemperatur konstant ist
(C) die Körpertemperatur sinkt
(D) die Flüssigkeitszufuhr sinkt

1.5.1.3 Pflege bei Schüttelfrost

Ein Schüttelfrost verläuft in verschiedenen Phasen. Welche pflegerischen Konsequenzen sind angebracht in den Stadien
a) des Fieberanstiegs
b) der Fieberhöhe
c) des Fieberabfalls

1.5.1.4 Von einem Pulsdefizit spricht man, wenn

(A) die über dem Herzen gezählte Pulsfrequenz geringer ist als die in der Peripherie
(B) die über dem Herzen gezählte Pulsfrequenz höher ist als die in der Peripherie
(C) eine vollständige Regellosigkeit des Pulses auftritt
(D) die Pulsfrequenz unter 50/Min. liegt

1.5.1.5 Patient mit bradykarden Herzrhythmusstörungen ist an Monitor angeschlossen und erhält Infusion: was gehört zur Patientenüberwachung?

1.5.1.6 Welche Aussagen sind zutreffend und müssen somit in der Pflege eines Patienten mit einem Herzinfarkt Berücksichtigung finden?

1. Der Patient kann auf der rechten Körperseite besser liegen als auf der linken Körperseite
2. Der Patient kann von Beginn an, je nach seinem Wunsch und Vermögen in die Pflegemaßnahmen einbezogen werden
3. Die Beachtung der Schmerzsymptomatik ist von nachrangiger Bedeutung
4. Die Früherkennung lebensbedrohlicher Komplikationen ist ein Nahziel
5. Die Obstipationsprophylaxe muß berücksichtigt werden

(A) 1 + 4 + 5
(B) 1 + 2 + 4
(C) 3 + 4 + 5
(D) 1 + 3 + 5
(E) alle Antworten sind richtig

1.5.1.7 Die primären pflegerischen Aufgaben bei der Versorgung eines Patienten mit Herzinfarkt sind:

1. Verabreichung von Sedative
2. Sorge für eine ruhige Umgebung
3. Überwachung des Patienten
4. Verabreichen von Analgetika
5. Häufige Herzenzymkontrollen

(A) 1 + 3
(B) 1 + 4
(C) 2 + 3
(D) 3 + 4
(E) 4 + 5

1.5.1.8 Welche Ernährung ist bei einem Patienten mit Myokardinfarkt angezeigt?

(A) Passierte Kost
(B) Reduktionskost
(C) Kartoffel-Eier-Diät
(D) Leichte Kost
(E) Leichte natriumarme Kost
(F) Diabetiker-Kost

1.5.1.1 B 1.5.1.2 C 1.5.1.4 B 1.5.1.6 A 1.5.1.7 C 1.5.1.8 E

1.5.1.9 Bei der Pflege eines Patienten mit globaler Herzinsuffizienz ist zu beachten:

1. Daß täglich eine Gewichtskontrolle bzw. eine Flüssigkeitsbilanzierung erfolgen sollte
2. Daß der Patient in halbsitzender Position gelagert wird
3. Daß regelmäßige Pulskontrollen erfolgen
4. Daß der Patient hochgradig thombose- und dekubitusgefährdet ist

(A) 1 + 3
(B) 2 + 4
(C) 1 + 2 + 3
(D) 1 + 3 + 4
(E) 2 + 3 + 4
(F) alle Aussagen sind richtig

1.5.1.10 Patienten mit einer akuten Linksherzinsuffizienz

1. haben Bettruhe
2. werden in flache Rückenlage gebracht
3. sind primär dekubitusgefährdet
4. haben Flüssigkeitsbilanzierung

(A) 1 + 2
(B) 1 + 2 + 3
(C) 1 + 4
(D) 1 + 3 + 4
(E) 3 + 4

1.5.1.11 Eine 70jährige Patientin wird mit einer dekompensierten Rechtsherzinsuffizienz auf Ihre Station eingewiesen. Welche der hier angeführten Beschwerden werden Sie beobachten können?

1. Die Patientin klagt über vermehrten Hustenreiz und Auswurf
2. Die Patientin klagt über Appetitlosigkeit, Übelkeit und zeitweises Erbrechen
3. Die Patientin gibt an, nachts kaum schlafen zu können, da sie häufig Wasser lassen muß
4. Die Patientin hat ausgeprägte Ödeme im Bereich der unteren Extremitäten

(A) 1 + 3
(B) 2 + 3
(C) 3 + 4
(D) 1 + 3 + 4
(E) 2 + 3 + 4

1.5.1.12 Bei einem Patienten, der mit Herzglykosiden behandelt wird:

1. Müssen stündlich Blutdruckkontrollen durchgeführt werden
2. Kann es bei Überdosierung zu Übelkeit und Erbrechen kommen
3. Kann eine Bradykardie auf eine Überdosierung hindeuten
4. Sind regelmäßige Pulskontrollen angezeigt
5. Kann bei Überdosierung ein Bigeminus auftreten

(A) alle Aussagen sind richtig
(B) 1 + 3 + 4
(C) 2 + 3+ 4 + 5
(D) 2 + 3 + 5
(E) 3 + 4 + 5

1.5.1.13 Welche pflegerischen Schwerpunkte sind bei einer Therapie mit Digitalis von Bedeutung?

1.5.1.14 Wie beraten Sie einen Patienten, der entlassen wird und zu Hause weiterhin Marcumar einnehmen muß?

1.5.1.15 Welche pflegerischen Schwerpunkte sind bei einer Therapie mit Diuretika von Bedeutung?

1.5.1.16 Bei der Pflege eines Patienten mit Ödemen sind folgende Punkte zu beachten:

1. Flüssigkeitsbilanz – Plusbilanz angestrebt
2. Hautpflege
3. Flüssigkeitszufuhr einschränken
4. Flüssigkeitsbilanz – Minusbilanz angestrebt
5. Legen eines Harnblasenverweilkatheters
6. Regelmäßige Gewichtskontrollen

(A) 2 + 3 + 4 + 5
(B) 2 + 4 + 5 + 6
(C) 2 + 3 + 4 + 6
(D) 3 + 5 + 6
(E) 1 + 5 + 6

1.5.1.17 Woran sind Ödeme zu erkennen?

1.5.1.18 Welche diätetischen Richtlinien muß ein Patient mit einer kompensierten chron. Niereninsuffizienz befolgen?

1. Kohlenhydratreich
2. Kaliumarm
3. Natriumarm
4. Eiweißreduziert

1.5.1.9 F 1.5.1.10 D 1.5.1.11 E 1.5.1.12 C 1.5.1.16 C

5. Flüssigkeitsarm
6. Vitaminreich

(A) 1 + 4 + 6
(B) 2 + 4 + 5
(C) 2 + 3 + 5
(D) 2 + 4 + 6
(E) 1 + 3 + 4

1.5.1.19 Welche Ratschläge zur Ernährung haben Sie für Patienten mit folgenden Nierensteinzusammensetzungen?

Liste 1
(A) Kalziumphosphat-Steine
(B) Urat-Steine
(C) Kalzium-Oxalat-Steine

Liste 2
1. Purinreiche Nahrungsmittel meiden
2. Wenig Milch und Milchprodukte
3. Steinobst, Tomaten, Spinat meiden

(A) A2, B3, C1
X (B) A3, B1, C2
(C) A2, B1, C3
(D) A1, B3, C2
(E) A1, B2, C3

1.5.1.20 Nennen Sie spezielle Pflege- und Beobachtungsmaßnahmen bei einem Kranken mit einer akuten Pyelonephritis.

1.5.1.21 Nennen Sie spezielle Pflege- und Behandlungsmaßnahmen bei akuter Glomerulonephritis mit kurzer Begründung.

1.5.1.22 Ordnen Sie die aufgeführten Begriffe der beiden Listen einander zu und kreuzen Sie die richtige Kombination an:

Liste 1
(A) Coma diabeticum
(B) Coma hepaticum
(C) Coma urämicum

Liste 2
1. Trockene Zunge, fibrilläre Zuckungen
2. Tiefe Atmung, Geruch nach Aceton
3. Verlangsamte oder fehlende Reflexe, Ikterus

X (A) A2, B3, C1
(B) A1, B3, C2
(C) A2, B1, C3
(D) A3, B1, C2

1.5.1.23 Wie erkennen Sie ein diabetisches Koma (Hyperglykämie) und welche Maßnahmen ergreifen Sie?

1.5.1.24 Durch welche Beobachtungen können Sie einen hypoglykämischen Schock bei einem Diabetiker erkennen?

1.5.1.25 Welche der folgenden Hinweise für einen Patienten mit Diabetes mellitus sind richtig?

1. Viel barfuß laufen
2. Das Tragen offener Schuhe ist immer vorteilhaft
3. Besondere Beobachtung der Hautfalten
4. Gefährdung durch unsachgemäße Nagelpflege

(A) 1 + 2
(B) 1 + 3
(C) 2 + 3
(D) 2 + 4
(E) 3 + 4

1.5.1.26 Ein Diabetiker soll vor dem Frühstück 32 IE Normalinsulin (Altinsulin) injiziert bekommen.

a) Wieviel ml Insulin sind das?
b) Wieviel Minuten vor dem Frühstück muß es injiziert werden?

1.5.1.27 Bei der Nagelpflege des Diabetikers ist darauf zu achten, daß

1. die Zehennägel rund geschnitten werden
2. eingewachsene Nägel sofort vom Krankenpflegepersonal geschnitten werden
3. die Zehennägel gerade gefeilt werden
4. die Haut nicht verletzt wird
5. die Ecken der Zehennägel herausgeschnitten werden

(A) 1 + 2
(B) 1 + 4 + 5
(C) 2 + 4
(D) 3 + 4
(E) 3 + 4 + 5

1.5.1.28 Ein Patient mit einer akuten Pankreatitis bekommt

(A) kohlenhydratreiche, eiweißarme Kost
(B) kohlenhydratarme, fettarme Kost
(C) Sondenkost
X (D) parenterale Ernährung
(E) nur Tee

1.5.1.18 A 1.5.1.19 B 1.5.1.22 A 1.5.1.25 E 1.5.1.27 D

1.5.1.29 Nennen Sie 2 Veränderungen bezüglich der Ausscheidung bei einem Hepatitispatienten.

1.5.1.30 Vorbereitung eines Patienten auf eine Sonographie des Abdomens!

1.5.1.31 Als Pflegeperson kommt Ihnen die Aufgabe der Gesundheitserziehung zu. Auf welche Risikofaktoren weisen Sie einen Patienten mit einer Gastritis hin? (Mind. 4)

1.5.1.32 Die Oberkörperhochlagerung bei Patienten mit Asthma wird durchgeführt:

(A) um dem Patienten einen besseren Blickkontakt zu ermöglichen und ihn beruhigen zu können
(B) um eine bessere Belüftung der Lunge und den Einsatz der Atemhilfsmuskulatur zu ermöglichen
(C) um ein besseres Abhusten und eine Fixierung des Oberkörpers zu ermöglichen.

1.5.1.33 Bei der akuten Pankreatitis sind pflegerisch u.a. folgende Maßnahmen zu beachten:

1. Kontinuierliches Absaugen von Magensaft
2. Ausreichende Nahrungs- und Flüssigkeitszufuhr über die Magensonde
3. Regelmäßige Nasenpflege zur Vermeidung eines Nasendekubitus
4. Sofortige Mobilisation zur Kreislaufaktivierung

(A) 1 + 2 + 3
(B) 1 + 3
(C) 1 + 3 + 4
(D) alle Antworten sind richtig.

1.5.1.34 Sie raten einem Patienten zur Vorbeugung vor weiteren Gichtanfällen folgendes

1. Gewichtabnahme bei Übergewicht
2. Einschränkung des Fleischgenusses (besonders Innereien)
3. Einschränkung des Alkoholkonsums
4. Streß vermeiden
5. für ausreichende Bewegung sorgen
6. reichlich trinken

(A) 3 + 4 + 5 + 6
(B) 1 + 2 + 5 + 6
(C) alle Antworten sind richtig
(D) 2 + 3 + 5 + 6
(E) 1 + 2 + 3 + 4

1.5.1.35 Für die Pflege eines an AIDS erkrankten Patienten gilt:

1. Er ist grundsätzlich zu isolieren
2. Er muß geschützt werden vor pathogenen Keimen
3. Er kann auf einer allgemeinmedizinischen Station liegen
4. Er muß über Maßnahmen der allgemeinen Hygiene unterrichtet werden
5. Er bedarf immer stationärer Pflege

(A) 1 + 2 + 4
(B) 2 + 3 + 4
(C) 2 + 4 + 5
(D) 2 + 4 + 5
(E) 1 + 4 + 5

1.5.1.36 Kreuzen Sie bitte die richtige Antwort an: Der Verlauf der Cheyne-Stokesschen Atmung ist

(A) regelmäßig vertieft und beschleunigt
(B) anschwellende Atemzüge mit Pausen
(C) gleichmäßige und flach mit Pausen
(D) Schnappatmung mit Pausen
(E) oberflächlich und beschleunigt.

1.5.1.37 Zählen Sie 4 Punkte zur Vorbereitung eines Patienten zur Bronchoskopie auf. Was ist während der Vorbereitung zu beachten? Nennen Sie 2 Punkte, die zur Nachsorge gerechnet werden.

1.5.1.38 Wie sieht das Sputum aus bei:

a) Asthma bronchiale
b) Lungenembolie
c) Bronchialkarzinom

1.5.1.39 Ihnen wurde die Aufgabe übertragen, einen Patienten mit dem Ultraschallvernebler inhalieren zu lassen. Wie bereiten Sie den Patienten und die Umgebung vor, um eine optimale Wirkung zu erreichen?

1.5.1.40 Welche Sofortmaßnahmen sind bei Hyperventilationstetanie zu ergreifen?

1.5.1.41 Was versteht man unter Bronchiektasen?

1.5.1.42 Welche pflegerischen Schwerpunkte und Maßnahmen sind bei einem Patienten mit Lungenödem zu setzen? (6 Angaben)

1.5.1.28 D 1.5.1.32 B 1.5.1.33 B 1.5.1.34 C 1.5.1.35 B 1.5.1.36 B

1.5.1.43 Beschreiben Sie die Durchführung des unblutigen Aderlasses beim kardialen Lungenödem.

1.5.1.44 Welche pflegerischen Sofortmaßnahmen kommen in Frage bei einem Patienten mit einem akuten Asthmaanfall?

1.5.1.45 Pflegerische Maßnahmen bei einem Patienten im Asthmaanfall sind:

1. Dem Patienten möglichst die Angst nehmen
2. Fenster möglichst schließen
3. Anfeuchten der Zimmerluft
4. Atemerleichternde Lagerung
5. Ausscheidungskontrolle

(A) alle sind richtig
(B) 1 + 3 + 4
(C) 1 + 2 + 3
(D) 3 + 4 + 5
(E) 1 + 2 + 5

1.5.1.46 Fallbeispiel

Patient mit Diabetes mellitus, Informationssammlung: Herr K., 60 Jahre alt, Größe: 170 m, Gewicht 90 kg, Beruf: Verwaltungsbeamter, Ehefrau Hausfrau.

Anamnese
Seit ca. drei Monaten bemerkte Herr K. ein Nachlassen seiner Leistungskraft besonders bei seinem Hobby, der Gartenarbeit. Er gibt folgende Symptome an:

- Müdigkeit
- Konzentrationsschwäche
- verstärktes Durstgefühl
- vermehrte Harnausscheidung.

Besorgt war er auch über eine kleine, nicht heilende Wunde am linken Großzeh, die ihm zunehmend Schmerzen beim Gehen verursachte. Nachdem sich die beschriebene Symptomatik verstärkte, wies ihn der zu Rate gezogene Hausarzt ins Krankenhaus ein.
Am 20.10.1987 übernahm Sr. A. die Pflege des Herrn K. Beim ersten Kontakt fiel ihr auf, daß er sich um seinen Zustand sorgte.

Die durchzuführenden diagnostischen Maßnahmen ließ er bereitwillig zu, weil es in seinem Interesse lag, die Ursache seiner Krankheit möglichst schnell zu finden. Die Untersuchungsergebnisse führten zu der Diagnose Diabetes mellitus Typ II.

Der Stationsarzt informierte Herrn K. ausführlich über das Krankheitsbild mit den sich daraus ergebenden Konsequenzen, wie Einhaltung einer Diät und Insulininjektionen s.c. Bei jeder Gelegenheit sprach Herr K. das Pflegepersonal an, um noch Zusätzliches über die Erkrankung zu erfahren. Er machte sich Gedanken über mögliche Komplikationen, die durch Unachtsamkeit bei der Ernährung und bei der Durchführung der Injektionstechnik auftreten könnten.

Außerdem bedrückte ihn die Umstellung seiner Lebensweise, die auch Auswirkungen auf sein familiäres und gesellschaftliches Leben haben wird.

Nach vier Wochen stationärer Behandlung wurde Herr K. mit ärztlicher Anordnung: Diabetes-Diät 15 BE, morgens 16 IE Depot-Insulin s.c. entlassen.

Zur Therapieüberwachung sollte er sich an seinen Hausarzt wenden, der auch die noch bestehende Wunde am Großzeh versorgen wird.

1. Welche Grundbedürfnisse sind eingeschränkt? Nennen Sie bitte 2!
2. Welche eigenen Fähigkeiten unterstützen die Pflege? (Bitte 3 Angaben)
3. Ermitteln Sie aus dem Fallbeispiel 7 aktuelle Pflegeprobleme.
4. Ermitteln Sie aus dem Fallbeispiel 3 potentielle Pflegeprobleme.
5. Nennen Sie zu den von Ihnen genannten aktuellen Pflegeproblemen die entsprechenden Pflegemaßnahmen.

1.5.1.47 Inkontinenz

a) Definition
b) Zählen Sie mindestens 5 Ursachen der Harninkontinenz auf!
c) Welche Formen der Harninkontinenz kennen Sie?
d) Durch welche Einflußfaktoren (3) wird eine vorhandene Harninkontinenz noch gesteigert?
e) Nennen Sie 5 pflegerische Maßnahmen bei Harninkontinenz (unter Beachtung der in Punkt 2 genannten Ursachen).

1.5.1.45 B

1.5.1.48 Pflege eines Patienten mit Diabetes mellitus

Benennen Sie die Krankheitszeichen, die auf einen Diabetes hinweisen, die Einteilung der verscheidenen Diabetes Typen, Zeichen der Hypoglykämie und der Hyperglykämie sowie die Folgeschäden des Diabetes mellitus. Zählen Sie die wichtigsten Beobachtungs- und Überwachungsmaßnahmen bei einem Diabetiker im Krankenhaus auf. Gerade beim Diabetiker ist es besonders wichtig, daß der Patient selbst in der Lage ist, durch eine entsprechende Lebensführung und eigenverantwortliche Mitarbeit an der Therapie, Komplikationen der Erkrankung zu vermeiden. Für die Pflege ist deshalb die Gesundheitsberatung des Patienten von besonderer Bedeutung. Erläutern Sie die Aufgaben der Gesundheitsberatung hinsichtlich der Lebensführung, Selbstkontrolle des Diabetikers, der Diät und der Insulininjektionen. Nennen Sie dabei konkrete Beispiele, die Sie dem Diabetiker als Empfehlung für die Lebensführung und die Körperpflege geben.

1.5.1.49 Pflege von Patienten mit Durchfallerscheinungen

Wann spricht man von Diarrhoe, welche Ursachen führen dazu, nennen Sie geeignete Beispiele. Erläutern Sie adäquate Pflegemaßnahmen in Anlehnung an die Auswirkungen der Diarrhoe, berücksichtigen Sie dabei Körperpflege, Prophylaxen, Hygiene, Anwendung von Hilfsmitteln sowie psychische Unterstützung.

1.5.1.50 Pflege bei akuter Pankreatitis

Stellen Sie anhand des unten aufgeführten Fallbeispiels einen Pflegeplan auf. Beachten Sie auch die Ernährung des Patienten in der folgenden Zeit.

Herr S., 48 Jahre, geschieden, wurde in der letzten Nacht wegen heftiger Oberbauchbeschwerden in die Klinik eingewiesen. Sie erfahren von ihm, daß er abends zu einem ausgedehnten Essen eingeladen war. Dazu trank er 5 Bier und, da das Essen sehr fett war, einige Verdauungsschnäpse. Der Arzt stellte eine akute Pankreatitis fest und ordnete das Legen einer Magensonde an. Zur parenteralen Ernährung erhält der Patient eine Aminosäurelösung und eine 40 % Glukoselösung, die über einen zentralen Venenkatheter verabreicht werden. Herr S. hat absolute Nahrungskarenz und absolute Bettruhe. Die Lebensgefährtin berichtet, daß Herr S. regelmäßig Alkohol trinkt, etwa 4 Flaschen Bier täglich und 4 Schnäpse. Sie ist gerade bei ihm, er liegt seitlich, mit angezogenen Beinen im Bett und klagt über starke Schmerzen. Herr S. schwitzt stark, seine Temperatur liegt bei 38 °C. Das Abdomen ist stark gebläht, der Arzt konnte nur ganz schwache Darmgeräusche feststellen.
Blutdruck: 90/50 mmHg, Puls: 100/Min.

1.5.1.51 Pflege eines Patienten mit Colitis ulcerosa

Ein 36jähriger Mann wird wegen einer seit 3 Jahren bekannten Colitis ulcerosa auf eine interne Station eingewiesen. Der Patient leidet unter heftigen kolikartigen Bauchschmerzen, massiven Durchfällen, Gewichtabnahme und Erschöpfung. Er ist von Beruf Schauspieler und macht häufig Diätfehler, da er oft auf Tournee ist. Seine Frau hat sich vor kurzem von ihm getrennt.

a) Planen Sie die Pflege des Patienten in den ersten 5 Tagen: Unterbringung/ Lagerung – Beobachtung – Ernährung – Grundpflege – Prophylaxen – psychische Betreuung
b) Welche Punkte müssen bei der Entlassung des Patienten angesprochen werden?

1.5.1.52 Pflege bei dekompensierter Leberzirrhose im Präkoma

Situationsbeschreibung
Der 52jährige Herr K. wurde mit dekompensierter Leberzirrhose und ausgeprägtem Aszites heute vormittag ins Krankenhaus aufgenommen. Er ist verheiratet, hat 2 erwachsene Kinder und arbeitet als Maurer. Ein Alkoholabusus ist bekannt. Herr K. ist somnolent, unruhig und zeigt einen leichten Tremor. Bisher hat der Patient nicht geblutet.

Aufgabe
Sie übernehmen die Pflege von Herrn K. eine Stunde nach der Aufnahme auf die Station. Die Aufnahmeformalitäten und -untersuchungen sind abgeschlossen. Stellen Sie die Pflege (mit Begründungen) für die nächsten Tage dar. Berücksichtigen Sie dabei möglicherweise auftretende Komplikationen.

siehe Kommentarteil

1.5.1.53 Obstipation

Definition, Erkennen einer Obstipation, Begleiterscheinungen, Ursachen (sekunkäre und primäre), gefährdete Personengruppen, prophylaktische Maßnahmen.

1.5.1.54 Pflege eines Patienten mit chronischer Polyarthritis

Welche Pflegeziele verfolgen Sie bei der Pflege von Patienten mit chronischer Polyarthritis?
Welche Pflegemaßnahmen erscheinen sinnvoll, um Ihre Pflegeziele zu erreichen? (Berücksichtigen Sie auch den Bereich der Rehabilitation)

1.5.1.55 Pflege bei Infektionserkrankungen

Auf einer internistischen Station soll ein Patient mit einer infektiösen Darmerkrankung aufgenommen werden. Ein Infektionszimmer steht Ihnen nicht zur Verfügung. Sie müssen ein normales Krankenzimmer vorbereiten. Bitte beschreiben Sie Ihr Vorgehen bei der Maßnahme.
Erläutern Sie allgemeine Verhaltensweisen, die Sie auf der Station erhalten, wenn ein solches Zimmer eingerichtet wurde und beschreiben Sie, worüber Sie den Patienten und die Angehörigen aufklären.

1.5.1.56 Pflege bei Herzinfarkt

Sie sollen einen Patienten mit einem frischen Herzinfarkt pflegen. Bitte formulieren Sie die bei dieser Krankheit zu erwartenden Pflegeprobleme, setzen Sie entsprechende Pflegeziele fest und beschreiben Sie Maßnahmen, mit denen Sie die Ziele erreichen wollen. Berücksichtigen Sie bitte, daß der Patient mit Antikoagulantien behandelt wird.

1.5.1.57 Pflege bei Asthma bronchiale

Herr K., 32 Jahre alt, wird wiederholt wegen starker, asthmatischer Beschwerden stationär aufgenommen. Die Atemnot ist stärker als beim letzten Krankenhausaufenthalt. Er arbeitet seit ca. 5 Jahren in einem Zementwerk. Zuletzt wurde eine Kalkstaub-Allergie als Ursache des Asthmas diagnostiziert.
Sie übernehmen die Pflege von Herrn K. eine Stunde nach der Aufnahme auf Station. Erstellen Sie einen Pflegeplan für die nächsten Tage (mind. 5 Pflegeprobleme/-ziele/-maßnahmen).

1.5.2 Pflege Chirurgie

1.5.2.1 Sie sollen einen Patienten aus dem Operationssaal auf Station zurückholen. Halten Sie bitte die Punkte fest, die Sie bei der Übernahme des Patienten an Informationen einholen müssen, bevor Sie den Patienten auf Station fahren.

1.5.2.2 Sie sollen einen Patienten aus dem OP abholen. Bevor Sie ihn mit auf die Station nehmen, überprüfen Sie u.a.:

1. Ob er den Kopf anheben kann
2. Den Füllungszustand der Harnblase durch Palpation
3. Die Reflexe des Patienten
4. Frequenz und Qualität des Pulses
5. Ob die Spontanatmung vorhanden ist
6. Den zentralen Venendruck

(A) 1 + 2 + 6
(B) 1 + 4 + 5
(C) 3 + 4 + 5
(D) 2 + 3 + 6
(E) 1 + 3 + 6

1.5.2.3 Welche allgemein gültigen, postoperativen Maßnahmen müssen Sie in den ersten 12 Stunden durchführen?

1.5.2.4 Nennen Sie 5 postoperative Komplikationen und zählen Sie jeweils 2 typische Hinweise auf, an denen diese zu erkennen sind.

1.5.2.5 Ordnen Sie die aufgeführten postoperativen Komplikationen der Liste 1 den jeweiligen Sofortmaßnahmen der Liste 2 zu und kreuzen Sie die richtige Kombinationsaussage an!

Liste 1

(A) Postoperatives Erbrechen
(B) Atemnot durch Überhang von Muskelrelaxantien
(C) Atemnot durch Zurückfallen der Zunge
(D) Herz-Kreislauf-Stillstand

1.5.2.2 B

Liste 2
1. Reklination des Kopfes/Esmarch'scher Handgriff
2. Kopftieflage/Mund manuell ausräumen
3. Zum tiefen Atmen auffordern/beatmen
4. Cardio-pulmonale Reanimation

(A) A1, B3, C2, D4
(B) A2, B3, C1, D4
(C) A4, B1, C2, D3
(D) A3, B1, C4, D3
(E) A1, B2, C3, D4

1.5.2.6 Erläutern Sie kurz den Begriff „postoperatives Resorptionsfieber". Erklären Sie Ursache und Bedeutung.

1.5.2.7 Was versteht man unter „Resorptionsfieber" und welche Merkmale weist es auf?

1.5.2.8 Ein leichter Anstieg der Körpertemperatur in der frühen postoperativen Phase (max. 38,5 °C rektal)
1. ist schon pathologisch
2. ist durchaus normal und kann als Resorptionsfieber eingestuft werden
3. hält ungefähr 4–5 Tage an
4. tritt nur nach septischen Operationen auf

(A) 1 + 2
(B) 3 + 4
(C) 1 + 4
(D) 2 + 3
(E) alle falsch

1.5.2.9 Welches sind die Symptome einer postoperativen Lungenembolie?

1.5.2.10 Welche Kontrollen dienen der frühzeitigen Erkennung einer postoperativ auftretenden Blutung?

1.5.2.11 Worauf ist bei der Pflege von Kopfverletzungen in den ersten 24 Stunden besonders zu achten?

1.5.2.12 Nennen Sie 3 mögliche postoperative Komplikationen nach Strumektomie.

1.5.2.13 Worauf ist bei der postoperativen Lagerung nach Strumektomie zu achten? Geben Sie die Gründe an!

1.5.2.14 Notieren Sie 3 pflegerische Maßnahmen, auf die bei einer Frakturbehandlung mittels Extension besonders geachtet werden muß!

1.5.2.15 Einem 26jährigen Taxifahrer mußte aufgrund eines Unfalls das rechte Bein am Oberschenkel amputiert werden.

Ermitteln Sie 4 Pflegeprobleme mit den dazugehörigen Zielen!

1.5.2.16 Beschreiben Sie 4 Maßnahmen der Stumpfversorgung bei einem Patienten nach Oberschenkelamputation.

1.5.2.17 Damit Unterarmgehstöcke ihre Aufgabe richtig erfüllen können, müssen sie richtig angepaßt werden. Schildern Sie die Durchführung der Anpassung!

1.5.2.18 Sie betreuen einen Patienten mit einer Rippenfraktur, der schmerzbedingt eine Schonatmung einnimmt. Welche Gefahr droht dem Patienten, die Sie mit pflegerischen Maßnahmen beeinflussen können? (Nennen Sie 4 Maßnahmen).

1.5.2.19 Zählen Sie die pflegerischen Maßnahmen bei der konservativen Behandlung einer Rippenfraktur auf (4 Angaben).

1.5.2.20 Nennen Sie die wesentlichen pflegerischen Gesichtspunkte bei einem Patienten nach einer TEP-Operation!

1.5.2.21 Ein 55jähriger Patient ist an einer Leistenhernie operiert worden. Nennen Sie 5 pflegerische Maßnahmen, um den Erfolg der Hernieotomie zu sichern.

1.5.2.22 Zur pflegerischen Versorgung eines Patienten nach Appendektomie wegen komplikationsloser Appendizitis gehören:
1. Frühmobilisation
2. Leichte Kost am 1. postoperativen Tag
3. Infusionen und/oder Tee bis zum Einsetzen der Darmtätigkeit
4. Die Fäden werden nicht vor dem 12. postoperativen Tag entfernt

(A) 1 + 4
(B) 1 + 3
(C) 1 + 2
(D) 2 + 4
(E) alle Antworten sind richtig

1.5.2.5 B 1.5.2.8 D 1.5.2.22 C

1.5.2.23 Was geben Sie einem Patienten zu essen, der kurz vor dem Abendessen mit unklaren Bauchschmerzen aufgenommen wird?

(A) Leichte nicht blähende Kost
(B) Schleimsuppe
(C) Tee mit Zwieback
(D) Gar nichts
(E) Wunschkost

1.5.2.24 Bei einem Patienten wurde bei einer Gastroskopie eine Probeexcision durchgeführt. Was müssen Sie bei der Nachsorge des Patienten beachten?

1. Gefahr des Bluterbrechens
2. Nahrungskarenz für 4 Stunden
3. Kreislaufüberwachung für 3–4 Stunden
4. Ein- und Ausfuhrkontrolle

(A) 1 + 2 + 3
(B) 1 + 2 + 4
(C) 1 + 3 + 4
(D) 2 + 4
(E) 1 + 2

1.5.2.25 Soeben ist ein Patient mit der Diagnose „Verdacht auf Magenperforation" eingeliefert worden. Welche Maßnahmen ergreifen Sie bis zum Eintreffen des Arztes?

1. Legen einer Magensonde
2. Der Patient erhält sofort Speiseeis
3. Der Patient hat ab sofort absolute orale Nahrungs- und Flüssigkeitskarenz
4. Verabreichung eines Schmerzmittels
5. Durchführung eines Reinigungseinlaufs zur OP-Vorbereitung
6. Engmaschige Kreislaufkontrolle

(A) 1 + 3 + 4
(B) 3 + 6
(C) 2 + 5 + 6
(D) 1 + 2 + 5
(E) 1 + 6

1.5.2.26 Ein Patient wird nach einer Magenoperation (BII) entlassen. Stellen Sie Verhaltensregeln für ihn auf, die dazu beitragen, daß keine Spätfolgen auftreten.

1.5.2.27

a) Nach welcher Operation kann ein Dumping-Syndrom als Komplikation auftreten?
b) Beschreiben Sie die Beschwerden der Patienten! (4 Angaben)
c) Wann können solche Beschwerden auftreten? (2 Angaben)
d) Geben Sie dem Patienten 4 hilfreiche Ratschläge!

1.5.2.28 Welche Informationen geben Sie dem Patienten, um das Dumping-Syndrom zu vermeiden.

1.5.2.29 Nennen Sie 4 Komplikationen nach einer Gallengangs- oder Gallenblasenoperation.

1.5.2.30 Wie können Sie mit pflegerischen Mitteln die Schmerzen eines Patienten mit Gallensteinkolik lindern **bevor** ein Arzt eintrifft?

1.5.2.31 Worauf achten Sie im Rahmen der Krankenbeobachtung bei einem frischoperierten Patienten nach Nierenpolresektion?

1.5.2.32 Wie sind Hämorrhoiden zu definieren?

1.5.2.33 Zählen Sie 4 Verhaltensregeln auf, die der Patient nach einer Varizenoperation zu beachten hat.

1.5.2.34 Bei der pflegerischen Versorgung eines Patienten nach Varizen-Stripping ist folgendes notwendig:

(A) Der Patient darf erst am 3. postoperativen Tag aufstehen
(B) Der Kompressionsverband wird mehrmals täglich erneuert
(C) Der Patient soll am OP-Abend vor das Bett gestellt werden
(D) Die Unterschenkel sollen tiefgelagert werden

1.5.2.35 Der frühzeitigen Erkennung einer postoperativ auftretenden Blutung dienen folgende Kontrollen:

1. Temperaturkontrolle
2. Blutdruck- und Pulskontrolle
3. Atemfrequenzkontrolle
4. Kontrolle der Hautfarbe

(A) 1 + 3
(B) 2 + 4
(C) 3 + 4
(D) 1 + 2

1.5.2.23 D 1.5.2.24 A 1.5.2.25 B 1.5.2.34 C 1.5.2.35 B

1.5.2.36 Auf der Station liegt ein Patient, dem am Tag zuvor eine Gefäßprothese (Oberschenkel) implantiert worden ist. Welche der unten aufgeführten Pflegemaßnahmen sind zutreffend?

1. Hochlagerung des operierten Beines auf einer Braunschen Schiene
2. Lagerung des operierten Beines auf einer flachen Schaumstoffschiene
3. Kontrolle des operierten Beines auf Durchblutung, Sensibilität und Beweglichkeit der Zehen
4. Dem operierten Bein wird Wärme zugeführt
5. Das operierte Bein wird entweder mit einer elastischen Binde gewickelt oder es wird ein Antithrombosestrumpf angelegt

(A) 1 + 3 + 4
(B) 2 + 3 + 5
(C) 2 + 3
(D) 1 + 3 + 5
(E) 2 + 4

1.5.2.37 Ein Patient klagt morgens über heftige Schmerzen, die er nachts im rechten Fuß hatte. Er gibt an, daß der Schmerz geringer würde, wenn er die Füße aus dem Bett hängen ließ.

1. Die angegebenen Beschwerden könnten venöse Durchblutungsstörungen als Ursache haben
2. Es ist wichtig, die Hautfarbe beider Beine regelmäßig zu beobachten
3. Die arteriellen Pulse sollten im Bereich beider Beine regelmäßig palpiert werden
4. Es ist festzustellen, ob ein lokaler Temperaturabfall im Bereich der betroffenen Extremitäten besteht

(A) 1 + 2 + 4
(B) 2 + 3 + 4
(C) 1 + 2 + 3
(D) alle Aussagen sind richtig
(E) 1 + 3 + 4

1.5.2.38 Nach Operationen an arteriellen Gefäßen können akute Gefäßverschlüsse entstehen. Welche Kontrollen führen Sie an den betroffenen Extremitäten durch, um Veränderungen der Durchblutung zu erkennen? (5 Angaben)

1.5.2.39 Welche Veränderungen können Sie beim Patienten bei einem akut einsetzenden arteriellen Gefäßverschluß in einer Extremität beobachten?

1. Plötzliche Schwellung der betroffenen Extremität
2. Rot-bläuliche Verfärbung
3. Die Extremität wird weiß-blaß und kühl, später zyanotisch
4. Plötzlich einsetzender, an Intensität zunehmender Schmerz
5. Pulslosigkeit distal des Verschlusses

(A) 1 + 4 + 5
(B) 1 + 2 + 4
(C) 2 + 4 + 5
(D) 3 + 4 + 5
(E) 2 + 3 + 4

1.5.2.40 Nennen Sie 4 Pflegeschwerpunkte bei arterieller Verschlußkrankheit in den Beinen und begründen Sie Ihre Angaben.

1.5.2.41 Welche Hinweise geben Sie einem Patienten mit chronisch arterieller Verschlußkrankheit, damit er Schäden vermeiden kann, die durch die schlechte Durchblutung des Gewebes entstehen können? (4)

1.5.2.42 Pflege bei Oberschenkelhalsfraktur

An einem kühlen regenfeuchten Herbstnachmittag läuft Frau K., 68 Jahre alte Rentnerin zur Bushaltestelle, um in die Stadt zu fahren. Ihr Mann bleibt in der 3-Zimmer-Wohnung zurück, denn er hat schon seit über einem Jahr an den Folgen eines apoplektischen Insults zu leiden und muß deshalb größtenteils von seiner Frau versorgt werden. Die Kinder des Ehepaares sind schon länger weiter weggezogen und haben ihre eigene Familie.

Plötzlich rutscht Frau K. auf einem feuchten Blatt aus und stürzt auf den Boden. Sofort spürt sie einen stechenden Schmerz im rechten Oberschenkel. Sie beißt die Zähne zusammen und versucht aufzustehen – aber es ist ihr nicht mehr möglich.

Zum Glück kommen Passanten zur Hilfe. Eine halbe Stunde später ist Frau K. im Krankenhaus auf der chirurgischen Ambulanz. Beim Röntgen ergibt sich eine komplizierte mediale Oberschenkelfraktur, die nicht einfach reponiert werden kann. Frau K. hat

1.5.2.36 C 1.5.2.37 B 1.5.2.39 D

große Angst vor der Op – besonders vor der Narkose. Doch später wacht Frau K. benommen von der Narkose auf und kann kaum glauben, daß alles schon vorbei ist.
Der Bruch wurde wegen der Gefahr einer Hüftnekrose mit einer Totalendoprothese (TEP) versorgt.

Frau K. sieht blaß aus, ihr Blutdruck ist etwas niedrig – es laufen Infusionen über den Jugulariskatheter, um den Kreislauf aufzufüllen. Zur Überwachung der Ausfuhr hat sie einen Katheter intraoperativ gelegt bekommen. Frau K. kommt nach dem Aufenthalt im Aufwachraum in einem Zweibettzimmer zu einer jüngeren Frau.

Sie hat Schmerzen, die jedoch durch regelmäßige Gaben von Analgetika in Grenzen gehalten werden. Ihre große Sorge ist die Versorgung ihres Ehemannes.

Aufgabe
Erstellen Sie konkret bezogen auf die Situation von Frau K. und das Krankheitsbild einen Pflegeplan mit:
- Pflegeproblemen
- Pflegezielen
- Pflegemaßnahmen.

1.5.2.43 Nach Ersatz des Hüftgelenks durch eine Totalprothese ist in den ersten postoperativen Tagen folgendes zu beachten:
1. Unbedingte Flachlagerung des Patienten
2. Keine Adduktion des Hüftgelenkes
3. Keine Abduktion des Hüftgelenkes
4. Kopfteil des Bettes nicht über 45 Grad hochstellen
5. Keine Außenrotation

(A) 1 + 2 + 5
(B) 1 + 3 + 5
(C) 2 + 4 + 5
(D) 2 + 3 + 4

1.5.2.44 Pflege eines Patienten nach einer Gallen-OP
- Beschreiben Sie die Pflegeschwerpunkte und postoperativen Maßnahmen mit und ohne Choledochusrevision.
- Gehen Sie auf den Umgang mit der T-Drainage genau ein.

1.5.2.45 Pflege n. subtotaler Strumaresektion

Frau M., 24 Jahre alt, ist Mutter einer neun Monate alten Tochter. Zusammen mit ihrem Mann betreibt sie ein Fotogeschäft. Wegen einer seit langem bestehenden hyperthyreoten Struma wurde heute eine subtotale Strumaresektion durchgeführt.
Aufgabe: Gegen 14.00 Uhr übernehmen Sie Frau M. aus dem Aufwachraum.
- Welche Informationen benötigen Sie für die weitere Pflege?
- Setzen Sie Schwerpunkte für die Pflege in den kommenden 48 Std., begründen Sie dabei Ihre geplanten Maßnahmen.

1.5.2.46 Pflege bei Phlebothrombose

Frau T. ist 33 Jahre alt, Mutter von 2 Kindern, verheiratet und arbeitet als Sekretärin. Sie nimmt seit mehreren Jahren regelmäßig Ovulationshemmer ein und ist Raucherin. Nach Appendektomie entwickelte sich bei Frau T. vor vier Tagen eine Phlebothrombose im rechten Unterschenkel.

Frage: Welche akute Gefahr besteht dadurch für die Patientin? Aufgabe:
1. Bitte erläutern Sie schwerpunktmäßig die Pflege der Patientin (Lagerung, Beobachtung, psychische Betreuung, Mobilisation, Ziele und Grundsätze der Kompression, Ausscheidung)
2. Beraten Sie die Patientin bezüglich der Gestaltung ihrer zukünftigen Lebensweise und der Antikoagulantientherapie.

1.5.3 Pflege Psychiatrie und Neurologie

1.5.3.1 Wie schafft man bei Anfallsbereitschaft eine risikoarme Umgebung, um Unfälle und Verletzungen vorzubeugen?

1. Kantige Gegenstände wegräumen
2. den Kranken auf jeden Fall fixieren
3. Bettniveau tiefstellen
4. Gepolstertes Bettgitter anbringen
5. Die Patientenrufanlage darf sich nicht in der Reichweite des Patienten befinden

(A) 1 + 3 + 5
(B) 2 + 3 + 4
(C) 1 + 3 + 4
(D) 1 + 2 + 3

1.5.3.2 Pflegerische Maßnahmen bei einem epileptischen Anfall sind:

1. Versuch durch Festhalten von Armen und Beinen, den Anfall zu mildern
2. Man sollte den Kranken so lagern, daß er sich nicht verletzt, aber ihn nicht festhalten
3. Beobachtung des Anfallsablaufs
4. Man sollte noch während des Anfalls ein Antiepileptikum verabreichen

(A) 1 + 3 + 4
(B) 2 + 3
(C) 2 + 3 + 4
(D) 1 + 4
(E) alle Antworten sind richtig

1.5.3.3. Erläutern Sie in Stichpunkten das Verhalten beim Auftreten eines Grand-Mal-Anfalls.

1.5.3.4 Sie pflegen einen Patienten mit einem Schlaganfall. Warum soll das Nachtkästchen an der gelähmten Seite des Patienten stehen und die Kontaktaufnahme zum Patienten sowie alle pflegerischen Verrichtungen von der gelähmten Seite her durchgeführt werden?

1.5.3.5 Welche Faktoren wirken bei apoplektischen gelähmten Patienten spastizitätsfördernd?

1.5.3.6 Sie müssen einem Patienten mit einem apoplektischen Insult den Mund-Rachen-Raum absaugen. Nennen Sie Ziele, zählen Sie die notwendigen Materialien auf und beschreiben Sie stichwortartig die Durchführung.

1.5.3.7 Ein 70jähriger Patient mit Apoplexia cerebri verschluckt sich während des Trinkens.

a) Was können Sie beobachten?
b) Wie reagieren Sie bei einer für den Patienten akut bedrohlichen Situation?
c) Was können Sie **zukünftig** in der Planung ändern, um solche Zwischenfälle zu vermeiden?

1.5.3.8 Ein Hemiplegiker soll 2stündlich umgelagert werden:

a) Welche Lage ist für ihn am bequemsten?
b) Welches ist die günstigste Lage, um einer Spastizität entgegenzuwirken
c) Welche Lage kann anfangs schmerzhaft sein?

1.5.3.9 Nennen Sie 5 Grundsätze, die beim Umgang mit autistischen Patienten beachtet werden sollten.

1.5.3.10 Bei den TIAs (= Transitorische ischämische Attacken) können Sie beobachten:

1. Kraftlosigkeit einer Extremität (z.B. Arm)
2. Bewußtlosigkeit
3. Apoplexie
4. Spastizität einer Extremität
5. Leichte Sprach- oder Sehstörungen
6. Neurologische Symptomatik bildet sich innerhalb 24 Stunden zurück

(A) 1 + 4 + 5
(B) 1 + 5 + 6
(C) alle Antworten sind richtig
(D) 2 + 3 + 5
(E) 1 + 2 + 3

1.5.3.11 Bei der Pflege eines bereits bettlägerigen MS-Patienten ist zu achten auf:

1. Blasenstörungen mit aufsteigender Infektionsgefahr sowie Harnträufeln und Inkontinenz
2. Durchführung der Prophylaxen
3. Ballaststoffreiche Kost
4. Eine psychische Begleitung ist nicht notwendig, da die Patienten meist eine Euphorie entwickeln

(A) 1 + 3
(B) 1 + 2 + 3
(C) 1 + 2 + 4
(D) 2 + 3
(E) 1 + 4

1.5.3.12 Bei einem Patienten mit Morbus Parkinson sollten Sie diesen auf folgende pflegerelevante Symptome beobachten!

1. Vermehrter Speichelfluß
2. Zunehmende Harninkontinenz
3. Neigung zu stärkerem Schwitzen
4. Verstärkte Talgsekretion
5. Neigung zu Ödemen

(A) 1 + 2 + 3
(B) 1 + 3 + 4

1.5.3.2 B 1.5.3.10 B 1.5.3.11 B

(C) 2 + 4 + 5
(D) 3 + 4 + 5
(E) 2 + 3 + 5

1.5.3.13 Ein Patient liegt mit einer totalen Aphasie auf Ihrer Station. Wie verständigen Sie sich mit diesem Patienten?

1. Sie sprechen langsam in kurzen, einfachen Sätzen und begleiten Ihre Sätze mit Gesten
2. Sie sprechen sehr laut, damit der Patient Sie versteht
3. Sie sprechen häufig mit dem Patienten, auch wenn er nicht begreift oder sich nicht verständlich machen kann
4. Sie benutzen ausschließlich Schriftkarten, um sich verständlich zu machen
5. Sie vermeiden Überanstrengung, denn bei Erschöpfung und emotionaler Belastung verschlimmert sich die Aphasie

(A) 1 + 5
(B) 2 + 3
(C) 3 + 4
(D) 4 + 5
(E) 1 + 2

1.5.3.14 Bei einer sensorischen Aphasie kann man beobachten, daß

(A) der Patient überhaupt nicht sprechen kann
(B) der Patient alles nachsprechen kann
(C) Spontansprache begrenzt möglich ist
(D) der Patient alle Gegenstände umständlich beschreiben kann

1.5.3.15 Sie überwachen einen Patienten mit einem Schädel-Hirn-Trauma II. Grades. Nennen Sie die notwendigen Überwachungskriterien (5 Angaben).

1.5.3.16 Auf Ihrer Station wird nachts ein Patient mit Commotio cerebri (= SHT Grad I.) eingeliefert. Wie wird der Patient gelagert? Welche Überwachungsmaßnahmen sind kontinuierlich durchzuführen?

1.5.3.17 Wie kann man bei Querschnittpatienten das Risiko der Blaseninfektion gering halten?

1.5.3.18 Warum ist die Vorstellung, stationär in ein psychiatrisches Krankenhaus aufgenommen zu werden, für viele Menschen so erschreckend? Nennen Sie 4 Gründe für diese Angst.

1.5.3.19 Welche Pflegeziele will das Pflegepersonal bei chronisch bzw. mittelfristig psychisch erkrankten Menschen erreichen?

1.5.3.20 Kreuzen Sie bitte die Therapie- und Rehabilitationsziele an, die allgemein in der Pflege psychisch Kranker zum Tragen kommen!

1. Wiederherstellung der größtmöglichen Unabhängigkeit und Lebensqualität
2. Isolation, um durch ein Reflektieren über die Vergangenheit sich selbst zu helfen
3. Befreiung von störenden Symptomen
4. Einübung der Fähigkeit und der inneren Kraft, mit Einschränkungen und Grenzen zu leben
5. Zielformulierungen sind nicht sinnvoll, da die Ziele zumeist nicht erreicht werden

(A) 1 + 2 + 3
(B) 2 + 3 + 4
(C) 3 + 4 + 5
(D) 1 + 3 + 4
(E) 2 + 4 + 5

1.5.3.21 Bei der Pflege von Patienten in der Psychiatrie sollte das Pflegepersonal wissen, daß

1. Aggressionen häufig eine Ausdrucksmöglichkeit von Angst und Einengung sind
2. Aggressionen ein Krankheitssymptom sein können
3. ein aggressiver Patient voll für sein Verhalten verantwortlich zu machen ist
4. beim Auftreten von Aggressionen der Patient, wenn notwendig, vor sich selbst geschützt werden muß
5. der Patient, wenn Aggressionen auftreten, immer wie ein Kind zu behandeln ist

(A) 1 + 2 + 4
(B) 1 + 2 + 3
(C) 2 + 4 + 5
(D) alle Antworten sind richtig

1.5.3.22 Welche Vorsichtsmaßnahmen sind auf einer geschlossenen Abteilung notwendig?

1.5.3.23 Nennen Sie Beobachtungsbereiche in der Psychiatrie, über die das Pflegepersonal dem Arzt berichten sollten! (mind. 4)

Krankenpflege

1.5.3.12 B 1.5.3.13 A 1.5.3.14 C 1.5.3.20 D 1.5.3.21 A

1.5.3.24 Nennen Sie bitte mögliche lebensbedrohliche Zustände in der Psychiatrie! (4 Angaben)

1.5.3.25 Welche therapeutischen Aktivitäten können dem Patienten im psychiatr. Krankenhaus angeboten werden? (6 Angaben)

1.5.3.26 Welche therapeutischen Einrichtungen bestehen neben einem psychiatrischen Krankenhaus? (5 Angaben)

1.5.3.27 Beschreiben Sie die einzelnen Bewußtseinszustände: Apathie, Absence, Stupor, Delirium, Halluzinationen.

1.5.3.28 Beschreiben Sie die Bewußtseinsstadien Sopor und Benommenheit!

1.5.3.29 An welchen Beschreibungen können Sie die in Liste 2 genannten Bewußtseinsstörungen erkennen? Ordnen Sie bitte zu!

Liste 1

(A) Teilnahmslosigkeit gegen äußere Reize
(B) Schläfrigkeit – Reaktion auf leichte Berührung vorhanden
(C) Reaktion nur bei starkter Reizeinwirkung
(D) Keine Reaktion auf Reize, Patient nicht weckbar, reagiert nicht auf Schmerz

Liste 2

1. Somnolenz
2. Koma
3. Apathie
4. Sopor

(A) A1, B4, C3, D2
(B) A3, B1, C4, D2
(C) A4, B1, C3, D2
(D) A3, B4, C1, D2
(E) A2, B3, C1, D4

1.5.3.30 Nennen Sie beispielhaft mindestens 5 Symptome für einen Verwirrtheitszustand!

1.5.3.31 Auf Ihrer Station pflegen Sie eine Patientin mit der Diagnose: Depression! Nennen Sie 3 Pflegeschwerpunkte!

1.5.3.32 Bei der Pflege von depressiven Patienten soll man

(A) den Patienten auffordern, sich zusammenzureißen
(B) angstlösend und beruhigend auf ihn einwirken
(C) den Patienten möglichst in Ruhe lassen
(D) Mitleid dem Patienten gegenüber aussprechen
(E) striktes Besuchsverbot einhalten.

1.5.3.33 Zählen Sie 6 Punkte auf, die im Umgang mit depressiven Patienten vom Pflegepersonal zu beachten sind.

1.5.3.34 Welche der genannten Möglichkeiten können dem depressiven Patienten helfen, seine Situation richtig zu erfassen?

1. Ihn oft eigenen Gedanken überlassen
2. Aktives Zuhören
3. Das Stellen von Fragen, die sein Gefühlsleben ansprechen
4. Seine depressiven Symptome herunterspielen
5. Ihn entsprechend seinen Fähigkeiten in den Stationsablauf integrieren

(A) 2 + 3 + 5
(B) 1 + 4 + 5
(C) 2 + 3 + 4
(D) 1 + 3 + 4
(E) 1 + 2 + 3

1.5.3.35 Welche typischen Verhaltensweisen können Sie bei einem Patienten in einer manischen Phase beobachten? (5 Beispiele)

1.5.3.36 Der manisch Kranke neigt zu unrealistischen Einschätzungen. Wie sollte sich das Pflegepersonal im Umgang mit dieser Patientengruppe verhalten?

Kreuzen Sie die richtige Antwort an!

(A) Klare Entscheidungen treffen
(B) Vorschläge ignorieren
(C) Patienten zurechtweisen
(D) Dem Patienten die Konsequenzen belehrend klar verdeutlichen
(E) Dem Patienten alternative Vorschläge machen

1.5.3.37 Was ist bei der Betreuung des manischen Patienten zu beachten?

(A) Bewegungsraum einschränken, alternative Vorschläge zu seinem Verhalten bieten
(B) Feine motorische Tätigkeiten fördern
(C) Gleichbleibend ruhig bleiben, Umgang mit Geld sowie Kleidung und Körperpflege kontrollieren

1.5.3.29 B 1.5.3.32 B 1.5.3.34 A 1.5.3.36 A

(D) Humorvolle, originelle Art des Patienten zur Verbesserung des Stationsklimas nutzen
(E) Patienten in keiner Weise einschränken

1.5.3.38 Beschreiben Sie Maßnahmen und Verhaltensweisen der Pflegenden, mit denen diese dem Patienten in einem Angstzustand helfen können (nicht medikamentös).

1.5.3.39 Nennen Sie 5 Pflegeprobleme, die bei einem wahnkranken Patienten auftreten können.

1.5.3.40 Welche Verhaltensweisen sind richtig im Umgang mit Wahnkranken?

1. Wahnkranken vorsichtig die Wahnvorstellung ausreden
2. Dem Kranken das Gefühl geben, seine Wahnvorstellungen seien Realität und auf den Patienten eingehen
3. Wahnvorstellungen des Patienten in einem gemeinsamen Gespräch zusammenfassen, ihn zur detaillierten Schilderung anregen
4. Mit dem Patienten in Beziehung bleiben

(A) 1 + 3
(B) 1 + 4
(C) 3 + 4
(D) 2 + 3
(E) 2 + 4

1.5.3.41 Beim Umgang mit einem Patienten, bei dem Halluzinationen vorliegen,

(A) müssen Sie versuchen, ihm diese mittels logischer Argumente auszureden
(B) bestätigen Sie ihn in seinen Wahnvorstellungen, um ein Vertrauensverhältnis herzustellen
(C) nehmen Sie den Patienten ernst, machen ihm aber gleichzeitig deutlich klar, daß es sich hierbei um ein Symptom seiner Krankheit handelt
(D) ignorieren Sie den Patienten einfach oder versuchen ihn von seinen Halluzinationen abzulenken
(E) müssen Sie versuchen, beim Kranken Zweifel an seinen Wahrnehmungen zu säen.

1.5.3.42 Wichtig für den Umgang mit hysterischen Persönlichkeiten ist es, daß man

(A) ihnen mit Bewunderung begegnet
(B) ihnen mit verdeckter Ablehnung begegnet
(C) ihnen mit gleichbleibender, aber distanzierter Zuwendung begegnet
(D) ihnen mit offener Ablehnung begegnet, damit sie erkennen können, wie sie auf andere wirken
(E) ihr Verhalten ignoriert.

1.5.3.43 Bei der Pflege von Patienten mit Zwangsneurosen ist zu beachten:

(A) Die Zwangsideen, -handlungen können aufgrund logischer Argumententation unterlassen werden
(B) Die Betroffenen empfinden ihre Gedanken/Handlungen als unsinnig/quälend, können sie aber nicht abstellen
(C) Die Patienten führen diese Handlungen absichtlich/gezielt aus, um damit ihre Umwelt auf ihre Probleme aufmerksam zu machen
(D) Es handelt sich hierbei um nicht abstellbare Zwänge, die folglich auch nicht therapierbar sind
(E) Es handelt sich um eine Geisteskrankheit mit primär organischer Ursache.

1.5.3.44 Zählen Sie jeweils 3 Schwerpunkte in der Pflege des Oligophrenie-Patienten auf. Orientieren Sie sich dabei an den ATL:

- „sich waschen und kleiden"
- „sich beschäftigen"
- „Sinn finden".

1.5.3.45 Beim Umgang mit suchtkranken Patienten

1. müssen im Stadium des Entzuges die pflegerischen Maßnahmen der Stärke der Entzugserscheinungen angepaßt werden
2. sollte sich das Pflegepersonal auf die Beteuerungen des Patienten verlassen
3. muß man Besucher besonders aufmerksam beobachten
4. kann bei starken Entzugserscheinungen auch ohne ärztliche Anordnung ein erleichterndes Medikament gegeben werden
5. müssen aufgrund der vorhandenen Appetitstörungen regelmäßige Gewichtskontrollen durchgeführt werden

1.5.3.37 C 1.5.3.40 C 1.5.3.41 C 1.5.3.42 C 1.5.3.43 B

(A) 2 + 4
(B) 1 + 3 + 5
(C) 4 + 5
(D) 1 + 2 + 3
(E) alle sind richtig

1.5.3.46 Bei der Pflege eines Patienten im Delirium tremens ist zu beachten:

1. Genaue Überwachung der Dosierung von Clomethiazol (Distraneurin)
2. Überwachung des EKGs bei Elektroschocktherapie
3. Regelmäßige Kontrolle von Atmung und Puls
4. Fixierung des Patienten ist grundsätzlich untersagt bzw. unbedingt zu vermeiden
5. eine „Sitzwache" ist unumgänglich

(A) 1 + 2 + 3
(B) 1 + 3
(C) 2 + 3
(D) 2 + 4
(E) 1 + 5

1.5.3.47 Welche Symptome können Sie bei einem Patienten mit Delirium tremens beobachten?

1.5.3.48 Pflege und Rehabilitation eines Patienten mit Apoplexie

1. Was ist Ziel der Lagerung und was müssen Sie bei den unterschiedlichen Lagerungsarten beachten?
2. Wie unterstützen Sie den Patienten bei der Mobilisation. (6 Angaben)
3. Welche Maßnahmen führen Sie zur Dekubitus- und Pneumonieprophylaxe durch und was beachten Sie bei Schluckstörungen? (Jeweils 3 nennen)
4. Was berücksichtigen Sie bei der Kommunikation mit dem Patienten? (5 Angaben)
5. Erläutern Sie Grundprinzipien der Rehabilitation. (5 Angaben)

1.5.3.49 Schädel-Hirn-Trauma

Definition, Einteilung nach Ursachen, Pflegeschwerpunkte auf der Basis der ATL (5), Prophylaxen sind nur zu benennen, jedoch nicht näher zu beschreiben.

1.5.3.50 Folgende Vorgehensweisen sind bei der senilen Demenz angezeigt:

1. Verwirrte Patienten müssen aus Selbstschutz fixiert werden
2. Unruhe in der Umgebung verstärkt die Verwirrung
3. Alle ATL's müssen immer wieder neu geübt werden
4. Nachts sollte der Schlafraum ausreichend beleuchtet sein
5. Patienten werden der Einfachheit halber mit dem Vornamen angeredet

(A) 1 + 2 + 3
(B) 1 + 3 + 5
(C) 3 + 4
(D) 2 + 3 + 4
(E) 2 + 4

1.5.4 Pflege Gynäkologie

1.5.4.1 Eine Patientin soll gynäkologisch untersucht werden. Folgende Vorbereitungen sind zu treffen: Die Patientin

1. wird in Steinschnittlage gebracht
2. erhält vom Pflegepersonal eine sorgfältige Intimtoilette
3. soll vorher die Toilette aufsuchen und anschließend eine Intimtoilette durchführen
4. bekommt vorher Katheterurin abgenommen
5. muß vorher eine Einwilligungserklärung unterschreiben

(A) 1 + 2 + 4
(B) 3 + 5
(C) 1 + 3
(D) 2 + 4 + 5
(E) 1 + 4

1.5.4.2 Welche Anamnesedaten müssen bei der Vorbereitung einer Frau zu einer gynäkologischen Untersuchung bekannt sein? (mind. 3)

1.5.4.3 Zu welchen prophylaktischen Maßnahmen raten Sie einer Frau, die an ständigen Infektionen der Vagina leidet?

1.5.4.4 Welche hygienischen Maßnahmen sollte eine Frau mit Vaginitis beachten? (4 Angaben)

1.5.3.45 B 1.5.3.46 B 1.5.3.50 A 1.5.4.1 C

1.5.4.5 Bestimmte Fluorarten weisen auf Krankheitsbilder hin, die durch Infektionsgefahr auch für die pflegerische Versorgung von Bedeutung sind. Ordnen Sie die beiden Listen einander zu und kreuzen Sie bitte die richtige Kombination an.

Liste 1

(A) Weißer Fluor
(B) Dünnflüssig-schaumiger Fluor
(C) Leicht säuerlich riechender Fluor
(D) Leicht rötlicher Fluor
(E) Blutiger Ausfluß

Liste 2

1. Döderleinsche Stäbchen
2. Candida albicans
3. Zyklusblutung
4. Unterschiedliche Erreger und Leukozyten
5. Trichomonaden

(A) A1, B5, C3, D4, E2
(B) A2, B5, C1, D4, E3
(C) A4, B1, C2, D3, E5
(D) A3, B5, C1, D2, E4
(E) A5, B1, C2, D3, E4

1.5.4.6 Frau S., 28 Jahre, liegt bei Ihnen auf Station mit einer akuten Adnexitis. Sie hat 38 °C Temperatur, Puls: 100/Min. Der Arzt ordnet Antibiotika als Kurzinfusion an. Beschreiben Sie in Stichworten die Pflegeschwerpunkte.

1.5.4.7 Eine pflegerische Maßnahme bei einer Adnexitis akuta ist:

(A) Darmentleerung durch Einläufe
(B) Auflegen einer Eisblase
(C) Verabreichung von Sitzbädern
(D) Durchführung von Vaginalspülungen
(E) lokale Wärmezufuhr.

1.5.4.8 Die Abspülung der äußeren Genitale nach vaginalem Eingriff

(A) darf nicht bei liegender Tamponade durchgeführt werden
(B) darf nicht öfter als 2x täglich durchgeführt werden, da sonst die Nähte zu sehr belastet werden
(C) darf nicht bei liegendem Dauerkatheter durchgeführt werden
(D) soll so durchgeführt werden, daß nur die kleinen Labien abgespült werden und die Flüssigkeit die großen Labien nicht kontaminiert
(E) erfolgt mit kühler Kamillosanlösung, um eine reaktive Hyperämie zu erreichen.

1.5.4.9 Wozu dient das Legen eines Dauerkatheters bei einer vaginalen Operation?

1.5.4.10 In der postoperativen Phase nach gynäkologischen Operationen sollen alle Patientinnen:

(A) eine breite elastische Bauchbinde fest um den Bauch gewickelt bekommen
(B) wegen der Blutungsgefahr erst am dritten postoperativen Tag aufstehen
(C) nur mit korrekt gewickelten Beinen bzw. mit elastischen Stützstrümpfen aufstehen
(D) vier Stunden nach der Operation mit der Frühmobilisation beginnen
(E) ohne Hilfe aufstehen, um die Beckenbodenmuskulatur zu stärken.

1.5.4.11 Um Infektionen nach gynäkologischen OPs zu vermeiden, ist

1. peinliche Sauberkeit von Bettwäsche, Pflegemitteln und Hilfsmitteln notwendig
2. prophylaktische Antibiotikagabe erforderlich
3. häufiges Wechseln der Vorlagen nötig
4. exakte Intimpflege wichtig
5. zweistündliches Abspülen in den ersten 3 postoperativen Tagen notwendig

(A) 1 + 2 + 3
(B) 1 + 3 + 4
(C) 2 + 3 + 5
(D) alle Aussagen sind richtig
(E) 1 + 4 + 5

1.5.4.12 Zur Vorbereitung einer Patientin zur Abrasio aufgrund unregelmäßiger Blutungen nach der Menopause gehören:

1. Rasur der Schamgegend
2. Zystoskopie
3. Patientin nüchtern lassen
4. Vaginalspülungen
5. Rh-Bestimmung
6. Blasenentleerung

(A) 4 + 5 + 6
(B) 1 + 3 + 6
(C) 1 + 3 + 4
(D) 3 + 4 + 6
(E) 2 + 3 + 5

Krankenpflege

1.5.4.5 B 1.5.4.7 B 1.5.4.8 A 1.5.4.10 C 1.5.4.11 B 1.5.4.12 B

1.5.4.13 Nach einer abdominalen Uterusexstirpation sollte postoperativ folgendes beachtet werden:

1. Die Patientin sollte frühestens nach 24 Stunden das erste Mal aufstehen, um den Beckenboden nicht zu belasten
2. Um Keime aus der Vagina zu entfernen, sollte einmal täglich eine Spülung mittels Vago-Clys durchgeführt werden
3. Zur Unterstützung des venösen Rückflusses sollten Antithrombosestrümpfe getragen werden
4. Schmerzfreie Intervalle – z.B. nach Gabe eines Analgetikums – sollten für Atemübungen und Abhusten von Sekreten benutzt werden
5. Nachdem die Patientin abgeführt hat, kann sie wieder feste Nahrung zu sich nehmen

(A) 1 + 3 + 5
(B) 3 + 4 + 5
(C) 2 + 3 + 5
(D) 2 + 4 + 5
(E) 1 + 3 + 4

1.5.4.14 Hysterektomie

a) Warum ist eine Nachblutungskontrolle bei Patientinnen nach einer vaginalen Hysterektomie wichtig?
b) Wie wird die Nachblutungskontrolle vom Pflegepersonal durchgeführt?

1.5.4.15 Frau K., 48 Jahre, hatte vor 3 Tagen eine vaginale Hysterektomie mit vorderer Plastik. Sie haben den Blasenverweilkatheter entfernt. Was müssen Sie nun beachten?

1.5.4.16 Ordnen Sie bitte die vordringliche Maßnahme aus Liste 2 der entsprechenden speziellen Pflege in Liste 1 zu!

Liste 1

(A) nach Abrasio
(B) bei EPH-Gestose
(C) mit Tokolyse-Behandlung

Liste 2

1. RR-Kontrolle
2. Kontrolle auf Nachblutung
3. Pulskontrolle

(A) A2, B3, C1
(B) A1, B2, C3
(C) A3, B1, C2
(D) A2, B1, C3
(E) A1, B2, C3

1.5.4.17 Nennen Sie 5 Zeichen der Brustentzündung.

1.5.4.18 Welche Maßnahmen sind bei den ersten Anzeichen einer Mastitis sinnvoll?

1. Abstillen
2. Vollständige Entleerung der Brust
3. Kühlende Umschläge zwischen den Stillzeiten
4. Brust mit entzündungshemmender Salbe und elastischen Binden „hochwickeln“
5. Körperliche Schonung

(A) 1 + 2 + 3
(B) 1 + 4
(C) 2 + 3
(D) 2 + 3 + 5
(E) 2 + 3 + 4

1.5.4.19 Pflegerische Maßnahmen bei Mastitis sind

(A) Antibiotikaverabreichung
(B) Rotlicht
(C) Eisblase und Hochbinden der Brust
(D) durchblutungsfördernde Salben auftragen
(E) tägliche Bäder

1.5.4.20 Zu den pflegerischen Maßnahmen nach einer Mamma-Ablatio sollten gehören:

1. Unterstützung der Patientin bei der Auseinandersetzung mit ihrer Krankheit
2. Verhinderung der Ausbildung eines Lymphödems durch entsprechende Maßnahmen
3. Die Aufklärung der Patientin über ihre Lebenserwartung
4. Patientin nach Möglichkeit früh in die Pflege einbeziehen

(A) 1 + 2 + 4
(B) 1 + 2
(C) 1 + 3 + 4
(D) 2 + 3 + 4
(E) 2 + 3

1.5.4.13 B 1.5.4.16 D 1.5.4.18 E 1.5.4.19 C 1.5.4.20 A

1.5.4.21 Bei Patientinnen mit Mammaamputation

1. soll der Schultergürtel für mehrere Tage ruhig gestellt werden, um keinen Zug auf die Narbe auszuüben
2. soll die aktive, assistierte Bewegungstherapie so früh wie möglich durchgeführt werden
3. muß der Arm der betroffenen Seite tief gelagert werden
4. muß auf besonders gute Hautpflege geachtet werden, wenn eine Bestrahlungstherapie angeschlossen werden soll

(A) 1 + 3
(B) 1 + 4
(C) 2 + 3
(D) 2 + 4
(E) 3 + 4

1.5.4.22 Welche spezielle Lagerung ist nach einer Mammaablatio richtig und welcher Komplikation können Sie damit entgegenwirken?

1.5.4.23 Sie betreuen eine Patientin nach einer Mammaablatio. Welche Maßnahmen zur Verhütung eines Lymphödems führen Sie durch? Welche Maßnahmen dürfen am Arm der betroffenen Seite nicht durchgeführt werden?

1.5.4.24 Pflege nach Mastektomie (mit Lymphknotenausräumung)

Nach einer Mastektomie kann es durch lange Schonstellung zur Versteifung des Schultergelenkes auf der operierten Seite kommen. Wie kann einer Versteifung entgegengewirkt werden? Wie kann ein Lymphödem nach Mastektomie vorgebeugt werden?

1.5.4.25 Patientin nach Mammaablatio erhält Röntgenbestrahlung. Was beachten Sie bei der Hautpflege?

1.5.4.26 Eine Patientin wird nach Mastektomie (mit Lymphknotenausräumung) entlassen. Welche wichtigen Verhaltensregeln/Informationen geben Sie der Patientin im Entlassungsgespräch (5 Angaben)?

1.5.4.27 Eine 25jährige Frau ist zum ersten Mal schwanger. Was sollte sie auf **keinen Fall** während der Schwangerschaft tun?

(A) Ihren Beruf ausüben
(B) Diät halten
(C) Rauchen
(D) Leistungssport treiben
(E) Reisen

1.5.4.28 Welche wichtigen Beobachtungen sind bei einer Patientin mit einer Hyperemesis gravidarum erforderlich?

1.5.4.29 Bei der Krankenbeobachtung einer Schwangeren mit Verdacht auf Placenta praevia ist zu achten auf:

(A) Regelmäßige Harnentleerung
(B) Hautbeschaffenheit
(C) Schmerzlose Blutung
(D) Regelmäßige Pupillenkontrolle
(E) Regelmäßige Pulskontrollen

1.5.4.30 Nennen Sie Pflegemaßnahmen bei einer Patientin mit einer akuten EPH-Gestose (Präeklampsie).

1.5.4.31 Der Arzt hat bei einer schwangeren Frau eine EPH-Gestose festgestellt. Auf welche Schwerpunkte richtet sich die Krankenbeobachtung bei dieser Patientin?

1.5.4.32 Nennen Sie 3 Pflegeschwerpunkte bei einer Patientin mit drohendem Abort.

1.5.4.33 Welche Symptome zeigen eine Überdosierung wehenhemmender Medikamente an?

1. Pulsrhythmusstörungen
2. Schlaflosigkeit
3. Händezittern
4. Bradykardie
5. Apathie

(A) 1 + 2 + 3
(B) 1 + 2 + 4
(C) 4 + 5
(D) 1 + 5
(E) 1 + 4 + 5

1.5.4.34 Am Ende der Schwangerschaft kann es in Rückenlage der Frau durch den Druck des Uterus auf die Vena cava inferior (untere Hohlvene) zur plötzlichen Ohnmacht kommen. Welche pflegerische Maßnahme hat die beste Wirkung?

1.5.4.35 Welche pflegerischen Maßnahmen ergeben sich bei einer Patientin nach der Entbindung?

1. Kontrolle der Vorlagen auf Menge und Farbe des Lochialsekrets
2. Einmal täglich Messung des Bauchumfanges
3. Maßnahmen zur Thromboseprophylaxe
4. Tägliches Vollbad in Kamille-Lösung

(A) 1 + 2
(B) 1 + 3
(C) 2 + 3
(D) 2 + 4
(E) 3 + 4

1.5.4.36 Sie übernehmen in der Nacht eine frisch entbundene Frau aus dem Kreißsaal. Bei der Vitalzeichenkontrolle nach einer Stunde weist die Frau folgende Werte auf: RR: 80/50 mmHg; Puls: 120 Schläge/Min.

Wie sieht Ihre sofortige Vorgehensweise aus?

1.5.4.37 Sie haben Nachtdienst auf einer Wochenstation und bekommen aus dem Kreißsaal einen Anruf zur Übernahme einer Wöchnerin auf die Station. Welche Informationen benötigen Sie für die weitere Betreuung? Bitte machen Sie 6 Angaben.

1.5.4.38 Nennen Sie 4 wichtige Pflegemaßnahmen, die bei einer Wöchnerin besonders zu beachten sind.

1.5.4.39 Was beachten Sie besonders bei der Pflege einer Wöchnerin?

1.5.4.40 Welchen Sinn hat die Wochenbettgymnastik?

1.5.4.41 Welche (teils physiologische) Störungen kommen im Wochenbett häufig vor?

1. Harnflut
2. Wochenbettobstipation
3. Lochialstauung
4. Harnverhalten
5. Thrombose

(A) 1 + 3 + 5
(B) 2 + 5
(C) 3 + 4
(D) 2 + 3 + 5
(E) alle sind richtig

1.5.4.42 Welche Beobachtungen und Maßnahmen sind notwendig, um Komplikationen im Wochenbett zu vermeiden?

1.5.4.43 Die Thromboembolieprophylaxe bei der Wöchnerin

1. spielt eine untergeordnete Rolle
2. kann durch frühzeitige und regelmäßige Mobilisation erreicht werden
3. kann durch Beckenbodentraining gefördert werden
4. ist wichtig, weil nach Entbindung der Blutrückstrom im kleinen Becken verlangsamt ist
5. ist besonders wichtig bei älteren Wöchnerinnen

(A) 2 + 3 + 5
(B) 2 + 3 + 4
(C) 1 + 3
(D) 2 + 4
(E) 3 + 5

1.5.4.44 Wie sollte sich eine Wöchnerin bzw. eine Frau, die ihr Kind stillt, ernähren?

1.5.4.45 Nennen Sie 6 Vorteile des Stillens gegenüber der Flaschenernährung.

1.5.4.46 In der Wochenpflege beobachten wir folgende Symptome bei einer Wöchnerin mit Lochialstau:

1. Übelkeit
2. Gänzliches bzw. teilweises Versiegen der Lochien
3. Starke Schmerzen im Unterleib
4. Erhöhte Körpertemperatur
5. Harnverhalt

(A) 1 + 2 + 3
(B) 2 + 3 + 5
(C) 2 + 4
(D) 1 + 2 + 4
(E) 2 + 3

1.5.4.47 Welche Aussagen zum Wochenfluß (Lochien) sind richtig?

1. Manchmal kaum oder gar nicht vorhanden
2. Dauert im allgemeinen bis zu 5 Tagen an
3. Es ist mit einem Wochenfluß über mehrere Wochen zu rechnen
4. Am Anfang blutig und wird zum Ende hin gelblich, dann mehr oder weniger klar
5. Hat von Anfang an gelbliches Aussehen

1.5.4.35 B 1.5.4.41 E 1.5.4.43 B 1.5.4.46 C

(A) 1 + 5
(B) 2 + 4
(C) 3 + 4
(D) 2 + 5
(E) 3 + 5

1.5.4.48 Beschreiben Sie die Veränderungen der Lochien (Lochialsekret, Wochenfluß).

1.5.4.49 Eine Lochialstauung im Wochenbett muß auf jeden Fall verhindert werden. Mit welchen prophylaktischen Maßnahmen kann eine Wöchnerin dieser Erkrankung vorbeugen? (4 Angaben)

1.5.4.50 Nach einer Geburt wird der Zustand des Neugeborenen duch den APGAR-Index beurteilt. Welche Faktoren werden bestimmt und registriert?

1.5.4.51 Welche Beobachtungen fallen beim Neugeborenen bezüglich des Gewichtes in den ersten zehn Tagen auf?

1.5.4.52 Welche Aussagen über die Gewichtszunahme eines Neugeborenen sind richtig?

1. Die Gewichtszunahme im ersten Vierteljahr beträgt ca. 100 g pro Tag
2. Das Geburtsgewicht hat sich mit ca. 12 Monaten verdoppelt
3. Die tägliche Gewichtszunahme im ersten Vierteljahr beträgt 25–30 g
4. Das Geburtsgewicht hat sich mit ca. 4–5 Monaten verdoppelt
5. Das Geburtsgewicht hat sich mit ca. 4–5 Monaten verdreifacht
6. Das Geburtsgewicht hat sich mit 12 Monaten verdreifacht

(A) 1 + 2 + 5
(B) 3 + 4 + 6
(C) 3 + 5
(D) 1 + 5 + 6
(E) 2 + 3

1.5.4.53 Was muß bei der Pflege eines Neugeborenen mit einer Nabelinfektion beachtet werden?

1.5.4.54 Wie muß das Neugeboren gewickelt werden, um einer Hüftgelenkverrenkung vorzubeugen?

1.5.4.55 Abdominelle Hysterektomie

Erläutern Sie die spezielle postoperative Pflege bei abdominaler Hysterektomie. Welche Bedeutung hat der Organverlust für die Frau? Welche Hilfestellung können Sie ihr bei der Bewältigung des Organverlustes anbieten?

1.5.4.56 Pflege nach Mammaamputation

Eine 50jährige Patientin erhielt nach einer Mammaamputation vor einem Jahr mehrere Zytostatikabehandlungen. Sie liegt jetzt mit einer pathologischen Oberschenkelfraktur auf Ihrer Station. Die Fraktur kann wegen des schlechten Allgemeinzustandes der Patientin nicht mehr operativ, sondern nur mit einer Braun'schen Schiene versorgt werden. Gezielte therapeutische Maßnahmen werden auf Wunsch der Patientin nicht mehr durchgeführt. Nach zwei Wochen stirbt die Patientin.

Beschreiben Sie die Pflege und Betreuung der Patientin in den letzten beiden Wochen bis zu ihrem Tod. (Unterbringung, Körperpflege, Betten, Lagern, Prophylaxen, Überwachung, Ernährung, therapeutische Maßnahmen, Betreuung).

1.5.4.57 Pflege im Wochenbett

Stellen Sie einen Pflegeplan auf, in dem Sie 5 Pflegeprobleme, Pflegeziele und Pflegemaßnahmen aufzeigen.

1.5.4.47 C 1.5.4.52 B

1.5.5 Pflege Augenheilkunde, HNO, Dermatologie und Anästhesie

1.5.5.1 Stellen Sie 3 Besonderheiten beim Umgang mit einem blinden Patienten dar.

1.5.5.2 Ordnen Sie den Erkrankungen in Liste 1 bitte die pflegerischen Maßnahmen in Liste 2 zu!

Liste 1
(A) Erysipel der Ohrmuschel
(B) Perichondritis
(C) Entzündung des Gehörganges

Liste 2
1. Gute Pflege des OP-gebietes bzw. nach Verletzungen gute Pflege der Wunde
2. Einlage mit salbengetränkten Streifen, Infrarotbestrahlung
3. Jede Berührung mit der Hand vermeiden, da hohe Infektionsgefahr

(A) A1, B3, C2
(B) A2, B1, C3
(C) A2, B3, C1
(D) A3, B1, C2
(E) A3, B2, C1

1.5.5.3 Bitte ordnen Sie die aufgeführten Begriffe der beiden Listen einander zu und kreuzen Sie die richtige Kombination an!

Liste 1
(A) Stomatitis
(B) Mundaphthen
(C) Rhagaden
(D) Herpes labialis
(E) Parotitis

Liste 2
1. Ohrspeicheldrüsenentzündung
2. Schleimhautdefekte
3. Schrunden an Mund- und Nasenwinkel
4. Mundschleimhautentzündung
5. Bläschen in typischer Anordnung

(A) A4, B2, C3, D5, E1
(B) A2, B1, C4, D3, E5
(C) A2, B3, C1, D5, E4
(D) A4, B5, C3, D2, E1
(E) A3, B2, C5, D4, E1

1.5.5.4 Den Soor der Mundschleimhaut erkennt man in erster Linie an

(A) kleinen Knötchen an den Zungenpapillen
(B) kleinen Schleimhautdefektion in der Mundhöhle
(C) Mundtrockenheit
(D) üblem Mundgeruch
(E) einem grau-weiß-fleckigen Belag.

1.5.5.5 Wie lagern Sie einen Patienten:

a) nach einer Spinalanästhesie
b) nach einer Periduralanästhesie.

1.5.5.6 Welches sind die ersten pflegerischen Informationen und Kontrollen bei der Übernahme eines Patienten aus dem Aufwachraum?

1.5.5.7 Nennen Sie 5 Komplikationen bei tracheotomierten Patienten.

1.5.5.8 Warum ist es notwendig, für eine gute postoperative Schmerzstillung nach Laparotomie zu sorgen? Nennen Sie 2 Gründe!

1.6 Krankenpflege in besonderen Situationen und Bereichen

1.6.1 Ein depressiver Patient äußert auf der Station, daß es ihm sehr schlecht gehe und er sich das Leben nehmen möchte. Wie verhalte ich mich richtig?

(A) Ich beachte die Äußerung des Patienten nicht, denn man weiß aus Erfahrung, „bellende Hunde“ beißen nicht
(B) Ich rate dem Patienten von seinem Vorhaben ab und überzeuge ihn, daß es ihm doch sehr gut geht und er sich wohlfühlen müßte
(C) Ich werde meine Beobachtung beim nächsten Teamgespräch einbringen
(D) Ich werde sofort alle anwesenden Mitglieder des Behandlungsteams unterrichten und den Kontakt zum Patienten intensivieren
(E) Ich lenke den Patienten durch Aktivitäten (gemeinsamer Spaziergang, Kaffeebesuch usw.) von seinem Vorhaben ab.

1.5.5.2 D 1.5.5.3 A 1.5.5.4 E 1.6.1 D

1.6.2 Welche Maßnahmen halten Sie bei einem suizidgefährdeten Patienten für sinnvoll?

1. Unterbringung in einem Einzelzimmer
2. Sollte auf einer geschlossenen Station untergebracht werden
3. Man muß sehr häufig in das Zimmer des Patienten gehen
4. Nicht mit dem Patienten über Suizidgedanken sprechen
5. Gesprächsbereit sein, ohne sich aufzudrängen
6. Bei akuter Suizidgefahr bei dem Patienten bleiben.

(A) 1 + 3 + 4
(B) 2 + 3 + 4
(C) 2 + 3 + 5 + 6
(D) 1 + 4 + 5 + 6
(E) 2 + 3 + 5

1.6.3 Bitte versuchen Sie sich vorzustellen: Auf einer Station hat sich der Patient das Leben genommen. Nennen Sie bitte 3 Möglichkeiten, im Team mit dieser Tatsache umzugehen.

1.6.4 Pflege suizidgefährdeter Patienten

1. Wie ist „Suizidgefährdung" definiert?
2. Nennen Sie bitte besonders gefährdete Patientengruppen für einen Suizid! (4 Angaben)
3. Welche Hinweise weisen auf eine erhöhte Suizidgefahr hin? (5 Angaben)
4. Nennen und erklären Sie bei 3 psychiatrischen Krankheitsbildern die kritischen Zeitpunkte für einen Suizid.
5. Nennen Sie 5 pflegerische Ziele und Aufgaben bei der Betreuung suizidgefährdeter Patienten!

1.6.5 Nennen Sie 5 Zeichen einer beginnenden Verwirrung alter Menschen und entsprechende prophylaktische Maßnahmen von Seiten des Pflegepersonals.

1.6.6 Nennen Sie Zeichen des herannahenden Todes beim Patienten (Vitalzeichen, Aussehen von Gesicht und Extremität, Bewußtseinslage).

1.6.7 Nennen Sie 5 Strahlenschutzvorschriften für Patienten und Personal.

1.6.8 Auf welche Nebenwirkungen achten Sie bei einer Patientin nach Strahlentherapie und welche entsprechenden pflegerischen Maßnahmen führen Sie durch?

1.6.9 Bei der Pflege eines onkologischen Patienten mit Strahlentherapie ist primär zu achten auf:

(A) Anregung des Appetits
(B) Flüssigkeitsbilanzierung
(C) Gezielter Hautschutz im Bereich des Bestrahlungsareals
(D) Verabreichung eines Analgetikums nach der Bestrahlung
(E) tägliche gründliche Körperreinigung.

1.6.10 Eine Patientin mit Radiumeinlage

1. muß vor dem Einlegen den Darm entleeren und einen Dauerkatheter gelegt bekommen
2. muß nüchtern bleiben
3. darf trotz der Isolierung aus humanitären Gründen täglich von einem nahen Angehörigen Besuch haben
4. sollte im Bett gewaschen werden
5. ist nur mit Bleischutz, Abstand und möglichst kurzer Verweildauer im Zimmer zu pflegen.

(A) 1 + 2
(B) 3 + 4
(C) 1 + 5
(D) 2 + 3
(E) 1 + 3

1.6.11 Welche pflegerische Maßnahme ist bei einem Patienten mit Zytostatikatherapie richtig?

(A) Patienten während der Therapie über den möglichen Haarausfall unterrichten
(B) Orale Flüssigkeitszufuhr wegen der Gabe von Infusionslösungen möglichst reduzieren
(C) Patienten häufig zum Trinken anregen
(D) Mundpflege ist wegen der meist ausgeprägten Stomatitis kontraindiziert.

1.6.2 C 1.6.3 C 1.6.9 C 1.6.10 C 1.6.11 C

1.6.12 Welche Wirkung soll mit Kopfhauthypothermie im Verlauf einer Zytostatikatherapie erreicht werden?

(A) Erhöhung der Medikamenteneinbaurate in den Haarwurzelzellkern
(B) Vermeidung von Kopfschmerzen durch kurzfristige Kälteanwendung
(C) Vermeidung von Kopfhautulzerationen
(D) Verringerung des anflutenden Zytostatikums
(E) Vermeidung von zerebralen Blutungen.

1.6.13 Reanimationsmaßnahmen werden eingeleitet

(A) mit Volumenersatz
(B) mit äußerer Herzmassage
(C) mit dem Freimachen der Atemwege
(D) mit der Blutdruckmessung.

1.6.14 Zur Blutstillung ist bei größeren arteriellen Blutungen

(A) in jedem Fall eine Blutleere anzulegen
(B) die Hochlagerung und Ausstreichung einer Extremität
(C) empfiehlt sich eine Kompression des verletzten Gefäßes mit anschließendem Anlegen eines Kompressionsverbandes
(D) keine besondere Maßnahme erforderlich, da auch größere Blutungen in der Regel spontan zum Stehen kommen.

1.6.15 Einem Arbeiter an einem Neubau ist soeben Kalk ins Auge gespritzt. Sie leisten Erste Hilfe, indem Sie

(A) den Verletzten so schnell wie möglich in die nächste augenärztliche Praxis bringen
(B) einen Schutzverband anlegen und den Krankenwagen zur Krankenhauseinweisung benachrichtigen lassen
(C) den Patienten hinlegen und bei zurückgeneigtem Kopf Wasser zwischen die gespreizten Lider gießen
(D) das Auge mit einem sauberen Tuch abtupfen und den Patienten auffordern, zum Arzt zu gehen.

1.6.16 Bei Verbrühungen ist als Erste Hilfe angezeigt

(A) Verband mit Brandbinde
(B) Anwendung von Haushaltsfett (Öl, Butter etc.)
(C) Übergießen mit kaltem Wasser
(D) Bedecken mit keimfreiem Tuch und wärmender Decke
(E) Kliniktransport.

1.6.12 D 1.6.13 C 1.6.14 C 1.6.15 C 1.6.16 C

1 Kommentare zur Krankenpflege

1.1 Allgemeine Aufgaben der Krankenpflege

1.1.1
Pflegerisch: allgemeine Pflege, spezielle Pflege (nach PPR)
Pädagogisch: Anleitung von Patienten, Angehörigen, Schülern, etc.
Administrativ: Dienstplanung, Diensteinteilung, Anforderungen, Schriftwechsel etc.

1.1.2
- Richtiger Patient
- Richtiges Medikament
- Richtige Dosierung oder Konzentration
- Richtige Applikation
- Richtiger Zeitpunkt.

1.1.3
Der Schrank bzw. das Fach muß gesondert abzuschließen sein, diesen Schlüssel hat immer die verantwortliche Pflegekraft! Ausgabe des Betäubungsmittels erfolgt nur auf spezielle Anordnung des Arztes, Bestellung erfolgt nur auf bestimmten Rezeptformularen, BTM-Buch beinhaltet: Eingang und Ausgabe des Medikamentes, Anzahl der Medikamente, bei der Ausgabe muß notiert werden: Name des Patienten, Name des Medikaments, Menge des Medikaments, Datum der Ausgabe, Name der verabreichenden Pflegekraft.
Name des verordnenden Arztes und deren Unterschriften, Kontrolle durch den Stationsarzt.

1.1.4
Beobachtung über: Wohlbefinden des Patienten (Schmerzäußerung), Verhaltensänderung des Patienten (einschließlich Motorik), Übelkeit, Erbrechen, Kreislaufstörungen, Durchfall, Verstopfung, allergische Erscheinungen. Blutungen, Atemstörungen, Körpertemperatur, Mundtrockenheit.

1.1.5
1. Informationssammlung
2. Erkennen von Problemen und Ressourcen des Patienten
3. Festlegung der Pflegeziele
4. Planung der Pflegemaßnahmen
5. Durchführung der Pflegemaßnahmen
6. Beurteilung der Wirkung der Pflege auf den Patienten.

1.1.6
0 *Gefährliche Pflege:* Maßnahmen werden unterlassen oder falsch durchgeführt
1 *Notwendige Pflege:* Der Patient ist so versorgt, daß er nicht gefährdet ist und keinen Schaden leidet (funktionale Pflege/Routinepflege)
2 *Angemessene Pflege:* Pflege ist den Bedürfnissen des Patienten angepaßt
3 *Optimale Pflege:* Pflege bezieht den Patienten und seine Angehörigen mit ein, Patient ist informiert und bekommt bei Bedarf Hilfestellung.

1.1.7
Zuordnung des Patienten nicht nach Fachdisziplinen, sondern nach seinem Bedarf an Pflegeleistung. Abstufungen:
- Intensivpflegebereich
- Normalpflegebereich
- Langzeitpflegebereich
- Minimalpflegebereich.

1.1.8
Umfassende Krankenpflege mit Einbeziehung von Körper, Geist, Seele und Umwelt des Patienten in die Pflege. Patientenzentrierte Pflege, Umgebung schaffen, die die Individualität des einzelnen Patienten anerkennt; Patient soll entsprechend seinen individuellen Bedürfnissen gepflegt werden, d.h. heilende und gesundheitsfördernde Umgebung schaffen in Einklang mit der ärztlichen Behandlung.

1.1.9 **A ist richtig**
Die Pflegedokumentation dient dem Festhalten der gesammelten Daten, der Verlaufskontrollle (Pflegebericht) und der Beurteilung der durchgeführten Pflege. Sie ist also auch ein wichtiges Instrument der Qualitätssicherung bzw. der Qualitätsverbesserung.

1.1.10 ☞ **1.1.5** **B ist richtig**

1.1.11 ☞ **1.1.8** **A ist richtig**

1.1.12 **C ist richtig**

Definition Funktionspflege: Die anfallende Arbeit wird aufgeteilt und die Aufgaben den einzelnen Mitarbeitern entsprechend ihre Qualifikation zugeteilt.

Vorteile:

- Jeder Mitarbeiter hat ein klar umschriebenes Arbeitsgebiet und weiß, was er zu tun hat
- Man braucht keine große Anlaufphase, um sich in eine Tätigkeit einzuarbeiten (Arbeitspsychologie)
- Arbeitszuordnung entsprechend der Fähigkeit und Qualifikation.

Nachteile:

- Wird die Arbeitszuordnung nicht gewechselt. so kann es zu Unzufriedenheit und Ermüdung kommen.
- Viele Pflegepersonen verlieren den Überblick über die Station.
- Der Patient hat keine Orientierung mehr – er sieht ständig neue Gesichter.
- Es entsteht eine „Arbeitshierarchie": jeder drängt nach „interessanter" Arbeit; Grundpflege wird häufig vernachlässigt, da sie einen geringen Status hat.
- Keine Kontinuität in der Krankenbeobachtung und -betreuung.

1.1.13 ☞ **1.1.5** **B ist richtig**

1.1.14 ☞ **1.1.6** **A ist richtig**

1.1.15 **D ist richtig**

1.1.16 **C ist richtig**

Die Grundpflege erstreckt sich auf: Die Gesamtkörperpflege, Betten und Lagern des Patienten sowie Hilfe beim Aufstehen, Durchführung prophylaktischer Pflegemaßnahmen, regelmäßige Beobachtung des Patienten, Information des Patienten über die durchzuführenden pflegerischen Maßnahmen, Überwachung und Sicherstellung der Ernährung des Patienten, psycho-soziale Betreuung (auch Gesundheitserziehung).

Bezüglich Pflegedienst und ärztlichem Zuständigkeitsbereich ist folgendes anzumerken: Es wird unterschieden zwischen *Anordnungsverantwortung* des Arztes und *Durchführungsverantwortung* des Krankenpflegepersonals.

Auch bei der Grundpflege besteht eine Zuständigkeit des Arztes. Im Bereich der Grundpflege nimmt das Krankenpflegepersonal zwar seine Funktion wesentlich selbständiger wahr als im Rahmen der Behandlungspflege, es besteht aber ebenfalls eine ärztliche Anordnungsverantwortung. In dem Einbeziehen des Arztes in die Grundpflege liegt keine Unterbewertung des Pflegedienstes. Die fach- und sachgerechte Durchführung ärztlicher Anordnungen im Pflegebereich trifft das Krankenpflegepersonal eigenverantwortlich (Durchführungsverantwortung des Krankenpflegepersonals).

1.2 Vitalwertmessung

1.2.1 **C ist richtig**

Der ZVD wird beim Patienten in Rückenlage gemessen und erlaubt eine Aussage über
a) das venöse Blutvolumen
b) die Funktion des rechten Herzens.

Die Sauerstoffsättigung kann kontinuierlich mit dem Pulsoxymeter oder genauer in der Blutgasanalyse gemessen werden. Zur Beurteilung der Leistungsfähigkeit des linken Herzens dienen Blutdruck oder pulmonalarterieller Verschlußdruck (PCWP) bei Pulmonaliskatheter, evtl. Linksherzkatheter.

1.2.2

- Flache, waagerechte Rückenlage
- Entfernen sämtlicher Lagerungshilfsmittel wie Lagerungskissen, Kopfkissen etc.
- Arme liegen seitlich am Körper.

1.2.3

Bei Vorbereitung und Durchführung der zentralen Venendruckmessung ist zu beachten in bezug auf **den Patienten:**

- horizontale Lage bzw. gleiche Position bei allen Messungen
- ruhige Atmung, möglichst keine Beatmung

- muskuläre Inaktivität, bzw. Messung 30 Min. nach körperlicher oder psychischer Belastung

den Nullpunkt:
- einheitliche Regelung zur Bestimmung des äußeren Nullpunktes (Thoraxschublehre)
- bei der ersten Messung am Patienten markieren
- vor Messung Übereinstimmung des Nullpunktes mit Patient-Meßskala herstellen

das Ablesen:
- Atemverschieblichkeit beachten
- besondere Umstände (z.B. Beatmung) protokollieren

1.2.4
- Verstopfen des Katheters (Mikrothromben an der Katheterspitze)
- Abknicken des Katheters
- Nicht korrekte Lagerung bzw. schiefe Ebene
- Falsche Bestimmung und Einstellung des Nullpunktes
- Wenn der Patient die Flachlagerung nur schwer tolerieren kann (hat Schmerzen, hustet oder preßt)
- Hypertone Meßlösung
- Falsches Ablesen
- Luft im Meßsystem (keine atemsynchronen Schwankungen)
- Luftfilter ist naßgeworden und kann dadurch luftundurchlässig werden

1.2.5
- Zu rasches Ablassen des Druckes
- Stauung über einen längeren Zeitraum
- Manschette liegt nicht richtig an
- Zu breite oder zu schmale Manschette
- Zu hohe bzw. zu tiefe Armhaltung
- Abgeknickte Schläuche
- Eichdatum des Meßgerätes überschritten
- Messung über der Kleidung
- Defektes Manometer
- Messung am Arm mit Venenkatheter

1.2.6 Frequenz, Rhythmus und Qualität

1.2.7

1. Einteilung der Temperaturen

≤ 36,0 °C	Untertemperatur
36,8 °C	Normale Temperatur (Abweichungen von 0,8 sind in der Norm)
37,1–37,7 °C	Subfebrile Temperatur
37,8–38,8 °C	Leichtes Fieber
38,6–39,0 °C	Mäßiges Fieber
39,1–39,9 °C	Hohes Fieber
≥ 40,0 °C	Sehr hohes Fieber

Physiologische Temperaturerhöhung: Nach Mahlzeiten, nach körperlicher Anstrengung, Schwangerschaft, Follikelsprung, physischen und psychischen Streß.

2. Fiebertypenverlauf
Kontinuierliches Fieber: Schwankungen < 1 Grad pro 24 Std.
Remittierendes Fieber: Schwankungen von 1–1,5 Grad pro 24 Std.
Intermittierendes Fieber: Wechsel zwischen erhöhten und normalen Temp.
Fieberanstieg kann schnell oder langsam erfolgen. Schneller Anstieg ist meist von Schüttelfrost begleitet.

Phasen	Temperaturverlauf	Symptome
1. Phase	Temperaturanstieg	Schüttelfrost
2. Phase	Stadium d. Fieberhöhe	Unruhe, Unbehagen
3. Phase	Lysis	Schweißausbruch, Kollapsneigung
4. Phase, Erschöpfung		

Langsamer Fieberanstieg für den Patienten unproblematisch
Fieberabfall kann schnell (kritisch) oder langsam (lytisch) erfolgen.

3. Ursachen von Fieber

Bakterielles Fieber: Toxine oder Stoffwechselendprodukte v. Bakterien
Resorptionsfieber: Körpereigene Abfallprodukte (zerstörte Gewebselemente nach OP, Verletzung, Tumore, Karzinomen)
Zentrales Fieber: Ausgelöst durch Störungen im Wärmezentrum, Störungen der Wasserabgabe, Feuchtigkeitsgehalt der Luft zu hoch, Wärmestau, Flüssigkeitsmangel, Durstfieber bei Säuglingen.

4. Begleiterscheinungen bei Fieber

Trockene, blasse und kalte Haut; bei Fieberanstieg, Schwitzen mit geröteter und warmer Haut bei Fieberabfall, Hitzegefühl, Frösteln Durstgefühl, Unruhe, Schlaflosigkeit Kopfschmerzen, Muskel- und Gliederschmerzen, Tachypnoe, Tachykardie, gesteigerter Stoffwechsel, Appetitlosigkeit, Herpes labialis, Abnahme und erhöhte Konzentration von Urin, Obstipation, ggf. Delir, ggf. Fieberkrämpfe.

5. Pflege Fieberkranker

Körperpflege: Tägl. Ganzwaschungen (ggf. mit Pfefferminztee), sorgfältige Hautpflege, Mund- Lippenpflege, häufiger Wäschewechsel
Lagerung: Bequem, entspannt Oberkörper leicht erhöht, leichte Zudecke
Beobachtung: Haut und Schleimhaut, Puls, RR, Atmung, Temperatur, Flüssigkeitsbilanz, Bewußtseinszustand
Prophylaxen:

- Dekubitus (bei längerer Bettruhe und Patient mit reduzierten AZ und EZ)
- Spezielle Mundpflege (bei Appetitlosigkeit und hohen Temp.)
- Pneumonie
- Thrombose
- Obstipation (bei allen Fieberkranken)

Krankenzimmer: Gut gelüftet, entsprechende Luftfeuchtigkeit, Raumtemp. 18 °C
Mobilisation: Nach Fieberabfall unter Aufsicht und Kreislaufkontrolle
Ernährung: Leichte Kost kohlenhydratreich, vitamin- und mineralstoftreich, flüssige Nahrung, reichlich Flüssigkeitszufuhr

1.3 Pflegemaßnahmen

1.3.1 ☞ 1.3.2 **D ist richtig**

1.3.2

1. Lasten einschätzen
2. Lasten verteilen
3. Gutes Schuhwerk tragen zur Standfestigkeit, Schritt- oder Grätschstellung einnehmen
4. Lasten körpernah halten
5. Rücken gerade halten, nicht mit gebeugtem Rücken heben, nicht bücken, sondern in die Hocke gehen
6. Koordiniert arbeiten (Gute Instruktion des Patienten und der Mitarbeiter, Heben auf Kommando)
7. Hilfsmittel benutzen (Lifter, Wagen, Hilfspersonen)
8. Patienten nach kinästhetischen Gesichtspunkten bewegen und heben

1.3.3

Haltung	Ursache
Nackensteifigkeit, überstreckter Hals	Meningitis (Hirnhautentzündung)
Patient liegt oder sitzt mit erhöhtem Oberkörper, sitzende Stellung	Atemnot, Lungenembolie, Herzinfarkt
Seitenlage, Patient liegt auf der erkrankten Thoraxseite	Rippenfrakturen, Pleuritis
Angezogene Beine, Entlastung der Bauchmuskulatur	Akutes Abdomen

1.3.4

- Wechseldruckmatratzen
- Schaumstoffkissen
- Wasserkissen
- Felle
- Luftkissen/-polster/-ringe
- Gelkissen
- Antidekubitusmatratze

1.3.5

- Fußende hochstellen
- Oberkörper Hochlagerung, halb sitzend (Herzbett)
- Beintieflagerung

1.3.6 **B ist richtig**

1.3.7
Gelenke zur Kontrakturprophylaxe in Funktionsstellung lagern.

1.3.8 **B ist richtig**
(begünstigt den Flüssigkeitsaufstieg in den Darm)

1.3.9
- Atmung
- Aussehen
- Puls
- Ansprechbarkeit
- Angaben, z.B. Schwindel, Wärme, Kälte
- Beweglichkeit

1.3.10
- Hämorrhoiden
- Analfisteloperation
- Bei Hautausschlägen im Genitalbereich
- Bei Dammschnitt nach Entbindungen
- Therapeutische Bäder im gynäkologischen Bereich

1.3.11

Ursachen
- Schmerzen (systemisch, Mundschleimhaut)
- Verstopfung, Meteorismus
- psych. Ursachen
- Tumor
- Krankheitsgefühl (Fieber, Erschöpfung)
- Alkoholiker
- Ermüdung
- Zahnprothese (Druckstellen?)
- kulturelle und religiöse Herkunft

Pflegerische Möglichkeiten
- Schön anrichten („Auge ißt mit")
- Wunschkost
- Anreize bieten
- Gesellschaft beim Essen
- nach Eßgewohnheiten fragen
- evtl. Schmerzmittelgabe (lt. Arztanordnung)
- Abführmaßnahmen (lt. Anordung)

1.3.12

Zu a)
- Schmerzhaftes, erschwertes Wasserlassen unter geringen Druck
- Ursachen. Verengung des Blasenhalses, hochgradige Harnröhrenverengung

Zu b)
- Häufiges Wasserlassen in kleinen Mengen
- Ursachen: Erkrankungen der Harnblase (Entzündungen), Prostatavergrößerung

Zu c)
- Unvermögen den Harn zu entleeren (Harnverhalten).

Ursachen:
- Psychisch: Hemmung, im Beisein anderer Menschen Urin zu lassen
- Mechanisch: z.B. Prostataadenom, Blasensteine
- Reflektorisch: z.B. nach Narkosen

1.3.13
- Wasserhahn laufen lassen
- Feuchtwarme Bauchwickel/-kompressen
- Steckbecken anwärmen
- Patient eine Zeitlang alleine lassen
- Evtl. leichte Bauchdeckenmassage

1.3.14
- Ausscheidungsmenge (pro Std., pro 24 Std.)
- Farbe, Durchsichtigkeit
- Geruch
- pH-Wert
- Urinkonzentration/spezifisches Gewicht
- Häufigkeit der Miktionen
- Menge der Einzelmiktionen
- Miktion willkürlich/unwillkürlich
- Miktion schmerzlos/schmerzhaft
- Miktionsstrahl

1.3.15
- Intimpflege durchführen
- Mit sterilen Kompressen Harnröhrenmündung abtupfen
- erste Urinportion abfließen lassen
- mittlere Portion in ein steriles Gefäß auffangen

1.3.16

1. Sekundäre Obstipation (mit organischem Grundleiden)
- Erkrankungen des Magen-Darmtraktes (z.B. Darmverschlingungen, -verwachsungen und tumoren)
- Gallen- und Lebererkrankungen
- Schilddrüsenunterfunktion
- Psychische Erkrankungen

- Hirn- und Rückenmarkserkrankungen
- Fieberhafte Erkrankungen
- Bauchoperationen, postoperative Phasen (Narkotikanachwirkung)
- Schwere Depression

2. Primäre Obstipation (ohne organisches Grundleiden)

- Schwangerschaft
- Ballaststoffarme Ernährung
- Mangelnde Körperbewegung
- Unregelmäßige Lebensweise
- Veränderte Entleerungsgewohnheiten
- Unterdrückung des Stuhldranges
- Überforderung, Streß
- Nebenwirkungen von bestimmten Medikamenten, z.B. Opiate Schlafmittel, Psychopharmaka, blutdrucksenkende Mittel, ausschwemmende Medikamente
- Flüssigkeitsverlust
- Elektrolytstörungen, z.B. Kaliummangel, Hyperkalzämie

1.3.17

- Ballaststoffreiche Ernährung ☞ 1.5.1.53
- Genügend Flüssigkeitsaufnahme
- Leichte Bauchmassagen im Verlauf des Dickdarmes
- Stuhldrang nicht zurückhalten
- Regelmäßige Bewegung

1.3.18 ☞ 1.3.17

1.3.19

Mechanisch: Reizung durch das Darmrohr, Füllungsdruck des Darmes durch die einlaufende Flüssigkeit

Chemisch: Durch die verabreichten Medikamente bzw. Zusätze werden Reize auf die Schleimhaut des Darmes ausgeübt und die Darmmotorik beschleunigt, was zur Entleerung des Darmes führt.

Thermisch: Reizwirkung je nach Temperatur der Flüssigkeit (milder Reiz bei ca. 37 °C, starker Reiz bei ca. 34–35 °C)

1.3.20

Linke Seitenlagerung, Beine angewinkelt ☞ 1.3.8

1.3.21

- Aufklärung des Patienten über die beabsichtigte Maßnahme
- Richten sämtlicher Materialien (Reihenfolge beachten)
- Lösung herstellen
- Schlauchsystem füllen, abklemmen
- Darmrohr einfetten, Handschuhe anziehen
- Irrigator an Aufhängevorrichtung (ca. 1,5 m über dem Patienten) aufhängen
- Bett flach stellen, Patient linke Seitenlage mit angezogenen Knien
- Einführen des Darmrohres in den After
- Spülflüssigkeit ca. 200 ml einlaufen lassen
- Zuführenden Schenkel abklemmen
- Abführenden Schenkel öffnen und die Spülflüssigkeit abfließen lassen (Eimer)

1.3.22

- Hell (acholisch, lehmfarben) bei Fehlen von Galle
- Schwarz (Teerstuhl) bei Blutungen im oberen Magen-Darm-Kanal
- Grünlich bei schwerem Durchfall
- Grau (salbenartig) bei Störungen der Fettverdauung
- Hellrot (frisches Blut) bei Dickdarm-Karzinomen oder Hämorrhoiden

1.3.23

Ruhe bewahren, Patienten aufsetzen, Nierenschale, Zellstoff, Moltex, Handtuch vorhalten bzw. vorlegen, Zahnprothese entfernen und in Nierenschale bzw. auf Einmalhandschuh legen, nie in Zellstoff einwickeln, Patienten beruhigen, tief durchatmen lassen, zwischendurch Mund und Kinn abwischen, Erbrochenes bei Nierenschalenwechsel abdecken, Patient den Mund ausspülen lassen, Patient wenn nötig waschen, Wäschewechsel bei Bedarf. Arzt Bescheid sagen (Erbrochenes aufbewahren), Dokumentation (Art des Brechvorganges, Menge, Geruch, Beimengungen, Bestandteile, Tageszeit und Häufigkeit Verhältnis zu den Mahlzeiten)

1.3.24

- Durch die eingeschränkte, oberflächliche Atmung ist die Gefahr einer Pneumonie besonders groß
- Die Diuretika- und Digitalistherapie bewirkt eine Ausschwemmung der Ödeme, die dadurch erreichte Hämokonzentration

erhöht das Thromboserisiko; Bewegungsarmut senkt die Strömungsgeschwindigkeit
- Die Bewegungsarmut und die ödematösen Einlagerungen behindern den Stoffwechsel des Gewebes und erhöhen so das Dekubitusrisiko

1.3.25

Pneumonieprophylaxe
- mangelhaftes Durchatmen
- erschwertes Abhusten aufgrund von Bettlägerigkeit
- Schwäche
- Schläfrigkeit
- Austrocknung (Zähigkeit des Schleims)

Thromboseprophylaxe
Viskosität des Blutes steigt aufgrund von:
- Inaktivität (Bettruhe)
- Flüssigkeitsverlust (Schwitzen)

Dekubitusprophylaxe
- Druck
- Störung des Hautmilieus aufgrund von: Bettlägerigkeit, Schwitzen
- Erhöhter Zellstoffwechsel führt zu erhöhtem Sauerstoffverbrauch

Spezielle Mundpflege
Veränderung der physiologischen Flora aufgrund von:
- Austrocknung durch Flüssigkeitsverlust
- verminderter Kautätigkeit
- mögliche Antibiotikatherapie

Obstipationsprophylaxe
Vermehrte Wasserresorption im Dickdarm aufgrund des Flüssigkeitsverlustes durch Schwitzen

1.3.26 ☞ **1.3.25**

1.3.27
- Ungünstige Belüftung
- Sekretstau
- Aspiration
- Absteigende Infektion

1.3.28 **D ist richtig**

Kompressionsverbände mit elastischen Binden erfüllen nur dann ihren Zweck, wenn sie den Blutstrom durch die richtigen Venen lenken. Der Kompressionsverband reicht von den Zehengrundfalten bis in die Leiste. Von distal nach proximal soll eine abgestufte Kompression erreicht werden. Ist umgekehrt die Straffheit der Binde distal höher als proximal, führt dies zu Stauungen.

1.3.29
- Vibration am Rücken
- Einreibung von Brust und Rücken (z.B. Transpulminsalbe, Franzbranntwein)
- Abklopfen des Rückens von unten nach oben
- Brustwickel
- Inhalation mit Ultraschallvernebler, Bronchitiskessel, Aerosolgerät u.a. Dampfbad
- Viel trinken, damit das Sekret flüssiger ist
- Auf ärztliche Anordnung Gabe von Medikamenten zur Sekretverflüssigung und Sekretlösung

1.3.30 ☞ **1.3.17** **A ist richtig**

1.3.31 ☞ **1.3.43**

1.3.32

Ziele
- Förderung des venösen Rückflusses
- Durchblutung des Beines fördern
- Muskeltonus erhöhen

Maßnahmen
- Frühmobilisation
- Bewegungsübungen der Füße und Beine
- Kompressionsverbände/-strümpfe der Beine
- Bein hoch lagern
- Venen herzwärts ausstreichen

1.3.33

Patientengruppen
- Streng bettlägerige Patienten
- Patienten mit Varizen
- Frischoperierte
- Wöchnerinnen
- Herzkranke

Maßnahmen ☞ 1.3.32

1.3.34

Unterstützung der sog. Muskelpumpe, wodurch die venöse Rückströmung verbessert wird. Durch die Kompression der oberflächlichen Hautvenen kommt es zur erhöhten Strömungsgeschwindigkeit in den tieferliegenden Venen.

1.3.35
- Kreislaufstörungen, Minderdurchblutung bei Schock, Embolie und Kälte
- Arteriosklerose, venöse Stauung (Ödeme), Milieustörungen, Eiweißmangel,
- Vitamin-C-Mangel, Vitamin-A-Mangel, motorische Ausfälle, sensible Ausfälle, Querschnittslähmungen, Bewußtlosigkeit

1.3.36
1. Alle Patienten mit eingeschränkter bzw. aufgehobener Bewegung → Druck kann lange auf die gleiche Hautstelle einwirken
2. Fieberkranke → Vermehrter O_2-Verbrauch durch Stoffwechselerhöhung. Zelle ist anfälliger für verminderte O_2-Versorgung → Feuchtigkeit durch vermehrtes Schwitzen.
3. Anämiekranke → Verminderung der O_2-Zufuhr in die Zelle
4. Patienten mit Gefäß- und Kreislauferkrankungen → Verengung des Gefäßlumens, herabgesetzter Blutdruck führt zu Mangeldurchblutung
5. Patienten mit Sensibilitätsstörungen → Warnschmerz durch anhaltenden Druck wird nicht verspürt
6. Inkontinente Patienten → Feuchtigkeit
7. Kachektische Patienten → Atrophie des Fett- und Muskelgewebes führt zum Verlust von Elastizität und Polsterfunktion der Haut über den Knochenvorsprüngen
8. Adipöse Patienten → Schwitzen in den Hautfalten und durch großes Gewicht vermehrter Druck auf verschiedene Körperteile

1.3.37 **B ist richtig**

1.3.38
- Umlagerung im Zweistundenrhythmus
- Hohllagerung
- Weichlagerung

1.3.39 **B ist richtig**

Die Kontrollmaßnahmen zielen auf die vorwiegenden klinischen Symptome der Colitis ulcerosa. Dazu gehören: Durchfälle mit Blut- und Schleimbeimengung, Temperaturen, Gewichtsverlust, aber auch Leibschmerzen, Tenesmen und die sog. Extraintestinalen Symptome wie Arthritis u.s.w.

1.3.40
- Patienten mit degenerativen und entzündlichen Gelenkerkrankungen
- Patienten mit Nerven- oder Querschnittslähmungen
- Patienten mit Verbrennungen
- Patienten mit stark reduziertem Allgemeinzustand
- Bewußtlose Patienten
- Patienten in Gips-, Schienen-, oder Streckverbänden

1.3.41
- ausgewogene Bewegung - viel Gehen
- langes Sitzen und Stehen vermeiden (Treppensteigen dem Fahrstuhl vorziehen)
- Beine nicht übereinander schlagen
- Beine häufig hochlagern
- lokale Wärmezufuhr vermeiden
- einschnürende Strümpfe vermeiden
- ggf. Stützverband/-strümpfe
- ggf. Gewichtsreduktion
- ggf. Gymnastik

1.3.42

1a) Ursache von Dekubiti

Primäre Ursache ist: über einen längeren Zeitraum anhaltender Druck auf das menschliche Gewebe. (Wichtig! Zeitfaktor und Größe des Druckes P = Kraft/Fläche!)

1b) Risikofaktoren
- Immobilität, Bewegungseinschränkung, Lähmungen, Bewußtlosigkeit, Sensibilitätsstörungen
- reduzierter Allgemeinzustand (Alter, Kachexie, Exsikkose, nach Operationen), Durchblutungsstörungen (Anämie, Herz-Kreislauferkrankungen, Gefäßkrankheiten)
- Fieber (Eiweißverlust, feuchte Haut), Inkontinenz

2) Pathophysiologischer Entstehungsmechanismus

Permanenter Druck auf Gewebe → Kompression der Kapillargefäße → Blutleere im Gewebe → Stoffwechsel ist unterbrochen → Gewebeschädigung → Gewebetod (Nekrose)

3a) Besonders gefährdete Stellen
- *Rückenlage:* Hinterkopf, Schulterblätter, Wirbelsäule (Lordosebereich), Kreuzbein,

Beckenkamm, Ellenbogen, Fersen, Fußsohle (Fußaktivstütze), Zehen (Bettdecke)
- *Seitenlage:* Ohrmuschel, Oberarmkopf, Außenseite des Ellenbogens, Trochanter major, Knie (Fibularköpfchen), Knie (Innenseite, wenn Beine aufeinander liegen), Außenknöchel, Innenknöchel
- *Bauchlage:* Kinn oder Ohrmuschel, Brustkorb, Brustbein, Schambein, Kniescheibe, Zehen, Fersen

3b) Gradeinteilung nach Juchli

I: umschriebene Rötung oder Blässe (kein Hautdefekt)

II: Hautdefekt ohne Tiefenwirkung. Muskeln, Sehnen nicht betroffen

III: Hautdefekt reicht bis ans Periost. Muskeln, Bänder und Sehnen sind sichtbar

IV: Haut- und Gewebsdefekt mit Knochenbeteiligung (Nekrose)

3c) Besonders gefährdete Patientengruppen

Alle Menschen, die in ihrer Bewegung eingeschränkt sind: insbesondere Bewußtlose (Koma, Schock, Narkose), Gelähmte, alte Menschen, Patienten mit Fieber, Patienten mit Anämie, Patienten mit Herz- Kreislauferkrankungen, Inkontinente, Menschen in schlechtem Ernährungszustand, die gleichzeitig bewegungseingeschränkt sind (z.B. Tumorkranke)

4) Oberstes Ziel

Erhaltung einer intakten Haut

5a) Voraussetzungen
- Pflegeanamnese
- Feststellen der Einschränkungen und Gefährdungen
- Pflegediagnose

5b) Die Pflegemaßnahmen beruhen auf den Prinzipien
- Risikofaktoren ausschalten bzw. verringern
- Druck ausgleichen bzw. aufheben
- Zirkulation anregen
- Haut schützen
- Ernährung anpassen

Erforderliche Maßnahmen im einzelnen (je nach Wahl des Krankheitsbildes): Frühmobilisation, so früh wie möglich (Absprache mit Arzt), sorgfältige Mobilisation, Vermeiden von Scherkräften.

Lagerung
- Weichlagerung → Druck wird auf große Fläche verteilt. Hilfsmittel: Schaumstoffe, mehrschichtige Matratze, Antidekubitusmatratze, med. Felle, Kissen, Spezialmatratze, Gelkissen, Vermeidung von Krümeln und Falten
- Freilagerung → Druck wird aufgehoben (z.B. Fersen)
- Umlagerung → 2 stdl. über 24 Std. Rückenlage, Rechtsseitenlage (30 Grad), Linksseitenlage (30 Grad), Bauchlage; Modifizierung der Seitenlage mit Hilfe von Keilen, die unter die Matratze geschoben werden (15 Grad) Seitenlage, Umlagerungsplan (konsequent einhalten!)
- Zirkulation anregen, Einreiben mit durchblutungsfördernden Salben
- Haut schützen.

Sorgfältige Hautpflege
- alkalifreie Seifen, Hautschutzcremes (Säureschutzmantel erhalten)
- Haut trocken halten (z.B. regelmäßig Waschen und Trocknen bei Inkontinenten bzw. stark schwitzenden Patienten)
- Vermeidung von Haut-auf-Haut-Lage
- trockene und weiche Wäsche (Bett- und Körperwäsche), bei Bedarf mehrmals täglich Wäschewechsel.

Ernährung

Eiweiß- und vitaminreiche Kost, ausreichende Flüssigkeitszufuhr.

1.3.43

Virchow-Trias

1. Veränderungen der Veneninnenwand

Ursache für Läsionen oder andere Veränderungen: Unfälle, OP, Entzündungen

Bei Unfällen werden größere Venen gequetscht, so daß die Gefäßinnenwand direkt geschadigt wird. Bei Venenoperationen wird zwangsläufig eine Verletzung der Innenwand geschaffen. Bei Entzündungen entstehen auf dem aufgequollenen Endothel der Vene Aggregationen von Blutbestandteilen.

2. Erhöhte Gerinnungsneigung des Blutes

Hyperkoagulabilität entsteht durch Störung des Gerinnungs- und Fibrinolysesystems. Anlaß dafür sind bestimmte Krankheiten des Blutes oder Medikamente. Gewebsthromboplastin, das bei größeren Traumen oder Operationen freigesetzt wird, setzt die Blutgerinnung herauf.

3. *Verlangsamung des Blutstromes*
- Folge fortwährender Bettruhe → verminderte Muskelpumpe.
- Verminderte Rückstromgeschwindigkeit ist der entscheidende Faktor zur Thromboseentstehung. Erst dadurch kann Hyperkoagulabilität wirksam werden und zur Bildung von Thromben führen.

Maßnahmen zur Thromboseprophylaxe
1. Dieser Faktor ist nicht zu beeinflussen
2. Hyperkoagulabilität läßt sich durch die Gabe von Antikoagulantien gut beeinflussen. Gabe von Heparin bereits am Vorabend der OP. Dosierung und Dauer sind von verschiedenen Parametern abhängig.
3. Lagerung des Patienten: Hochlagerung der Beine um ca. 25 cm mit Keilkissen zur Überbrückung des Femoralisberges.

Sofort- und Frühmobilisation
- Muskelpumpe einsetzen, z.B. mit Bettfahrrad. Erhöhung des venösen Rückstromes und arbeitsbedingte Mehrdurchblutung der Beine, daher erhöhter Rückfluß. Arbeitsbedingte tiefere Atmung mit Sog auf die untere Hohlvene.
- Elastische Kompression der Beine mit Hilfe von Binden und Strümpfen. Verengung des Gesamtquerschnitts aller subcutan verlaufenden Venen, insuffiziente Klappen durch Überdehnung werden wieder verschlußfähig gemacht. Elastische Binden sollten nur noch dann verwendet werden, wenn Strümpfe nicht mehr passen.
- Ausstreichen der Beine → Dadurch kurzzeitig Erhöhung des venösen Rückstromes.

1.4 Pflegetechniken

1.4.1
- Lokalisation der Wunde
- Alter des Patienten
- Durchblutungsverhältnisse
- Stoffwechselsituation
- Infektionen/Komplikationen
- Ruhigstellung
- Operationstechnik
- Medikamente

1.4.2
- Aseptisches Arbeiten (Verbandwechsel)
- Nassen Verband wechseln oder abdecken
- Druck oder Zug vermeiden
- Wunde so wenig wie möglich belasten (wenn nötig: entlasten)
- Kontrolle auf Nahtschwäche, Hämatombildung
- Pflaster- oder Desinfektionsmittelallergie?
- Ggf. hochlagern (zum Abschwellen)

1.4.3
a) Von innen nach außen, nur einmal über die Wunde wischen
b) Von außen nach innen, nur einmal über die Wunde wischen
c) Zuerst die saubere, dann die unsaubere Wunde nach o.g. Prinzip

1.4.4
Wunde von außen nach innen reinigen, sonst werden die Keime aus der septischen Wunde auf die umgebende Haut verteilt.

1.4.5 — B ist richtig
Grundsätzlich muß bei allen Verletzungen mit einer Tetanusinfektion gerechnet werden. Wunden mit tiefen ausgedehnten Quetschungen prädisponieren zur Gasbrandinfektion, Bißwunden sind verdächtig auf Tollwutinfektion.

1.4.6
1. Grad: Rötung, keine Blasen, Schädigung der Epidermis
2. Grad: Rötung, Blasenbildung, Zerstörung der Epidermis
3. Grad: Verkohlte Haut, Nekrose der Epidermis, Cutis und der Hautanhangsgebilde (Düsen, Haarfollikel)

1.4.7 **C ist richtig**

Bei der septischen Wunde befindet sich die größte Bakterienmenge in der unmittelbaren Umgebung des Hautschnittes. Daher ist bei der septischen Wunde die Wundreinigung von außen nach innen vorzunehmen. Damit wird verhindert, daß beim Reinigen Keime von der Wunde in die Wundumgebung verschleppt werden.

1.4.8 **C ist richtig**

Beachten: H_2O_2 beeinflußt die Granulation negativ und sollte deshalb nicht bei jedem Verbandswechsel angewandt werden.

1.4.9 **A ist richtig**

Der Desault-Verband wird bei Verletzungen des Schultergelenkes und bei Oberarmfrakturen angelegt.

1.4.10 ☞ **1.4.11–1.4.13** **E ist richtig**

1.4.11

Kontrolle von: Hautfarbe (Zyanose Blässe), Hauttemperatur, Innervation (Beweglichkeit von Fingern, Zehen), Beobachtung auf: Parästhesien (Ameisenlaufen), Schmerzen

1.4.12

- Nervenlähmung
- Gefäßnekrose
- Thrombose
- Dekubitus
- Infektion
- Kontrakturen
- Schmerzen

1.4.13

Der Pat. muß auf folgendes achten:

- Temperatur, Farbe der Extremität
- Durchblutung der Extremität
- Beweglichkeit der Extremität
- Sensibilität der Extremität
- Schwellung der Extremität
- Schmerz der Extremität

Bei Veränderung soll er sich unverzüglich beim Arzt vorstellen.

1.4.14

Komplikationen

- Nervenabklemmung
- Durchblutungsstörungen
- Druckstellen

Beobachtungen

- Schmerzen, Taubheitsgefühl
- Ödembildung/Schwellung
- Hautverfärbung (blaß, zyanotisch)
- Pulskontrolle

1.4.15 **C ist richtig**

Bei frischen Verletzungen *muß* der Gipsverband *immer* bis auf den letzten Faden gespalten werden.

1.4.16 **A ist richtig**

1.4.17 **B ist richtig**

Der N. peroneus zieht um das Fibulaköpfchen herum. Beim Unterschenkelgips muß das Fibulaköpfchen als druckgefährdeter Knochenvorsprung gepolstert werden.

1.4.18

Die bevorzugten Einstichstellen für eine s.c. Injektion sind:

- Oberschenkel außen, mittleres Drittel
- Region ober- und unterhalb des Schulterblattes
- Bauchdecke unter Aussparung der Region, die sich 1–2 cm um den Bauchnabel herum befindet
- Oberarm außen (Gegend des Deltamuskels)
- Flankengegend

1.4.19 **C ist richtig**

☞ **1.4.20** Die Kanülenlänge sollte 70 mm sein, außer bei sehr schlanken Patienten.

1.4.20

Lagerung: Patient liegt in Seitenlage mit leicht angewinkelten Beinen.

Vorgehen: Hand flach auf die Hüfte legen; der Handballen liegt auf dem Trochanter major (großer Rollhügel). Die Zeigefingerkuppe tastet den vorderen Darmbeinstachel, die Mittelfingerkuppe den seitlichen Darmbeinhöcker. Der Einstich erfolgt senkrecht zur Körperachse tief in den Glutaeus-Muskel.

Wird bei der anschließenden Aspiration kein Blut sichtbar, erfolgt die Injektion.

1.4.21 **C ist richtig**

Kataplasmen (Breiumschläge) gehören wie die Fangoauflage zu den wärmezuführenden Umschlägen. Kataplasmen werden heute als gebrauchsfertige Pasten (z.B. Enelbin-Paste) angeboten. Sie wirken entzündungshemmend.

1.4.22 **A ist richtig**

Bei einer Thrombophlebitis handelt es sich um eine Entzündung der oberflächlichen Venen mit den klassischen Entzündungszeichen. Es kommt nicht zu einer massiven Stauung der betroffenen Extremität, da es nicht zu einer Thrombose der tiefen Venen kommt.

1.4.23 **A ist richtig**

Die palpatorische Methode (mit Tasten des Radialispulses) erfaßt nur den systolischen Wert.

1.4.24

Identitätskontrolle

- Prüfung der Konservenbeschriftung und Patientendaten
- Konservenbeschriftung: Blutgruppe, Rh-Faktor, Konservennummer, Entnahmedatum, Verfalldatum
- Kontrolle der Patientendaten: Name, Vorname, Geburtsdatum, Blutgruppe, Rh-Faktor, Kreuztestnummer, Konservennummer, Bestätigung des Laborarztes über die durchgeführte Kreuzprobe
- Kontrolle der Konserve: evtl. sichtbare Beschädigung des Blutbeutels, auffällige Farbveränderungen (Hämolyse)
- Evtl. Anwärmen der Transfusion auf max. 37 °C auf Anordnung des Arztes
- Evtl. Verdünnung des Erythrozytenkonzentrates mit ca. 150 ml physiologischer Kochsalzlösung mit speziellem Überleitungssystem. Inhalt des Beutels danach vorsichtig mischen (durch Schwenken)
- Verwendung eines 40 μm Transfusionsbesteckes
- Vorbereitung des Bedside-Tests.

1.4.25 **C ist richtig**

Transfusion sofort abstellen und Venenzugang belassen, um Notfallmedikamente zu geben. Arzt verständigen. Bei beginnenden Schockzeichen Patient in Schocklage bringen: Oberkörper tief, Beine hoch.

1.4.26 **D ist richtig**

1.4.27

- Falsche Lage
- Aspiration
- Magenblutung
- Erbrechen
- Durch Vagusreizung kann reflektorisch ein Herzstillstand ausgelöst werden
- Nasenbluten

1.4.28

- Aspiration von Magensaft (Lackmus-Papier-Kontrolle)
- Einblasen von Luft mit einer Spritze, gleichzeitig Geräusch in der Magengegend mit dem Stethoskop abhören
- Röntgenologische Kontrolle

1.4.29

- Kontrolle der Saugfunktion (Sogstärke)
- Kontrolle der Drainagedurchgängigkeit
- Aussehen und Menge des Sekretes
- Atmung des Patienten
- 2 Klemmen am Bett bereithalten, um im Notfall die Drainage abklemmen zu können

1.4.30 **A ist richtig**

1.4.31

Starkes Sprudeln im Wasserschloß spricht für ein Leck der Drainage am Thorax oder eine Diskonnektion des Drainagenableitungssystems.

1.4.32 **C ist richtig**

Eine Bülau-Drainage ist eine geschlossene Thoraxdrainage im 6. ICR. Durch kontinuierlichen Sog (ca. 20 cmH_2O) wird der intrapleurale Druck aufgebaut, und die kollabierte Lunge kann sich wieder entfalten. Die Drainage des Gallenganges ist eine T-Drainage; die Sekretdrainage einer TEP entspricht ein Robinson-Drainage.

1.4.33 **A ist richtig**

1.4.34

Dient der Ableitung von Wundsekret mit Sog und liegt in der Subkutis.

1.4.35
- Desinfektionsmittel gefärbt, Händedesinfektonsmittel
- Alles zur Lokalanästhesie
- Sterile Handschuhe
- Sterile Kompressen, Steriles Abdecktuch
- Sterile Rotandaspritze oder Pleurapunktionsbesteck mit Dreiwegehahn
- Sterile Pleurapunktionskanülen
- Steriles Röhrchen für Punktat
- Auffanggefäß, Meßzylinder, Urometer
- Bettschutz
- Verbandmaterial

1.4.36
Bequeme Lagerung, Rückenlagerung, Oberkörper leicht erhöht, Bettruhe nach Anordnung, Vitalzeichenkontrolle, Kontrolle des Stichkanals, Wundverbandkontrolle, evtl. warmen Tee anbieten, evtl, Antitussiva, Analgetika, je nach Anordnung, nach 12–24 Std. Rö-Thoraxkontrolle

1.4.37
- eigene Vorbereitung
- Information des Patienten
- der Patient muß eine gefüllte Blase haben (nach ca. 1,5 l trinken)
- Intimsphäre berücksichtigen
- Patient in Rückenlage bringen
- evtl. Rasur der Punktionsstelle
- Material bereitstellen

1.4.38 **D ist richtig**

1.4.39
Infektion, Druckulcera, Blutung, Verlegung der Atemwege, Perforation, Verletzung der Schleimhaut beim Kanülenwechsel, bei Laryngektomie Fistelbildung

1.4.40 **E ist richtig**

1.4.41 **B ist richtig**
Die endotracheale Absaugung von Patienten erfolgt so selten wie möglich! (aber so oft wie nötig). Um eine Keimeinschleppung in die Lunge (Pneumonie!) zu vermeiden, wird absolut steril abgesaugt. Hinterher ist der Katheter zu verwerfen. Damit unnötige Schleimhautschäden vermieden werden, wird der Katheter mit offenem Fingertip eingeführt, die Absaugung erfolgt beim Zurückziehen des Katheters. Der Absaugvorgang sollte möglichst nicht länger als 5–10 Sek. dauern und mit nicht zu hohem Sog (Schleimhautschäden, Atelektasenbildung) erfolgen.

1.4.42 **C ist richtig**
Um keine Keime aus septischen in aseptische Wunden zu verschleppen, werden die Verbände in der Reihenfolge der zunehmenden Kontamination gewechselt.
Der Kolostomiebeutel wird so selten wie möglich, aber so oft wie nötig, gewechselt. Eincremen der Haut verhindert Haften des Stomabeutels.

1.4.43
- Stomaplatte genau anpassen, damit Haut vor aggressivem Stuhl geschützt ist
- Patienten zu selbständigen Versorgung des Stomas anleiten
- Patienten zwecks Ernährungsumstellung informieren und beraten
- Auf ausreichende Flüssigkeitszufuhr achten
- Kontakt zu Selbsthilfegruppen vermitteln

1.4.44 **B ist richtig**
Stomahaftpaste dient der Abdichtung bei Anus praeter Problemversorgungen, z.B. bei ungünstiger Lage des Anus praeter oder bei umgebendem Narbengewebe.

1.4.45 **B ist richtig**
Eine sorgfältige Stomapflege vermeidet Infektionen und sekundäre Hautschäden in der Umgebung des Stomas. Die Reinigung erfolgt wie bei septischen Wunden von außen nach innen, damit Keime nicht verteilt werden. Bei Verwendung rückfettender Waschlotionen haftet der Stomabeutel auf der Haut schlecht. Andererseits sind entfettende Lotionen oder gar Benzin genauso verkehrt, weil der natürliche Säureschutzmantel und Fettschutzfilm der Haut dadurch zerstört wird.

1.4.46 **B ist richtig**

1.4.47
- Mahlzeiten in Ruhe einnehmen
- Essenszeiten gleichmäßig über den Tag verteilen
- gut kauen
- unverträgliche Nahrungsmittel weglassen

- die Wirkungsweise der Nahrungsmittel beachten:
  - blähend: Zwiebeln, Eier, Bier, kohlensäurehaltige Getränke
  - abführend: Kaffee, Zucker, Bohnen, Alkohol, Pflaumen, Sauerkraut, Sauerkrautsaft
  - geruchserzeugend: Eier, Fleisch, Fisch, Zwiebeln, Knoblauch, Gewürze, Käse

1.4.48
- Anleitung zur Selbstversorgung
- Ernährungshinweise
- Hausarztbesuche
- Hernienprophylaxe
- Beschaffung, Kosten und Zweck der unterschiedlichen Artikel
- mögliche Probleme und Komplikationen mit Hinweisen zur Bewältigung
- Möglichkeiten der Information (z.B. Ilco)
- Möglichkeiten der Irrigation
- Entleerungsstörungen
- medizinische Nachsorge
- soziale Unterstützungsmöglichkeiten

1.4.49

a) Gründliche Hautreinigung (☞ 1.4.46) mit Wasser und Seife (keine aggressive Reinigungslösung);
bei Anusanlage im Dünndarmbereich: Hautschutzplatten, Ausstreifbeutel verwenden,
bei Anusanlage im Dickdarmbereich: Colostomiebeutel mit der Klebefläche direkt auf die Haut anbringen. Treten Hautirritationen auf, Hautschutzplatten wie Stomahesive anbringen, die längere Zeit belassen werden

b) Beobachtung des Stuhls auf: Menge, Farbe, Konsistenz, Beimengungen wie Schleim, Blut oder Eiter, Reaktion auf Nahrungsmittel. Wichtig ist eine lückenlose Dokumentation.

1.4.50

a) Information der Patientin, flach lagern, kleines Kissen unter das Becken, Intimtoilette

b) Fenster schließen, ausreichende Lichtverhältnisse schaffen, ggf. Sichtschutz (Intimsphäre!)

c) Katheterset: 2 Katheter, Schleimhautdesinfektionsmittel, Bettschutz, Urinauffangbeutel, sterile Handschuhe, steriler Einmalhandschuh, Urinauffangbeutel, evtl. Gleitmittel mit Anästhetikum, Spritze mit Aqua dest.

d) Hände waschen, Bett auf Arbeitshöhe, Händedesinfektion

1.4.51

Verringertes Risiko einer Harnwegsinfektion, Vermeidung von Harnröhrenstrikturen, bessere Toleranz durch den Patienten, schonende Möglichkeit der Restharnbestimmung bis zum Wiedereintritt der Spontanmiktion.

1.4.52 ☞ 1.4.51 **D ist richtig**

1.4.53
- Verwenden eines geschlossenen Abflußsystems
- System geschlossen halten und nicht langfristig abklemmen
- Auffangbeutel unter Blasenniveau
- Abknicken oder Durchhängen der Schläuche vermeiden
- Tägliche, sorgfältige Intimtoilette (evtl. mit desinfizierender Lösung)
- Ausreichende orale oder parenterale Flüssigkeitszufuhr
- Wechsel des Katheters (Latex alle 2 Wochen, Silikon alle 6–8 Wochen)

1.4.54 **D ist richtig**

1.4.55

Nierenschale, Zellstoff, Handschuhe, Fingerlinge, Gleitmittel

1.4.56

Wärme: gefäßweitstellend, durchblutungsfördernd, stoffwechselerhöhend, muskelentspannend

Kälte: gefäßverengend, wärmeentziehend, fiebersenkend, stoffwechselreduzierend, entzündungshemmend, schmerzlindernd

1.4.57
- Kühlelemente in ein Tuch einschlagen
- Soweit wie möglich anmodellieren
- Auswechseln, wenn sie warm werden
- Nicht bei Patienten anwenden, die an Durchblutungs- oder Sensibilitätsstörungen (Querschnittlähmung, AVK, Apoplex etc.) leiden.

1.4.58

- Bettdecke bis zum Knie hochschlagen
- Bettschutz einlegen
- Dünnes Wickeltuch in kaltes Wasser eintauchen und auswringen
- Wade locker umwickeln, dabei Gelenke frei lassen
- Bettbahnhof über die Unterschenkel stellen und den Patienten leicht zudecken
- Nach ca. 10 Min. bzw. bei Erwärmung Wadenwickel erneuern, nicht mehr als drei mal wiederholen
- Temperatur- und Kreislaufkontrolle nach ca. 30 Min.
- Körpertemperatur um max. 1 °C senken (wegen Gefahr eines Kreislaufkollapses)

1.4.59

Calcaneusextension

Lagerung

- US-Extension in 30° Beugestellung im Knie
- Richtige Lagerung und Schienenbefestigung
- Achsengerechte Fußaufhängung (wegen Spitzfußgefahr)
- Zugseil und Gewicht müssen frei beweglich sein
- Abrutschen von der Schiene oder Verschieben des Beines sofort dem Arzt melden!
- Pendeln der Gewichte vermeiden – überträgt sich auf den Bügel und lockert den Draht.

Polsterung

- Ausreichende Polsterung der Schiene im Bereich der Ferse, Kniekehle und dabei insbes. auf das Fibulaköpfchen achten
- Ferse extendierend aufhängen und druckfrei lagern

Besondere Hinweise

- Gewichte nicht abhängen
- Zugachsen regelmäßig überprüfen
- Kontrolle auf Entzündungszeichen
- Gewichtsmanipulationen nur durch den Arzt

Beobachtung

Regelmäßige Kontrolle der peripheren Durchblutung und nervösen Versorgung (Pulskontrolle, Hautzustand, Sensibilität). Patient muß die Zehen Richtung Nase bewegen können (mehrmals tägl. üben!)

Hygiene

- Ein- und Austrittstellen des Drahtes tägl. unter sterilen Kautelen verbinden
- Lockerung der Feststellklammern vermeiden, sonst gleitet der Draht
- Auf Infektionsrisiken hinweisen.

Prophylaxen, ATL

Alle Prophylaxen kommen zur Anwendung. Da der Patient in seiner Mobilität eingeschränkt ist, ist er bei allen Aktivitäten des tägl. Lebens zu unterstützen.

Patienten mit Gipsverbänden

- Beim Abbinden eines Gipses entsteht Wärme, daher den Gipsverband nicht zudecken
- Gipskrümel und Reste sorgfältig entfernen → Dekubitusgefahr
- Gips kann bei Trocknung schrumpfen → Gefahr von Durchblutungsstörungen
- Ursache für Schmerz oder Stauung können sein: Schwellung, Gipsbrüche, verrutschte Polster oder zu eng angelegter Verband
- Alle Beschwerden sind ernst zu nehmen und zu überprüfen!
- Sensibilität der verbundenen Extremität tägl. überprüfen.
- Verbundene Extremität hoch lagern
- Kontrolle auf: Farbe der Haut, Sensibilität, Gewebsschwellung, Temperatur, Beweglichkeit Schmerz, Hautreizungen.

1.4.60

Voraussetzungen: Menge und Zusammensetzung muß vom Arzt angeordnet sein, Sondenkostgabe muß langsam ohne Druck erfolgen. Mögliche Unverträglichkeitserscheinungen umgehend melden.

1. Lagekontrolle

- durch Aspiration (Lackmuspapier blau-rot)
- Einspritzen von Luft bei gleichzeitigem Abhören
- Markierung am Nasenflügel prüfen und dokumentieren

2. Kontrolle der Durchgängigkeit

- Durchfluß der Sondennahrung
- Zur Freihaltung die Magensonde mit Tee (kein schwarzer Tee, kein Früchtetee) nachspülen, danach abklemmen

- Nach Sondengabe sollte der Patient 20 Min. sitzen bleiben, keine pflegerisch-therapeutischen Maßnahmen in dieser Zeit
- Korrekte Dokumentation

3. Pflegemaßnahmen
- Nasenpflege
- Pneumonieprophylaxe: Patienten mit liegender Magensonde sind in ihrer Atmung behindert
- Spezielle Mundpflege: vor der Sondenkostverabreichung

4. Komplikationen
- Nasenflügeldekubiti: tägl. schonender Pflasterwechsel, sorgfältige Nasenpflege
- Aspiration: Gefahr der Mikroaspiration durch Zurücklaufen von Sondennahrung → Oberkörper leicht erhöht lagern
- Diarrhoe durch
  - zu schnelles Einlaufen
  - zu groß portionierte Nahrungsmengen
  - zu kalte Nahrung
  - Aspiration von Sondennahrung bzw. Magensekret

1.4.61

a) Versorgung mit dem Klebebeutel

Anforderungen an das System
- Stomabeutel sollen grundsätzlich fest, dicht, hautschonend, anschmiegsam und knisterarm sein.
- Die Beutelöffnung ist exakt der jeweiligen Stomagröße anzupassen und zwar so, daß der Klebering des Beutels der Schleimhautgrenze eng anliegt.

Beutelarten
- Geschlossene Beutel
- Geschlossene Beutel mit Karayaring
- Beutel mit Druckknopfsystem, bestehend aus Basisplatte - Adhäsivverband und Beutel mit Rastring, besonders geeignet bei Hautirritationen. Die Basisplatte bleibt mehrere Tage um das Stoma, der Beutel wird nach Bedarf gewechselt.
- Ausstreifbeutel ohne Hautschutz oder Beutel mit Karayaring bzw. Adhäsivplatte. Ein Klemmverschluß ermöglicht das Entleeren nach Bedarf, ohne daß der Beutel entfernt werden muß.

Die Wahl des Beutels richtet sich nach:
- Der Hautbeschaffenheit
- Den persönlichen Wünschen und Bedürfnissen

Hilfsmittel
- Abdichten des Stomas zur umgebenden Haut und Hautschutz mit Karaya- und synthetischen Hautschutzringen, -platten,- pasten und -puder.
- Gürtel dienen der zusätzlichen Befestigung des Beutels
- Beutelüberzüge aus Baumwolle und Vliesstoffen verdecken den Beutel und verhindern den Kontakt von Folie und Haut (Hautschutz gegen Beutelunverträglichkeit)
- Entlüften der Beutel mit Kohlefilter
- Geruchstilgung mit Deodorantien, Aktivkohle, sie kommen in den Beutel

Hautpflege
- Mit Lotionen und Tinkturen zur Unterstützung der Hautfunktion (z.B. bei trockener Haut)
- Reinigung der Haut, Ablösen von Klebeflächen, Reinigungslotion, Hautreinigungstücher, Pflasterentferner

b) Richtlinien für langfristige Ernährung

☞ 1.4.48

c) Hilfestellung zur Bewältigung des Alltages

☞ 1.4.49

1.4.62 ☞ 1.4.61
- Richtige Sondennahrung, zimmerwarm, Haltbarkeit
- Lage und Durchgängigkeit der Sonde überprüfen
- Patienten entsprechend lagern (Oberkörper hoch)
- Während der Gabe auf Flußrate und einlaufende Menge achten
- Auf Unverträglichkeiten seiten des Patienten achten

1.5 Spezielle Pflege

1.5.1 Pflege Innere

1.5.1.1 **B ist richtig**

Bei Fieber ist der Energieumsatz gesteigert, der Salz- und Flüssigkeitsverlust nimmt dadurch und durch das Schwitzen erheblich zu. Fett und Eiweiß werden nur schlecht vertragen.

1.5.1.2 **C ist richtig**

Bei Fieber findet eine Temperaturregulation auf erhöhtem Temperaturniveau statt, der Sollwert im Thermoregulationszentrum im Hypothalamus ist bei Fieber nach oben verstellt. Relativ dazu ist der Körper bei Fieberanstieg dabei anfangs zu kalt, der Patient friert und versucht durch Muskelzittern (Schüttelfrost) die Körpertemperatur dem Sollwert anzupassen. Beim Fieberabfall zum normalen Sollwert ist der Körper zu warm, es kommt zur Gefäßerweiterung und zum Schweißausbruch.

1.5.1.3

a) Fieberanstieg

Wärmezufuhr z.B. Decken, Wärmflasche, heißer Tee, keine Zugluft, Arzt benachrichtigen, psychische Betreuung des Patienten, evtl. Blutentnahme für Blutkultur vorbereiten

b) Fieberhöhe

Temperaturkontrolle nach dem Schütteln, kühle Abwaschung, kühle Getränke anbieten, Patenten nur leicht zudecken, evtl. fiebersenkende Maßnahmen (Wadenwickel), Vitalwerte und Temperatur kontrollieren

c) Fieberabfall

Wäschewechsel (rasch und sorgfältig), gründliche Überwachung wegen Kollapsgefahr

1.5.1.4 **B ist richtig**

Auskultatorisch wird die Herzfrequenz bestimmt und mit der palpatorisch gezählten Pulsfrequenz verglichen. Die Pulsfrequenz muß nicht gleich der Herzfrequenz sein. Bei einem Pulsdefizit fördert nur ein Teil der Kontraktionen so viel Blut, daß eine Pulswelle an der A. radialis tastbar wird. Andere, weniger gut gefüllte Kontraktionen lassen keine tastbare Pulswelle entstehen. Ein Pulsdefizit findet man z.B. bei Extrasystolen oder bei absoluter Arrhythmie.

1.5.1.5

Pulsbeobachtung, laufende EKG-Kontrollen, Blutdruckkontrollen, Beobachtung der Infusion, ZVD, Halsvenen auf Stauung, Bewußtseinskontrolle

1.5.1.6 ☞ S. 92 **A ist richtig**

1.5.1.7 **C ist richtig**

Alle hier aufgeführten Maßnahmen bei Einlieferung eines Patienten mit Herzinfarkt sind richtig. Primäre pflegerische Aufgaben sind u.a. Sorge für eine ruhige Umgebung und Überwachung des Patienten.

1.5.1.8 ☞ S. 92 **E ist richtig**

1.5.1.9 **F ist richtig**

Bei global dekompensierter Herzinsuffizienz können sowohl ein Lungenödem als auch periphere Ödeme vorliegen. Therapieziel ist die Flüssigkeitsausschwemmung. Die halbsitzende Position entlastet den Lungenkreislauf, weil das Blut teilweise in die unteren Extremitäten versackt. Patienten mit dekompensierter Herzinsuffizienz sind in der Regel tachycard.
Die Thrombose- und Dekubitusgefährdung hängt mit der schlechteren Durchblutung der Haut und langsameren Blutströmung in den Venen zusammen.

1.5.1.10 **D ist richtig**

Therapie der (Links)Herzinsuffizienz in Stichpunkten:

- Allgemein: körperliche Schonung (Bettruhe), evtl. Sedierung, Oberkörperhochlagerung, Sauerstoffgabe, Bilanzierung, Thrombose- und Dekubitusprophylaxe
- Steigerung der Kontraktionskraft (Digitalis, Dopamin)
- Entlastung des Herzens (Diuretika, Nitrate, ACE-Hemmer)

1.5.1.11 **E ist richtig**

Zur Klinik der dekompensierten Rechtsherzinsuffizienz gehören:

- Sichtbare Venenstauung (Halsvenen, Venen am Zungengrund)

- Gastrointestinale Störungen, z.B. Stauungsgastritis
- Ödeme der abhängigen Körperpartien („schwere Beine")
- Aszites, Proteinurie (evtl. Druckgefühl im Nierenlager)
- Belastungsdyspnoe
- Pleuraergüsse

Hustenreiz mit Auswurf ist der Linksherzinsuffizienz zuzuordnen

1.5.1.12 **C ist richtig**

Herzglykoside werden zur Therapie der Herzinsuffizienz und tachykarder Herzrhythmusstörungen eingesetzt. Bei Überdosierung können Digoxin und Digitoxin zu Störungen des Farbensehens (Gelbsehen), zu Herzrhythmusstörungen (Bradykardie und Bigeminus) oder zu gastrointestinalen Symptomen (Übelkeit und Erbrechen) führen.

1.5.1.13

Einhalten der verordneten Dosierung (geringe therapeutische Breite); Beobachtung von

- Puls, Blutdruck
- Zeichen der Überdosierung (Bradykardie, Extrasystolen, Bigeminus, Übelkeit, Erbrechen, Schwindel, Verwirrtheit Farbensehen)
- Kaliummangel: Kaliummangel potenziert die Wirkung von Digitalis.

1.5.1.14

- Medikament immer zur selben Zeit einnehmen
- Mit einer Mahlzeit einnehmen
- Exakte Dosierung beachten
- Wechselwirkung beachten
- Vitamin-K-reiche Kost vermeiden
- Arztbesuche zur Quick-Kontrolle einhalten

1.5.1.15

Tägliche Kontrollen: Flüssigkeitsbilanz, Gewicht, Beobachtung von RR, Aussehen. Hautzustand, Zeichen von Kaliummangel (wichtigste Nebenwirkung!).
Information des Patenten über Sammelurin bzw. Überwachung. Kaliumverlustprophylaxe, angemessene Körperpflege sowie Bekleidung beachten (keine einengenden Strümpfe). Erhöhte Thrombosegefahr durch diuretische Therapie berücksichtigen!

1.5.1.16 **C ist richtig**

1.5.1.17

- Schmerzlose Dellenbildung beim Eindrücken des Gewebes
- Zunahme des Umfangs der entsprechenden Extremität
- Glanzhaut
- Evtl. bläuliche Verfärbung

1.5.1.18 **A ist richtig**

Bei einer noch kompensierten chronischen Niereninsuffizienz ist eine kohlenhydratreiche und eiweißreduzierte Kost anzustreben. Vitaminreich sollte die Ernährung sowieso sein, Patienten mit kompensierter Niereninsuffizienz sollten viel trinken, um die Nieren, „durchzuspülen".

Bei der dekompensierten Niereninsuffizienz sind auch Wasser- und Elektrolytausscheidung nicht mehr ausreichend, so daß die Kost natrium-, kalium- und flüssigkeitsarm sein muß.

1.5.1.19 **B ist richtig**

Da sich Uratsteine im alkalischen Urin auflösen, wird eine basenreiche, alkalisierende Kost empfohlen, bestehend aus: Kartoffeln, Gemüse, Früchten, Mehlspeisen. Die Eiweißzufuhr sollte kontrolliert werden, da der Eiweißabbau nicht nur zu einer vermehrten Harnsäureausscheidung im Urin führt, sondern auch gleichzeitig den Harn ansäuert.
Bei Kalziumoxalatsteinen müssen kalziumreiche Nahrungsmittel wie Milch und Molkereiprodukte eingeschränkt werden.

1.5.1.20

- Bettruhe
- Leichte Kost
- Vermehrte Flüssigkeitszufuhr
- Tägliche Kontrollen von Atemrhythmus, Temperatur, Flüssigkeitsbilanz, Urin, Gewicht
- Beobachtung von Ödemen
- Schmerzbeobachtung

1.5.1.21

- Absolute Bettruhe 4–6 Wochen wegen Gefahr des Bluthochdruckes und Herzversagens (Digitalis, Antihypertonika)
- RR- und Pulskontrolle s.o.

- Flüssigkeitsbilanz und -restriktion (Diuretika), um RR zu senken und als Ödemprophylaxe
- Natrium- und eiweißreduzierte Kost, da Ausscheidung der Niere eingeschränkt
- Penicillin, kausale Antibiotikatherapie als Infektionsbekämpfung

1.5.1.22 **A ist richtig**
Coma diabeticum, Coma hepaticum und Coma urämicum sind metabolisch.
Beim ketoazidotischen Koma versucht der Organismus, über vermehrte CO_2-Abatmung den pH konstant zu halten. Ketonkörper können am Geruch der Ausatemluft erkannt werden.
Der Ikterus weist als Symptom der Leberschädigung auf das Coma hepaticum hin.
Beim Koma urämicum kommt es zu Elektrolytentgleisungen (z.B. Ca^{++}, K^{+}), daher die fibrillären Zuckungen.

1.5.1.23
Symptome:
- Kußmaul-Atmung (beschleunigt und vertieft)
- Kaltschweißig
- Azetongeruch
- Polyurie, Exsikkose

Maßnahmen:
- Labor benachrichtigen
- BZ bestimmen mittels Teststreifen
- Arzt benachrichtigen
- Überwachung der Bewußtseinslage
- Ggf. stabile Seitenlage
- Überwachung von Atmung, Puls, RR, Haut und Schleimhäute, Muskeltonus

1.5.1.24
Heißhunger, Zittern, Unruhe, Schwäche, Augenflimmern, feuchte und blasse Haut, feuchte Mundhöhle, gespannter Muskeltonus, rasch einsetzende Bewußtlosigkeit

1.5.1.25 ☞ 1.5.1.48 **E ist richtig**

1.5.1.26
a) 0,8 ml (40 IE entspr. 1 ml) Insulin darf nur mit Insulinspritzen injiziert werden, da diese eine IE-Graduierung haben!
b) 15–20 Min.

1.5.1.27 ☞ S. 92 **D ist richtig**

1.5.1.28 ☞ 1.5.1.33 **D ist richtig**

1.5.1.29
Bierbrauner Urin und acholischer Stuhl.

1.5.1.30
Vermeidung von blähenden Speisen (ein bis zwei Tage vorher), während der Mahlzeiten und kurz danach nur wenig trinken (zur Vermeidung von Blähungen), am Vortag evtl. entblähende Medikamente, am Untersuchungstag nüchtern bleiben.

1.5.1.31
- Nikotinabusus
- Streß
- Übermäßiger Alkoholgenuß
- Scharfe Gewürze
- Medikamente
- Persönliche Konstitution

1.5.1.32 **B ist richtig**
Durch Oberkörperhochlagerung und Abstützen der Arme wird der Schultergürtel fixiert. Dadurch können Atemhilfsmuskeln eingesetzt werden, die den Brustkorb erweitern (z.B. Musculi sternocleidornastoidei, Musculi scaleni, Musculi pectoralis minor).

1.5.1.33 **B ist richtig**
Wesentliche Therapiemaßnahmen bei akuter Pankreatitis sind neben der Schmerzbekämpfung die Nahrungs- und orale Flüssigkeitskarenz um das Orgen ruhig zu stellen. Auch durch kontinuierliches Absaugen von Magensaft über die Magensonde (deshalb Nasenpflege!) wird die Sekretbildung und Aktivierung der Pankreasenzyme gehemmt, um der Selbstverdauung des Organs vorzubeugen. Nahrungs- und Flüssigkeitszufuhr erfolgt ausschließlich parenteral. Die Patienten benötigen Bettruhe, Streß muß vermieden werden, sie sind eher kreislaufinstabil. Deshalb Vorsicht mit Mobilisation.

1.5.1.34 **C ist richtig**
Bei der Gicht führt die Ablagerung von Harnsäurekristallen in den Geweben zu heftigsten Gelenkbeschwerden (meist im Großzehengrundgelenk). Wichtiger noch als eine medikamentöse Therapie ist die Beachtung

allgemeiner Lebensführungsmaßnahmen zur Vorbeugung: reichliches Trinken fördert die Ausscheidung der Harnsäure in den Nieren, ebenso die Einschränkung des Alkoholkonsums. Die Entstehung von Harnsäure wird vermindert durch Gewichtsreduzierung, Einschränkung des Genusses von Fleisch und Hülsenfrüchten, weil diese Nahrungsmittel viel Nukleinsäuren enthalten, die zur Hamsäure verstoffwechselt werden.

1.5.1.35 **B ist richtig**

1.5.1.36 **B ist richtig**

Cheyne-Stokes-Atmung: Kleine, flache Atemzuge werden immer tiefer (oft keuchend und wieder kleiner bis Atempause, z.B. bei schweren Herz- und Hirnerkrankungen, Vergiftungen.

Schnappatmung: extreme Form der Cheyne-Stokes-Atmung, tritt kurz vor dem Tod ein

Biot-Atmung: Regelmäßige vertiefte Atemzüge werden von einer Atempause unterbrochen, z.B. bei erhöhtem Hirndruck.

Schonatmung: oberflächliche, schnelle Atmung, z.B. bei Schmerzen.

Kußmaul-Atmung: tief und regelmäßig, z.B. beim diabetischen und urämischen Koma (Azidose).

1.5.1.37

Vorbereitung:
- Patient informieren
- Nüchtern lassen
- Zahnprothese entfernen lassen
- Blase und ggf. Darm entleeren lassen
- Lagerung je nach Zustand: sitzend, halbsitzend, liegend
- Praemedikation nach ärztlicher Anordnung (leichte Sedierung, Reflex- und Sekrethemmung)

Nachsorge:
- Kontrolle der Vitalzeichen, Temperatur und Aussehen
- 2 Std. Flüssigkeits- und Nahrungskarenz
- Kontrolle auf Schmerzen, Atembeschwerden, Blutungen

1.5.1.38

a) Asthma bronchiale → glasklar, zäh, fadenziehend
b) Lungenembolie → schaumig, ggf. blutig
c) Bronchialkarzinom → himbeergeleeartig, blutig

1.5.1.39
- Nie unmittelbar nach dem Essen inhalieren
- Fenster schließen
- Atemwege frei machen, Nase schneuzen lassen, ggf. absaugen
- Patienten mit erhöhtem Oberkörper bequem im Bett aufrichten
- Patienten zum tiefen Ein- und Ausatmen auffordern
- Zellstoff zum Abhusten bereitlegen

1.5.1.40
- Patient beruhigen
- Zum normalen Atmen anhalten
- In eine Plastiktüte atmen lassen (CO_2-Spiegel im Blut normalisiert sich)

1.5.1.41

Zylindrische oder sackartige Erweiterungen von Segmentbronchien mit chronischer Entzündung der Bronchienwand.

1.5.1.42
- Oberkörper hochlagern, Beine tief lagern (Verbesserung der Atmung, Entlastung des Herzens)
- Patient mit Sauerstoff versorgen (Sonde oder Maske)
- Kollegen verständigen, Arzt benachrichtigen
- Patient nicht alleine lassen
- Medikamente bereitstellen (Sedativa, Diuretika, Digitalis und Notfallwagen)
- Kreislaufkontrolle, Atmungskontrolle
- Sputum aus der Mundhöhle absaugen
- Pneumonie-, Dekubitusprophylaxe

1.5.1.43
- Patient sitzend mit herabhängenden Beinen lagern
- Blutdruckmanschetten an allen Extremitäten anlegen
- Stauung von drei Manschetten zwischen systolischem und diastolischem Druck
- Im Uhrzeigersinn in Intervallen von 10 Min. Manschetten aufpumpen

1.5.1.44
- Oberkörper hochlagern, Arme aufstützen lassen (Kutschersitz)
- Frischluftzufuhr, ggf. Luftbefeuchtung
- Ruhe vermitteln, Patienten nicht alleine lassen
- Zu langsamer Ausatmung durch geschlossene Lippen (Lippenbremse) anhalten
- Arzt verständigen

1.5.1.45 **B ist richtig**

1.5.1.46
Pflege eines Patienten mit Diabetes mellitus. Im folgenden werden jeweils mehrere gleichwertig als richtig anerkannte Lösungsvorschläge angegeben.

1. *Eingeschränkte Grundbedürfnisse:* Essen und Trinken, Bewegungsfähigkeit (körperliche Schwäche, Veränderung der Großzehe), Sicherheit (Unfall-, Verletzungs-, Infektionsgefahr, psychischer Bereich), Kontakt.

2. *Eigene Fähigkeiten:* Wunsch, sich mit der Erkrankung auseinanderzusetzen; Mobilität; gesellschaftliche und familiäre Einbindung ist intakt, geregeltes Leben (Arbeitszeit).

3. *Aktuelle Pflegeproblem:* Leistungsminderung; Schmerzen beim Gehen durch Wunde an der Großzehe; vermehrter Durst; Polyurie; Konzentrationsschwäche; Ernährung; Injektionstechnik; Angst vor möglichen Komplikationen; Einschränkung familiärer und gesellschaftlicher Gewohnheiten.

4. *Potentielle Pflegeprobleme:* Hyperglykämie, Hypoglykämie, Infektionsgefahr, Verletzungsgefahr, Spätkomplikationen, Wundheilungsstörung.

5. *Pflegemaßnahmen*
- Leistungsminderung → Tagesplan bezüglich Ernährung, Bewegung und Insulin erstellen; Aufklärung über Ursachen der Minderung
- Wunde an der linken Großzehe → täglicher Verbandswechsel, tägliche Wundkontrolle, Druckverminderung durch Bettbogen, Förderung der Durchblutung durch Fußbäder oder Wechselbäder
- Vermehrter Durst → Information über die Ursache, Ersatz von Flüssigkeit und Salzen durch Trinken
- Polyurie → Hinweis auf Toilette, Information zum Sammelurin, Bereitstellung der Gefäße
- Konzentrationsschwäche → Information über die Ursache
- Schmerzen beim Gehen → Möglichkeiten der Verminderung aufzeigen
- Ernährung → Grundsätze der Diät, Austauschtabelle, Umgang mit Broteinheitem.

1.5.1.47

a) Definition Inkontinenz
- Unvermögen bzw. Unfähigkeit, Stuhl- und/oder Harnausscheidung kontrolliert zurückzuhalten.

b) Ursachen der Harninkontinenz
1) Problem der Mobilität, Sensibilität, Wahrnehmung
- Patient kann nicht schnell genug zur Toilette
- verspürt den Harndrang zu spät

2) Psychogene Ursachen
- Angstzustände, übermäßige Freude
- Neurosen, Psychosen

3) Schwäche von Beckenboden-/Schließmuskeln
- chron. Obstipation, Zystitis
- Tumore, angeborene Mißbildungen

4) Neurogene Ursachen
- schlaffe Blasenlähmung, neurogen enthemmte Blase, z.B. Apoplexie, Morbus Parkinson
- Trauma des ZNS, Tumore

5) Iatrogen: Diuretika, Analgetika, Psychopharmaka
6) Orientierungsproblem
- findet den Weg zur Toilette nicht
- glaubt, auf der Toilette zu sitzen
- Morbus Alzheimer

c) Formen der Harninkontinenz
1) Streßinkontinenz: bei Husten, Niesen, Lachen, Mobilisation, Bücken
2) Dranginkontinenz: bei Zystitis: Urinabgang bei plötzlich starkem Drang
3) Überlaufinkontinenz: unwillkürliches Harntröpfeln bei ständig überfüllter Blase, z.B obstrukt. Verlegung der Harnröhre
4) Reflexinkontinenz
5) extraurethrale/-vesikale Inkontinenz: Harnabgang unter Umgehung von Blase oder Harnröhre, z.B. bei angeborenen

Mißbildungen oder bei Fistelbildung (anal/vaginal)

d) Einflußfaktoren der Harninkontinenz

- Unruhe, Schlafstörungen, Angst
- Minderwertigkeitsgefühl, Depression
- Kleine Notlügen, Schuldgefühl
- Medikamente

e) Pflege

Generell gilt bei Inkontinenz:

- Gezielte Anamnese, Inkontinenzanalyse
- Gründliche Haut- und Intimpflege
- Urinkatheter frühestmöglich entfernen

1) Problem der Mobilität, Sensibilität, Wahrnehmung
- angemessene Kleidung
- Toilettentraining mit genauem Zeitplan
- ggf. körpernahe Inkontinenzversorgung

2) Psychogene Ursachen: Psych. Ursachen und zusätzl. Einflußfaktoren reduzieren und beseitigen
3) Schwäche von Beckenboden-/Schließmuskeln: Beckenbodentraining bei Streßinkontinenz, Schließmuskelinsuffizienz
4) Neurogene Ursachen: Blasentraining: Erreichen von ca. 250 ml Harnvolumen (bei neurogener atonischer Blase)
5) iatrogen: Wirkungsweise von Medikamenten mit Arzt besprechen und Lösung gemeinsam finden
6) Orientierungsproblem
- angemessene Kleidung (Mobilitätsprobleme)
- Toilettentraining mit genauem Zeitplan (Orientierungs-/Wahrnehmungsprobleme)

1.5.1.48

Krankheitszeichen Diabetes mellitus

- Große Urinmengen (Glukosurie, hellgelb, hohes spezifisches Gewicht)
- Gesteigerter Durst (Polydipsie), große Trinkmenge
- Müdigkeit, Arbeitsunlust, Schwäche
- Gewichtsverlust (Typ 1)
- Anfälligkeit für Pilzinfektionen und Furunkel
- Juckreiz
- Sensibilitätsstörungen, Kribbeln
- Potenzstörungen
- Verzögerte Wundheilung
- Sehverschlechterung
- Nüchtern-BZ ≥ 120 mg %; oraler Glucose-Toleranz-Test 2 Std.-Wert ≥ 200 mg %

Diabetestypen nach WHO-Klassifikation, 1980

- Typ I: Insulinabhängig
- Typ II: Insulinunabhängig
  - Typ II a: ohne Adipositas
  - Typ II b: mit Adipositas
- Sekundärer Diabetes
- Schwangerschaftsdiabetes

Hyperglykämiezeichen	Hypoglykämiezeichen
starker Durst	Heißhunger
trockene Haut und Schleimhaut	Feuchte, blasse Haut, Schweißausbrüche
Polyurie	
Appetitlosigkeit, Übelkeit, Erbrechen, Peritonitissymptome	
Konzentrationsschwäche, Gähnen, Schläfrigkeit, Bewußtlosigkeit	„Weiche Knie“, Schwäche, Zittern, Angst, Gereiztheit, Herzklopfen, Kribbeln unter der Haut, Bewußtlosigkeit
Kußmaul-Atmung und Azetongeruch, besonders im ketoazidotischen Koma	
Tachykardie und Blutdruckabfall im hyperosmolaren Koma	
Schlaffer Muskeltonus, Verlangsamte Reflexe, Sehstörungen	Neurologische Ausfälle (können Schlaganfall ähneln)

Folgeschäden

- Mikroangiopathien: Nephropathie, Retinopathie
- Makroangiopathien:
  - Zerebralsklerose: Apoplexie
  - Koronarsklerose: Myocardinfarkt
  - Beinarterien: pAVK, Nekrosen, Gangrän
- Neuropathien:
  - Sensibilitätsstörungen
  - Kribbeln
  - Atonische Blase (Überlaufinkontinenz)
  - Erhöhtes Dekubitusrisiko
- Erhöhte Infektanfälligkeit, Wundheilungsstörungen!!! Durch die genannten Folgeschäden ist der „diabetische Fuß“ in besonderem Maße gefährdet!!!

Beobachtung und Überwachung eines Diabetikers im Krankenhaus

- besondere Aufmerksamkeit auf Zeichen der Hypo- oder Hyperglykämie (s.o.). Bei Hypoglykämie: gesüßter Tee oder Glukoseinfusion
- bei Hyperglykämie: Insulin, Flüssigkeits-Elektrolytsubstitution, Ausgleich der Azidose entsprechend der ärztlichen Anordnung.
- BZ-Kontrollen nach Anordnung
- Zucker- und Acetonkontrollen im Urin
- Urinbeobachtung (Menge, Zucker, Aceton, Geruch, Harnwegsinfekt, Überlaufinkontinenz)
- Regelmäßige Blutdruckkontrollen (häufig Bluthochdruck bei Typ II)
- Hautbeobachtung
- Tägliche Fußinspektion (beidseits v.a. Zehenzwischenräume und Fußsohle)
- Gewichtskontrolle

Gesundheitsberatung

Ernährung und Gefahr der Erkrankung

Der Diabetiker kennt die Folgeschäden seiner Erkrankung, die zentrale Bedeutung der Diät und die schädliche Wirkung von Nikotin, Alkohol und cholesterinreichen Speisen. Er weiß um die Wichtigkeit einer regelmäßigen körperlichen Bewegung (senkt die Insulinresistenz) und einer guten Körperpflege (s.u.). Er kennt die Gefahren und Anzeichen für eine drohende BZ-Entgleisung und trägt fur den Fall der Hypoglykämie Würfel- oder Traubenzucker und einen Diabetikerausweis bei sich. Er kann sein Normalgewicht berechnen und vermeidet Übergewicht.

Diät

Der Patient kennt den Grundsatz: reich an langsam resorbierbaren Kohlenhydraten entsprechend der verordneten Anzahl an Broteinheiten, keine schnell resorbierbaren Kohlenhydrate, fettarm, eiweißbegrenzt und verteilt auf 6 Mahlzeiten pro Tag. Er kann nach diesen Grundsätzen Mahlzeiten zusammenstellen und mit Austauschtabellen umgehen. (Die Schulung im Umgang mit der Diät übernimmt die Diätberaterin und wird vom Pflegepersonal unterstützt).

Insulin/Antidiabetika

Der Patient kennt die Wirkung von Insulin und oralen Antidiabetika (Wirkungseintritt, -dauer) und die Wichtigkeit der Nahrungsaufnahme in deren Zusammenhang. Ist er insulinpflichtig kennt er das benötigte Material zur Injektion: Insulin, Spritze, Kanülen oder Pen, Tupfer, Hautdesinfektionsmittel und kann damit hygienisch korrekt umgehen. Er weiß um die Lagerung und Haltbarkeit von Insulin, kennt die Wirkung, kann es aufziehen, kennt mögliche Einstichstellen, wechselt diese systematisch und beherrscht die Injektionstechnik sowie die sichere Entsorgung des Materials.

Die Beratung des Diabetikers findet im Bewußtsein um die Schwierigkeiten psychischer und sozialer Art statt, die häufig mit dem Leben einer chronischen Erkrankung verbunden sind.

Körperpflege

Insbesondere die Fußpflege bedarf großer Sorgfalt, d.h.:

- keine einengende Schuhe tragen
- tägl. warmes Fußbad und Fußinspektion: bei rauher, rissiger und trockener Haut mit Fettsalbe eincremen, milde Hautpflegemittel verwenden
- Zehenzwischenräume trocken halten
- Verletzungen vermeiden: nicht barfuß laufen, Nägel feilen statt schneiden, Hornhaut evtl. mit Bimsstein entfernen. Hornhauthobel sind streng verboten, keine Manipulation an Hühneraugen.
- Bei Sensibilitätsstörungen sind Wärmflaschen absolut verboten.

Selbstkontrollen

Der Diabetiker ist in der Lage, folgende Selbstkontrollen regelmäßig durchzuführen:

- Test von Urin auf Zucker und Aceton
- BZ-Stix und Körpergewicht
- Ggf. Blutdruck
- Er dokumentiert die Ergebnisse in einem Kontrollheft
- Er weiß, daß er bei Krankheit Unfällen, Streß oder Belastungen die Kontrolle engmaschiger durchführen muß

1.5.1.49 Definition Diarrhoe

Unter Diarrhoe versteht man die Ausscheidung von: Innerhalb von 24 Std. mehrmaliger ungeformter, flüssiger, wäßriger Stuhlgang.

Ursachen
- Streß, Hektik z.B. berufliche Belastung, Examen
- Nahrungsmittelunverträglichkeit, z.B. rohes Obst, Diätfehler, Laktoseintoleranz, Astronautenkost
- Medikamentenunverträglichkeit z.B. Antibiotika, Chemotherapeutika
- Krankheitserreger wie E. coli, Amöben, Choleravibrionen, Salmonellen, die zu einer Enteritis regionalis, Typhus abdominalis, Ruhr, Cholera führen
- Nachwirkungen von Bestrahlungen
- Darmerkrankungen wie Morbus Crohn, Colitis ulcerosa

Pflegemaßnahmen

Körperpflege
- Sorgfältige Analpflege: nach jedem Stuhlgang Anus feucht reinigen, trocken tupfen und mit Fettsalbe pflegen
- Durch den erhöhten Wasserverlust ist die Haut trocken → nach dem Waschen eincremen

Prophylaxen
- Thromboseprophylaxe mit AE-Strümpfen, Mobilisation, Heparin s.c. (nach Anordnung), da es u.a. bei ungenügendem Flüssigkeitsausgleich zur Eindickung des Blutes kommt
- Störungen im Elektrolythaushalt vorbeugen: Flüssigkeitszufuhr, ggf. Infusion und Elektrolyte nach ärztlicher Verordnung, Bilanz, Überwachung und Pflege des venösen Zuganges
- Dekubitusprophylaxe: genaue Beobachtung der Haut, Lagerungswechsel, Wäschewechsel, Information und Anleitung des Patienten

Nachtruhe
- Für Ruhezeiten am Tag sorgen
- Entschärfen der Situation durch ruhige Hilfestellung
- Hilfsmittel in Reichweite plazieren
- Einzelzimmer

Gewichtsverlust
- Wiegen des Patienten
- Kostaufbau nach ärztlicher Verordnung bzw. Grunderkrankung
- Antidiarrhoika nach ärztlicher Anordnung

Körperliche Schwäche, Kreislaufsymptome
- Vitalzeichenkontrolle
- Aussehen und Befindlichkeit des Patienten
- Körperliche Schonung
- Übernahme bzw. Hilfestellung bei der Körperpflege (adäquate Mobilisation)

Hygiene
- Entsorgung der Fäkalien nach Hygienestandard
- Anwendung von Desinfektionsmitteln
- Information und Anleitung des Patienten
- Desinfektion von Hilfsmitteln (Steckbecken, Nachtstuhl)
- Separates WC bzw. Nachtstuhl
- Händedesinfektion – Hände waschen
- Stuhlprobe nach Anordnung

Psychische Unterstützung
- Schaffen von kurzen Wegen
- Optimale Orientierung für den Patienten auch nachts
- Anbieten von Nachtstuhl, dabei Wahren der Intimsphäre
- Ausreichende Information durch den Arzt
- Offenes Ohr haben

1.5.1.50 Pflegeplan akute Pankreatitis ☞ S. 91

1.5.1.51 Pflege bei Colitis ulcerosa

a) Pflegeplan über 5 Tage

Aufenthalt, Lagerung
- Einzelzimmer oder kleines Zimmer mit Toilette oder Nachtstuhl
- Bett vorbereiten, Bettschutz
- Entlastende Lagerung, Knierolle
- Bettruhe solange Fieber

Beobachtung

Ausscheidungen
- Stuhl auf Aussehen (breiig, flüssig, schleimig, blutig, auch eitrig übelriechend?), Menge, Beimengungen, Häufigkeit beobachten
- Tenesmen bei Entleerungen?
- Oligurie?
- Bilanzierung

Aussehen/Verhalten
- Mager, kachektisch, exsikkiert, blaß, anämisch
- Erschöpft, mitgenommen, müde, vielleicht depressiv, peinlich

Temperatur
- Im akuten Schub höhere Temperatur
- Regelmäßige Kontrollen, um Komplikationen rechtzeitig zu bemerken

Puls, Blutdruck, Atmung
- Auf Komplikationen achten
  - Perforation/Peritonitis
  - Blutungen
  - Paralytischer Ileus
  - Analabszesse/-fisteln
  - Maligne Entartung

Medikamentöse Therapie überwachen
- Wirkung, Verträglichkeit (Übelkeit, Erbrechen möglich)
- Nach Arztanordnung:
  - Verweilklysma → Patienten anleiten
  - Infusionen (Flüssigkeit, Nährlösung, Elektrolytlösungen)
  - Antibiotika
  - Evtl. Kortisontherapie
  - Spasmolytika
  - Psychopharmaka
  - In schweren Fällen Transfusion

Ernährung (zur Entlastung des Darmes)
- Im akuten Schub zunächst parenterale Ernährung
- Dann schlackenarme Kost (Astronautenkost Formeldiät)
- langsamer Aufbau: schlackenarme, aber vollwertige Kost, kalorien-, protein-, Vitaminrieich (individuelle Wünsche berücksichtigen)
- Beratung Diätassistentin

Grundpflege
- Pflegemaßnahmen gut planen, koordinieren
- Körperpflege: Hilfe nach Notwendigkeit und Zustand des Patienten, sorgfältige Analpflege ☞ 1.5.1.49
- Betten: Wäschewechsel nach Bedarf

Prophylaxen
- Dekubitus, Pneumonie, Spezielle Mundpflege, Thrombose
- Venenpflege bei venösem Zugang

Psychische Betreuung
- Ruhige, freundliche Atmosphäre schaffen
- Zuhören, Verständnis und Taktgefühl zeigen, Offenheit für Fragen und Probleme
- Patienten gut informieren
- Besuch mit Patienten besprechen

b) Entlassungsgespräch

Berufliches Tun
- Tourneen, Streß abbauen
- Geregelte Arbeit beim Theater oder Funk
- Geregelte Ernährung, in Ruhe essen, kleinere Mahlzeiten
- Koffein, Nikotin und Alkohol meiden
- Gesprächstherapie als „Begleitung" empfehlen
- auf Kontrolluntersuchungen hinweisen
- Zum Kuraufenthalt raten

1.5.1.52 Pflege dekompensierte Leberzirrhose

Bewußtseinszustand

Bewußtseinstrübung durch Ammoniakanstieg, drohendes Leberkoma, drohendes Alkoholdelir wegen Alkoholabusus, eingeschränkte Kommunikationsfähigkeit:
- Ansprechbarkeit (Sinnzusammenhänge, Realitätsbezug), Verhalten (Verwirrtheit, Unruhe, Angst, Auflehnung, Abwehr)
- Tremor (Ab- und Zunahme)
- Bei Verschlechterung der Bewußtseinslage: Pupillenreaktion, Schmerzreize prüfen

Sicherheit gewährleisten
- Über Pflegemaßnahmen informieren
- In der Nähe bleiben, geduldig sein, Zeit nehmen
- Angehörige in die Pflege mit einbeziehen

Blutungsgefahr

Blutungsgefahr durch verminderte Bildung von Gerinnungsfaktoren und portaler Hypertension, insbesondere: Einblutung in die Haut, Schleimhautblutungen, Hämorrhoiden, Ösophagusvarizen, deshalb:
- Engmaschige Kontrolle von Blutdruck, Puls, Atmung, ZVD (Schocksymptome?)
- Haut- und Schleimhautkontrolle auf Blutungen (Zahnpflege s. Körperpflege)
- Stuhlkontrolle auf Teerstuhl und Blutauflagen
- Auf Erbrechen achten: schwallartiges Bluterbrechen oder kaffeesatzartig?
- Sengstaken-Sonde und Zubehör bereitlegen

Atmung

Aufgrund des Aszites besteht eingeschränkte, oberflächliche Atmung, durch reduzierten Allgemeinzustand und Immobililät Pneumoniegefahr, deshalb:
- Zum tiefen Atmen anleiten, Hilfestellung beim Abhusten geben

- Oberkörper erhöht lagern, 2 stdl. umlagern
- Bei Verschleimung: Inhalation, Abvibrieren, u.U. Absaugen nach Anordnung

Ernährung
Ammoniakerhöhung, Appetitlosigkeit durch Unwohlsein, Übelkeit, Erbrechen

- Falls orale Nahrungsaufnahme noch möglich, Hilfestellung bei der Nahrungsaufnahme
- Eiweiß-, kalorien-, vitaminreiche Kost
- 6–8 kleine Mahlzeiten anbieten
- Wunschkost im Rahmen der Diät
- Genügend Flüssigkeitszufuhr (nach ärztl. Anordnung)
- Evtl. parenterale Ernährung über Infusionen notwendig, wenn sich Bewußtseinszustand weiter verschlechtert
- Bei Übelkeit Nierenschale und Zellstoff bereitstellen, Hilfestellung bei evtl. Erbrechen

Ausscheidung
Gefahr der Exsikkose bzw. Überwässerung, Gefahr des Nierenversagens

- Kontrolle der ärztl. angeordneten Trink- bzw. Infusionsmenge
- Kontrolle der Ausscheidungsmenge bei liegendem Dauerkatheter 1 stdl.
- Min. 6 stdl. Bilanz
- Ödeme auf Zu- oder Abnahme beobachten
- 2 x tägl. Bauchumfang messen
- Gefahr des Ammoniakanstieges (Darmbakterien zersetzen Eiweiß u.a. zu NH_3): tägl. abführen, um Stuhlpassage zu beschleunigen, z.B. Gabe von Laktulose nach ärztl. Anordnung

Körperpflege
Hautzustand: Haut eher trocken, Juckreiz aufgrund erhöhter Serum-Gallensäuren; kann wegen Somnolenz nicht selbständig die Körperpflege durchführen

- Unterstützende, aktivierende Körper- und Hautpflege mit milder Waschlotion, mit Kleiebad oder Essig, danach gut abtrocknen und eincremen
- Fingernägel kurz halten, um Verletzungen zu vermeiden
- Hautbeobachtung auf Kratzspuren
- Durch häufigen Stuhlgang Gefahr von wunder Haut bzw. Hautdefekten im Analbereich: gründliche Intimhygiene, besonders nach Stuhlgang, Anus eincremen

Infektionsgefahr durch reduzierten Allgemeinzustand

- ggf. 2 x tägl. Dauerkatheterpflege
- aseptische Verbandwechsel venöser Zugänge
- 2 x tägl. Temperaturkontrolle
- Durch eingeschränkte Nahrungsaufnahme Gefahr von Mundinfektionen, durch Leberzelluntergang typischer Mundgeruch *(foetor hepaticus)*
  - Inspektion der Mundhöhle und Lippen auf Defekte, Infektionen, Blutungen
  - 2 stdl. Mund- und Lippenpflege, z.B. mit Kamillenlösung, Erfrischung mit Zitronenglycerin
  - Bei Blutungsgefahr (niedrige Gerinnungswerte!) weiche Zahnbürste, bzw. Tupfer verwenden, ggf. Munddusche

Mobilisation
Durch stark eingeschränkte Beweglichkeit Gefahr von Dekubitus, Thrombose, Kontrakturen:

- Passive und aktive Bewegungsübungen in Absprache mit KG
- 2 stdl. umlagern (re. Seite - Rücken - li. Seite) mit Weich- bzw. Hohllagerung
- Hautbeobachtung und Hautpflege (s.o.)
- Antiemboliestrümpfen bzw. Beine wickeln, abhängig vom Ausmaß der Ödeme, in Absprache mit dem Arzt

1.5.1.53 Obstipation

Definition: verzögerte, unregelmäßige, mengenmäßig geringe, harte und trockene Stuhlentleerung (≤ 3 mal/Woche)

Erkennen einer Obstipation

- fehlende Stuhlentleerung (s.o.)
- geringe Menge trockenen und harten Stuhls
- geblähtes Abdomen
- Klagen über Völlegefühl und mangelnden Windabgang

Begleiterscheinungen
(ggf. Hinweis auf einzelne Begleiterscheinungen seitens des Patienten ohne direkten Hinweis auf Obstipation)

- Kopfschmerzen
- Bauchschmerzen
- Müdigkeit, Abgeschlagenheit
- Appetitlosigkeit
- Mundgeruch, Zungenbelag
- evtl. Hautunreinheiten

Ursachen einer Obstipation ☞ 1.3.16

Gefährdete Personengruppen

- Frauen
- Menschen, die sich ballaststoffarm ernähren (z.B. fastfood, Weismehlprodukte)
- Patienten mit strenger Bettruhe (z.B. Herzinfarkt, Polytrauma), postoperativ
- Alte Menschen, die zu wenig trinken
- Patienten, die Scham und Hemmung haben, vor Mitpatienten und dem Krankenpflegepersonal auf den Bettschieber bzw. Nachtstuhl zu gehen
- Patienten, die regelmäßig Opiate, Schmerz- und Schlafmittel, Psychopharmaka, blutdrucksenkende Mittel, Diuretika (Kaliummangel!) einnehmen
- Patienten mit hohem Flüssigkeitsverlust, z.B. mit hohem Fieber, anhaltendem Erbrechen, massivem Durchfall
- Patienten mit Hämorrhoidalleiden

Prophylaktische Maßnahmen

- Ernährung:
  - ballast- und faserreiche Kost, z.B. Weizenkleie, Leinsamen, Vollkornprodukte, Obst, Salate, Gemüse
  - peristaltikanregende und leicht abführende Nahrungsmittel, z.B. Sauerkraut, Sauermilchprodukte, Milchzucker, eingeweichte Pflaumen, Feigen, Olivenöl
  - entblähende Teesorten, z.B. Fenchel, Kümmel, ebenso entblähende Gewürze, z.B. Bohnenkraut, Kümmel
  - ausreichend Flüssigkeit (besonders bei hohem Fieber, alten Menschen)
  - kaliumreiche Kost bei ausschwemmender Behandlung, z.B. Bananen, Dörrobst, Kartoffeln
- Körperliche Betätigung, z.B. tägliche Morgengymnastik, Spaziergang, Treppensteigen; bei Bettlägerigkeit: Bewegungsübungen im Bett, Bettfahrrad
- gesunder Rhythmus in Arbeit, Erholung und Schlaf, z.B. Nervosität, Ruhelosigkeit und Erregung positiv beeinflussen
- Gewöhnung des Darmes an bestimmte Entleerungszeiten
- Stuhldrang nicht unterdrücken
- Patienten ermöglichen, die Toilette zu benutzen, sobald er das Bett verlassen kann.

1.5.1.54

Pflege chronische Polyarthritis

Die CP ist eine entzündlich-rheumatische Systemerkrankung, die den gesamten Körper betrifft, sowohl psychisch als auch physisch.

Pflegeziele

- Beweglichkeit fördern und damit Unabhängigkeit und Selbständigkeit des Patienten erhalten
- Anleitung zur Selbsthilfe im alltäglichen Leben
- Patient weiß um die Wichtigkeit der Bewegung

Pflegemaßnahmen

Kontrakturenprophylaxe

Ziel: funktionelle Gelenkstellung und harmonischen Bewegungsablauf erhalten.

- Jede Ruhigstellung und Schonung der Gelenke kann irreversible Folgen haben mit Gelenkversteifung und Muskelatrophie, deshalb: Ruhigstellung der Gelenke nur im akuten Schub der Erkrankung, Lagerung der Gelenke in physiologischer Mittelstellung
- Frühzeitiger Beginn mit Bewegungsübungen nach Plan mit der KG (mind. 2 x tägl. 10–15 Min.); sollten vom Pflegepersonal an Wochenenden und Feiertagen weitergeführt werden. Patient muß über die Wichtigkeit der Übungen informiert sein, um motiviert zu sein → Anleitung und Selbsttraining des Patienten.
- Angehörige mit einbeziehen

Funktionsgerechte Lagerung bei Polyarthritis (im Schub)

- Schultergelenk: Oberarm in Abduktionsstellung von 30 Grad
- Ellenbogengelenk: Unterarm im Winkel von 100 Grad, Hand leicht erhöht in Pronationsstellung
- Hand: Leicht zur Streckseite gebeugt, Finger in leichter Schalenhaltung, Daumen in Oppositionsstellung zum Zeigefinger
- Hüftgelenk: leicht gebeugt
- Oberkörper liegt erhöht
- Kniegelenk: leicht angewinkelt
- Füße: Spitzfußprophylaxe; Fersen auf weicher Unterlage, Fußsohlen an Fußstütze legen; Bettbogen verhindert den Druck von der Bettdecke

Selbsthilfe im Alltag
Viele Handgriffe sind für den Patienten sehr schmerzhaft und je nach Deformität und Beweglichkeit der Gelenke sehr zeitaufwendig. Der Patient sollte trotz dieser Behinderung immer wieder ermuntert werden, möglichst selbständig Verrichtungen wie Waschen, Kleiden, Essen, zur Toilette gehen usw. durchzuführen. Ziel ist es, den Patienten in seiner Selbständigkeit zu fördern und ihn dort zu unterstützen wo nötig.

Waschen und Kleiden
- Körperpflege erst im späteren Verlauf des Tages planen (Rückbildung des Synovialödems, Gelenke werden beweglicher)
- Warme Handbäder und warme Wickel (z.B. Heublumen) auf betroffenen Gelenke wirkt Morgensteifigkeit entgegen und fördert Beweglichkeit
- Rheumahilfen → Schwamm, Zehenputzer, Lappenhalter an einem langen Stiel, oder Bürstenhalter erleichtern dem Patienten die Körperpflege
- Die Kleidung sollte leicht anzuziehen sein → keine kleinen Knöpfe, Haken oder Ösen, sondern Reißverschüsse
- Langer Schuhlöffel, Strumpfanzieher unterstützen den Patienten in seiner Selbständigkeit

Essen und Trinken
Eine besondere Ernährung ist nicht notwendig
- Eiweiß- und vitaminreiche Wunschkost – Mahlzeiten, evtl. verteilt auf 5 Portionen pro Tag
- Bei Magenunverträglichkeit von Medikamenten → Schonkost
- Bei Adipositas → Reduktionskost
- Medikamente während oder nach den Mahlzeiten einnehmen
- Alkohol meiden
- Hilfsmittel beim Essen unterstützen die Selbständigkeit. Pflegepersonal sollte den Patienten über diese Hilfsmittel informieren. Ergotherapeutin kann den Umgang mit diesen Hilfsmitteln einüben, z.B. Brettchen mit Halterung, aufsetzbarer Tellerrand, Besteck mit dickem Griff oder Halteriemen, Geschirr aus Hartplastik. Patient kann somit sein Brot selber schneiden und streichen, Essen zerkleinern, Glas und Tasse leichter halten
- Einschalten der Sozialarbeiterin (Organisation planen, Essen auf Rädern) → Patient die Angst nehmen vor der späteren Entlassung

Ruhen und Schlafen
In der akuten Phase leidet der Patient dauernd, auch in Ruhe und nachts unter starken Schmerzen und damit an Schlafstörungen
- Angepaßte Lagerung (s.o.)
- Kalte Wickel und Umschläge im akuten Stadium mit Eis
- Wärmeanwendung im Intervall z.B. mit Heublumen, Kartoffeln, Zwiebelwickel oder Umschläge → wirken hyperämisierend, lindern die Schmerzen und fördern die Beweglichkeit
- Betroffene Gelenke mit Löwenzahn- und Wachholdersalbe oder mit Kneipp-Rheumasalbe oder Kyttasalbe einreiben
- Schmerz- oder Schlafmedikament nach Arztanordnung

Für Sicherheit sorgen
- Gute Orientierung über die räumlichen Gegebenheiten der Station, wirken der Unsicherheit des Patienten aufgrund seiner Bewegungseinschränkung und der ungewohnten Umgebung entgegen
- Patienten die Klingelanlage zeigen, ihn anfangs überall hin begleiten
- Hilfsmittel und Schutzvorrichtungen einsetzen, je nach Gehbehinderung und Unsicherheit z.B. Gehstützen, rutschfeste Sohlen, evtl. Rollstuhl
- Sozialarbeiter und Ergotherapeuten einschalten: Planung mit Patient und Angehörigen über Schutzvorrichtungen und Hilfsmitteln in der Wohnung, ggf. gemeinsamen Hausbesuch durchführen. Patient wird somit die Angst vor dem selbständigen Zurechtkommen in seiner Wohnung nach der Entlassung etwas genommen.

Kommunizieren
- Gespräche anbieten, evtl. Psychologen hinzuziehen
- Evtl. Patienten über ein Wochenende beurlauben → fördert Beziehungen zur Familie und Freunden
- Medien, Fernseher, Radio, Zeitschriften anbieten → Patient am aktuellen Geschehen teilhaben lassen

- Hilfsmittel wie Stifte mit dickem Griff zum Briefe schreiben anbieten
- Informationsmaterial über Hilfs- und Selbsthilfeorganisationen anbieten
- Ergotherapie anbieten → Erlernen verschiedener Tätigkeiten und den Umgang mit unterschiedlichen Hilfsmitteln

Sich als Frau oder Mann fühlen und verhalten

Das Thema der gestörten Sexualität wirft häufig Probleme auf für den Patienten und seinen Partner → Selbsthilfegruppen vermitt-len für Austauch, ggf. Gespräch mit Psychologen sind anbieten

Rehabilitation

Ergotherapie: individuell angepaßte Übungen einschließlich der Verwendung von speziellen Hlfsmitteln. Die Ergotherapie umfaßt drei Hauptgebiete:

Funktionelles Training

- Übungen zur Gelenkmobilisation von Gelenkschutz
- Übungen zur Koordination und Verbesserung der Feinmotorik
- Steigerung der Muskelkraft
- Bei Schwanenhalsdeformität ist die Bewegungsübung erst nach der korrigierenden OP möglich.

Selbsthilfetraining

Bestimmte Hilfsmittel einsetzen, z.B. Haarbürste und Schwamm mit langem Stiel, Wasserhahnöffner, verschiedene Greifzangen, Schlüsselgriffe usw.

Berufsorientiertes Training

Hier werden Möglichkeiten gesucht, den Arbeitsplatz bzw. den Haushalt der Behinderung entsprechend anzupassen, z.B. individuelle Bedienungshilfen am Arbeitsplatz, Sitz- und Schreibhilfen, technische Umrüstungen, spezielles Werkzeug, Küchenhilfen usw.

Berufliche Rehabilitation

Viele Patienten sind aufgrund ihrer Erkrankung nicht mehr in der Lage, ihren vorherigen beruflichen Tätigkeiten nachzugehen. Ihnen droht Berufsunfähigkeit. Um den Patienten eine angemessene Erwerbs- oder Berufstätigkeit auf dem allgemeinen Arbeitsmarkt oder in einer Werkstatt für Behinderte zu ermöglichen, werden Maßnahmen mit dem zuständigen Arbeitsamt durchgeführt.

- Berufliche Anpassung durch Ausbildung, Fortbildung, Umschulung
- Hilfen der Arbeits- und Berufsförderung
- Leistungen wie Übergangsgeld, Kostenübernahme berufsfördernder Maßnahmen, Übernahme von Fahrtkosten
- Bei Erwerbsminderung oder -unfähigkeit tritt der Träger der Rentenversicherung ein mit Teil- oder Vollrente. Ggf. Träger der Sozialhilfe

1.5.1.55 Pflege bei Infektionserkrankungen

Vorgehen bei Aufnahme

- Patienten ein eigenes Zimmer zuweisen und dieses als infektiös kennzeichnen. Wenn möglich, sollte Zimmer eigene Naßzelle besitzen. Wenn nicht, entweder eigenen Nachtstuhl oder eigene Toilette zur Verfügung stellen, die nur der Patient benutzt. Kennzeichnen!
- Wäsche- und Abfallsack (kennzeichnen), Handtücher und Waschlappen, Desinfektionsmittel für Hände und Ausscheidungen, Blutdruckgerät, Stethoskop, Fieberthermometer bereitstellen. Alle schlecht zu desinfizierenden Gegenstände aus dem Zimmer entfernen
- *Vor* dem Zimmer bereitstellen: Wagen mit Händedesinfektionsmittel, unsterile Handschuhe, mind. 3 langärmelige hochgeschlossene Schutzkittel, Abwurf, Pflegeutensilien zum Auffüllen
- Möglichst Kontinuität bei der Pflegeperson einplanen

Allgemeines

- Zimmer immer zuletzt versorgen (auch reinigen)
- Pflegeverrichtungen koordinieren (damit Tür meiste Zeit geschlossen bleibt)
- Alles sofort desinfizieren, was aus dem Zimmer gebracht wird

Aufklärung des Patienten und der Angehörigen

- Zimmer nicht verlassen; wenn, dann mit Mundsschutz, Überschuhen, Schutzkittel
- Besucherzahl minimieren, die über alle hygienischen Maßnahmen aufgeklärt sind
- Einmal-Handtücher, -Waschlappen verwenden
- Ausscheidungen müssen erst desinfiziert werden. **Einwirkzeit beachten!**

- Nach jedem Toilettengang Hände desinfizieren und waschen

1.5.1.56 Pflege bei Herzinfarkt ☞ S. 92

1.5.1.57
Pflege bei Asthma bronchiale ☞ S. 92

1.5.2 Pflege Chirurgie

1.5.2.1

- Welche OP wurde durchgeführt?
- Verlauf der OP?
- Welche Narkoseart wurde durchgeführt?
- Komplikationen?
- Ist-Zustand des Patienten
- Angeordnete Nachbehandlung
- Notwendige Kontrollen (Labor, Röngten)

☞ **1.5.2.2**

1.5.2.2 **B ist richtig**

1.5.2.3

- Vitalzeichenkontrolle (Puls, RR, Atmung, Temperatur)
- Bewußtseinslage
- Ausscheidungskontrolle (Urin, Wunddrainagen)
- Wundverbandkontrolle
- Schmerzüberwachung
- Infusionsüberwachung und Flüssigkeitsbilanzierung nach Anordnung

1.5.2.4

- Nachblutung der Wunde → durchgeblutеter Verband, vermehrt blutiges Sekret in der Drainage, Veränderung von Blutdruck, Puls, Hautfarbe
- Herz-Kreislaufstörungen → Blutdruck- und Pulsveränderungen, Schweißausbruch, Bewußtseinseintrübungen
- Thrombose → Schmerz, Schwellung, Fußsohlendruckschmerz, lokale Überwärmung
- Embolie → stechender Brustschmerz, Dyspnoe, Schocksymptome, Husten mit blutigem Auswurf, Angst, Unruhe
- Atemstörungen → Dyspnoe, Zyanose
- Pneumonie → Fieber, Dyspnoe, Husten, Rasselgeräusche
- Wundinfektion → lokale Überwärmung, Rötung, Schwellung, Schmerz, Temperaturerhöhung

1.5.2.5 **B ist richtig**

1.5.2.6
Ein Resorptionsfieber ist ein höchstens fünf Tage anhaltendes und bis max. 38,5 °C ansteigendes Körpertemperatur nach aseptischen Operationen ohne anschließende Infektion. Es beruht auf der Resorption des Operationshämatoms und zerstörter Gewebsanteile und ist nicht pathologisch.

1.5.2.7

- Postoperaitve Temperaturerhöhung, die durch Resorption von körpereigenen Gewebeelementen (☞ 1.5.2.6) auftritt, aber nicht über 38,5 °C
- Es dauert ungefähr 3–5 Tage
- Es ist ein „abakterielles“ Fieber

1.5.2.8 ☞ **1.5.2.6** **D ist richtig**

1.5.2.9

- Plötzlicher, heftiger Schmerz in der Brust
- Unruhe, Angst
- Kurze, oberflächliche Atmung, Dyspnoe
- Flacher, tachykarder Puls, RR-Abfall, Schweißausbruch
- Husten mit blutigem Auswurf nach 2–3 Tagen

1.5.2.10

- Vitalzeichenkontrolle (Pulsanstieg, Blutdruckabfall)
- Verband
- Drainagenmenge
- Hautfarbe (Zyanose? Blässe? Kaltschweißig?)
- Hb- und Hkt-Kontrolle

1.5.2.11

- Bewußtseinslage (Alle 30–60 Min. Pat. ansprechen, nachts wecken, um Eintrübung rechtzeitig zu erkennen.)
- Pupillenkontrolle, um evtl. erhöhten Hirndruck zu erkennen. Druckpuls weist auf erhöhten Hirndruck hin.
- Vitalzeichen.

1.5.1.12

- Blutungen, innen und außen
- Rekurrenslähmung → heisere Stimme durch intraoperative Verletzung des N. recurrens
- Tetanie infolge Hypokalzämie bei versehentlicher Entfernung der Nebenschilddrüsen
- Ateminsuffizienz, Atemstillstand durch Anästhetika-rebound
- Hypothyreose

1.5.1.13

- Oberkörper erhöht lagern, um Atmung zu erleichtern und Nachblutungsgefahr zu minimieren.
- Nackenrolle unter Nacken und beim Aufsetzen ruckartige Bewegungen vermeiden; Bettbügel unbedingt entfernen, um Spannung auf die OP-Naht zu vermeiden.
- Weiche Lagerung des Gesäßes, um Dekubitusgefahr zu minimieren.

1.5.1.14

- Ein- und Austrittsstelle des Extensionsdrahtes sind wie eine aseptische Wunde zu versorgen
- Informationen über Zuggewicht und Zugrichtung müssen schriftlich fixiert sein
- Lochstabgeräte, Zugrichtung und Rollen dürfen nicht verschoben werden
- Extensionsgewichte und -bügel müssen frei schweben
- Überwachung der korrekten Lagerung, und dekubitusgefährdeter Stellen (Tibiaköpfchen, Ferne u.ä.)
- Kontrolle von Sensibilität, Motorik, Durchblutung der verletzten Extremität

1.5.1.15

1. Durch Amputation besteht die Gefahr des Stumpfödems
   Ziel: Störungsfreie Wundheilung u. prothesenfähiger Stumpf
2. Große Amputationswunde - Gefahr der Wundheilungsstörung
   Ziel: Primäre Wundheilung
3. Durch das Fehlen des Beins besteht die Gefahr der Beugekontraktur im rechten Hüftgelenk
   Ziel: Die Beweglichkeit des Stumpfes im Gelenk bleibt erhalten
4. Druckstellen und Wundreiben durch Prothese
   Ziel: Hautabhärtung und geformter Oberschenkelstumpf
5. Patient hat Existenzangst, da er seinen Beruf nicht mehr ausüben kann
   Ziel: Patient erkennt Möglichkeiten der Rehabilitation
6. Patient kann nicht mehr richtig gehen
   Ziel: Patient hat einen prothesenfähigen Stumpf. Patient kann sich problemlos mit Beinprothese fortbewegen

1.5.2.16

- Amputationswunde: Aseptischer VW, zum Fixieren Schlauchverband oder elastische Binden verwenden
- Stumpfbandagierung zur Verhütung eines Wundödems: distal soll der Druck größer sein als proximal, täglich neu wickeln, auf Beweglichkeit der Gelenke achten
- Lagerung: Streckstellung, um Beugekontraktur zu verhindern
- Mobilisation so rasch wie möglich
- Prothese: Frühestmögliche Prothesenversorgung

1.5.2.17

1. Gehstütze neben den Patienten stellen
2. Patient soll den Arm locker hängen lassen
3. Handgriff des Stockes auf gleiche Höhe mit dem Handgelenk des Patienten einstellen
4. Unterarmstütze soll 3–4 cm unterhalb des Ellenbogens greifen

1.5.2.18

Gefahr der Pneumonie

Maßnahmen

- Schmerzangaben des Patienten dem Arzt melden
- Regelmäßige Schmerzmittelgabe nach Anordnung v.a. vor der Atemgymnastik!
- Atemgymnastik mehrmals täglich. Patienten auf Wichtigkeit hinweisen und selbständig durchführen lassen.
- Hustentraining bzw. häufig zum Abhusten auffordern
- Abreibungen mit hyperämisierenden Lösungen oder Salben

1.5.2.19
- Bequeme Lagerung auf die kranke Seite
- Mehrmals tägl. Atemgymnastik zur Pneumonieprophylaxe
- Gezielte Mobilisation, falls keine Bettruhe
- Regelmäßige Schmerzmittelgabe nach Anordnung
- Thromboseprophylaxe
- Vitalzeichen- und Temperaturkontrolle

1.5.2.20
- Lagerung: keine Ab- und Adduktion (mit Sandsack fixieren)
- Wundgebiet und Verband beobachten
- Frühmobilisation, dabei Beine in gerader Stellung belassen
- Kontrakturenprophylaxe – isometrische Spannungsübungen
- Thromboseprophylaxe
- Atemgymnastik
- Je nach TEP darf der Patient nicht sitzen. Arzt fragen.

1.5.2.21
- beim Husten/Niesen Gegendruck ausüben = Wunde halten
- Leibbinde bei Mobilisation ausziehen
- Bauchdeckenentlastende Lagerung
- Obstipationsprophylaxe
- Suspensorium
- Information des Patienten über zukünftiges Verhalten (schweres Heben meiden)

1.5.2.22 **C ist richtig**

Bei komplikationsloser Appendizitis beginnt die Mobilisation am 1. postoperativen Tag. Gleichzeitig Beginn mit oralem Kostaufbau. Die Fäden können am 7. postoperativen Tag entfernt werden.

1.5.2.23 **D ist richtig**

1.5.2.24 **A ist richtig**

Grundsätzlich gilt nach Gastroskopie: Nach Rachenanästhesie 1–2 Std. nüchtern lassen (Aspirationsgefahr), nach Magenbiopsie 4 Std. Beobachtung der Nachwirkung der Prämedikation (4–6 Std.) und Kreislaufkontrolle. Komplikationen: Nach diagnostischen Maßnahmen sind sie relativ selten. Nach therapeutischen Interventionen (je nach Art und Ausmaß des Eingriffs) kann es zu Nachblutung und zu Perforation, nach Ösophagusmanipulationen auch zu Aspirationspneumonie kommen.

1.5.2.25 **B ist richtig**

Der Patient muß im Hinblick auf die anstehende Operation nüchtern bleiben. Keine Analgetika, bis die klinische Untersuchung abgeschlossen ist. Eine Magensonde darf nur auf ärztliche Anordnung gelegt werden, dies gilt auch für den Reinigungseinlauf.

1.5.2.26

Kleine eiweißreiche, kalorienarme Mahlzeiten zu sich nehmen (5–7 pro Tag), Süßspeisen meiden, Milch und Zucker, keine Getränke während des Essens, in Ruhe essen, regelmäßige Einnahme von Vit. B_{12}, Streß vermeiden, nach dem Essen hinlegen, Verzicht auf Alkohol und Nikotin

1.5.2.27

a) Nach Magenteilresektion
b) Schweißausbruch, Blässe, Übelkeit, Kollaps, Druck-, Völlegefühl
c) Früh-Dumping: 10–30 Min. nach dem Essen, Spät-Dumping: 1–2 Std. nach dem Essen
d) ☞ 1.5.2.26

1.5.2.28 ☞ **1.5.2.26**

1.5.2.29
- Nachblutung
- Peritonitis
- Cholangitis
- Pankreatitis
- Subhepatische und subphrenische Abszesse
- Entzündliche oder narbige Gallengangsstrikturen

1.5.2.30

Bauchdeckenentspannende Lagerung durch leichte Oberkörperhochlagerung bzw. Knierolle, Auflegen einer feuchten warmen Kompresse (re. Oberbauch), zum Durchatmen anhalten, beruhigen.

1.5.2.31
- Vitalzeichen
- Urinfarbe, -menge
- Flüssigkeitsbilanzierung
- Temperatur
- Drainagen, Wundverband

1.5.2.32

Knotenartige Vergrößerungen einzelner oder mehrerer Elemente des arteriovenösen Schwellkörpers im Analkanal.

1.5.2.33

- Langes Stehen vermeiden
- Beine häufig hochlegen
- Sonnenbäder und warme Bäder vermeiden
- Täglich kurz und kalt duschen
- Regelmäßiges Gefäßtraining (Wechselduschen warm-kalt)
- Täglich längert zu Fuß gehen (mind. 2 x 30 Min.)

1.5.2.34 **C ist richtig**

Nach Operationen an venösen Gefäßen ist die Thrombosegefahr besonders hoch. Deshalb soll ein Patient nach Varizenstripping möglichst rasch mobilisiert werden, einen einmal täglich gewickelten Kompressionsverband erhalten und viel laufen (Muskelpumpe!). Nachts werden die Patienten mit erhöhten Unterschenkeln gelagert, um den venösen Rückstrom zu erleichtern und beschleunigen.

1.5.2.35 **B ist richtig**

Zur Basisüberwachung gehören Blutdruck- und Pulskontrolle (Tachykardie und Hypotonie) und Kontrolle der Hautfarbe (kalter Schweiß, blaß-zyanotische Haut).

1.5.2.36 **C ist richtig**

Nach operativer Therapie von arteriellen Durchblutungsstörungen, z.B. mit Anlage einer Gefäßprothese, wird das betroffene Bein zur Verbesserung der Durchblutung eher tief als hoch, meist flach gelagert. Durchblutung, Motorik und Sensibilität müssen regelmäßig überprüft werden, um einen erneuten Verschluß rechtzeitig zu bemerken.
Durch Kompressionsverbände oder Antithrombosestrümpfe würde die ohnehin mangelhafte arterielle Durchblutung weiter verschlechtert. Wärmeapplikation kann zu einem „Steal-Phänomen" (die peripheren Gefäße werden erweitert und so das Blutumverteilt) führen und ist deshalb ebenso kontraindiziert.

1.5.2.37 **B ist richtig**

Die Anamnese läßt an eine arterielle Durchblutungsstörung denken (bei venöser Stauung kommt es in der Regel zu einer Zunahme der Beschwerden, wenn der Patient die Füße aus dem Bett hängen läßt). Man prüft also in erster Linie Hauttemperatur, Hautfarbe, Pulsstatus.

1.5.2.38

Puls, Hautfarbe, Sensibilität, Bewegungsfähigkeit, Hauttemperatur, Schmerzen

1.5.2.39 **D ist richtig**

Kardinalsymptome der Embolie einer Extremitätenarterie sind blitzartiger, starker Schmerz, Blässe, gefühllose Extremität, Pulslosigkeit, Bewegungsverlust, Schock. Schwellung und rot-bläuliche Verfärbung können Hinweis auf eine Phlebothrombose sein.

1.5.2.40

- Beintieflage fördert den arteriellen Zufluß, Gewebedurchblutung und Kollateralenbildung
- Infektionsschutz durch gute Hautpflege mit feuchtigkeitsspendenden und rückfettenden Hautpflegemitteln zum Erhalt des physiologischen Säureschutzmantels. Feuchte Kammern durch gutes Abtrocknen vermeiden und Tragen von Baumwollstrümpfen
- Wegen Gefahr von Wundheilungsstörungen Schutz vor Verletzungen durch weiches Schuhwerk und schonende, evtl. fachkundige Fußnagelpflege, nicht barfuß laufen, enge Schuhe meiden
- Keine direkte Wärmeapplikation (Heizdecken, Wärmflaschen, Fußbäder) wegen „Steal-Phänomen" (☞ 1.5.2.37)

1.5.2.41 ☞ **1.5.2.40**

1.5.2.42

Pflegeplan Oberschenkelhalsfraktur ☞ S. 94

1.5.2.43 **C ist richtig**

Ein Hüftgelenk wird durch Außenrotation, Adduktion und Beugung luxiert. Abduktion, Innenrotation und Vermeidung einer stärkeren Beugung im Hüftgelenk wirken einer Luxation entgegen.

1.5.2.44

Übernahme des Frischoperierten

In der Regel werden die Frischoperierten vorübergehend bis zur vollen Ansprechbarkeit in den Aufwachraum gebracht. Eine Rückverlegung auf Station erfolgt erst nach komplikationsloser Aufwachphase bei stabilen Vitalfunktionen und bedarf der schriftlichen Zustimmung des Anästhesisten. Allgemeininformationen bei der Übernahme

- Art der ausgeführten Operation bzw. postoperative Diagnose
- Operationsverlauf
- Art der Anästhesie und Narkosedauer
- Postoperative Verordnungen

Beobachtung

- Engmaschige Beobachtung des Patienten, um postoperative Komplikationen frühzeitig zu erkennen
- Bewußtseinslage, Puls, RR, Atmung; Hautfarbe, Hauttemperatur
- Schmerzen, Verband, Drainagen und Sonden
- Infusionen, Infusionswege, ZVD und Urinausscheidung

Zieldrainage

- Dient der Ableitung von Wundsekret Blut und geringfügigen Mengen an Galle (infolge intraoperativer Verletzung)
- Sekret leicht blutig oder gallig gefärbt
- Fördermenge bis zu 300 ml in den ersten Tagen
- Die Drainage wird ca. 1–2 Tage nach dem Ziehen des T-Drains entfernt

T-Drainage
(Ableitung von Gallensaft für ca. 10 Tage)

- Die Drainage wird nach der Eröffnung des Ductus choledochus eingelegt, da postoperativ durch die intraoperative Manipulation mit einem Ödem an der Papilla Vateri zu rechnen ist.
- Fördermenge aus der T-Drainage anfangs bis zu 1000 ml/Tag
- Der Sekretbeutel wird direkt postoperativ unterhalb des Patienten am Bett befestigt
- Auf ärztl. Anordnung wird der Drain nach 4–5 Tagen für 2 x 30 Min. abgeklemmt – mit zeitlicher Steigerung
- Bei anhaltender Beschwerdefreiheit und nachlassender Gallenabsonderung durch die T-Drainage wird eine direkte Cholangiographie durchgeführt. Wird ein freier Abfluß der Galle nachgewiesen, so kann die Drainage entfernt werden (ca. 8. Tag)
- Ein Beutelwechsel muß unter streng aseptischen Bedingungen erfolgen, Messung der abfließenden Sekretmenge

Lagerung

- Sofern der Eingriff keine spezielle Lagerung notwendig macht, sind Frischoperierte bis zur vollständigen Ansprechbarkeit flach zu lagern; Knierolle zur Entlastung der Bauchdecke
- Wunde darf nicht unter Spannung stehen, ferner dürfen Drainageableitungen nicht abgeknickt sein oder gar Zug darauf ausgeübt werden

Mobilisation

- Die Frühmobilisation ist eine wirkungsvolle Maßnahme, um unterschiedliche Komplikationen (z.B. Thrombose, Pneumonie, Dekubitus usw.) zu verhindern
- Der Patient soll so früh wie möglich mobilisiert werden

Darmtätigkeit

Bei Ausbleiben der Spontandefäkation wird am 3. postoperativen Tag ein Klysma notwendig n.A.

Nahrungsaufnahme

Bis die Darmtätigkeit in Gang gekommen ist wird parenteral ernährt. Der Kostaufbau beginnt am 3. postoperativen Tag nach klinikublichem Schema

1.5.2.45

Benötigte Informationen

- Art und Dauer der Narkose
- Besonderheiten/Zwischenfälle während der OP
- Gegenwärtiger Zustand der Patientin: Atmung, Kreislauf, Bewußtseinslage, Schmerzen
- Angeordnete Medikamente und Infusionen
- Redon-Drainage: Sekretmenge
- Zustand von Verbänden und Infusionssystemen
- Spontanurin gelassen?
- Mobilisation

Pflegeschwerpunkte

Beobachtung

- Nach Schmerzen fragen, auf Schmerzzeichen achten
- Sprache (Heiserkeit als Folge von Intubation und Schwellung der OP-Wunde, aber auch als Hinweis auf mögliche Recurrensparese)
- Atmung, Atemgeräusche (Stridor und Luftnot deuten auf innere Blutung oder beiderseitge Lähmung des Nervus recurrens hin)
- Puls (Tachykardie infolge von Volumenverlust oder beginnender Thyreotoxikose), Blutdruck (Anstieg z.B. durch Schmerzen; Abfall z.B. durch Volumenmangel oder -verluste)
- Finger- und Handstellung, nach sensiblen Störungen fragen, Patientin bitten, solche zu melden (möglicherweise Hypoparathyreoidismus durch Verletzung oder Entfernung der Nebenschilddrüsenkörperchen)
- Bewußtseinslage (Narkosenachwirkungen)
- Infusionen: Kontrolle der Lösungen, Zusätze, Leitungen und Tropfgeschwindigkeit Verband: Kontrolle auf einwandfreien Sitz und Trockenheit (lnfektionsgefahr, Nachblutung erkennen)
- Redon-Drainage: Unterdruck? (System könnte undicht sein), Menge dokumentieren und beobachten (Nachblutung erkennen)
- Ausscheidung: Urin innerhalb von 8 Std. nach OP, Stuhlgang spätestens am 3. postoperativen Tag, Dokumentation

Mobilisation

- Erstes Aufstehen am Abend des OP-Tages als Frühmobilisation als Thrombose- und Pneumonieprophylaxe
- Ruckartige Kopfbewegungen vermeiden zur Schonung der OP-Wunde. Frau M. sollte insbesondere beim Aufstehen und Hochrutschen im Bett den Kopf mit beiden Händen fixieren

Atmung

- Pneumonieprophylaxe (Atmung durch Schwellung und Schmerzen im Halsbereich eingeschränkt)
- Schmerzmittelgaben n.A.
- Zu gleichmäßiger tiefer Atmung anhalten, beim Abhusten unterstützen
- Atemübungen mit KG
- Evtl. Luftbefeuchtung

Wundversorgung (Gefahr von Nachblutung, Nahtinsuffizienz und Infektion)

- Verbandes auf Trockenheit und Haftung kontrollieren
- Halsumfang regelmäßig messen
- Verbandwechsel, falls erforderlich, unter sterilen Bedingungen, dabei Kontrolle und Dokumentation der Wundbeschaffenheit
- Regelmäßige Kontrolle der Redon-Drainage auf Unterdruck, Sekretmenge und Beschaffenheit → Dokumentation
- Entfernung der Drainage normalerweise am 2. postoperativen Tag

Essen und Trinken

- Erster Trinkversuch am Abend des OP-Tages unter Aufsicht (durch Schwellung im Halsbereich kann es zu Störungen des Schluckaktes kommen)
- Erste Nahrungsaufnahme frühestens 8 Std. nach OP zunächst flüssig oder weich, Übergang zu fester Kost nach Befinden der Patientin
- Medikamente nach ärztlicher Verordnung

Lagerung

- Halbsitzende oder sitzende Position, sobald die Patientin ansprechbar ist: Wundödem und -sekret können besser abfliessen, die Atmung wird erleichtert
- Nackenrolle oder zusätzliches kleines Kopfkissen, um schmerzhafte Überstreckung im Halsbereich zu vermeiden

Familie

- Ehemann nach Absprache mit der Patientin informieren
- Besuche ermöglichen, Zeiten für ungestörten Gedankenaustausch einplanen
- Nach Versorgung des Kindes fragen, nötigenfalls Vermittlungshilfe anbieten. Evtl. Kontakt mit der Tochter ermöglichen, z.B. außerhalb des Stationsbereiches

1.5.2.46 Welche akute Gefahr besteht für die Patientin? Gefahr der Lungenembolie

1. Pflege

Lagerung

- In der Akutphase Bettruhe
- Beider Beine hoch lagern (schiefe Ebene), kein Knieknick, keine Abknickung des

Beines im Leistenbereich → Oberkörper nicht zu hoch lagern
- Drahtgestell für Bettdecke über die Beine stellen

Beobachtung
- Schmerzen im Verlauf der tiefen Venen der Wadenmuskulatur, evtl. auch in der Fußsohle, im Verlauf der Erkrankung zunehmende Schmerzen (ziehend oder krampfartig)
- Entwicklung von Stauungsödemen
- Schwellung im Knöchelbereich (Umfangmessung)? verschwommene Konturen?, glänzende Haut?
- Überwachung der Heparinisierung per Infusion nach ärztl. Anordnung, Kontrolle auf Blutungszeichen, Kontrolle der Gerinnungswerte

Psychische Betreuung
- Gesprächsbereitschaft signalisieren
- Erkennen von Sorgen und Ängsten der Patienten (verlängerter Krankenhausaufenthalt Versorgung der Kinder, Angst vor Embolie, Frage der weiteren Berufsausübung usw.)
- Geduld und Einfühlungsvermögen bei der Beantwortung von Fragen aufbringen
- Gewährleistung von Kontakten zur Familie (Telefon, Besucherregelung usw.)

Mobilisation
- Zu beachten: keine ruckartigen Bewegungen (bei der Grundpflege, am Bett, beim Betten)
- Zeitpunkt Art und Umfang der Mobilisation werden vom Arzt festgelegt
- Aufstehen nur mit Kompressionsstrümpfen oder angelegten Kompressionsverbänden
- Patientin auf Gefahr der Embolie hinweisen, um positive Mitarbeit zu unterstützen

Kompressionsverband
Ziele: Verbesserung des venösen Rückf!usses
- Schnelles Abklingen von Schmerzen und Schwellungen
- Verkürzung der Bettruhe
- Frühzeitiges Aufstehen mit Kompressionsveränden verhindert weitgehend ein Fortschreiten der Erkrankung

Grundsätze:
- Druckaufbau am Fuß beginnend, am Oberschenkel Nachlassen des Druckes
- Wickeln bis zur Leistenbeuge, am Zehengrundgelenk beginnen, Ferse mit einschließen

Ausscheidung
- Beobachtung der Defäkationsfrequenz und der Konsistenz des Stuhls
- Obstipatonsprophylaxe (pressen vermeiden → Emboliegefahr)

2. Beratung

Ausschalten von Risikofaktoren
- Rauchen einschränken, wenn möglich aufhören
- Bewegungsmangel vermeiden
- Langes Sitzen und Stehen vermeiden
- Einengende Kleidung an den Beinen meiden
- Alternativen zu Ovulationshemmern suchen

Förderung des venösen Rückflusses und Gefäßtraining
- Langes Stehen und Sitzen vermeiden
- Fußgerechtes Schuhwerk tragen, keine hohen Absätze
- Hochlagerung der Beine in der Nacht
- Beim Sitzen Beine so oft und so lange wie möglich hochlagern (zu Hause!)
- Beine nicht übereinanderschlagen, Stuhl mit geringer Sitztiefe und gepolsterter Vorderkante
- Beim Sitzen im Büro, Muskelpumpe aktivieren (Fußspitzen zum Körper hinziehen, mit den Zehen „Klavierspielen"), evtl. Arbeitszeit verkürzen
- Regelmäßig Schwimmen, Spazierengehen (täglich), Treppensteigen, Radfahren
- Tägl. kalte Schenkelgüsse

Information
- Über das postthrombotische Syndrom und dessen Symptome im Hinblick auf Eigenbeobachtung
- Ggf. ärztliche Information ergänzen oder erläutern zur Antikoagulantientherapie bezüglich Einnahme des Präparates, Blutungsgefahr, Kontrollen; Aushändigung des Antkoagulantienausweises und einer Dosis des Antagonisten (z.B. Trinkampulle Konakion®).

1.5.3 Pflege Psychiatrie und Neurologie

1.5.3.1 **C ist richtig**

Die Fixierung eines Patienten stellt einen Akt der Freiheitsberaubung dar, der nur auf ärztliche Anordnung für kurze Zeit wegen einer akuten Eigen- oder Fremdgefährdung durch den Patienten rechtlich begründbar ist. Anfallsbereitschaft stellt jedoch keine akute Situation dar. Bettgitter stellen auch eine Freiheitsberaubung dar, sind aber in diesem Fall rechtlich begründbar.

1.5.3.2 **B ist richtig**

☞ 1.5.3.3. Während des Anfalls wird ein Antiepileptikum (Diazepam) i.v. verabreicht, dies ist aber keine pflegerische Aufgabe. Der Patient darf nicht festgehalten werden, sondern durch Abpolstern oder Entfernen scharfkantiger Gegenstände geschützt werden. Die Beobachtung des Anfalles gibt dem Arzt wichtige Hinweise auf die Art des Anfalles.

1.5.3.3

- Patienten auf jeden Fall vor Verletzungen schützen, aber nicht festhalten
- Gute Anfallbeobachtung: Anfallbeginn, Zeitpunkt, Dauer, Pupillenreaktion
- Am Anfallende seitlich lagern (Aspirationsgefahr)
- Kreislaufkontrolle
- Kleiderwechsel und Waschen bei Harn- und Stuhlabgang ermöglichen
- Gelegenheit zum Ausruhen und Schlafen geben.

1.5.3.4

Weil der Apoplektiker dazu neigt seine gelähmte Körperseite zu ignorieren (gestörtes Körperschema) und wieder lernen muß, seine gelähmte Seite bewußt wahrzunehmen und zu gebrauchen.

1.5.3.5

- falsche Haltung und Lagerung
- Verstärkter Einsatz der gesunden Seite
- Schmerzen
- Unfähigkeit zur verbalen Kommunikation
- große Anstrengung
- Aufregung, Angst, Schreck
- Kälte

1.5.3.6

Ziel: Sekretentfernung, Vermeidung einer Infektion, Vermeidung einer Aspiration
Material: Sterile Absaugkatheter, Y-Stück, Absauggerät, sterile Handschuhe, Abwurfschale, sterile Kochsalzlösung (0,9 %) oder Aqua dest., Händedesinfektionsmittel
Durchführung: Händedesinfekton, Öffnen der Katheterhülle, Sauger anstellen, (mittlerer Sog), Handschuhe anziehen, Katheter mit Y-Stück und Sauger verbinden, Katheter kurz anfeuchten, Unterkiefer des Patienten nach unten ziehen und Katheter einführen. Y-Stück verschließen und fraktioniert absaugen (nicht länger als 10 Sek.)

1.5.3.7

a) Beobachtungen: Husten bei vorhandenem Reflex, Atemnot oder Zyanose, motorische Unruhe.
b) Sofortmaßnahmen: auf den Rücken leicht klopfen, Oberkörper tieflagern. Bei zunehmender Zyanose und Atemnot Arzt verständigen, ggf. absaugen, O_2-Anschluß vorbereiten
c) Prophylaxe: Vor jeder Nahrungsaufnahme Schluckreflexe überprüfen; ggf. Schlucktraining planen, halbfeste Nahrung anbieten

1.5.3.8

a) Bequemste Lage: Rückenlage
b) Spastik-Prophylaxe: Die Lagerung auf der betroffenen Seite
c) Schmerzhafte Lage: Seitenlage mit Auslagerung des Armes

1.5.3.9

- Patienten nicht übersehen oder vergessen, nicht sich selbst überlassen, nicht überfordern
- Schrittweise Kontaktaufnahme z.B. über Gesellschaftsspiele
- Normale soziale Gewohnheiten und Betätigungen beibehalten
- Die Nahrungsaufnahme der Patienten kontrollieren, da diese so mit sich selbst beschäftigt sind, daß sie keine Zeit zum Essen haben
- Auf Verletzungen oder Erkrankungen der Patienten achten, da diese nicht über körperliche Beschwerden klagen.

1.5.3.10 **B ist richtig**

TIAs sind flüchtige neurologische Ausfälle von Min. bis Std. Dauer; nicht über 24 Std. Dazu gehören Zeichen einer zerebralen Ischämie in Form von flüchtigen neurologischen Symptomen mit Halbseitencharakter, Dysarthrie, in der Regel monookuläre Sehstörungen, Schwindel, Schwäche eines Armes oder Beines, Schluckstörungen, „drop attacks“ (d.h. Stürze ohne Bewußtseinsverlust).

1.5.3.11 **B ist richtig**

Die Multiple Sklerose (Enzephalomyelitis disseminata) ist eine chronisch entzündliche Erkrankung von Gehirn und Rückenmark. Krankheitszeichen und Pflegeprobleme bei MS

- Aufgrund der Bewegungsstörungen einzelner oder mehrerer Gliedmaßen, oft als spastische Paresen mit erhöhtem Tonus und Reflexsteigerung (Bauchdeckenreflex erlischt sehr früh) stehen Dekubitus-, Kontraktur- und Pneumonieprophylaxen im Vordergrund. Hinzu treten Koordinationsstörungen (zerebellare Ataxie) mit Intentionstremor, Unsicherheit im Hantieren, torkelnder Gang. Die Sprache wird undeutlich, unartikuliert. Es besteht ein Nystagmus. Gesichtsfeldstörungen, Doppelsehen, Schleiersehen infolge Mitbeteiligung der Augennerven mit Augenmuskellähmung; Lähmung der mimischen Muskulatur
- Blasenstörungen als Inkontinenz oder Retention treten frühzeitig und häufig auf.
- Ebenso kommt es Störungen der Darmentleerung, weshalb Obstipationsprophylaxe notwendig ist
- Psychische Auffälligkeiten im Sinne einer organischen Wesensveränderung zeigen sich oft in einer Euphorie. Psychische Betreuung ist aber dennoch oder gerade deswegen erforderlich.

1.5.3.12 **B ist richtig**

Die klinischen Kardinalsymptome des Parkinson-Syndroms verschiedenster Genese sind die Brady- und *Hypokinese,* der *Rigor* und – jedoch nicht obligat – der *Tremor.* Im Erscheinungsbild typisch sind daher die starre, oft auch gebeugte Körperhaltung ein kleinschrittiger Gang, eine Verarmung von Gestik und Mimik, die rigorartige Tonuserhöhung der Muskulatur und ein Tremor der Hände und evtl. des Kopfes. Auch vegetative Störungen in Form einer Hypersalivation (vermehrter Speichelfluß), eines Salbengesichtes und Temperaturregulationsstörungen können beobachtet werden.

1.5.3.13 ☞ **1.5.3.14** **A ist richtig**

1.5.3.14 **C ist richtig**

Bei der *motorischen Aphasie* kann der Patient nicht sprechen, er weiß nicht, wie er seine „Sprachwerkzeuge“ einsetzen soll. Dieser Patient versteht jedoch, was andere ihm sagen.

Bei der *sensorischen Aphasie* kann der Patient die Sprache seiner Mitmenschen nicht verstehen. Spontansprache ist aber begrenzt möglich.

Aphasien können nach Schlaganfällen, bei Gehirntumoren, nach Trauma oder Hirnoperationen auftreten.

Wenn der Patient alle Gegenstände nur umständlich beschreiben, nicht aber mit Namen benennen kann, so leidet er unter Wortfindungsstörungen.

1.5.3.15

- Bewußtsein (Ansprechbarkeit, Erweckbarkeit, Orientierung, Reaktionen)
- Pupillenreaktion (Form, Seitengleichheit)
- Puls, RR, Atmung
- Motorik
- Sensibilität

1.5.3.16

- Leichte Oberkörperhochlagerung ca. 30°
- ☞ 1.5.3.15

1.5.3.17

- Keinen Dauerkatheter legen, sondern steril einmalkatheterisieren
- Ansäuern des Harns
- Blasenentleerung alle 4 Std.
- Ausreichende Flüssigkeitszufuhr (Harnwege „spülen“)
- Restharn unter 100 ml halten

1.5.3.18

- Prestigeverlust (Stigmatisierung) des Patienten und seiner Angehörigen im sozialen Umfeld („Man ist nicht richtig im Kopf“)
- Isolation von Angehörigen und Freunden

- Vertrauensverlust in die Fähigkeit die allgemeinen Anforderungen des Lebens zu bewältigen
- Arbeitsplatzverlust
- „Sozialer Abstieg“

1.5.3.19
Psychischer Hospitalismus soll abgebaut bzw. vermieden werden, die Entlassung aus der Klinik soll vorbereitet werden, Selbständigkeit soll erreicht werden in den tägl. Verrichtungen und der Körperpflege, der Freizeitgestaltung, der Kontaktaufnahme; normale Verhaltensweisen sollen wiedererlernt werden: das tägl. Leben betreffend, das Arbeitsleben betreffend, den Umgang mit Mitmenschen betreffend

1.5.3.20 **D ist richtig**

1.5.3.21 **A ist richtig**
Aggressionen haben immer einen psychischen Hintergrund. Dafür ist der Patient nicht alleine verantwortlich. Patienten wie Kinder zu behandeln heißt, sie indirekt zu entmündigen und nicht ernst zu nehmen.

1.5.3.22
- Keinen Zugriff auf Schlüssel ermöglichen
- Türen immer verschlossen halten, nur nach Absprache den Patienten herauslassen
- Gefährliche Gegenstände dürfen nicht herumliegen
- Medikamente so aufbewahren, daß sie für Patienten unzugänglich sind
- Besondere Beobachtung der Patienten, um Suizidgefahr sowie Nebenwirkung von Medikamenten rechtzeitig zu erkennen

1.5.3.23
- Kontakte und Verhalten gegenüber Patienten, Teammitgliedern und Angehörigen
- Essen- und Medikamenteneinnahme
- Beobachtung über Fähigkeiten der Patienten (betrifft Aktivierung und Rehabilitation)
- Körperpflege, Kleidung, persönliches Eigentum
- Verhaltensauffälligkeiten

1.5.3.24
- Alkoholdelirium
- Stupor
- Katalepsie
- Anorexia nervosa
- Suicidversuch

1.5.3.25
- Beschäftigungstherapie
- Gestaltungstherapie
- Arbeitstherapie
- Musiktherapie
- Sporttherapie, Krankengymnastik
- Ausflugs- und Festgestaltung
- Einzeltherapie, Gruppentherapie
- Ergotherapie

1.5.3.26
- Beschützende Werkstätte
- Tag- und Nachtklinik
- Therapeutische Wohngemeinschaften
- Übergangswohnheime
- Ambulante ärztliche Einrichtungen
- Selbsthilfegruppen
- Tagesstätten

1.5.3.27
Apathie: Vorübergehende oder dauernde Teilnahmslosigkeit
Absencen: Plötzliche, kurze Bewußtseinsverluste
Stupor: Geistige und körperliche Erstarrung, Aufhebung aller Willensleistungen
Delirium: Pathologisch veränderte Bewußtseinslage, Patienten sind desorientiert verwirrt und haben zum Teil wahnhafte Vorstellungen. Tremor, Schweißausbrüche und Fieber als körperliche Begleitsymptome.
Halluzinationen: Wahnhafte Vorstellungen, Sinnestäuschungen in allen Bereichen (Akustik, Optik, Geschmack, Geruch, Gefühl) möglich.

1.5.3.28
Sopor: völlig desorientiert, kein Schmerzlaut, nur mit Schmerz weckbar, Mimik nur bei Schmerz; spürt Stechen, Abwehrbewegungen bei Schmerz gezielt
Benommenheit: zeitlich u. örtlich desorientiert, sehr gut weckbar, oft schweigend, Befehle werden verzögert ausgeführt, Mimik differenziert, unzusammenhängende Sprache, Verständnisschwierigkeiten, Echolalie; spürt

Kneifen, Stechen; bewegt seitenungleich, nicht gezielt auf Befehl

1.5.3.29 **B ist richtig**

☞ 1.5.3.27 und 1.5.3.28.

1.5.3.30

Die Symptome eines Verwirrtheitszustandes können sein:

- Örtliche und zeitliche Desorientiertheit
- Affektstörung
- Denkstörungen wie Ideenflucht oder Weitschweifigkeit
- Wahrnehmungsstörungen wie illusionäre Verkennungen
- Selbstgespräche
- Mnestische (Gedächtnis-) Störungen
- Störungen des Antriebs, motorische Unruhe/Agitiertheit, Apathie
- Sprachstörungen.

1.5.3.31

- Strukturierung des Tages unterstützen
- aktivierende Pflege z.B. bei der Körperpflege, nicht überfordern
- Patienten zuhören, Verständnis zeigen
- Auf angemessene Nahrungs- und Flüssigkeitsaufnahme achten
- In den Stationsablauf integrieren, Aufgaben zuteilen

1.5.3.32 **B ist richtig**

1.5.3.33

- Feste Bezugspersonen ermöglichen
- Geborgenheit vermitteln
- Selbstmordabsichten ernst nehmen (sofern geäußert bzw. bekannt)
- Zustand bzw. subjektives Gefühl ernst nehmen
- Vorsichtig aktivieren, aber „Aufopferungen entgegenwirken“
- Beobachtung des Schlafes (Hilfen)
- Interessen fördern und Ressourcen aktivieren
- Kontakte fördern
- auf Wichtigkeit der Medikamenteneinnahme hinweisen

1.5.3.34 **A ist richtig**

Bei der Depression ist die Stimmung niedergeschlagen, evtl. sind die Patienten überhaupt nicht mehr in der Lage, irgendwelche Gefühle zu empfinden. Sie sind hoffnungslos und resigniert. Der Antrieb ist bei depressiven Patienten meist vermindert, dies ist morgens besonders ausgeprägt. Die Patienten leiden außerdem unter Durchschlafstörungen, ständiger Müdigkeit, Obstipation und Appetitverlust.

1.5.3.35

- Unruhe, Getriebenheit
- Keine Zeit zum Essen
- Brauchen wenig Schlaf
- Motorische Überaktivität
- Beschleunigtes Reden
- Zerfahrenes Denken
- Distanzlosigkeit
- Selbstüberschätzung
- Evtl. vermehrter Alkoholkonsum

1.5.3.36 **A ist richtig**

Für Argumente oder alternative Vorschläge sind psychisch Kranke wenig empfänglich. Schimpfen, Zurechtweisen, Belehren oder Ignorieren sind erfolglose, aber auch die Würde des Patienten verletzende Verhaltensmuster.

1.5.3.37 **C ist richtig**

Der Begriff Manie heißt übersetzt Begeisterung, Besessenheit. Manische Patienten haben ein wirklich mitreißendes Wesen, eine gehobene Stimmung und eine starke Antriebsteigerung. Beim Umgang mit manischen Patienten kommt es darauf an, in ruhiger, aber fester Art dem Patienten die Grenzen aufzuzeigen, ihn aber nicht unnötig einzuschränken. Argumenten gegenüber sind diese Patienten nicht zugänglich, die motorischen Fähigkeiten sind eher gesteigert als vermindert.

1.5.3.38

- Angst verbalisieren
- Gefühl der Angst zulassen
- Über eigene Ängste sprechen
- Gegenstand der Angst benennen (lassen)
- Information kann Angst lösen, abbauen
- Vertrauen schaffen

1.5.3.39

- Er fühlt sich in seinem Wahn allein gelassen, einsam
- Hat Ängste
- Fühlt sich nicht verstanden und damit ausgeschlossen

- Schlafstörungen
- Verdauungs- und Eßstörungen
- Schwierigkeiten bei der Körperpflege oder anderen tägl. Verrichtungen
- Ist suizidgefährdet

1.5.3.40 **C ist richtig**

Wahnkranken sollte man nicht versuchen, die Wahnideen auszureden, noch ihnen unseren Glauben an sie vorheucheln. Nun versucht aber ein Wahnkranker oft inständig, uns von der Realität seiner Wahnvorstellungen zu überzeugen. In diesem Fall kann es angebracht sein, dem Kranken den Hauptinhalt seines Wahns zu resümieren und ihm wahrheitsgemäß zuzugestehen, daß es für ihn sehr schwer sein müsse, wenn eine derart wichtige Angelegenheit für niemand außer ihm selbst, nicht einmal für seinen jetzigen Gesprächspartner, der Wirklichkeit entspreche, das sei eine Erfahrung, die uns im beruflichen Alltag immer wieder beschäftige. Um diese Erscheinung wenigstens etwas besser zu verstehen, seien wir dem Patienten für eine möglichst detaillierte Schilderung darüber dankbar, was ihn überhaupt zur Annahme der von ihm vertretenen Wirklichkeit geführt habe.

1.5.3.41 **C ist richtig**

1.5.3.42 **C ist richtig**

1.5.3.43 **B ist richtig**

Patienten mit Zwangsneurosen leiden unter sich ihnen aufdrängenden Zwängen, bestimmte Handlungen oder Gedanken durchzuführen. Sie können dies nicht oder nur mit größter Anstrengung für kurze Zeit unterlassend. Es handelt sich um eine Neurose, die therapierbar ist. Aufgrund logischer Argumentation kann das Verhalten nicht dauerhaft geändert werden, erfolgsversprechend sind analytische Psychotherapie oder evtl. Verhaltenstherapie.

1.5.3.44 Pflege Oligophrenie-Kranker

Sich waschen und kleiden

- Informationen von Bezugspersonen einholen (Gewohnheiten/Erfahrungen)
- Kleidung sorgfältig auswählen
- auf Hygienezustand achten
- beim An- und Ausziehen unterstützen

Sich beschäftigen

Hauptziel: Förderung der Ressourcen

- Tagesablauf planen und gestalten: Alltagsfähigkeiten und Abläufe erlernen
- beliebte, einfache Beschäftigungen fördern

Sinn finden

- Grenzen erfahren lassen und erkennen sowie akzeptieren
- Vertrauen in soziale Umwelt und sich selbst fördern

1.5.3.45 **B ist richtig**

Bei der Betreuung suchtkranker Patienten sind vor allem im Entzug (Delir) umfangreiche pflegerische Maßnahmen notwendig, die der aktuellen Situation angepaßt werden müssen.

Suchtkranke Patienten sind oft unter- oder fehlernährt und schwitzen stark, so daß sie besonders dekubitusgefährdet sind.

Die Auswahl der entsprechenden Medikamente, die die Entzugssymptomatik erleichtern sollen, ist Aufgabe des Arztes, weil sie zum großen Teil erhebliche Nebenwirkungen haben. Auf Beteuerungen psychisch Kranker darf man sich (leider) nie verlassen. Da Besucher (manchmal) in guter Absicht den Suchtkranken seine Suchtmittel mitbringen, muß man darauf besonders achten. Bei erneuter Einnahme kann es zu unvorhersehbaren Wechselwirkungen mit der Medikation kommen.

1.5.3.46 **B ist richtig**

Delirium tremens entwickelt sich bei chronischen Alkoholikern nach plötzlichem Alkoholentzug oder nach akuten Erkrankungen, nach Unfällen, Operationen, schweren seelischen Belastungen und dergleichen. Es bestehen Stoffwechselstörungen.

Überwachung und Pflege:

- Intensivpflege mit Überwachung von Herz und Kreislauf und Atmung.
- Atmung: In der Unruhephase: Hyperventilation durch Erregungszustand; nach Ruhigstellung: Atemdepression durch Psychopharmaka
- Bewußtsein: Bei Überdosierung von Psychopharmaka kommt es zu Bewußtseinsstörungen bis zur Bewußtlosigkeit
- Puls: Tachykardien, bedingt durch Hyperaktivität

- Blutdruck: Evtl. Abfall durch Medikation
- Flüssigkeitszufuhr: Forcierte Diurese zur beschleunigten Entgiftung Bilanzierung durch Infusion.
- Haut: Schürfverletzung durch Hyperaktivität (Ferse, Ellenbogen)
- Lagerung: Leicht erhöht, auf ärztl. Anordnung evtl. fixiert.
- Körperpflege: Patient ist nicht in der Lage, diese selbständig durchzuführen

Die Elektroschocktherapie gehört zu den eher veralteten Methoden in der Psychiatrie.

1.5.3.47

- Bewußtseinstrübung, jedoch Möglichkeit zur Kommunikation
- Desorientiertheit, zeitlich, örtlich und zur Person
- Nestelnde Unruhe, Bewegungsdrang, Tremor (feinschlägig)
- Halluzinationen
- Fieber, Kreislaufinsuffizienz, Atemstörungen (Starke Verschleimung)
- Krampfneigung

1.5.3.48

Pflege und Rehabiliation bei Apoplex

1. Lagerung

Ziel der Lagerung

- Hemmung der Spastizität
- Verhütung von Kontrakturen
- Verhütung von Dekubitus
- Lagewechsel 2–3 stündlich
- Rücken, gesunde Seite, Rücken, gelähmte Seite
- gelähmte Seite anfangs nur 10 Min.

Rückenlagerung

- Körperachse gerade
- Kopf gerade oder zur gelähmten Seite geneigt
- gelähmter Arm auf Kissen, Hand offen, Finger gespreizt – Lagewechsel des Armes über den Kopf
- gelähmtes Bein gestreckt Hüfte, Bein und Fuß durch Kissen unterstützt.

Lagerung auf der gesunden Seite

- gelähmter Arm gestreckt auf Kissen, Hand evtl. leicht erhöht
- gelähmtes Bein leicht angewinkelt auf Kissen
- Rücken durch Kissen unterstützt

Lagerung auf der gelähmten Seite

- gelähmte Schulter und Arm nach vorn, 90 Grad abwinkeln, Ellbogen gestreckt Hand geöffnet
- gelähmtes Bein gestreckt, gesundes Bein angewinkelt auf Kissen
- Kopf durch Kissen unterstützt
- Rücken durch Kissen unterstützt

Bei allen Lagerungen: Beobachtung der druckgefährdeten Stellen auf der gelähmten Seite, da Patient kaum/keine Schmerzen empfindet.

2. Mobilisation

- kein Bettbügel (löst Spastik aus)
- gelähmte Schulter nicht verwenden lassen
- Bewegung durch Ansprache über die gelähmte Seite hinweg fördert Gefühl für die gelähmte Seite (Verlust des Körperschemas)
- sicheres Schuhwerk
- keine Gehstützen
- aktivierende Pflege, Patient motivieren und loben
- Einüben von Gebrauchsbewegungen immer wieder
- Geduld zeigen, Patienten nicht drängen, Zeit geben

3. Prophylaxen/Schluckstörung

Dekubitusprophylaxe

- Weichlagerung, Hochlagerung
- 2stdl. Lagerungswechsel
- sorgfältige Hautpflege
- frühzeitige Mobilisation und Aktivierung

Pneumonieprophylaxe

- Mundpflege nach jeder Mahlzeit
- zum freien, tiefen Durchatmen auffordern
- Hilfe beim Abhusten
- evtl. Speichel und Schleim absaugen

Schluckstörung

- bei jedem Schluck- und Kautraining und zum Essen Patienten aufrecht hinsetzen, Mahlzeiten immer am Tisch einnehmen lassen
- Kau- und Schlucktraining planen: Beginnen mit kleinen Mengen flüssig-breiig, teelöffelweise
- vor den Mahlzeiten Schluckakt und Reflexe überprüfen
- Patienten alleine essen lassen, jedoch in der Nähe bleiben

4. Kommunikation
- Kommunikation fördern
- zum Sprechen ermutigen, ggf. Logopäde einbeziehen
- klare Sprache wählen, kurze, einfache Sätze bilden
- Rückfragen mit ja/nein oder entsprechenden Zeichen beantworten lassen

5. Rehabilitation
- beginnt im Krankenhaus mit Beteiligung anderer Berufsgruppen: Krankengymnast, Ergotherapeut, Logopäde, Sozialarbeiter, Seelsorger, Psychologe
- trainieren der ausgefallenen Funktionen
- Umgang mit Hilfsmitteln
- Haushaltstraining
- evtl. Änderungen im häuslichen Bereich erforderlich

1.5.3.49 Definition SHT

Ein Schädel-Hirn-Trauma (SHT) liegt vor, wenn Hirngewebe durch Gewalteinwirkung von außen klinisch faßbar geschädigt ist und/oder Blutgefäße im Schädelinneren verletzt sind (kranielle Blutung).

Einteilung des Schädel-Hirn-Traumas

Nach Tönnis und Loew können vier Schweregrade unterschieden werden:

I. Grades: Leichte, gedeckte Hirnschädigung, Bewußtlosigkeit bis max. 1 Std. Ausfälle haben sich bis zum 4. Tag zurückgebildet (ähnlich der Commotio)

II. Grades: Mittelschwere gedeckte Hirnschädigung, Bewußtlosigkeit bis zu 24 Std., Ausfälle haben sich innerhalb von 30 Tagen zurückgebildet

III. Grades: Schwere gedeckte Hirnschädigung, Bewußtlosigkeit tagelang. Andauernde subjektive Beschwerden, Reintegration ins Erwerbsleben mit Einschränkung möglich

IV. Grades: Schwerste, gedeckte Hirnschädigung, Bewußtlosigkeit wochenlang, die Patienten sind auf Dauer behindert. Psychopathologische und neurologische Defekte bleiben

Ursachen für eine Hirnschädigung nach SHT

Primär: Hirnkontusion, Zerreißung von Nerven und Gefäßen, Frakturen der Schädelbasis und der Kalotte

Sekundär: Ischämische Schädigung durch fokale oder diffuse intracranielle Hämatome, Hirninfarkte, Hirnödeme.

Pflegeschwerpunkte nach ATL

1. ATL „Atmen"
- Beobachtung der Atemfrequenz und des Atemtyps
- Bereitstellung eines Intubationssets (evtl. Ateminsuffizienz und Indikation zur Beatmung), evtl. O_2- Gabe
- Atemwege freihalten
- Absaugung bereithalten (Aspirationsgefahr)
- Pneumonieprophylaxe: Passive Atemgymnastik (KG), kein Vibrax oder manuelle Vibrationen, lediglich Einreibungen
- Vermeidung von Hustenreiz (Hirndruckanstieg)

Pulskontrolle
- Engmaschige Pulskontrolle
- Tachykardie (zentral bedingt – Betablocker)
- Bradykardie mit Druckpuls (Hinweis auf Hirndrucksteigerung)

Blutdruckkontrolle
- Engmaschige Blutdruckkontrolle
- Blutdruckanstieg anfallartig infolge des Cushing Reflexes (Hinweis auf drohende Einklemmung)

2. ATL „Kommunizieren"
- Regelmäßige Kontrolle und Beurteilung des Bewußtseinszustandes, wenn nötig muß der Patient geweckt werden
- Grad der Orientierung und des Reaktionsvermögens auf Schmerzreize feststellen
- Quantitative und qualitative Beschreibung des Verhaltens
- Trotz evtl. Bewußtseinseinschränkung muß der Patient in die pflegerischen Tätigkeiten integriert werden
- Da die Intelligenzleistung beeinträchtigt ist, ist es wichtig, mit dem Patienten zu reden, evtl. bereits Gesagtes zu wiederholen
- Anreize anbieten, z.B. bekannte Gegenstände von zu Hause, Radio, Fernseher, ohne den Patienten jedoch zu überfordern
- Mit zunehmender Mobilisierung bessert sich die geistige Beeinträchtigung
- Soziale Kontakte z.B. zu Angehörigen und Bekannten unterstützen (Anleitung der Angehörigen)

- Patient soll über den Unfall informiert werden und Gefühle äußern können

Kontrolle der Pupillen
Der N. oculomotorius beginnt im Hirnstamm und reguliert die Pupillenaktivität und Pupillenweite. Seine Funktion läßt Rückschlüsse auf eine Schädigung des Stammhirns (oder auch Einklemmung) zu.
- Pupillenweite
- Pupillenform
- Reaktion auf Lichteinfall und Konvergenz
- Seitengleichheit

Normale Pupillen haben dieselbe Größe und reagieren beiderseitig symmetrisch auf Lichteinfall.

3. ATL „Essen und Trinken"
Die Patienten benötigen zwischen 1800 und 2400 kcal/Tag und überschreiten diese Werte nur in Ausnahmefällen (Krämpfe, Sepsis, zusätzliche Verletzungen)
- Flüssigkeitszufuhr nach ZVD und auf ärztliche Anordnung
- Baldmöglichst enterale Ernährung (Streßulcus)
- Zunächst evtl. über die Magensonde (Sondenkost, Tee)
- Vor der ersten Nahrungsaufnahme (oral) muß eine Schlucklähmung ausgeschlossen werden (Traumafolge), Schluckversuch mit halbfesten Speisen
- Kostaufbau mit zunächst halbfesten Speisen (Joghurt, Kompott, Brei), auf Schluckstörungen achten, dabei zum Kauen und Schlucken auffordern (Patient vergißt dies evtl. immer wieder)
- Geduld und Zeit für die Nahrungsaufnahme einplanen
- Evtl. auch Speisen von zu Hause mitbringen lassen

4. ATL „Ausscheiden"
Urin
- Evtl. Dauerkatheter (transurethral) oder suprapubisch
- 1–2 stdl. Kontrolle der Ausscheidung
- Bei Zunahme der Urinmenge - Messen des spez. Gewichts (Diabetes insipidus?)

Stuhl
- Pressen bei der Darmentleerung muß unbedingt vermieden werden (Hirndruck ↑)
- Auf Anordnung sanfte Laxantien
- Beobachtung der Stuhlausscheidung auf occultes Blut im Stuhl - Streßulcus, Diarrhoe durch falsch verabreichte Sondenkost

Wundsekret
- Sichere Fixierung der Drainagen (Liquordrainage), um unkontrollierten Liquorabfluß zu vermeiden
- Aseptischer VW der Wunde (Infektionspforte – Meningitis oder Encephalitis)
- Nase/Ohren auf Liquorfisteln beobachten, insbesondere bei Schädelbasisfraktur (klare bis leicht blutige Flüssigkeit): Dann auf keinen Fall nasal absaugen!!

5. ATL „Temperatur regulieren"
- Rektale Temperaturkontrollen
- Pflegemaßnahmen bei Fieberkranken
- Evtl. physikalische Maßnahmen zur Fiebersenkung (Wadenwickel mit Zitronenöl, Waschung mit Pfefferminztee)
- CAVE: Temperaturschäden können vom Patienten ggf. nicht bemerkt werden (Sensibilitätsstörungen)

6. ATL „Sich bewegen"
Die Mobilisation ist abhängig von der Schwere des SHT und dem Grad der Bewußtseinseintrübung, es spricht nichts dagegen, den Patienten bereits am ersten posttraumatischen bzw. postoperativen Tag zu mobilisieren.
Lagerung: (Im akuten Stadium)
- Rückenlage
- 30 Grad Hochlagerung des Oberkörpers
- Kopf gerade lagern (nicht abknicken, da der Abfluß durch die Jugularisvenen behindert ist)
- ZVD evtl. in der 30-Grad-Position messen
- Patient soll sich beim Betten nicht aktiv bewegen
- Falls der Patient mit Unruhe oder Streckkrämpfen reagiert, muß ggf. auf das Betten verzichtet werden, Bettgitter polstern
- Bei Lähmungen nach Bobarth lagern
- Dekubitusprophylaxe, Thromboseprophylaxe, Kontrakturenprophylaxe

7. ATL „Sich pflegen und kleiden"
- Je nach Zustand des Patienten
- Evtl. Übernahme der Körperpflege bzw. aktivierende Körperpflege

- Ressourcen mit einbeziehen, Patient muß ggf. angeleitet werden (Beeinträchtigung der Intelligenz und Merkfähigkeit)
- Infolge starken Schwitzens sind evtl. eine zusätzliche Ganzkörperwäsche und Hautpflege nötig
- Haarwäsche nur nach Rücksprache mit dem Arzt (Wunde)

Mundpflege
- Durch kauende und schmatzende Bewegungen des Patienten ist die Mundpflege häufig erschwert (auch cerebrale Kieferklemme)
- Mundpflege mit Zahnbürste bzw. Atomiseur CAVE: Aspirationsgefahr → Spülflüssigkeit absaugen
- Parotitisprophylaxe, Soorprophylaxe

Nasenpflege
- Wäßrige, blutige Flüssigkeit aus der Nase → Liquorfistel (Nicht nasal absaugen!!)
- Sterile Abdankung
- Keine nasale O_2-Sonde bei Patienten mit Liquorrhoe
- Druckstellen durch Sonden (O_2-Sonde, Magensonde) vermeiden

Augenpflege
- Bei fehlendem Lidschluß das Austrocknen der Hornhaut verhindern → Erblindungsgefahr
- Reinigung mit NaCI 0,9 % und sterilem Tupfer, Augensalbe oder Augentropfen nach ärztlicher Anordnung
- Evtl. Uhrglasverband zur Verhinderung der Austrocknung

Ohrenpflege
- Wäßrige, blutige Flüssigkeit aus dem Ohr → Liquorfistel
- Sterile Abdeckung
- Keine Manipulation mit Watteträgern bei Patienten mit Liquorrhoe

1.5.3.50 **A ist richtig**

Wichtige Umgangsregeln bei Verwirrtheit und Demenz:
- Nehmen Sie den Kranken, wie er ist, und dies jeden Tag neu.
- Behalten Sie Gewohnheiten bei, überfordern Sie nicht, aber beziehen Sie ihn in die Selbstpflege mit ein.
- Suchen Sie nach Restfähigkeiten, verbliebenen Kompetenzen.
- Gestalten Sie den Tagesablauf konstant und überschaubar.
- Geben Sie Orientierungs- und Erinnerungshilfen.
- Loben Sie kleine Erfolge, ignorieren Sie Fehler und Aggressionen.
- Sprechen Sie in einfachen, kurzen Sätzen; geben Sie Zeit zum Antworten; reagieren Sie geduldig; setzen Sie die nonverbale Sprache ein: Blickkontakt, Gesten, Berührung.
- Respektieren Sie seine Würde, stützen Sie seine Selbstachtung.
- Lassen sie das Nachtlicht brennen, wenn der Patient nachts desorientiert ist.

1.5.4 Pflege Gynäkologie

1.5.4.1 **C ist richtig**

Die gynäkologische Untersuchung bedarf keines schriftlichen Einverständnisses, weil sie kein invasives Verfahren darstellt.

1.5.4.2
- Geburten, Fehlgeburten, Abrasios
- Menstruationszyklus (Regelmäßigkeit, Stärke, Schmerzen?), Menarche
- Hormoneinnahme bzw. Medikamente
- Familienanamnese
- Erkrankungen, frühere Operationen (v.a. im Bauchbereich)

1.5.4.3
- Beim Toilettengang die Wischrichtung beachten (von vorne nach hinten)
- keine Vaginalspülungen vornehmen
- keine alkalischen Seifen verwenden, die den Säuregehalt herabsetzen, keine Intimsprays verwenden, da die Vaginalflora zerstört wird
- Strumpfhosen u. Unterwäsche aus synthetischen Fasern meiden
- Unterwäsche aus kochfester Baumwolle tragen
- Luftige Kleidung bevorzugen, um feuchte Kammer zu vermeiden
- Badeanzug nicht auf dem Körper trocknen lassen.

1.5.4.4

- Korrekte tägliche Intimtoilette
- Kochbare Unterwäsche täglich wechseln
- Keine Vaginalspülungen
- Keine Tampons verwenden

1.5.4.5 **B ist richtig**

1.5.4.6

Eine Adnexitis ist ein ernst zu nehmendes Krankheitsbild, da sie zu Verklebung der Eileiter führen kann (mit Folge der Sterilität), oder gar zu einer lebensbedrohlichen Peritonitis:

- Vitalzeichen und Temperatur 2x tägl. kontrollieren
- strenge Bettruhe einhalten. Patientin die Notwendigkeit der Bettruhe erklären, für Abwechslung sorgen
- Fiebersenkende Maßnahmen, z.B. Wadenwickel, leichte Zudecke etc.
- Ausreichend trinken (Kräutertees, Wasser mit wenig Kohlensäure)
- Blähende und stopfende Speisen und Getränke meiden
- Antibiotikagabe regelmäßig über den Tag verteilt vorbereiten und korrekt auflösen
- Auf Unverträglichkeitsreaktionen auf Antibiotika achten: Hautreaktionen, Übelkeit, Erbrechen
- Pneumonie-, Thrombose-, Dekubitusprophylaxe
- Tägl. steriler Braunülenverbandswechsel mit Beobachtung der Einstichstelle

1.5.4.7 **B ist richtig**

1.5.4.8 **A ist richtig**

Wenn bei liegender Tamponade eine äußere Abspülung vorgenommen wird, saugt sich die Tamponade voll Wasser. Sie kann dann ihrer eigentlichen Funktion (Aufnahme von Blut) nicht mehr nachkommen. Außerdem nimmt dadurch das Tamponadevolumen zu, wodurch die Wunden unnötig belastet werden. Die Erklärung der weiteren Punkte ergibt sich von selbst.

1.5.4.9

- Schienung der Harnröhre
- Verhinderung von unnötigem Druck auf das OP-Gebiet

1.5.4.10 **C ist richtig**

Die Thrombosegefahr ist nach gynäkologischen Ops durch den Eingriff im kleinen Becken besonders erhöht. Deshalb ist eine frühzeitig Mobilisation angezeigt (am OP-Tag) und das Tragen von Anti-Embolie-Strümpfen bzw. das Wickeln der Beine obligat. Eine Patienten opostoperativ alleine aufstehen zu lassen ist gefährliche Pflege.

1.5.4.11 **B ist richtig**

Antibiotika werden nur bei sehr strenger Indikationsstellung (z.B. mit Herzklappenersatz) prophylaktisch gegeben. Immer wenn feste, starre Zeitschemata für Pflegemaßnahmen angegeben werden, ist Vorsicht und gründliches Überlegen geboten. Alle Maßnahmen werden bedarfsorientiert durchgeführt!

1.5.4.12 **B ist richtig**

Eine Zytoskopie ist bei Tumor-Erkrankungen oder Inkontinenz indiziert. Vaginlaspülungen sind nur indiziert, wenn die Patientin eine vaginale Infektion hat. Eine Rhesus-Faktor-Bestimmung wird im Rahmen der Blutgruppen-Bestimmung obligat durchgeführt.

1.5.4.13 **B ist richtig**

Vordergründig in der postoperativen Pflege ist die Thrombembolieprophylaxe mit Sofortmobilisation und Anlegen von Antithrombosestrümpfen. Vaginalspülungen werden nur noch selten durchgeführt, z.B. bei Genitalkarzinom bei starkem Ausfluß.

1.5.4.14

a) Erhöhte Nachblutungsgefahr aufgrund der anatomischen Verhältnisse im Bereich des kleinen Beckens: Verlauf der großen Blutgefäße und gut durchblutetes Operationsgebiet!
b) Regelmäßige (mehrmals tägl.) Kontrolle der Vorlage auf Blutmenge (evtl. vermehrte Sekretabsonderung, Geruch); Kontrolle der Drainagemenge mit genauer Dokumentation, Wundverbandkontrolle, Vitalzeichenkontrolle

1.5.4.15

- Ob Patientin – entsprechend ihrer Trinkmenge –, spontan Wasser lassen kann
- Bestimmung des Restharns (sonographisch oder mittels Einmalkatheter)

1.5.4.16 **D ist richtig**

Nach einer Ausschabung (Abrasio) muß sorgfältig auf Nachblutungen geachtet werden. Eine Wehenhemmung (Tokolyse) wird mit Betasympatomimetika durchgeführt, die als Nebenwirkung zu Tachykardie, Schweißneigung, Zittern und starker innerlicher Unruhe führen können. Die EPH-Gestose (Edema = Ödeme, Proteinurie, Hypertonie) ist gekennzeichnt duch eine Hypertonie, deshalb u.a. RR-Kontrolle.

1.5.4.17

Verhärtung einzelner Brustbezirke, Fieber, lokale Überwärmung, Rötung, Druckschmerz, Spannungsgefühl.

1.5.4.18 **E ist richtig**

1.5.4.19 **C ist richtig**

Die häufigste Form der Mastitis ist die Brustentzündung der stillenden Mutter in der 2. bis 4. Woche nach der Entbindung. Es kommt zur Infektion der Brustdrüse mit Fieber, Rötung, Schwellung und Schmerzen.

Rotlicht und durchblutungsfördernde Salben sind nicht sinnvoll, weil durch die Entzündung die Durchblutung bereits maximal gesteigert ist. In den meisten Fällen wird die Symptomatik durch Kühlen (Eisblase) und Hochbinden der Brust gemildert. Die Infektion heilt dann spontan ab. Nur in hartnäckigen Fällen sind Antibiotika angezeigt (stellt aber keine pflegerische, sondern ärztliche Aufgabe) dar.

1.5.4.20 **A ist richtig**

Aufklärung der Patientin über ihrer Lebenserwartung ist keine pflegerische Aufgabe.

1.5.4.21 **D ist richtig**

☞ 1.5.4.22 und 1.5.4.23.

1.5.4.22

Der Arm sollte erhöht gelagert werden. Dabei sollte auch der Ellenbogen erhöht liegen, um einem Lymphödem vorzubeugen.

1.5.4.23

1. Lymphödemprophylaxe
- Arm postoperativ in Abduktion hoch lagern
- Patientin auffordern, die Muskelpumpe zu betätigen, um einem Stau von Gewebeflüssigkeit vorzubeugen
- Arm bewegen
- Waschen und Eincremen in Richtung des Herzens

2. Kontraindikationen
- keine Blutdruckmessung am betroffenen Arm
- keine Blutentnahme
- keine Injektion

1.5.4.24

- Durch Hochlagerung des Armes in leichter Abduktionsstellung
- Anleitung der Patientin zur Durchführung von Bewegungsübungen für Arm und Schulter (die Muskelpumpe fördert den Rückfluß von Gewebsflüssigkeit)
- ☞ 1.5.4.23

1.5.4.25

- Bestrahlte Hautpartien nicht waschen, nur mehrmals täglich einpudern
- Nicht reiben, massieren
- Einengende Kleidung vermeiden
- Keine Wärme- oder Kälteanwendung

1.5.4.26

- Den Arm schonen, nicht überlasten (Grund für eine Umschulung); Heben, Tragen von schweren Gegenständen vermeiden, ebenso wie Wäsche aufhängen und Fenster putzen
- auch kleinste Verletzungen ärztlich abklären lassen
- keine Blutdruckmessung, Blutentnahme und Injektionen am betroffenen Arm
- keine Sonnen- und Hitzeeinwirkung (→ Lymphstauung)
- Druck und Einschnürungen meiden, nur weite Ärmel, nur lockersitzende Armreife oder Uhren
- Einhaltung der Kontrolluntersuchungen
- Hinweis aus Selbsthilfegruppe oder Psychologen, Prothesenberatung
- Aufklärung über spez. Badeanzüge, BHs, usw.

1.5.4.27 **C ist richtig**

Nikotin und Alkohol sind in Mitteleuropa die häufigsten Ursachen für vermeidbare Entwicklungsstörungen des Feten. Es besteht die Gefahr, daß die Kinder zu klein, intelligenzgemindert, körperlich oder geistig behindert auf die Welt kommen.
Dem Beruf nachgehen, Sport treiben, Reisen und Diät halten (alles in Maßen!) schädigt den Feten nicht.

1.5.4.28

- Zeitpunkt, Häufigkeit und Menge des Erbrochenen
- Beobachtung der Ein- und Ausfuhr (Flüssigkeitsbilanz)
- Beobachtung von Puls, PR, Bewußtsein, Atmung (insbesondere Ausatmungsgeruch)
- Gewichtskontrolle
- psychischer Zustand

1.5.4.29 **C ist richtig**

Eine Plazenta praevia (prae = vor dem; via = Wege) liegt vor dem Muttermund, so daß die Geburt des Kindes nicht auf dem natürlichen Wege möglich ist. Damit ist sie eine Indikation zum Kaiserschnitt (Sectio caesarea). Die Gefahr besteht in einer vorzeitigen Plazentalösung, die für das Kind tödlich ist. Auch für die Mutter kann sie gefährlich werden, weil es zu *schmerzlosen Blutungen* kommen kann, die durch oft gleichzeitig vorkommende Blutgerinnungsstörungen verstärkt werden.

1.5.4.30

Strenge Bettruhe und möglichst wenig Aufregung, um Ursachen zu vermeiden, die eine Eklampsie auslösen können, engmaschige RR-Kontrolle, Flüssigkeitseinschränkung, Ausscheidungskontrolle, Bilanzierung, Beobachtung der Ödeme, Gewichtskontrolle (alle 24 Std.), gezielte Krankenbeobachtung auf Sehstörungen, Kopf- und Magenschmerzen.

1.5.4.31

Ödeme, Urinbefund, Blutdruck.

1.5.4.32

- Bettruhe einhalten
- Patientin beruhigen, offen für Ängste sein
- Beobachtung von Blutung, Puls, Temperatur, RR

1.5.4.33 **A ist richtig**

Wehenhemmende Medikamente (Tokolytika) gehören in die Gruppe der β–Sympathomimetika; sie erhöhen also den Sympathikotonus (speziell die β-Rezeptoren) und es kann zu tachykarden Herzrhythmusstörungen kommen.

1.5.4.34

Die Frau sollte auf die Seite gelegt werden, um die Vena cava von dem Druck des Uterus zu entlasten. Damit sind die Symptome dieses Vena-cava-Kompressionssyndroms meist schlagartig beseitigt.

1.5.4.35 **B ist richtig**

Der Bauchumfang wird nicht gemessen, jedoch täglich der Fundusstand kontrolliert, ob sich der Uterus regelrecht zurückbildet. Vollbäder sind eher verboten, solange Wochfluß besteht.

1.5.4.36

- Patienten nach Befinden fragen
- Beine hochlagern, Kopf flach bzw. tief
- Vergleich mit den vorausgegangenen Vitalwerten
- Vorlagen kontrollieren (starke Blutung?)
- Arzt benachrichtigen

1.5.4.37

- Wie ist die Geburt und Postplacentaperiode verlaufen?
- Hat die Wöchnerin eine Periduralanästhesie oder eine andere Anästhesie bekommen?
- Wurde eine Episiotomie gemacht?
- Wie sind die aktuellen Vitalzeichen?
- Wie groß ist der geschätzte Blutverlust?
- Hat die Wöchnerin schon Wasser gelassen?
- Ist die Wöchnerin schon aufgestanden?
- Wie ist der gesundheitliche Zustand des Kindes?

1.5.4.38

- Brustpflege (wegen lnfektionsgefahr)
- Hygiene im lntimbereich (Gefahr der aufsteigenden Harnwegsinfektion)
- Kontrolle der Lochien auf Menge, Farbe, Beschaffenheit und Aussehen
- Kontrolle der Urinausscheidung (Harnflut)
- Stuhlgangregulierung (Obstipatonsgefahr)

- Beobachtung von Temperaturanstieg (Zeichen für Mastitis, Harnwegsinfektion, Lochienstau u.a.)
- Beobachten der evtl. auftretenden psychischen Veränderungen (sog. „Heultage“ ab 3. Tag post partum)

1.5.4.39
- ausgewogene Ernährung und reichliche Flüssigkeitszufuhr
- exakte Hygiene
- auf Bewegung und gezielte Gymnastik achten, um Rückblidung des Uterus zu fördern und Bauch- und Beckenboden-Muskulatur zu stärken *und* als Tromboseprophylaxe
- Kontrolle des Wochenflusses
- Überwachung von Blasen- und Darmfunktion
- psychische Reaktion auf Geburt

1.5.4.40
- Straffung der Beckenboden- und Bauchmuskulatur
- Thromboseprophylaxe
- fördert die Rückbildungsvorgänge

1.5.4.41 **E ist richtig**

Im Frühwochenbett ist mit einer vermehrten Harnbildung zu rechnen, da das während der Schwangerschaft vermehrte intravasale Volumen ausgeschieden wird. Dadurch kommt es zu einer plötzlich einsetzenden Harnflut, die in den ersten 3 Tagen 3–4 l/24 Std. betragen kann und zu einer Überdehnung der Blase führen kann, wenn die Miktion gestört ist (Harnverhalt). 6 Std. nach der Geburt muß die Blase entleert sein. Die Harnflut an sich ist demnach keine Komplikation, stellt aber eine gewisse Gefahr dar.
Im Wochenbett besteht verstärkte Neigung zu Obstipation, ebenso wie während der Schwangerschaft infolge der Organverdrängung durch den Fetus.
Thrombosen (Thromboseprophylaxe) durch Verlangsamung des Blutstromes im kleinen Becken und Lochialstauung (Kontrolle der Lochien) sind ebenfalls häufige Komplikationen im Wochenbett.

1.5.4.42
- Intimhygiene: Abrieseln nach Urin- und Stuhlentleerung
- Beobachtung der Lochien
- Beobachtung des Uterusstandes
- Kontrolle und Pflege der Brust
- Beobachtung der Schmerzen

1.5.4.43 **B ist richtig**

1.5.4.44
- Leicht verdauliche, nicht blähende Kost
- Ausreichende Ballaststoffzufuhr
- Eiweiß- und vitaminreich
- Ausreichende Kalziumzufuhr
- Eisen- und phosphorhaltige Kost
- Ausreichende Flüssigkeitszufuhr

zu Vermeiden:
- Säurehaltiges Obst und Säfte
- Alkohol- und Nikotingenuß
- Medikamente (nur vom Arzt verordnete Medikamente sind einzunehmen)

1.5.4.45
- Keimfreiheit
- Der Säuling erhält Antikörper über die Muttermilch
- körperwrme Temperatur
- ideale Zusammensetzung
- orale, psychische Bedürfnisse werden befriedigt
- Rückbildungsvorgänge werden beschleunigt (Saugreiz führt zur Auschüttung von Oxytocin)

1.5.4.46 **C ist richtig**

Beim Lochialstau kommt es zum gänzlichen oder teilweisen Versiegen der Lochien, die sich im Uterus ansammeln. Hier besteht dann die Gefahr einer Infektion der Lochien, die Wöchnerin bekommt Fieber, meist ist der Stau jedoch schmerzlos.

1.5.4.47 **C ist richtig**

Lochialsekret: Menge und Zusammensetzung entsprechen dem Heilungsverlauf der uterinen Wunde. Sie ändern sich im Verlauf des Wochenbettes in folgender Weise:
1. Woche: blutig (Lochia rubra),
2. Woche: braunrot (Lochia fusca),
   Ende der 2. Woche: gelb (Lochia flava),
3. Woche: hell (Lochia alba).

Die Lochien können aber auch bei gesunden Wöchnerinnen bis in die 3. und 4. Woche nach der Geburt mehr oder weniger reichliche Blutbeimengungen aufweisen. Selbst in der 6. Woche kommt dies noch bei 10 % der Wöchnerinnen vor.

1.5.4.48

- Lochia rubra = Blutiger roter Wochenfluß
- Lochia sanguinolenta = Braun-schwarzer Wochenfluß
- Lochia flava = Gelblicher Wochenfluß
- Lochia alba = Klarer schleimiger Wochenfluß

1.5.4.49

- Frühzeitige Mobilisation
- Regelmäßige Gymnastik
- Regelmäßige Bauchlage
- Stillen
- Einhalten hygienischer Prinzipien

1.5.4.50

- A = Atmung
- P = Puls
- G = Grundtonus (spontane Bewegung)
- A = Aussehen (Hautfarbe)
- R = Reflexe

1.5.4.51

Physiologische Gewichtsabnahme ca. 1/10 des Geburtsgewichtes (ca. 300 g). Erreichen des Geburtsgewichtes nach ca. 10 Tagen.

1.5.4.52 **B ist richtig**

Ein gesundes Neugeborenes wiegt bei einer zeitgerechten Geburt zwischen 3 und 4 kg. Sein Gewicht hat sich

- mit 4–5 Monaten verdoppelt → ca. 6–8 kg
- mit 1 Jahr verdreifacht → 10 kg
- mit 6 Jahren versechsfacht → ca. 20 kg
- mit 12 Jahren verzwölfacht → ca. 40 kg

1.5.4.53

- Beim Versorgen des Nabels hygienisch arbeiten(Händedesinfektion!)
- Nabel trocken halten
- Gezielte Beobachtung des Nabels und der Umgebung

1.5.4.54

Steg- oder Breitwickelmethode.

1.5.4.55

Postoperative Pflege nach Hysterektomie

Kreislauf

- Puls und RR: postop. engmaschige Kreislaufüberwachung
- Temperaturkontrolle: 2 x tägl.

Körperpflege

- OP-Tag und 1. postop. Tag: Ganzwäsche im Bett
- 2.–3. postop. Tag: Hilfestellung und Unterstützung am Waschbecken, (Ressourcen des Patienten berücksichtigen)

Intimpflege

Intimpflege muß in der ersten postop.-Zeit von Pflegekraft durchgeführt werden. Patient soll mit zunehmender Selbständigkeit korrekt eingewiesen werden. Dabei wird die Blutung beobachtet und Einmalmaterial verwendet.

DK-Pflege ☞ Ausscheidung - Urin

Beobachtungskriterien und Maßnahmen von Seiten des Pflegepersonals:

- Beobachtung auf Blutungen (Vorlagenkontrolle)
- Beobachtung des Verbandes: Durchblutung markieren, mit Datum versehen
- Inhalt des Redons, Easy-flow usw. kontrollieren und notieren

Mobilisation

- Mobilisation in den ersten Tagen: nach Anordnung Schmerzmittelgabe. Patientin zum Aufsetzen über die Seite anleiten, dabei gegen die Bauchwunde mit den Händen pressen, um Schmerzen zu verhindern; ggf. Bauchbinde mit Klettverschluß verwenden (v.a. bei adipösen Patientinnen)
- Mobilisation nur zu zweit (Patient soll sich sicher fühlen), Patient mit einbeziehen und auffordern, gegen die Wunde zu drücken
- 1. postop. Tag nachmittags: am Bettrand sitzen – aufstehen, auf der Stellen treten lassen
- 1. postop. Tag abends: im Zimmer auf und ab gehen
- 2. postop. Tag: evtl. im Flur (in Begleitung einer Pflegekraft)
- Patient später nur noch passiv bei der Mobilisation unterstützen und sie zum Aufstehen und Laufen ermutigen

- Beckenbodengymnastik unter Anleitung der KG (Patienten evtl. ermutigen dies selbständig durchzuführen)

Ernährung

- OP-Tag: Nahrungskarenz → Mundpflege, mit Tee spülen, Zitronenstäbchen anbieten
- Abends ggf. Tee, wenn Winde abgehen
- Kostaufbau, nur wenn Winde abgehen
  - 1. postop. Tag: Tee ca. 200–300 ml (Fenchel, nicht blähend)
  - 2. postop. Tag: Tee steigernd, Suppe, Haferschleim (nach dem Abführen)
  - 3. postop. Tag: Zwieback, Breikost, Tee frei
- Schonkost – Vollkost erst wenn Patient abgeführt hat! In der ersten postop. Zeit blähende Speisen vermeiden
- Infusionstherapie nach Anordnung in Form von Flüssigkeits-, KH- und Elektrolytsubstitution

Ausscheidung

Urin

- DK wird am 1. postop. Tag entfernt bzw. so früh wie möglich
- Auf Spontanurin achten und Menge beobachten → Hämaturie bei Verletzung der Blase

Stuhl

- Abführen: 2. postop. Tag (Klysma oder orales Abführmittel 3 x tägl.)
- Nachtstuhl im Zimmer, wenn Patient noch nicht weit gehen kann
- bei Darmträgheit: Vermehrtes Trinken
- Blut: Blutiger Ausfluß (evtl.) → regelmäßiger Bindenwechsel, Kontrolle

Prophylaxen

- Thromboseprophylaxe: Antithrombosestrümpfe, Antikoagulanzien bis zur Entlassung, fachgerechte Gymnastik und KG
- Pneumonieprophylaxe: Abreiben mit Alkohol, Kampfer. Schmerzbekämpfung. damit richtiges Durchatmen möglich ist; Atemtherapie durch KG zur Verhinderung einer Schonatmung (Minderbelüftung der Lungen)

Rehabilitation

- Nachfolgende Therapie und Rehabilitationsphase gemeinsam mit Arzt, Patientin und Pflegepersonal besprechen
- Schweres Heben und Tragen in den ersten 3 Monaten vermeiden
- Weiterführen der Beckenbodengymnastik
- Nachuntersuchung nach 4–6 Wochen
- Der Patientin steht eine Kur zu

Identität als Frau

Die Pflege und Betreuung sollte so ausgerichtet sein, daß die Patientin sich zu jeder Gelegenheit und in jeder Situation als Frau zum Ausdruck bringen kann.

- absolute Wahrung der Intimsphäre
- Patientin in ihrer persönlichen Hygiene unterstützen: Unterstützung beim Haare waschen, möglichst früh ein eigenes Nachthemd anziehen
- evtl. hormonelle Veränderungen erkennen und adäquat in die Pflege mit einbeziehen (z.B. starkes Schwitzen, Stimmungsschwankungen)

Der Patientin soll bewußt werden, daß ihre Rolle als Frau unverändert bleibt:

- beruflich
- in ihrer Partnerschaft
- persönliche Neigungen (keinerlei Beeinträchtigung – daher weiterpflegen!)
- Familie mit einbeziehen

Je nach Alter der Frau, befürchten (v.a. jüngere) mit dem Verlust ihrer Gebärfähigkeit auch ihre Funktion als „richtige Frau“ zu verlieren. Für Patienten in der Menopause ist dies meist kein Problem. Diese Problematik variiert allerdings in verschiedenen Kulturen. So kann sie bei Frauen aus anderen Kulturkreisen z.T. verstärkt sein, da sie ein anderes Verständnis mit starker Dominanz der Werte Mütterlichkeit und Fraulichkeit haben.

1.5.4.56

Unterbringung

- Kleines Zimmer, damit Angehörigen der Sterbenden nahe sein können
- Evtl. zunächst geeignete Mitpatientin (aber vorher Gespräch mit dieser) und später Verlegung in ein Einzelzimmer
- Wenn möglich, ruhige Lage des Zimmers

Körperpflege, Betten, Lagern, Prophylaxen

Die gesamte Grundpflege ist bei dieser Patientin vorrangig. Dies sollte in der Arbeit irgendwo zum Ausdruck gebracht werden. An Prophylaxen sind vorrangig zu Dekubitus,

Soor und Parotitis, Pneumonie und Thrombose.

Bei der **Grundpflege** folgende Grundsätze beachten:

- Pflegemaßnahmen gut koordinieren
- schonendes Vorgehen wegen der Schmerzen, z.B. Erschütterungen vermeiden,
- das gebrochene Bein vorsichtig anheben, besonders wenn die Patientin Stuhlgang hat und beim Betten, mit genügend Pflegepersonal arbeiten (2–3 Personen)
- sorgfältige Lagerung zur Vermeidung von Schmerzen und zur Dekubitusprophylaxe (Stellung der Schiene und Fixierung beachten)
- sorgfältige Hautpflege, da sie wahrscheinlich kachektisch ist
- sorgfältige Intimpflege, da wahrscheinlich ein Dauerkatheter liegt
- Sorgfältige Mund- und Lippenpflege wegen der geringen oder zum Schluß auch fehlenden Nahrungsaufnahme und der oftmals bestehenden Mundatmung
- Evtl. zum Schutz nach ärztlicher Anordnung Bettgitter anbringen
- Kurz vor dem Tod alle belastenden Pflegemaßnahmen vermeiden, nur noch Erleichterung schaffen

Überwachung

- Kontrollen von Puls, Blutdruck und Temperatur (wenn erhöht), nur wenn nötig (1–3 x tägl.)
- Beobachtung von Aussehen und Verhalten, um Verschlechterungen zu erkennen
- Beobachtung der Atmung (bei Sterbenden oft Cheyne-Stokes-Atmung)
- für regelmäßigen Stuhlgang sorgen (leichtes Abführmittel, Klistier)

Ernährung

- soweit möglich orale Zufuhr (Wünsche beachten, vor allem reichlich Flüssigkeit)
- Angehörige evtl. bei der Nahrungsaufnahme helfen lassen
- evtl. parenteral ergänzen (auch s.c. Infusion möglich) nach Anordnung

Therapeutische Maßnahmen (nach Anordnung)

- Schmerzbekämpfung, besonders vor schmerzhaften Pflegemaßnahmen (Waschen, Betten, Klistier)
- Fiebersenkung bei hoher Temperatur
- Schleimlösende Mittel (Sekretolytika, Ultraschallvernebler)
- Bei stärkeren Atembeschwerden evtl. Sauerstoffzufuhr

Betreuung

- Zeit haben für die Patientin, häufig ins Zimmer schauen
- Gesprächen über Sterben und Tod nicht ausweichen
- Auf kleine Zeichen und Bemerkungen achten, die andeuten, daß sie über etwas reden will
- Angehörige einbeziehen, ihnen helfen, mit der Situation zurechtzukommen
- Evtl. Hilfe bei der Erstellung eines Testaments vermitteln
- Auf seelsorgerische Bedürfnisse achten und eingehen z.B. Gebet, Sakramentenempfang, Gespräche
- Auch bei Bewußtseinseintrübung nicht im Krankenzimmer über die Patientin sprechen

1.5.4.57

Pflege im Wochenbett ☞ S. 95

1.5.5 Pflege Augenheilkunde, HNO, Dermatologie und Anästhesie

1.5.5.1

- Räumliche Gegebenheiten exakt erklären
- Alle Handlungen genau erklären, z.B. auch wenn neuer Patient ins Zimmer kommt
- Mitpatienten von der Blindheit in Kenntnis setzen
- Persönliche Dinge (Stühle etc.) nicht ohne Information an einen anderen Platz legen oder stellen
- Regeln bzw. Organisation bzgl. Raum und Zeit einhalten
- Bei den Mahlzeiten mitteilen, was es gibt und wie sie auf dem Teller angeordnet sind

1.5.5.2 **D ist richtig**

Bei Erysipel der Ohrmuschel besteht meist geringe Schwellung und gleichmäßige Rötung, die, bogenförmig scharf begrenzt, auf die Umgebung übergreift. Blasenbildung möglich; Fieber, mäßige Schmerzen; meist Strep-

tokokkeninfektion; Infektionsgefahr durch Berührung.
Perichondritiden entstehen aus Verletzungen, Hautrissen und Hämatomen oder nach Operationen. Deshalb müssen Wunden nach Verletzungen bzw. Operationen gut gepflegt werden. Die Rötung bei einer Perichondritis kann die ganze Ohrmuschel ergreifen. Meistens ist die Schwellung ungleichmäßig, Bildung von fluktuierenden Abszessen an der Ausgangsstelle möglich; heftiger Druckschmerz; Fieber möglich.
Bei Entzündung des äußeren Gehörganges Einlagen von Gazestreifen mit Terramycin oder feuchte Wärme.

1.5.5.3 **A ist richtig**

1.5.5.4 **E ist richtig**

Bei reduziertem Allgemeinzustatnd, aber auch durch Störung der normalen Mundflora, z.B. nach längerer Antibiotikaeinnahme kann sich Candida albicans in der Mundschleimhaut ansiedeln und zum Soor führen. Zu sehen sind weißlich rundliche, leicht erhabene Kolonien auf Gaumen und Wangenschleimhaut, auf der Zunge als schmutzige Beläge in Erscheinung tretend. Selten kommt es bei schweren Erkrankungen auch zu Allgemeininfektionen. Richtungsweisend für die Diagnose ist der weiß-fleckige Belag der Mundhöhle und der Zunge, der abwischbar ist.

1.5.5.5

a) Lagerung nach Spinalanästhesie: flache Lagerung für 12–24 Std.
b) Periduralanästhesie: Oberkörper erhöht oder nach Wunsch

1.5.5.6

Informationen bei der Übergabe:

- OP und deren Besonderheiten
- Anästhesieverfahren
- Vorhandene Infusionen, Drainagen, Schienen, Verbände
- Zustand der Wunde
- Organisation: Unterlagen komplett, alle Anweisungen schriftlich vorhanden
- postoperative Kontrollen und Anordnungen

Kontrollen

- Patienten ansprechen, Bewußtsein kontrollieren
- Atmung und Kreislauf (Puls, RR Hauttemperatur Durchblutung) kontrollieren
- Op-Wunde incl. Drainagen auf korrekte Lage und Menge
- Lagerung des Patienten

1.5.5.7

- Infektion
- Verlegung der Trachealkanüle durch Blut oder Sekret
- Nachblutungsgefahr
- Schwellung der Trachea mit Luftnot
- Druckulzera
- Starker Husten mit Luftnot durch Reizung
- Lageveränderung der Kanüle

1.5.5.8

1. Schmerzen führen zur Schonatmung des Patienten, dadurch besteht eine erhöhte Pneumoniegefahr, die durch den abdominellen Eingriff sowieso erhöht ist.
2. Schmerzen inaktivieren den Patienten und erhöhen die Thrombosegefahr. Die Mobilisation fördert außerdem die Darmperistaltik.

1.6 Krankenpflege in besonderen Situationen und Bereichen

1.6.1 ☞ **1.6.5** **D ist richtig**

Die Pflegeperson nimmt eine wichtige Stellung ein, wenn Patienten nach einem Suizidversuch auf einer Überwachungs- oder Intensivstation erwachen.
Pflegepersonen können den Kriseninterventionserfolg entscheidend beeinflussen: Zuhören ist auch in diesem Fall hilfreicher als Reden; entgegennehmen von Problemen nützlicher als das Anbieten von Problemlosungsrezepten; trauern lassen sinnvoller als auf „bessere Zeiten" hinweisen; schweigen und danach behutsam antworten besser als fragen.

1.6.2 ☞ **1.6.5** **C ist richtig**

Krankenpflege

1.6.3

- Keine Geheimhaltung
- Bewußtmachen („Mensch hat uns verlassen") i.d.R. gibt es keine Schuld am Suizid
- Gefühle zulassen und austauschen
- Wahrnehmung intensivieren
- Supervision

1.6.4

1. Suizidgefährdung

Erhöhter Wunsch zur Selbsttötung, Lebensüberdrußgedanken. Es muß unterschieden werden zwischen einer konkret erkennbaren suizidalen Gefährdung eines Patienten und einer nicht konkret erkennbaren „Basissuizidalität" psychisch Kranker.

2. Gefährdete Personengruppen

- Psychisch Kranke (schizophrene Patienten, depressive Patienten, neurotische Patienten)
- Suchtkranke
- Alte Menschen
- Patienten mit unheilbaren Krankheiten (z.B. Krebs)
- Menschen in scheinbar ausweglosen Konfliktsituationen (z.B. familiäre Konflikte, Scheidung, Tod eines geliebten Menschen oder Trennung, Arbeitslosigkeit, hohe Verschuldung)

3. Merkmale erhöhter Suizidgefahr

- Vermehrt verbale Suizidäußerungen
- Sammeln „gefährlicher" Gegenstände (z.B. Schnüre, Plastiktüten, scharfe Gegenstände, Gürtel)
- Testament aufsetzen
- Verschenken von Wertgegenständen
- Plötzlich einkehrende Ruhe bei vorheriger innerer Unruhe (ggf. umgekehrt)
- Aufräumen des Zimmers, ordnen der Schränke
- Vermehrtes und massives Drängen auf Entlassung
- Urlaub oder Ausgang bei allgemein schlechter psychischer Verfassung.

4. Krankheitsbilder mit kritischen Zeitpunkten

- *Bei Schizophrenen* ist der Zeitpunkt nicht zu erkennen. Es besteht allerdings fast immer ein Zusammenhang mit imperativen Stimmen.
- *Bei Depressiven* besteht eine besondere Gefahr vor der Klinikeinweisung (Ausweglosigkeit) und während des klinischen Aufenthalts in den Aufhellphasen (hier hat der Kranke wieder genügend Energie), sowie vor der Entlassung aus der Klinik (Angst „es nicht zu schaffen").
- *Bei Abhängigen* wird die Sucht unter anderem als Suizid auf Raten angesehen, ein akuter Zeitpunkt ist die Phase des körperlichen Entzugs.
- *Neurotische Patienten* geraten in Suizidgefahr bei gehäuften Konfliktsituationen (Scheidung, Tod, Trennung, finanzielle Bedrängnis u.a.). Der Konflikt stellt sich bei diesen Patienten als nicht lösbares Problem dar (Tod als Lösung). Dem Suizid gehen oft verbale Hinweise voraus, die als Hilferufe anzusehen sind.
- Der Suizidzeitpunkt bei *unheilbar Erkrankten* steht im Regelfall in Verbindung mit Bekanntwerden der Diagnose und fehlenden Heilungschancen sowie anstehenden bzw. schon durchgeführten, massiv einschneidenden, verstümmelnden Behandlungsmethoden. Psychischer Zusammenhang: Ausweglosigkeit, Angst, Verlust der körperlichen Integrität, Bilanz).
- *Bei alten Menschen* steht der Suizid bzw. -versuch häufig im Zusammenhang mit Einsamkeit, Tod des Partners, Wohnungsnot, finanzieller Not oder Abhängigkeit z.B. Pflegebedürftigkeit.

5. Pflegerische Ziele und Aufgaben bei Suizidgefährdeten

Das globale Ziel die Erarbeitung von Lösungsmöglichkeiten in Zusammenarbeit mit dem Patienten, so daß der Suizid nicht mehr „nötig" ist. Die pflegerischen Aufgaben erstrecken sich, ungeachtet der Konsequenz aus dem oben beschriebenen, auf folgende weitere Kernpunkte:

- Suiziddrohungen ernst nehmen; Annehmen der Not des Patienten
- Aufmerksame Krankenbeobachtung, wobei zwar Nähe gefragt ist, aber nicht die aufdringliche Überwachung des Patienten
- Verstärkt Kontakt zum Patienten halten, z.B. über Tätigkeiten wie Blutdruckmessen, gemeinsame Ausgänge, Spiele
- Sich nicht aufdrängen
- Erarbeiten und Herbeiführen einer tragfähigen Beziehung von zwei, maximal drei Bezugspersonen

- Suizidphantasien zur Sprache bringen
- Lösungsmöglichkeiten zusammen mit Patienten erarbeiten, durchsprechen und wenn möglich durchspielen
- Eigenverantwortlichkeit des Patienten durch Vertragsabschluß zwischen Patient und Bezugspersonen fördern. In dem Vertrag sind Verhaltensregeln bei drängenden Suizidgedanken eingeschlossen
- Falls keine ausreichende Betreuung auf einer offenen Station möglich sein sollte, muß u.U. eine Verlegung des Patenten auf eine geschlossene Station veranlaßt werden
- Bei akuter Suizidgefahr Einzelbetreuung, vermehrt nächtliche Kontrollgänge. Ausgang nur in Begleitung einer Krankenschwester oder eines -pflegers.
- Teamabsprachen

1.6.5

Zeichen der Verwirrung können sein:
- nächtliche Unruhe, unruhiges Verhalten auch am Tage
- zunehmende Ängstlichkeit
- Bewußtseintrübung
- zunehmende Verlangsamung
- unzusammenhängende Gedankengänge
- Konzentrationsschwierigkeiten
- zeitliche, örtliche, personelle Desorientierung
- leichte Erregbarkeit bis zur Wut
- Halluzinationen
- Zittern, starkes Schwitzen

Prophylaktische Maßnahmen:
- Orientierungshilfen geben
  - personell: mit Namen ansprechen, sich selbst immer wieder vorstellen, möglichst geringer Wechsel der Pflegenden
  - zeitlich: Tageszeit (Wecker am laufen halten), Wochentag, Monat, Jahreszahl nennen, wenn nötig mehrfach, Tagesablauf soweit möglich gleich halten
  - örtlich: Farbmarkierungen, Dinge an den gleichen Platz legen, Ort des Befindens nennen und erläutern
  - situativ: Krankheit – deswegen Krankenhausaufenthalt, Pflegebedürftigkeit, Angehörige kommen zu Besuch u.a.
- Insgesamt gilt: sowenig wie möglich an dem Gewohnten verändern. Die Grundlage von Verwirrtheit ist oft Angst und Unsicherheit.

1.6.6

Vitalzeichen
- Puls schwach, zeitweilig aussetzend
- RR sinkt
- Atmung unregelmäßig, Cheyne-Stokes-Atmung, Schnappatmung
- Temperatur erhöht, evtl. erniedrigt

Gesicht

Blässe, kalter Schweiß, weiße Nasenspitze, tief liegende Augen

Extremitäten: Blaß, marmoriert

Bewußtseinslage

Motorische Unruhe, ggf. Eintrübung, Angst Verwirrtheit

1.6.7
- Schutz der Keimdrüsen
- Schutzkleidung, Bleihandschuhe, Bleiglasbrille
- Bleiwände, spezielle Ausstattung der Räumlichkeiten
- Unnötiger Aufenthalt in den Arbeitsräumen vermeiden
- So wenig wie möglich strahlenbelastende Untersuchungen
- Möglichst große Entfernung zu Strahlenmaterial
- Kurze Verweildauer bei der Strahlenquelle
- Kontaminiertes Material schnellstmöglich entsorgen

1.6.8

Beobachtung auf Nebenwirkungen: Ubelkeit, Erbrechen, Haarausfall, psychische Veränderungen, Strahlenkater, Hautbeschaffenheit im bestrahlten Gebiet. *Pflege* der bestrahlten Hautpartien: ☞ 1.5.4.25.

1.6.9 **C ist richtig**

1.6.10 **C ist richtig**

Darmentleerung und Blasenkatheter sind übliche präop. Vorbereitungen. Nüchternheit des Patienten ist nicht unbedingt erforderlich, da keine Narkose durchgeführt wird (aber sinnvoll, falls Komplikationen auftreten).

Zur Kontakttherapie bei gynäkologischen Indikationen werden bis zu 100 mg Radium als umschlossene Präparate in Form von Stiften und Platten verwendet.

Auch mit den besten Abschirmungen bleibt die gynäkologische Applikation von Radium oder anderer Präparate hinsichtlich der Strahlenbelastung des Personals der kritischste Punkt in der Radiologie, da das Manipulieren am Patienten nicht vollständig von den Abschirmungen aus erfolgen kann.

Die radioaktiven Präparate verbleiben bis zum Erreichen der gewünschten Dosis etwa 20 Std. lang in der Patientin. Während dieser Zeit sollte die Patientin möglichst in einem Einzelzimmer in einem abgeschirmten Bett liegen. Die Entnahme der Strahler erfolgt am besten im Patientenzimmer, wobei diese sogleich in einem Abschirmbehältnis zu dem Haupttresor im Applikationsraum gebracht werden sollten.

1.6.11 **C ist richtig**

Die Aufklärung über Nebenwirkungen einer Zytostatikatherapie ist Aufgabe des Arztes und muß bereits vor dem Beginn der Therapie erfolgen. Die Mundpflege ist wegen der medikamentenbedingten Abwehrschwäche sehr sorgfältig durchzuführen.

1.6.12 **D ist richtig**

Durch Kopfhautunterkühlung mittels Auflegen einer Kühlhaube kann u. U. der Haarausfall vermindert werden. Die Kopfhautunterkühlung bewirkt eine Vasokonstriktion der Kopfhautgefäße. Dank dieser Minderdurchblutung werden die Haaransatzzellen vor der Anflutung der intravenös verabreichten Zytostatika verschont.

1.6.13 **C ist richtig**

Die Reihenfolge der Maßnahmen orientiert sich an der ABCD-Regel:
(A) Atemwege freimachen, (B) Beatmen, (C) Circulation wiederherstellen durch Herzmassage, (D) Drogen (Medikamente), die entsprechend ihrem Bedarf parenteral verabreicht werden. Blutdruckmessung ist keine Reanimationsmaßnahme, sondern dient zur Überprüfung des Erfolges.

1.6.14 **C ist richtig**

Bei massiven arteriellen Blutungen muß das blutende Gefäß abgedrückt werden. An den Extremitäten kann das verletzte Gefäß proximal der Wunde abgedrückt werden. Bei anders lokalisierten Blutungen muß die Blutung durch direkten Druck auf die Blutungsquelle gestoppt werden. Bei starken venösen Blutungen wird die betroffene Extremität hochgelagert.

1.6.15 **C ist richtig**

Um die Ätzung einzudämmen, muß die ätzenden Substanzen am Wirkungsort sofort mit Wasser verdünnt werden.

1.6.16 **C ist richtig**

Zur Primärversorgung der Wunden gehört auch das Abdecken mit sterilen Tüchern, jedoch erst nach dem Kühlen der Wunde. Jede Anwendung von Brandsalben, Ölen, Pudern oder Brandbinden ist streng verboten.

Anhang Pflegeplanungen

1.5.1.52

Pflegeplan akute Pankreatitis ☞ S. 91

Ernährung

Anfangs Nulldiät: Absolute Flüssigkeits- und Nahrungskarenz. Nahrungsaufbau vorsichtig, langsam:

1. Phase: ungesüßter Tee
2. Phase: gesüßter Tee, evtl. Hafer-, Reisschleim
3. Phase:

- Stufe 1: Kohlenhydrate in Form von Zwieback Brei, Marmelade, Honig, leichte Gemüse (passiert), noch kein Fett, noch kein Eiweiß
- Stufe II: Kohlenhydrate wie in Stufe 1, nicht mehr passiertes Gemüse, zusätzlich magere Eiweißlieferanten wie Huhn, Jocca, Käse 20 %.
- Stufe III: KH wie Stufe II + 60 g Eiweiß, Fett in 10 g Portionen bis 30 g

1.5.1.58 Pflege Herzinfarkt ☞ S. 92

1.5.1.59 Pflege Asthma bronchiale ☞ S. 93

Zusätzlich müssen Vitalzeichen, Atmung regelmäßig kontrolliert werden. Ebenso die Gabe von Medikamenten und deren Wirkung (z.B. Sedativa, Expectorantien, Antitussiva, Bronchospasmolytika). Im Anfall → Antihistaminika/Kortison (nach Anordnung).

1.5.2.44

Pflegeplan Oberschenkelhalsfraktur ☞ S. 94

Pflegeplan akute Pankreatitis		
Pflegeproblem	**Pflegeziele**	**Pflegemaßnahmen**
Heftige Schmerzen	Schmerzlinderung	Bauchdecken entspannende Lagerung ermöglichen z.B. mit Knierolle
Gefahr der Pneumonie durch flache Atmung	Freie Atmung, Schonatmung wird erkannt	• Beobachtung der Atmung 4 x tägl. (Überwachungsprotokoll) • Atemgymnastik, Pneumonieprophylaxe mit Franzbranntwein und Pinimenthol: 4 x tägl. Giebelrohr: 6 x tägl., zum tiefen Durchatmen anregen • Dampfinhalation 3 x tägl.
Schocksymptomatik	Vermeidung von Schock und Nierenversagen	• Stdl. Blutdruck- und Pulskontrolle • ZVD-Kontrolle nach Arztanordnung
Infektionsgefahr durch liegenden ZVK	Reizlose ZVK-Eintrittsstelle	1 x tägl. aseptischer Verbandswechsel
Hyper-/Hypoglykämie (Beteiligung des endokrinen Pankreas)	Kohlenhydratstoffwechsel stabilisieren	Achten auf: Durst, kalten Schweiß, Übelkeit, Schwindel, Bewußtseinseinschränkung
Temperaturerhöhung	1. Fiebersenkung 2. Wohlbefinden 3. Ausgeglichener Flüssigkeitshaushalt	1. 4 x tägl. Temperaturkontrolle 2. Bei starkem Schwitzen kühl abwaschen (z.B. mit Pfefferminztee), Wäschewechsel 3. Flüssigkeitsverlust mitbilanzieren, Überwachung der Infusionstherapie
Geblähtes Abdomen, schwache Darmgeräusche	Paralytischen Ileus rechtzeitig erkennen	• Abhören der Darmgeräusche 2 x tägl. • Beobachtung des Stuhls- oder Windabgang
Immobilität durch Bettruhe	1. Thrombose verhindern 2. Intakte Haut 3. Kontrakturen vermeiden	1. Thromboseprophylaxe: AT-Strümpfe, Anleitung zu aktiven Bewegungsübungen im Bett 2. Dekubitusprophylaxe: Weichlagerung mit Schaumgummikissen, gefährdete Stellen mit hautstärkendem Öl einreiben, Haut und Hautfalten trocken halten (Fieber) 3. Spitzfußprophylaxe mit Schaumgummikissen, Gelenke in mittlerer Funktionsstellung
Magensonde	1. Abfluß des Magensekrets ermöglichen (reizt Pankreas) 2. Brechreiz und Erbrechen vermeiden 3. Druckstellen vermeiden	1. Nasenpflege, evtl. Sondenwechsel 2. Hilfestellung, psychische Unterstützung 3. Abflußbeutel unter Magenniveau hängen 4. Tägl. Pflasterwechsel
Nahrungskarenz	1. Intakte Mundschleimhaut 2. Einsicht des Patienten	1. Regelmäßige Mundpflege (nach Bedarf) jedoch mind. 4 stdl. mir Bepanthenlösung, Mundspülungen, Lemonsticks anbieten 2. Sinn der Nahrungskarenz erklären, (kein Kautraining, da Steigerung der Sekretion)
Alkoholkarenz	Entzugserscheinungen rechtzeitig erkennen	Beobachtung des Patienten auf Entzugssymptome, diese dem Arzt melden

Pflegeplan akuter Herzinfarkt

Pflegeproblem	Pflegeziel	Pflegemaßnahmen
Gefahr des kardiogenen Schocks, Rhythmusstörungen mit Kreislaufversagen	Schock frühzeitig erkennen	• EKG-Monitoring, alle 30–60 Min. RR- und Pulskontrolle, Abweichungen protokollieren und direkt weitergeben • Aufregung und Anstrengung vermeiden • Lagerung: Oberkörperhochlagerung, Entlastung vom Bauchraum (Herzbett)
Gefahr von Lungenembolie infolge venöser Thrombenbildung	Anzeichen für eine Lungenembolie frühzeitig erkennen	• EKG beobachten (Puls ↑) • Patienten nach Schmerzen fragen • Beobachtung der Haut (Zyanose?) • Patienten nicht überanstrengen. Übernahme der Körperpflege, langsame Steigerung der Eigenaktivitäten, nur im Notfall absaugen • Bei Verlegung Bett vorsichtig fahren • Betten und Wäschewechsel vorsichtig und nur, wenn unbedingt notwendig durchführen
Pneumoniegefahr	Ausreichende Belüftung der Lunge	• Pneumonieprophylaxe mit Inhalationen, Transpulmin, Franzbranntwein • Cave: Nicht abklatschen oder vibraxen!
Obstipationneigung duch Bettruhe	Normaler Stuhlgang ohne Anstrengung	• Leichte Kost • Nach Anordnung Gabe von Laxantien
Gefahr von Blutungen infolge herabgesetzter Gerinnung	Vermeidung von Blutungen	• Keine i.m. Injektionen • Keine Medikamente, die Einfluß auf die Gerinnung haben, verabreichen (Aspirin) • Beobachtung der Ausscheidungen auf Blutbeimengungen • Vitamin-K-reiche Kost meiden (Leber, Kohl, Spinat Tomaten, etc.)
Dekubitusgefahr	Intakte Hautverhältnisse	• Weichlagerung • regelmäßiger Lagerungswechsel, aber vorsichtig
Angst	Sicherheit und Geborgenheit	• Überwachungssignal leise stellen • Auf Wünsche des Pat. eingehen, aber Pat. nicht entmündigen. Mitarbeit des Pat. soweit wie möglich zulassen.

Pflegeplan Asthma bronchiale		
Pflegeprobleme	**Pflegeziele**	**Pflegemaßnahmen**
Quälende Atemnot, pfeifend (exspiratorischer Stridor)	Patient hat leichtere Atmung	• Allergene ausschalten • Atmung erleichtern, Oberkörper hochlagern, atmungsunterstützende Lagerung (Dehnlage mit Kissen) • Frischluftzufuhr • Atemluft anfeuchten (Inhalation n.A.) • Patient zu gezielter Atmung instruieren (z.B. Lippenbremse)
Starker Hustenanfall → Zyanose	Hustenanfälle nehmen ab, Hautfarbe normal	O_2-Zufuhr nach Anordnung, bei Verschleimung abhusten, Thorax vibrieren/unterstützen.
Zäher Schleim, kann nicht oder schlecht abgehustet werden	Patient kann Schleim ohne Mühe abhusten, beobachtet selbst Beimengungen im Sputum	• Auf ausreichende Trinkmenge achten • Hinweis auf entsprechende Lagerung • Auswurf kontinuierlich entsorgen und frisches Material (Nierenschale, Zellstoff) anbieten
Todesangst wegen Erstickungsgefühl, Unruhe, Unsicherheit nehmen mit Dauer des Anfalls zu	Fühlt sich gut versorgt, hat kein Erstickungsgefühl, fühlt sich sicher	• Sicherheit gewährleisten: Angst und Unruhe vermindern durch Präsens einer Pflegeperson • Klingel in Reichweite legen
Angst vor möglichem „Status asthmaticus", weiß nicht wie er sich im Anfall/Notfall verhalten soll	Patient kennt eigene Belastungsgrenze, weiß, wie er sich in verschiedenen Situationen (Wetterumschwung, körperliche Anstrengung) verhalten soll, kennt Medikamente für den Notfall, weiß, welche Allergene Asthmaanfall hervorrufen können.	Spez. Atemtraining für Exspiration: • Anleitung zum ruhiger Atmung, Lippenbremse • Kutschersitz erklären • Wirkung und Anwendung verschiedener Medikamente erklären, z.B. Aerosol
Unsicherheiten bezüglich weiterer Berufsausübung	Kennt berufl. Zusammenhang, weiß angemessene Möglichkeiten der Umschulung	Ggf. Arbeitsplatzwechsel bzw. Umschulung, Einschalten von Sozialarbeiter (je nach auslösenden Faktoren)
Umgang mit der Erkrankung	Patient lernt mit der Erkrankung umzugehen. Weiß über notwendige Medikamente Bescheid	Patienten Wirkungsweise der Medikamente erklären

Pflegeplan Oberschenkelfraktur		
Pflegeproblem	**Pflegeziel**	**Pflegemaßnahmen**
Gefahr der Fehlstellung	Prothese in physiologischer Stellung	• Leichte Flexion der Hüfte • Rückenlage • Schaumstoffschiene • Keine Außen- oder Innenrotation • Evtl. Keil → Fersen frei
Großer Blutverlust	• Normales Blutvolumen • Intakter Kreislauf	• Vitalzeichenkontrolle • Infusions- und Transfusionstherapie nach Verordnung • Laborkontrollen (Blutwerte)
• Venöser Zugang (Jugulariskatheter) • Infektionsgefahr • Thrombosegefahr	Komplikationsfreie Infusionstherapie	• Aseptischer Umgang bei jeder Manipulation (Dekonnektion, Blutentnahme etc.) • Infusionsbesteck tägl. erneuern
Thrombose- und Emboliegefahr	Physiologische Blutgerinnung und Strömungsverhältnisse	• Frühmobilisation ab 1. postop. Tag (Bettrand) • Bettgymnastik (KG) • Gehschule an Gehilfen und Stöcke
Katheter, Gefahr der Harnwegsinfektion	Intakte Harnwege	• Sachgerechter Umgang mit Katheter und Katheterbeutel (z.B. Beutel nicht über Blasenniveau anheben) • Katheterliegedauer möglichst kurz • Steriler Umgang bei jeder Manipulation • Katheterpflege • Viel Flüssigkeit
Gefahr der Wundinfektion	Primäre Wundheilung	Aseptischer und fachgerechter Umgang mit Verband und Drainagen
Versorgung des Ehemanns	• Akzeptable Lösung finden • Patientin ist beruhigt	• Versorgung durch Sozialstation • Einschalten des Sozialdienstes
Sorgen, Ängste, nicht wieder auf „die Beine“ zu kommen	Mobilität und Selbständigkeit fördern	Pat. zur aktiven Mitarbeit motivieren: ATL bei waschen, essen, aufstehen etc.

Pflegeplan Wochenbett		
Pflegeprobleme	**Pflegeziele**	**Pflegemaßnahmen**
• Instabiler Kreislauf • Hormonumstellung	Stabile Kreislaufsituation	• Patientin auf Kollapsgefahr aufmerksam machen • RR-Kontrolle vor dem Aufstehen • Vor dem Aufstehen an der Bettkante sitzen, Arme kreisen, Beine bewegen • Erstes Aufstehen in Begleitung, beim Gang aufs WC Nachtstuhl bereithalten
Wunde, Uterus: Gefahr der Nachblutung • Durch Atonie des Uterus, große Wundfläche • Gefahr des Lochialstaus	• Gut kontrahierte Gebärmutter • Blutung entsprechend dem postpartalen Tag	• Kontrolle des Uterus: Entbindungstag: Beim Vorlagewechsel (s.u.) danach: bei der Visite (Arzt) • Entbindungstag: nach 2–4, später alle 6–8 Std. Vorlagen (je 2–3) wechseln und beurteilen • Blutung beobachten und dokumentieren
Infektionsgefahr der Episiotomie	Gute Wundheilung	• Abrieseln: am Entbindungstag ca. alle 4 Std. (Bett, Nachtstuhl, Bidet); am 1. und 2.Tag 4 x tägl. (Bidet); danach 2 x tägl., bei Bedarf öfter (durch die Wöchnerin selbst) • Anleitung der Wöchnerin über Umgang mit Vorlagen und persönlicher Hygiene (Reihenfolge beachten: 1. Kind, 2. Brust, 3. Körperpflege, 4. Genitalpflege)
Wundschmerz an der Dammnaht beim Sitzen	• Schmerzfreiheit • Entlastung der Naht	• Bei Bedarf Schmerzmittel n.A. • An ersten drei Tagen möglichst wenig sitzen • Schaumstoffkissen beim Stillen
Nachwehen (zunehmend mit jeder Schwangerschaft)	• Gute Rückbildung des Uterus • Wöchnerin soll den Sinn der Nachwehen verstehen • Erträgliche Schmerzen	• Bei starken Nachwehen: Schmerzmittel n.A. • Der Patientin die Bedeutung erklären • Rückbildungsgymnastik ab 1. Tag durch KG
• Gefahr des Harnverhaltes durch atonische Blase • Durch Ödem an der Harnröhre ist das Gefühl für Harndrang am 1. Tag vermindert → volle Blase verhindert Uteruskontraktion • 2./3. Tag: vermehrte Ausschwemmung durch Hormonumstellung	• Spätestens 6 Std. nach Entbindung Wasserlassen • Regelmäßige Ausscheidung alle 2–3 Std.	• Wöchnerin zum Wasserlassen auffordern, je nach Kreislauf: Bett, Nachtstuhl, WC • Evtl. katheterisieren (Bedeutung erklären)
Obstipationsneigung	Regelmäßiger und schmerzfreier Stuhlgang	• Viel trinken • Frühmobilisation - ausreichende Bewegung • Abführmittel n.A.
Thromboseneigung	Ungestörter venöser Rückfluß	• Bei Varizen: AE-Strümpfe, Heparinsalbe, Heparininjektion n.A. • Frühmobilisation, KG ab 1.Tag • Patientin auf die Gefahr hinweisen
Gefahr der Brustinfektion	Reizlose Brust, schmerzfreies Stillen, d.h. keine Brustinfektion und keine Rhagaden	• Vor dem ersten Anlegen Brust waschen, persönliche Hygiene s.o. • Händedesinfektion vor dem Anfassen und Abtasten der Brust • Kind nicht länger als 5 Min. vor dem Milcheinschuß anlegen, danach ca. 15 Min. • Brustwarzen nach dem Stillen trocknen lassen • Nach dem Stillen Brustwarze steril abdecken

2 Berufs-, Gesetzes- und Staatsbügerkunde

2.1. Krankenpflegegeschichte

2.1.1 Welche Hintergründe führten zur Tötung „lebensunwerten Lebens" in der Zeit des Nationalsozialismus? Warum ist es für uns wichtig, über die Vorgänge in dieser Zeit nachzudenken?

2.1.2 Die Ursachen des Kindbettfiebers wurden aufgedeckt von
(A) Robert Koch
(B) Semmelweis
(C) von Bergmann
(D) Domagk

2.1.3 Welche Erreger wurden von Robert Koch entdeckt?
(A) Die Poliomyelitis-Viren
(B) Choleravibrionen und Tuberkelbazillen
(C) Die Rickettsien
(D) Tetanuserreger

2.1.4 Die Antisepsis wurde in der Chirurgie eingeführt von
(A) Pasteur
(B) Lister
(C) Semmelweis
(D) von Bergmann

2.1.5 Bitte ordnen Sie die Begriffe der beiden Listen einander zu und kreuzen Sie die richtige Kombinationsaussage an:

Liste 1
(A) Theodor Fliedner
(B) Otto von Bismarck
(C) Banting und Best
(D) William Harvey

Liste 2
1. Begründer der Sozialversicherung
2. Begründer der Diakonissenanstalt
3. Entdecker des Blutkreislaufes
4. Entdecker des Insulins

(A) A1, B3, C2, D4
(B) A2, B1, C4, D3
(C) A3, B1, C4, D2
(D) A2, B1, C3, D4

2.1.6 Ordnen Sie die Begriffe beider Listen einander zu und kreuzen Sie die richtige Kombinationsaussage an:

Liste 1
(A) Kapillaren
(B) Pockenschutzimpfung
(C) Blutkreislauf
(D) Mikroskop

Liste 2
1. Harvey
2. Malphigi
3. van Leeuwenhoek
4. Jenner

(A) A4, B3, C1, D2
(B) A2, B4, C1, D3
(C) A3, B1, C2, D4
(D) A1, B2, C4, D3

2.1.7 Was versteht man unter der Genfer Konvention?

2.1.8 Welche Bedeutung hatte Hippokrates für die Entwicklung der Heilkunst und der Pflege? Welche Faktoren waren seiner Meinung nach wichtig für ein gesundes Leben?

2.1.9 Die künstliche Ernährung des Säuglings wurde grundlegend beeinflußt durch
(A) Adalbert Czerny
(B) Hildegard Hetzer
(C) Hermann Knaus
(D) Ignaz Philipp Semmelweis

2.1.10 Welche Motive waren ausschlaggebend für die frühchristliche Krankenpflege?

2.1.11 Welche Gründe führten dazu, daß die Zeit vom Ende des 17. Jahrhunderts bis zur Mitte des 19. Jahrhunderts als das „dunkle Zeitalter" der Krankenpflege bezeichnet wird?

2.1.12 Welcher Mönchsorden war im frühen Mittelalter für die Krankenpflege von Bedeutung?
(A) Der Benediktiner-Orden
(B) Der Franziskaner-Orden
(C) Der Dominikaner-Orden

2.1.2 B 2.1.3 B 2.1.4 B 2.1. 5 B 2.1.6 B 2.1.9 A 2.1.12 A

2.1.13 Beginen waren

(A) Häuser für Obdachlose
(B) Hospitäler
(C) Pflegeschaften, die im Mittelalter entstanden sind
(D) Diakonissen eines bestimmten Mutterhauses

2.1.14 Wie nennt man den Begründer der Ordenskrankenpflege der „Barmherzigen Schwestern"?

(A) Theodor Fliedner
(B) Vincenz von Paul
(C) Henry Dunant
(D) Kamillus von Lellis

2.1.15 Florence Nightingale organisierte die Pflege von Kranken und Verwundeten

(A) Im Krimkrieg (1854–1855)
(B) In der Schlacht von Solferino
(C) In russischen Gefangenenlagern des 1. Weltkrieges

2.1.16 Mit welchem Namen ist die Reform der Krankenpflege in England um die Mitte des letzten Jahrhunderts eng verbunden?

(A) Florence Nightingale
(B) Maria Ward
(C) Prinzessin Viktoria
(D) Virginia Henderson
(E) Nancy Roper

2.1.17 Die Entwicklung der freiberuflichen Krankenpflege in Deutschland ist ein Verdienst von

(A) Amalie Sieveking
(B) Florence Nightingale
(C) Marie Juchacz
(D) Agnes Karll

2.1.18 Welche Frau entwickelte das System der freien Krankenpflege mit dem Ziel, die Krankenpflege zum interkonfessionellen, geachteten und finanziell abgesicherten Beruf mit staatlicher Ausbildung und freier Arbeitsplatzwahl zu machen?

(A) Agnes Karll
(B) Florence Nightingale
(C) Amalie Sieveking
(D) Valerie de Gasparin

2.1.19 Welche Bedeutung hatte das Wirken von Theodor Fliedner für den Fortgang der Krankenpflege?

2.1.20 Wer gründete das Rote Kreuz und aus welchem Anlaß?

2.1.21 Beschreiben Sie kurz die Aufgaben der Krankenpflege im Nationalsozialismus!

2.1.22 Die internationale Grundregeln zur Berufsethik in der Krankenpflege wurden festgelegt von:

(A) Dem internationalen Komitee vom Roten Kreuz
(B) Dem Weltbund der Krankenschwestern
(C) Der Weltgesundheitsorganisation
(D) Agnes Karll

2.1.23 1928 wurde das Penicillin entdeckt von

(A) Robert Koch
(B) Joseph Lister
(C) Alexander Fleming
(C) Ferdinand Sauerbruch
(E) Paul Ehrlich

2.1.24 Hippokrates von Kos

(A) wurde als Gott der Heilkunde verehrt
(B) war der Begründer der Tempelmedizin
(C) war ein römischer Arzt
(D) verstand den Menschen in seiner Ganzheit als Teil der Gesamtnatur

2.1.25 Ordnen Sie die Begriffe beider Listen einander zu, und kreuzen Sie bitte die richtige Kombination an!

Liste 1

(A) Entdecker des ABO-Systems
(B) Begründer der Antisepsis
(C) Entwickelte die Schutzimpfung gegen Kinderlähmung

Liste 2

1. Salk
2. Landsteiner
3. Lister

(A) A2, B2, C3
(B) A2, B3, C1
(C) A3, B1, C2
(D) A1, B3, C2

Berufs-, Gesetzes- und Staatsbürgerkunde

2.1.13 C 2.1.14 B 2.1.15 A 2.1.16 A 2.1.17 D 2.1.18 A 2.1.22 B 2.1.23 C 2.1.24 D 2.1.25 B

2.1.26 Die erste Antisepsis wurde durchgeführt mit

(A) Formaldehyd
(B) Alkohol
(C) Chlorkalk
(D) Karbolsäure

2.1.27 Wer ist Begründer der Bethelschen Anstalten?

(A) Theodor Fliedner
(B) Heinrich Wiehern
(C) Friedrich von Bodelschwingh
(D) Franz Hitze

2.2 Gesundheitssystem

2.2.1 Welche Aufgaben haben die Gesundheitsämter?

2.2.2 Was gehört **nicht** zu den Aufgaben des Bundesgesundheitsamtes?

(A) Überwachung des Verkehrs mit Betäubungsmitteln
(B) Forschungen auf dem Gebiet der öffentlichen Gesundheitspflege
(C) Überwachung des Verkehrs mit Sera und Impfstoffen
(D) Zulassung von Arzneimitteln nach dem AMG

2.2.3 Die Bundeszentrale für gesundheitliche Aufklärung hat ihren Sitz in

(A) Bonn
(B) Düsseldorf
(C) Köln
(D) Berlin

2.2.4 Welche Aufgaben hat die WHO?

2.2.5 Wie wird laut WHO der Begriff Gesundheit definiert?

2.3 Berufskunde

2.3.1 Nennen Sie mindestens 4 Leistungen, die der Berufsverband seinen Mitgliedern bietet?

2.3.2 Nennen Sie die Dachverbände der Berufsorganisation der Krankenpflege und ihre dazugehörigen Internationalen Verbände.

2.3.3 Nennen Sie die Ziele der meisten Krankenpflegeverbände!

2.3.4 Welches sind die wichtigsten Krankenpflegeverbände in der BRD?

2.3.5 Der Deutsche Berufsverband für Krankenpflege (DBfK)

1. ist 1947 als Ersatz für die NS-Schwesternschaft („braune Schwestern") gegründet worden
2. ist der Dachverband für alle deutschen Krankenpflegeorganisationen/Schwesternschaften
3. ist Mitglied im Weltbund der Krankenschwestern und -pfleger (ICN)
4. gehört dem Deutschen Paritätischen Wohlfahrtsverband an
5. ist kooperatives Mitglied in der Gewerkschaft (ÖTV)

(A) 3 + 5
(B) 2 + 4
(C) 3 + 4
(D) 4 + 5

2.3.6 Was ist die Liga der Rot-Kreuz-Gesellschaften und welches sind die Aufgaben der Liga?

2.3.7 Der internationale Dachverband für das Krankenpflegepersonal ist

(A) WHO
(B) EG
(C) ADS
(D) ICN

2.3.8 Was ist der ICN, wann wurde er gegründet? Nennen Sie die Ziele des ICN.

2.1.26 D 2.1.27 C 2.2.2 C 2.2.3 C 2.3.5 A 2.3.7 D

2.3.9 Krankenschwestern und Krankenpfleger sind in der nachfolgenden internationalen Organisation zusammengeschlossen:

(A) UNO
(B) UNESCO
(C) WHO
(D) IRK
(E) ICN

2.3.10 Nennen Sie die Fort- und Weiterbildungsmöglichkeiten in der Kinder-/Krankenpflege (mind. 5).

2.3.11 Unter Krankenhausträger versteht man

(A) Menschen, die für die Sicherheit im Krankenhaus sorgen
(B) natürliche oder juristische Personen, die ein Krankenhaus betreiben
(C) die Krankenhausleitung und die Chefärzte
(D) kirchliche Institutionen, welche eine Partnerschaft für ein Krankenhaus haben
(E) nur private Eigentümer von Krankenhäusern

2.3.12 Der Krankenhausaufnahmevertrag zwischen Patient und Krankenhausträgern ist von seinem Charakter her ein

(A) Arbeitsvertrag
(B) Werkvertrag
(C) Kaufvertrag
(D) Dienstvertrag

2.3.13 Das Krankenpflegegesetz ist

(A) ein Landesgesetz
(B) ein Bundesgesetz
(C) ein EG-Gesetz
(D) eine Bestimmung der EG

2.3.14 Was wird durch das KrPflG geschützt?

(A) Die berufliche Weiterbildung
(B) Die Berufsordnung
(C) Die Berufsausübung
(D) Die Berufsbezeichnung

2.3.15 Im Abs. 1 des Krankenpflegegesetzes ist die Berufsbezeichnung unter Schutz gestellt. Was bedeutet das für die Praxis?

2.3.16 Nennen Sie die Voraussetzungen, die Sie zur Führung der Berufsbezeichnung Krankenschwester/Krankenpfleger, Kinderkrankenschwester/Kinderkrankenpfleger berechtigen.

2.3.17 Unter welchen Voraussetzungen muß die Erlaubnis, die Berufsbezeichnung Krankenschwester oder Krankenpfleger zu führen, (1 Abs. 1 Krankenpflegegesetz) widerrufen werden? (sinngemäße Erläuterung)

2.3.18 Welche praktischen Einsatzgebiete sieht das Krankenpflegegesetz in der Ausbildungs- und Prüfungsverordnung für Krankenpflegeschüler vor?

2.3.19 Welches sind die Ziele der Ausbildung nach den KrPflG vom 11.6.1985?

2.3.20 Rotes Kreuz

1. Gründungsgeschichte: Gründer, Gründungsjahr, Anlaß
2. Unterscheidung Schutzzeichen/Kennzeichen
3. Organisation IKRK: Vollständiger Name, Mitglieder, Sitz, Aufgaben
4. Deutsches Rotes Kreuz:Nationale Aufgaben

2.3.21 Deutscher Berufsverband für Krankenpflege (DBfK)

Durch wen und warum wurde die ursprüngliche Organisation des heutigen DBfK gegründet? Schildern Sie kurz die Entwicklung und die heutigen Aktivitäten des Verbandes: Gründung und Entwicklung; Aktivitäten.

2.3.22 In welchen der aufgeführten Länder gibt es die Kinderkrankenpflege als gesonderte, eigenständigeAusbildung?

1. Frankreich
2. Österreich
3. Amerika
4. Bundesrepublik Deutschland
5. Schweiz

(A) 1 und 3 und 5
(B) 2 und 4 und 5
(C) 2 und 3 und 4
(D) 3 und 4 und 5

2.3.23 Die Mitgliedschaft in welchem Berufsverband beinhaltet gleichzeitig die Zugehörigkeit zum ICN?

2.3.9 E 2.3.11 B 2.3.12 D 2.3.13 B 2.3.14 D 2.3.22 B

2.3.24 Welche Aussagen sind richtig?

1. Die Dokumentation pflegebedürfnisorientierter Pflegemaßnahmen ist nicht erforderlich
2. Der Kankenpflegeprozeß beinhaltet den gesamten Vorgang der Problemlösung
3. Das pflegerische Aufnahmegespräch dient der Erfassung der Pflegebedürftigkeit
4. Die Pflegeplanung braucht nur bei Patienten der Intensivstation gemacht werden
5. Für die Pflegeplanung sind primär individuelle Probleme des Patienten von Bedeutung
6. Die Pflegeplanung unterliegt keiner Aufbewahrungspflicht

(A) 2 und 3 und 5
(B) 1 und 2 und 4
(C) 2 und 4 und 5
(D) 1 und 3 und 6
(E) 2 und 4 und 6

2.3.25 Ordnen Sie die Begriffe der beiden Listen einander zu und kreuzen Sie die richtige Kombination an:

Liste 1

(A) Weltbund der Krankenschwestern und Krankenpfleger
(B) Katholischer Weltbund für Krankenpflege
(C) Liga der Rotkreuzgesellschaft
(D) Ökumenischer Bund von Schwesternschaften und Verbänden der Diakonie

Liste 2

1. Verband der Schwesternschaften vom Deutschen Roten Kreuz
2. Caritasschwesternschaft
3. Deutscher Berufsverband für Krankenpflege
4. Kaiserswerther Verband deutscher Diakonissen-Mutterhäuser

(A) A2, B2, C3, D4
(B) A3, B2, C1, D4
(C) A4, B3, C1, D2
(D) A1, B4, C2, D3

2.3.26 Mit welchem Namen verbindet sich der Begriff der Lebensaktivitäten am ehesten?

2.3.27 Benennen Sie 4 nationale freiwillige Hilfsorganisationen für allgemeine Hilfs- und Rettungsmaßnahmen.

2.3.28 Zu den Spitzenverbänden der freien Wohlfahrtspflege gehören:

1. Deutscher Caritasverband
2. Deutsches Rotes Kreuz
3. Deutscher Paritätischer Wohlfahrtsverband
4. Arbeiterwohlfahrt
5. Zentralwohlfahrtsstelle der Juden in Deutschland
6. Diakonisches Werk
7. Müttergenesungswerk

(A) 1 und 2 und 3 und 4 und 5
(B) 1 und 2 und 3 und 6 und 7
(C) 1 und 2 und 3 und 4 und 7
(D) 1 und 2 und 3 und 4 und 6
(E) alle Aussagen sind richtig

2.3.29 Welcher Wohlfahrtsverband hat seinen Ursprung in der deutschen Arbeiterbewegung?

2.3.30 Die Informationssammlung bei der Aufnahme eines Patienten stellt den ersten Schritt des Krankenpflegeprozesses dar. Nennen Sie 5 Maßnahmen, die eine Krankenschwester/ein Krankenpfleger einsetzen kann, um eine vollständige Informationssammlung zu erhalten!

2.3.31 Was war der bestimmende Grund, das Krankenpflegegesetz (KrPflG) 1985 zu novellieren (d.h. zu überarbeiten, zu erneuern)?

2.3.32 Die Pflegeanamnese

1. ist Grundlage für die Erstellung eines Pflegeplanes
2. wird nur vom Arzt erhoben
3. dient statistischen Zwecken
4. dient der Festsetzung von Pflegekategorien
5. dient der Einschätzung der Pflegebedürftigkeit des Patienten
6. dient der Erfassung von Pflegeproblemen und Fähigkeiten des Patienten

(A) 1 und 5 und 6
(B) 2 und 3 und 5
(C) 1 und 3 und 6
(D) 2 und 4 und 5
(E) 1 und 2 und 5

2.3.24 A 2.3.25 B 2.3.28 D 2.3.32 A

2.3.33 Die Aufgaben für die praktische Prüfung im Krankenpflegeexamen werden gestellt:

(A) von den Fachprüfern im Einvernehmen mit Stationsleitung und Patienten
(B) von den Mitgliedern der Prüfungskommission in einer vorher anberaumten Sitzung
(C) von den Pflegedienstleitungen der jeweiligen Krankenhäuser im Einvernehmen mit dem Ltd. Arzt
(D) von der Stationsleitung in Absprache mit dem Prüfling
(E) unmittelbar vor Beginn der Prüfung durch die Fachprüfer

2.3.34 Ein qualifiziertes Arbeitszeugnis laut Arbeitsvertragsrecht gem. Bürgerliches Gesetzbuch

(A) muß so abgefaßt sein, daß jeder es sofort versteht
(B) darf auch codiert geschrieben werden
(C) wird nur auf ausdrücklichen Wunsch ausgestellt
(D) kann der Arbeitgeber bis zur Erfüllung sämtlicher versprochener Leistungen des Arbeitnehmers zurückbehalten
(E) muß handschriftlich durch den Arbeitgeber geschrieben werden

2.3.35 Dem Personalrat/Betriebsrat gehören an

(A) Vertreter der Gewerkschaften
(B) Vertreter des Arbeitgebers
(C) Vertreter des Arbeitgebers und der Arbeitnehmer
(D) Arbeitnehmer des Betriebes
(E) Vertreter der Aufsichtsbehörde

2.3.36 Ordnen Sie die Begriffe der Liste 1 denjenigen der Liste 2 zu und kreuzen Sie die richtige Kombinationsaussage an:

Liste 1

(A) Funktionspflege
(B) Bereichspflege
(C) Grundpflege
(D) Behandlungspflege

Liste 2

1. Summe aller Maßnahmen, die ein Gesunder zur Erhaltung seiner Gesundheit selber durchführt (waschen, essen, trinken)
2. Eine oder zwei Pflegepersonen sind verantwortlich für eine bestimmte Anzahl von Patienten und sind zuständig für die Ausführung der Pflege und der ärztlichen Ordnung
3. Maßnahmen, die durch die Krankheit notwendig werden und die der Kranke nicht mehr selber durchführen kann (einreiben, Verband anlegen etc.)
4. Die Gesamtpflege des Patienten wird von der Stationsleitung an die einzelnen Pflegepersonen in Teilfunktionen verteilt (Medizin verteilen, Blutdruck messen etc.)

(A) A1, B2, C3, D4
(B) C1, B2, D3, A4
(C) C1, A2, B3, D4
(D) D1, B2, A3, C4

2.3.37 Die Genfer Konvention befaßt sich mit

1. der Befreiung politischer Gefangener
2. der Pflege von Verwundeten im Krieg
3. der Behandlung Kriegsgefangener
4. dem Schutz der Zivilbevölkerung in Kriegszeiten

(A) 1 + 3
(B) 2 + 4
(C) 1 + 2
(D) 2 + 3 + 4

2.4 Arbeitsrechtliche Regelungen

2.4.1 Welche Voraussetzungen sind für den wirksamen Abschluß eines Vertrages erforderlich?

2.4.2 Welche Möglichkeiten gibt es, ein Arbeitsverhältnis zu beenden? Nennen Sie mindestens 5!

2.4.3 Welche Aussagen macht der BAT bezüglich der Probezeit? Nennen Sie bitte mindestens 4 Aussagen!

2.4.4 Wer ist Versicherungsträger der gesetzlichen Angestelltenversicherung?

(A) Der Bundesminister für Arbeit und Sozialordnung

2.3.33 A 2.3.34 C 2.3.35 D 2.3.36 B 2.3.37 D

(B) Die Bundesversicherungsanstalt in Berlin
(C) Die Landesversicherungsanstalten
(D) Die Bundesknappschaft
(E) Die RVO-Ersatzkassen
(F) Die Gesundheitsämter

2.4.5 Welches sind die Rechtsquellen des Arbeitsrechts?

2.4.6 Welche Pflichten hat der Arbeitnehmer gegenüber dem Arbeitgeber? Nennen Sie mind. 2. Welche Pflichten hat der Arbeitgeber gegenüber dem Arbeitnehmer? Nennen sie mind. 3.

2.4.7

a) Erläutern Sie den Begriff Arbeitnehmer
b) In welche zwei große Gruppen kann man die Arbeitnehmer einteilen?

2.4.8 Welche Pflichten hat ein Arbeitnehmer bei Krankheit gegenüber dem Arbeitgeber?

2.4.9 Welche Verpflichtungen bestehen für einen Arbeitnehmer, der arbeitsunfähig geworden ist?

(A) Dem Arbeitgeber innerhalb von 2 Tagen eine ärztliche Arbeitsunfähigkeitsbescheinigung vorzulegen
(B) Den Arbeitgeber unverzüglich zu informieren und innerhalb von 3 Tagen eine „ärztliche Arbeitsunfähigkeitsbescheinigung" vorzulegen
(C) Dem Arbeitgeber innerhalb von 3 Tagen eine ärztliche Bescheinigung vorzulegen, aus der die Art der Erkrankung hervorgeht
(D) Den Arbeitgeber regelmäßig über den Krankheitszustand zu informieren

2.4.10 Was ist Tarifrecht?

(A) Arbeitsverträge zwischen einzelnen Arbeitgebern und Arbeitnehmern
(B) Vereinbarungen über Lohnerhöhungen
(C) Vertraglich geschaffene Rechtsnormen zwischen organisierten Arbeitgebern und organisierten Arbeitnehmern
(D) Staatlich geschriebenes Recht

2.4.11 Definieren Sie die Begriffe

a) Berufsunfähigkeit
b) Erwerbsunfähigkeit

2.4.12 Welche Personen sind beschränkt geschäftsfähig?

2.4.13 Was versteht man unter Rechtsfähigkeit und was unter voller Geschäftsfähigkeit?

2.4.14 Welche Personen sind nach unserer Rechtsordnung geschäftsunfähig?

2.4.15 Welche Gerichte sind zuständig für Streitigkeiten aus Tarifvertrag und Arbeitsvertrag? Nennen Sie bitte die einzelnen Instanzen!

2.4.16 Wer handelt die Tarifbestimmungen im öffentlichen Dienst aus?

(A) Der Krankenhausträger und der Gesamtpersonalrat
(B) Die Gewerkschaften und die Arbeitgeber
(C) Die Gewerkschaft und die kommunalen Arbeitgeberverbände
(D) Der Personalrat und die Arbeitgeber

2.5 Schutzmaßnahmen

2.5.1 Nennen Sie bitte 4 Schutzgesetze für den Arbeitnehmer!

2.5.2 Welche Gesetze schränken das Kündigungsrecht des Arbeitgebers ein?

2.5.3 Welche Rechtsvorschriften sind die Grundlage für die Arbeitssicherheit im Betrieb?

2.5.4 Die Einhaltung der Arbeitsschutzbestimmungen wird kontrolliert durch:

(A) Die Berufsgenossenschaften
(B) Die Gesundheitsämter
(C) Die Krankenkassen
(D) Die Gewerkschaften

2.5.5 Wozu sind die Arbeitnehmer nach der Unfallvorschrift im Hinblick auf die Sicherheit und Schutz im Betrieb verpflichtet?

2.5.6 Wer erstellt die Unfallverhütungsvorschriften für das Personal im Gesundheitswesen?

2.4.4 B 2.4.9 B 2.4.10 C 2.4.16 B 2.5.4 A

2.5.7 Unfallverhütungsvorschriften werden herausgegeben von/vom

(A) Bundesgesundheitsamt
(B) Ordnungsämtern
(C) Berufsgenossenschaften
(D) Gemeindeunfallversicherungsverbänden

2.5.8 Nennen Sie bitte die häufig auftretenden Berufskrankheiten im Gesundheitsdienst!

2.5.9 Das Mutterschutzgesetz bestimmt, daß

(A) die Mutter bis zu 6 Wochen nach der Entbindung nicht beschäftigt werden darf
(B) die werdende Mutter zu achtstündiger Nachtruhe verpflichtet ist
(C) der werdenden Mutter während der Schutzfristen gekündigt werden kann
(D) der Mutter Gelegenheit zum Stillen des Säuglings gegeben werden muß

2.5.10 Nach dem Mutterschutzgesetz bestehen Beschäftigungsverbote:

1. wenn nach ärztlichem Zeugnis Leben und Gesundheit von Mutter und Kind bei Fortdauer der Beschäftigung gefährdet sind
2. in den letzten 6 Wochen vor der Entbindung, es sei denn, daß die werdende Mutter sich zur Arbeitsleistung bereit erklärt
3. in den letzten 12 Wochen vor der Entbindung, es sei denn, daß die werdende Mutter sich zur Arbeitsleistung bereit erklärt
4. in den letzten 12 Wochen vor der Entbindung bei Mehrlingsschwangerschaften, es sei denn, daß die werdende Mutter sich zur Arbeitsleistung bereit erklärt

(A) 1 + 3
(B) 1 + 2 + 4
(C) 1 + 4
(D) 1 + 2

2.5.11 Aufsichtsbehörde für die Einhaltung der Bestimmungen des Mutterschutzgesetzes ist

(A) das Gesundheitsamt
(B) die Krankenkasse
(C) der behandelnde Arzt
(D) das Gewerbeaufsichtsamt

2.5.12 Welche Frauen werden vom Geltungsbereich des Mutterschutzes erfaßt?

2.5.13 Welche Schutzfristen sieht das Mutterschutzgesetz vor und nach der Entbindung vor?

2.5.14 Der Geltungsbereich des Jugendarbeitsschutzgesetzes umfaßt folgenden Personenkreis:

(A) Alle Personen zwischen 15 und 18 Jahren
(B) Alle Personen zwischen 14 und 18 Jahren
(C) Alle Auszubildenden
(D) Alle Auszubildenden, die zu Beginn der Ausbildung Jugendliche sind
(E) Alle Personen, die noch nicht 18 Jahre alt sind

2.5.15 Welche Ziele hat das Jugendarbeitsschutzgesetz?

2.5.16 Welches Amt hat die Aufsicht über die Einhaltung des Jugendarbeitsschutz- und Mutterschutzgesetzes?

2.5.17 Nach Beendigung der täglichen Arbeitszeit ist dem Jugendlichen eine ununterbrochene Freizeit von

(A) 8 Stunden
(B) 10 Stunden
(C) 12 Stunden
(D) 14 Stunden zu gewähren

2.5.18 Welche Regelungen trifft die neue Ausbildungs- und Prüfungsordnung über den Einsatz der Schüler im Nachtdienst? (3 Antworten)

2.5.19 Jugendarbeitsschutzgesetz

- Bedeutung des Jugendarbeitsschutzgesetzes in Bezug auf Krankenhäuser, Pflege und Altenheime
- Definition der Begriffe Jugendlicher und Arbeitgeber im Sinne des Gesetzes
- Geltungsbereich
- Dauer der Arbeitszeit
- Regelungen zum Besuch der Berufsschule (2)
- Dauer und zeitliche Lage der Ruhepausen
- Schichtzeit
- Tägliche Freizeit
- Regelung der Wochenendarbeit
- Feiertagsruhe

2.5.7 C 2.5.9 D 2.5.10 B 2.5.11 D 2.5.14 E 2.5.17 C

2.5.20 Mutterschutzgesetz

Ziel des Gesetzes, Geltungsbereich, Beschäftigungsverbote, Pflichten des Arbeitgebers, Schutzfristen, finanzielle Sicherung, Kündigungsschutz, Aufsicht und Leistungsträger (Bearbeitung unter pflegerelevanten Gesichtspunkten).

2.6 Rechtliche Vorschriften

2.6.1 Rechtsfähig ist der Mensch:

(A) Mit der Geburt
(B) Mit 7 Jahren
(C) Mit 14 Jahren
(D) Mit 18 Jahren

2.6.2 Mit welchem Recht befaßt sich das Bürgerliche Gesetzbuch? Nennen Sie die Teile und jeweils ein Beispiel!

2.6.3 Wo sind in der BRD die Menschenrechte gesetzlich verankert?

2.6.4 Das Grundgesetz für die Bundesrepublik Deutschland errichtet einen freiheitlichen Rechtsstaat nach den Grundsätzen

(A) der parlamentarischen Demokratie
(B) der unmittelbaren Demokratie
(C) der Präsidialdemokratie
(D) der „Volksdemokratie"

2.6.5 Welche Grundrechte werden durch das Grundgesetz der BRD garantiert? Nennen Sie mindestens 5!

2.6.6 Das Grundgesetz garantiert Recht und Verpflichtungen. Nennen Sie 3 der im Grundgesetz verankerten Verpflichtungen!

2.6.7 Die Grundrechte können

(A) grundsätzlich nicht beschränkt werden
(B) ohne besondere Ermächtigung aufgrund eines Gesetzes beschränkt werden
(C) nur in ihrem Wesensgehalt beschränkt werden
(D) nur soweit es das Grundgesetz ausdrücklich zuläßt, aufgrund eines Gesetzes beschränkt werden

2.6.8 Welche Bedeutung haben die Grundrechte des Grundgesetzes für den einzelnen Bürger?

1. Die Grundrechte treten für den einzelnen mit Erreichung der Volljährigkeit (Vollendung des 18. Lebensjahres) in Kraft
2. Grundrechte haben den Charakter von Empfehlungen an den Staat und sind nicht in jedem Fall für den Staat bindend
3. Bei Verletzung von Grundrechten kann der betroffene Bürger den Rechtsweg beschreiten, d.h. vor Gericht klagen
4. Alle staatlichen Organe sind an die Grundrechte gebunden

(A) 2 + 3
(B) 1 + 3
(C) 3 + 4
(D) 1 + 4

2.6.9 Welche 3 Testament-Formen kennen Sie?

2.6.10 Die beschränkte Testierfähigkeit bedeutet, nur ein

(A) eigenhändiges Testament errichten zu können
(B) öffentliches Testament errichten zu können
(C) Dreizeugentestament errichten zu können
(D) ordentliches Testament errichten zu können
(E) außerordentliches Testament errichten zu können

2.6.11 Für die Form eines Privattestamentes gilt, es muß

1. in Druckbuchstaben oder auf der Schreibmaschine (PC) geschrieben sein
2. mit Vor- und Familiennamen unterschrieben sein
3. mit dem Ausfertigungsdatum versehen sein
4. handschriftlich verfaßt sein
5. beim Nachlaßverwalter angezeigt werden

(A) 1 + 3 + 5
(B) 2 + 3 + 4
(C) 1 + 2 + 5
(D) 2 + 4
(E) alle Antworten sind richtig

2.6.1 A   2.6.4 A   2.6.7 D   2.6.8 C   2.6.10 B   2.6.11 B

2.6.12 Ein Dreizeugentestament gilt, wenn der Erblasser nicht stirbt

(A) 4 Wochen
(B) 3 Monate
(C) unbefristet
(D) 1 Jahr

2.6.13 Wieviele Zeugen müssen bei der Errichtung eines Nottestaments anwesend sein?

(A) 1 Zeuge
(B) 2 Zeugen
(C) 2 Zeugen, einer davon Notar
(D) 3 Zeugen

2.6.14 Was müssen Sie bei der Anfertigung eines gültigen Nottestaments beachten?

2.6.15 Das außerordentliche Testament kann errichtet werden:

(A) vor einem Zeugen
(B) vor dem Bürgermeister
(C) vor drei Zeugen, wenn ein Notar nicht mehr geholt werden kann
(D) nur wenn der Notar und Bürgermeister anwesend sind

2.6.16 Das Personenstandsgesetz befaßt sich u.a. mit:

(A) der Erbfolge für Hinterbliebene
(B) Meldevorschriften für Asylanten
(C) Meldevorschriften über Geburt und Tod
(D) Meldevorschr. b. ansteckenden Krankheiten
(E) keine Aussage ist richtig

2.6.17 Bei welcher Stelle müssen Geburten und Sterbefälle angezeigt werden?

(A) Gesundheitsamt
(B) Landratsamt
(C) Standesamt
(D) Klinikverwaltung

2.6.18 Wer ist zur Anzeige einer Geburt verpflichtet?

2.6.19 Innerhalb welcher Zeit muß eine Geburt dem zuständigen Standesamt angezeigt werden?

(A) innerhalb von 48 Stunden
(B) innerhalb von 14 Tagen
(C) innerhalb von 3 Tagen
(D) spätestens am folgenden Werktag
(E) innerhalb einer Woche

2.6.20 Definieren Sie „Fehlgeburt"!

2.6.21 Eine Anzeige beim Standesamt ist nicht erforderlich

(A) bei einer Frühgeburt
(B) bei einer Fehlgeburt
(C) bei einer Totgeburt
(D) bei einer Lebendgeburt

2.6.22 Eine Totgeburt liegt vor, wenn

1. das Geburtsgewicht mindestens 1000 g beträgt und keine Merkmale des Lebens gezeigt werden
2. die Leibesfrucht mindestens 35 cm lang ist
3. weder das Herz geschlagen, noch die Nabelschnur pulsiert, noch die natürliche Lungenatmung eingesetzt hat
4. das Kind in der 26. Schwangerschaftswoche geboren wird

(A) 2 + 3
(B) 3 + 4
(C) 1 + 3
(D) 1 + 3 + 4

2.6.23 Innerhalb welcher Zeit muß ein Todesfall dem zuständigen Standesamt gemeldet werden?

(A) Innerhalb von 48 Stunden
(B) Innerhalb von 3 Tagen
(C) Spätestens am folgenden Werktag
(D) Innerhalb einer Woche

2.6.24 Der Tod eines Menschen ist zu melden beim

(A) Gesundheitsamt
(B) Einwohnermeldeamt
(C) Standesamt des Geburtsortes
(D) Standesamt des Ortes, an dem der Tod eintritt

2.6.25 Haftungsrechtliche Verantwortung gegenüber dem Patienten – was ist der Unterschied zwischen strafrechtlicher und ziviler Haftung?

2.6.26 Die Rechtfertigungsgründe einer Straftat laut Strafgesetzbuch sind

1. verminderte Zurechnungsfähigkeit
2. Einwilligung unter bestimmten Voraussetzungen
3. Notwehr
4. Unmündigkeit

2.6.12 B 2.6.15 C 2.6.16 C 2.6.17 C 2.6.19 E 2.6.21 B 2.6.22 A 2.6.23 C 2.6.24 D

5. übergesetzlicher Notstand

(A) 1 + 2 + 3
(B) 2 + 3 + 4
(C) 2 + 3 + 5
(D) 3 + 4 + 5

2.6.27 Definieren Sie die Begriffe

a) vorsätzlich
b) fahrlässig

2.6.28 Wann beginnt die Strafmündigkeit?

(A) Mit 18 Jahren
(B) Mit 14 Jahren
(C) Mit 12 Jahren
(D) Mit 7 Jahren

2.6.29 Was versteht man unter Strafmündigkeit?

2.6.30 Was ist nach Jugendgerichtsgesetz „Jugendstrafe"?

(A) Jugendarrest
(B) Fürsorgeerziehung
(C) Freiheitsentzug in einer Jugendstrafanstalt
(D) Wiedergutmachung des Schadens

2.6.31 Im Haftungsrecht kennen wir den Begriff Organhaftung. Sie beinhaltet im wesentlichen:

(A) Schadensersatz des behandelnden Arztes gegenüber dem geschädigten Patienten
(B) Schadensersatzpflicht des Krankenhausträgers als Körperschaft, Stiftung oder Anstalt des öffentlichen Rechts gegenüber dem Patienten
(C) Schadensersatzpflicht der Krankenschwester/des -pflegers für ein geschädigtes Organ des Patienten
(D) Haftung des Patienten gegenüber einem Organ des Gesundheitswesens im Falle von selbst herbeigeführter Gesundheitsschädigung

2.6.32 Wann besteht Behandlungspflicht für einen Erkrankten?

(A) bei jeder lebensbedrohlichen Erkrankung
(B) bei Infektionskrankheiten im Sinne des Bundesseuchengesetzes
(C) bei Geschlechtskrankheiten im Sinne der Bekämpfung von Geschlechtskrankheiten
(D) bei HIV positivem Testergebnis

2.6.33 Eine gesetzliche Verpflichtung zur ärztlichen Behandlung besteht:

(A) Bei Tuberkulose
(B) Bei Lues
(C) Bei Hepatitis B
(D) Bei Dauerausscheidern

2.6.34 Wie lautet der sinngemäße Inhalt des Gesetzes, das sich mit der unterlassenen Hilfeleistung befaßt?

2.6.35 Bei Unfällen sind zur Hilfe verpflichtet

(A) nur Personen, die beruflich im Rettungsdienst eingesetzt sind
(B) grundsätzlich jeder nach seinen Kräften und Fähigkeiten
(C) nur, wer zur Hilfeleistung aufgefordert wird
(D) nur Personen, die in der Ersten Hilfe ausgebildet werden

2.6.36 Für welche Personengruppe trifft der Tatbestand der unterlassenen Hilfeleistung zu?

2.6.37 Nennen Sie 2 Gründe, die von der Verpflichtung der Hilfestellung entbinden!

2.6.38 Eine vorsätzliche Körperverletzung durch eine Injektion liegt **nicht** vor, wenn

(A) eine Anordnung des Arztes vorliegt
(B) der Patient seine Einwilligung gibt
(C) die Pflegeperson die Injektion fachgerecht ausführt
(D) die Angehörigen des Patienten einwilligen

2.6.39 Ein Patient wird nach einem Unfall mit einer Trümmerfraktur des rechten Oberschenkels bewußtlos eingeliefert. Um das Leben des Patienten zu retten, müßte das Bein amputiert werden. Darf die Operation ohne Einwilligung des Patienten durchgeführt werden? Bitte begründen Sie Ihre Antwort – welcher Tatbestand wird in diesem Fall angewendet?

2.6.40 In welchem Gesetz ist die ärztliche Schweigepflicht geregelt?

(A) Bürgerliches Gesetzbuch
(B) Strafgesetzbuch
(C) Heilpraktikergesetz
(D) Krankenpflegegesetz

2.6.26 C 2.6.28 B 2.6.30 C 2.6.31 B 2.6.32 C 2.6.33 B 2.6.35 B 2.6.38 B 2.6.40 B

2.6.41 In welchen Fällen liegt kein Verstoß gegen den § 203 StGB (Schweigepflicht) vor? (5Angaben)

2.6.42 Welche patientenbezogenen Daten fallen unter die Schweigepflicht?

2.6.43 Die Schweigepflicht

(A) gilt, solange der Patient im Krankenhaus behandelt wird
(B) gilt nicht, wenn sich der Patient den Anordnungen von Ärzten und Personal widersetzt
(C) gilt über den Tod des Patienten hinaus
(D) gilt nicht, wenn ein Verbrechen aufgeklärt werden soll
(E) gilt nicht gegenüber Berufskolleginnen und -kollegen

2.6.44 Wer ist befugt, eine Pflegeperson von der Schweigepflicht gegenüber Dritten zu entbinden?

(A) Der behandelnde Arzt
(B) Die Stationsschwester
(C) Die Ehefrau des Patienten
(D) Der Patient selbst

2.6.45 Wann ist ein Arzt oder ein Angehöriger eines Heilberufes zur Durchbrechung des Berufsgeheimnisses verpflichtet?

2.6.46 Das Betreuungsgesetz regelt:

(A) Die Entmündigung
(B) Die Pflegschaft
(C) Die Wahrnehmung von Interessen betreuungsbedürftiger Personen
(D) Die Interessen der betreuenden Pflegekräfte

2.6.47 Wem unterliegt die Aufsicht über die Tätigkeit des Vormundes?

2.6.48 Grundgesetz der Bundesrepublik Deutschland

1. Wann und wo wurde das Grundgesetz der Bundesrepublik beschlossen?
2. Nennen Sie die im Grundgesetz für die Demokratie der Bundesrepublik wichtigen Grundsätze
3. Nennen Sie die Verfassungsorgane des Bundes
4. Warum hat man die Grundrechte in der Bundesrepublik an den Anfang des Grundgesetzes gestellt?
5. Nennen Sie mindestens 6 Grundrechte

2.6.49 Die Schweigepflicht

- Rechtsgrundlage
- Ziele
- Berufsgruppen im Krankenhaus, die der Schweigepflicht unterliegen (7 Angaben)
- Geheimhaltungspflichtige Aussagen
- Personen, an die Auskunft a) erteilt werden kann b) nicht erteilt werden kann
- Entbindung von der Schweigepflicht
- Dauer der Schweigepflicht
- Konsequenzen bei Verletzung der Schweigepflicht

2.6.50 Das Recht ist die Gesamtheit aller Normen für unser Zusammenleben. Die Herkunft der deutschen Rechtsvorschriften sind das Resultat von:

1. Sittengesetzen, Umgangsformen, Lebensgewohnheiten
2. dem individuellen Gerechtigkeitssinn
3. moralischen Werten
4. gesammelten Überlieferungen und Gewohnheitsrechten
5. dem Versuch, durch Gebote, Verbote und Gewährungen das Zusammenleben der Menschen in einer Gemeinschaft möglich zu machen

(A) 1 und 2 und 3
(B) 3 und 4
(C) 1 und 3 und 5
(D) alle Aussagen sind richtig

2.6.51 Geschäftsunfähig ist,

(A) wer wegen Geistesschwäche unter Betreuung steht
(B) wer nicht das siebente Lebensjahr vollendet hat
(C) wer aufgrund eines rechtskräftigen Urteils zu einer Freiheitsstrafe von mehr als 10 J. verurteilt worden ist
(D) wer unter vorläufiger Betreuung steht

Berufs-, Gesetzes- und Staatsbürgerkunde

2.6.43 C 2.6.44 D 2.6.46 C 2.6.50 C 2.6.51 B

2.6.52 Rechtsfähigkeit bedeutet,

(A) wirksam Rechtsgeschäfte vornehmen
(B) in einem Prozeß als Partei auftreten
(C) Träger von Rechten und Pflichten sein
(D) für eine strafbare Handlung bestraft werden
(E) ein Testament erstellen zu können

2.6.53 Ordnen Sie die aufgeführten Gesetze dem jeweiligen richtig dargestellten Sachverhalt zu, und kreuzen Sie die richtige Kombination an!

Liste 1

(A) Strafgesetzbuch
(B) Bürgerliches Gesetzbuch
(C) Krankenpflegegesetz
(D) Grundgesetz

Liste 2

1. Schützt bestimmte Berufsbezeichnungen
2. Stellt u.a. Verletzung von Brief- und Privatgeheimnissen unter Strafe
3. Stellt Familie und Ehe unter den besonderen Schutz der staatlichen Ordnung
4. Regelt die Rechtsbeziehungen der Bürger untereinander

(A) A1, B2, C3, D4
(B) A3, B1, C4, D2
(C) A2, B4, C1, D3
(D) A4, B3, C2, D1

2.6.54 Zur Hilfeleitung bei Unglücksfällen hat der Gesetzgeber verpflichtet

(A) jeden Bürger
(B) alle Deutschen
(C) die Mitglieder von Hilfsorganisationen
(D) die Angehörigen der Pflegeberufe
(E) die Angehörigen der Bundeswehr

2.6.55 Die Verletzung der Schweigepflicht

1. wird immer gerichtlich verfolgt
2. wird nur auf Antrag des Geschädigten (Patienten) verfolgt
3. kann ein Strafmaß bis zu einem Jahr Freiheitsentzug nach sich ziehen
4. wird nicht bestraft, wenn es im Interesse des Geschädigten (Patienten) erfolgt
5. hat ein Berufsverbot zur Folge

(A) 1 und 2 und 5
(B) 2 und 3
(C) 2 und 3 und 4
(D) 1 und 4und 5
(E) 3 und 4

2.6.56 Die Geburt eines Kindes ist dem Standesamt zu melden

(A) nach dem Personenstandsgesetz
(B) nach den Bundesmeldevorschriften
(C) nach der Reichsmeldeordnung
(D) nach dem Ordnungsbehördengesetz
(E) nach den Bestimmungen des DGB

2.6.57 Eine staatlich anerkannte Krankenschwester darf

(A) grundsätzlich keine intravenösen Spritzen verabreichen
(B) intravenöse Spritzen verabreichen, wenn das Medikament nicht rezeptpflichtig ist
(C) auf ärztliche Anordnung und Verantwortung intravenöse Injektionen vornehmen
(D) nur intramuskuläre und subcutane Injektionen verabreichen

2.6.58 Die Krankenhausbehandlung des unmündigen Kindes aus geschiedener Ehe wird bestimmt durch

(A) den Vater
(B) die Mutter
(C) den Vormundschaftsrichter
(D) den Träger der Personensorge.

2.7 Arznei-, Seuchen-, Betäubungsmittelrecht

2.7.1 Womit befaßt sich das Bundesseuchengesetz? Wer ist im Sinne des BSeuchG?

- ansteckungsverdächtig
- krankheitsverdächtig
- Ausscheider?

2.7.2 Welche Grundrechte können durch das Bundesseuchengesetz eingeschränkt werden (mind. 3)?

2.7.3 Wer ist zur Meldung von meldepflichtigen übertragbaren Krankheiten verpflichtet?

2.7.4 Wem obliegt in erster Linie die Aufgabe der Verhütung und Bekämpfung übertragbarer Krankheiten?

(A) dem Gesundheitsamt
(B) dem Gewerbeaufsichtsamt
(C) den Krankenhäusern
(D) dem Regierungspräsidenten

2.6.52 C 2.6.53 C 2.6.54 A 2.6.55 B 2.6.56 A 2.6.57 C 2.6.58 D 2.7.4 A

2.7.5 Innerhalb welchen Zeitraums und an welchem Institut sind Erkrankungen, die unter das Bundesseuchengesetz fallen, zu melden?

2.7.6 An wen geht eine Meldung nach dem Bundesseuchengesetz?

(A) Bürgermeisteramt
(B) Landratsamt
(C) Gesundheitsamt
(D) Regierungspräsidenten

2.7.7 Das Bundesseuchengesetz unterscheidet verschiedene Arten der Meldepflicht:

- Schon bei Verdacht (auch Erkrankung und Tod)
- Erst bei Erkrankung (auch Tod)
- Nur bei Tod
- Nennen Sie bitte je 2 Beispiele.

2.7.8 Krank – im Sinne des Bundesseuchengesetzes – ist eine Person:

(A) Die unter Erscheinungen erkrankt ist, die das Vorliegen einer bestimmten übertragbaren Krankheit vermuten lassen
(B) Die an einer übertragbaren Krankheit erkrankt ist
(C) Die keine Krankheitssymptome aufweist, aber dauernd oder zeitweilig Krankheitserreger ausscheidet

2.7.9 Worunter fällt eine Person, die Krankheitserreger einer übertragbaren Krankheit aufgenommen hat, nach dem Bundesseuchengesetz? Sie gilt als ...?

2.7.10 Der Ausscheider von z.B. Salmonella typhi unterliegt nach dem Bundesseuchengesetz verschiedenen Bestimmungen. Hierzu gehören:

1. Der Ausscheider muß jeden Wechsel der Wohnung und der Arbeitsstätte dem Gesundheitsamt melden
2. Er muß die Aufnahme in ein Krankenhaus dem Gesundheitsamt melden
3. Er darf mit Einschränkungen im „Lebensmittel herstellenden Bereich“ arbeiten
4. Er darf im „Lebensmittel herstellenden Bereich“ nicht beschäftigt werden
5. Er darf keine öffentlichen Hallenbäder benutzen
6. Für die regelmäßige Desinfektion der Toilette etc. ist das Gesundheitsamt zuständig

(A) 1 + 2
(B) 2 + 3
(C) 1
(D) 4 + 5
(E) 1 + 6
(F) 1 + 4

2.7.11 Welche der Infektionskrankheiten ist nur im Todesfall meldepflichtig?

(A) Meningitis
(B) Malaria
(C) Masern
(D) Kindbettfieber

2.7.12 Wer ist Ausscheider?

(A) Eine Person, die ansteckungsverdächtig ist
(B) Eine Person, die zeitweilig oder dauernd Krankheitserreger ausscheidet, ohne krank zu sein
(C) Eine Person, die Krankheitserreger ausscheidet und zugleich krank ist
(D) Eine Person, die an einer übertragbaren Krankheit leidet

2.7.13 Die Verpflichtung eines Erkrankten, sich behandeln zu lasen, besteht bei

(A) Geschlechtskrankheiten im Sinne des Gesetzes zur Bekämpfung der Geschlechtskrankheiten
(B) Infektionskrankheiten im Sinne des Bundesseuchengesetz
(C) AIDS
(D) Jeder lebensbedrohlichen Erkrankung

2.7.14 Welche Geschlechtskrankheiten fallen unter das Gesetz zur Bekämpfung der Geschlechtskrankheiten?

2.7.15 Wann ist ein an einer Geschlechtskrankheit Erkrankter namentlich dem Gesundheitsamt zu melden? Nennen Sie mindestens 2 Beispiele!

2.7.16 Was sind die Pflichten der Geschlechtskranken und verdächtigen Personen? (5 Beispiele)

2.7.17 Wer darf laut Betäubungsmittelgesetz Medikamente der BTM-Gruppe verschreiben?

2.7.6 C 2.7.8 B 2.7.10 F 2.7.11 C, D 2.7.12 B 2.7.13 A

2.7.18 Welche zentrale Institution ist für die gesamte Kontrolle von Betäubungsmitteln zuständig? Wo befindet sich diese Institution?

2.7.19 In welcher Form ist über den Verbleib und Bestand der BTM in Krankenhäusern (Stationen) ein Nachweis zu führen?

2.7.20 Zu den nicht verkehrsfähigen Betäubungsmitteln (Anlage I BtMG) gehören

1. Haschisch
2. Opium
3. Kokain
4. Heroin
5. LSD

(A) 1 + 2 + 4
(B) 2 + 4 + 5
(C) 1 + 4 + 5
(D) 2 + 3 + 5
(E) alle Aussagen sind richtig

2.7.21 Zum Schutz des Verbrauchers ist im Arzneimittelgesetz eine umfangreiche Kennzeichnung für Arzneimittel vorgeschrieben. Welche Angaben müssen auf den Verpackungen oder äußeren Umhüllungen der Medikamente enthalten sein?

2.7.22 Das Arzneimittelgesetz von 1976 i.d.F. vom 20.07.1988

- Zweck des Gesetzes
- Arzneimittelbegriff
- Zulassung von Arzneimitteln
- Schutz des Menschen bei der klinischen Prüfung
- Abgabe von Arzneimitteln

2.7.23 Kurzthema: Bundesseuchengesetz:

1. Wer ist im Sinne dieses Gesetzes krank?
2. Meldepflichtige Krankheiten
- bei Krankheitsverdacht, Erkrankung und Tod
- bei Erkrankung und Tod
- bei Tod

(es sind je 2 anzugeben!)

3. Wer ist zur Meldung verpflichtet, wohin muß die Meldung erfolgen, welche Frist muß eingehalten werden?
4. Welche Maßnahmen können von den Behörden angeordnet werden, wenn durch übertragbare Krankheiten Gefahr droht?

2.7.24 Kurzthema: Betäubungsmittel (BTM)

Was sind Betäubungsmittel?
Zweck des Gesetzes?
Wer darf den Umgang mit BTM haben?
Wo ist die Verschreibung von BTM geregelt?
Welche gesetzlichen Vorgaben sind beim Umgang mit BTM im Krankenhaus zu beachten? (7 Aufgaben)

2.7.25 Ein Ausscheider ist nach Definition des BSeuchG eine Person, die:

(A) Krankheitserreger nach überstandener Krankheit > als 6 Wochen ausscheidet
(B) Krankheitserreger ausscheidet, obgleich er sofort behandelt wird
(C) Krankheitserreger dauernd oder zeitweilig ausscheidet, ohne krank oder krankheitsverdächtig zu sein
(D) Krankheitserreger nach überstandener Krankheit nur zeitweilig ausscheidet

2.7.26 Geschlechtskrankheiten im Sinne des Geschlechtskrankheitengesetzes sind

1. Lues
2. Herpes genitalis
3. Gonorrhoe
4. Trichomoniasis
5. AIDS

(A) 1 und 3
(B) 2 und 4 und 5
(C) 1 und 3 und 5
(D) 2 und 5
(E) alle Antworten sind richtig

2.7.27 Homöopathische Arzneimittel

(A) werden beim Bundesgesundheitsamt registriert, aber nicht zugelassen
(B) werden von der Rudolf-Steiner-Gesellschaft mbH zugelassen
(C) werden nur im homöopathischen Apotheken und Dispensierstuben vertrieben
(D) unterliegen nicht der Apothekenpflicht
(E) werden nur auf Verschreibung abgegeben

2.7.20 C 2.7.25 C 2.7.26 A 2.7.27 A

2.8 Sozialversicherung

2.8.1 Wer ist der Gründer der deutschen Sozialversicherung?

(A) Ebert
(B) Hindenburg
(C) Bismarck
(D) Blüm

2.8.2 In welche Zweige gliedert sich unsere Sozialversicherung?

2.8.3 Wer trägt die Beiträge zur gesetzlichen Unfallversicherung?

(A) Je zur Hälfte der Arbeitgeber und der Arbeitnehmer
(B) ausschließlich der Arbeitnehmer
(C) Der Gemeindeunfallversicherungsverband
(D) Ausschließlich der Arbeitgeber

2.8.4 Was ist unter einem Wegeunfall zu verstehen, wem muß ein solcher Unfall gemeldet werden?

2.8.5 Keinen Abzug auf seinem Gehaltsstreifen findet der Arbeitnehmer

(A) bei der Krankenversicherung bis zu einer bestimmten Bemessungsgrenze
(B) bei der Gesetzlichen Unfallversicherung
(C) für die Beiträge zur Bundessozialhilfe laut BSHG
(D) für die Beiträge zur Arbeitslosenversicherung
(E) für die Beiträge zur Gesetzlichen Rentenversicherung

2.8.6 Träger der gesetzlichen Unfallversicherung sind

(A) Die Verbände der freien Wohlfahrtspflege
(B) Die Arbeitsämter
(C) Die Berufsgenossenschaften
(D) Die Krankenversicherungsträger

2.8.7 Der Arbeitgeber muß den vollen Betrag leisten für die

(A) Rentenversicherung
(B) Krankenversicherung
(C) Unfallversicherung
(D) Arbeitslosenversicherung

2.8.8 Wohin muß ein Arbeitsunfall gemeldet werden?

(A) Dem Träger der Rentenversicherung
(B) Dem zuständigen Sozialamt
(C) Der Berufsgenossenschaft
(D) Der Bundesanstalt für Arbeit

2.8.9 Träger der Rentenversicherung für Arbeiter ist:

(A) Die Landesversicherungsanstalt
(B) Die Berufsgenossenschaften
(C) Die Bundesanstalt für Arbeit
(D) Die Gewerkschaften

2.8.10 Wer ist der Träger der Rentenversicherung für Angestellte?

(A) Landesversicherungsanstalt in Stuttgart
(B) Bundesversicherungsanstalt in Berlin
(C) Angestelltenkrankenkasse
(D) Berufsgenossenschaften

2.8.11 Was sind die Aufgaben bzw. Leistungen der gesetzlichen Krankenversicherung? Zählen Sie auf.

2.8.12 Wer hat die Mittel (in %) für die Krankenversicherung einer im Krankenhaus angestellten Krankenschwester aufzubringen?

2.8.13 In welchem Versicherungszweig gibt es die Möglichkeit der Höherversicherung?

(A) Krankenversicherung
(B) Rentenversicherung
(C) Arbeitslosenversicherung
(D) Unfallversicherung

2.8.14 Welche Vorsorgeuntersuchungen zur Früherkennung von Krankheiten gewährt die Krankenkasse?

2.8.15 Was versteht man in der gesetzlichen Krankenversicherung unter dem Begriff Familienhilfe?

2.8.16 Unfallversicherung

1. Nennen Sie die Aufgaben der Unfallversicherung und erläutern Sie die daraus resultierenden Maßnahmen.
2. Nennen Sie die Punkte, die zum Schutz vor einer Kontamination mit AIDS besonders zu beachten sind. (mind. 4 wichtige Punkte!)

2.8.1 C 2.8.3 D 2.8.5 B 2.8.6 C 2 .7 C 2.8.8 C 2.8.9 A 2.8.13 A

2.8.17 Die Krankenversicherung

1. Aufgabe
2. Pflichtversicherte Personen
3. Finanzierung bzw. Beiträger
4. Leistungen
5. Versicherungsträger

2.8.18 Die gesetzliche Unfallversicherung

Nennen Sie Träger, Beitragszahler, Leistungen. Beschreiben Sie die Unfallverhütungsvorschriften im Krankenhaus.

2.8.19 Nach dem Bundessozialhilfegesetz wird u.a. Hilfe zum notwendigen Lebensunterhalt gewährt. Was gehört dazu? (mind. 6)

2.8.20 Welche 2 Hauptleistungen sieht das Bundessozialhilfegesetz vor?

2.8.21 Der Bedürftige hat Anspruch auf Hilfe zum Lebensunterhalt. Wer ist der Träger der Sozialhilfe?

(A) Krankenkasse
(B) Gesundheitsamt
(C) Kommunale Sozialbehörde
(D) Berufsgenossenschaft

2.8.22 Sozialhilfe nach dem BSHG wird gewährt in Form von:

(A) Beratung, finanziellen Leistungen, Wohngeld
(B) Finanziellen Leistungen, Sachleistungen, Wohngeld
(C) Beratung, Sachleistung
(D) Sachleistungen, Beratung, finanzielle Leistungen
(E) Wohngeld, Beratung
(F) Sachleistungen, Wohngeld, finanzielle Leistungen

2.8.23 Was bedeutet das Nachrangigkeitsprinzip im Rahmen des BSHG?

2.8.24 Wer ist schwerbehindert im Sinne des Schwerbehindertengesetzes und welche Behörde stellt den Grad der Behinderung fest?

2.8.25 Außerordentliche Nachuntersuchungen erfolgen nach den Bestimmungen des Jugendarbeitsschutzgesetzes

1. alle 12 Monate während der Ausbildung
2. vor Beginn des nächsten Ausbildungsjahres
3. bei gesundheitsgefährdenden Tätigkeiten
4. bei einem ärztlichen Nachweis des Zurückbleibens im körperlichen oder geistigen Ent wicklungsstand

(A) 2 und 3
(B) 1 und 4
(C) 2 und 4
(D) 3 und 4
(E) 4

2.8.26 Die Beiträge für die gesetzliche Unfallversicherung werden aufgebracht durch

(A) die Arbeitnehmer
(B) einen Sonderfond der Rentenversicherung
(C) Arbeitgeber und Arbeitnehmer zu gleichen Teilen
(D) die Arbeitgeber alleine
(E) das Mehrwertsteueraufkommen

2.8.27 Die Sozialversicherung gliedert sich in mehrere Versicherungszweige. Welche Aussage ist richtig?

(A) Krankenversicherung, Rentenversicherung, Sozialhilfe, Kriegsopferversicherung
(B) Kriegsopferversicherung, Rentenversicherung, Beamtenversorgung, Krankenversicherung
(C) Krankenversicherung, Arbeitslosenversicherung, Unfallversicherung, Rentenversicherung
(D) Kankenversicherung, Sozialhilfe, Arbeitslosenversicherung, Unfallversicherung

2.8.28 Anspruch auf Berufsunfähigkeitsrente besteht frühestens nach einer Wartezeit von:

(A) 24 Monaten
(B) 60 Monaten
(C) 90 Monaten
(D) 120 Monaten
(E) 150 Monaten
(F) 180 Monaten

2.8.21 C 2.8.22 D 2.8.25 E 2.8.26 D 2.8.27 C 2.8.28 B

2.9 Sozialstaat

2.9.1 Wie heißen die Spitzenverbände der freien Wohlfahrtspflege? (mind. 4)

2.9.2 Die Freie Wohlfahrtspflege

- Definition, geschichtliche Wurzeln, Träger, Bedeutung für Staat und Bürger, Zusammenarbeit der öffentlichen und der Freien Wohlfahrtspflege, Dienste, Finanzierung
- Definition
- Geschichtliche Wurzeln
- Träger der Freien Wohlfahrtspflege heute
- Bedeutung der Freien Wohlfahrtspflege für den Staat und den Bürger
- Zusammenarbeit der öffentlichen und der Freien Wohlfahrtspflege
- Dienste der Freien Wohlfahrtspflege
- Finanzierung der Freien Wohlfahrtspflege

2.9.3 Das Bundessozialhilfegesetz

Aufgaben und Ziel des BSHG, Grundprinzipien der Sozialhilfe (mind. 3), Formen, Arten und Träger der Sozialhilfe

2.9.4 Die Hilfe in besonderen Lebenslagen im Sinne des BSHG (Bundessozialhilfegesetzes) umfaßt:

1. Ausbildungshilfe
2. Kosten für angemessene Alterssicherung
3. Bestattungskosten
4. Tuberkulosehilfe
5. Hilfe zur Pflege

(A) 1 und 2
(B) 3 und 4
(C) 2 und 4
(D) 1 und 4 und 5
(E) alle Aussagen sind richtig

2.10 Staatsbürgerkunde

2.10.1 Nennen Sie die durch Artikel 20 des Grundgesetzes unveränderlichen Grundsätze für das politische System der Bundesrepublik Deutschland!

2.10.2 Ordnen Sie den Begriffen der Liste 1 diejenigen der Liste 2 zu, und kreuzen Sie die richtige Kombinationsaussage an:

Liste 1
A) Monokratie
B) Aristokratie
C) Demokratie

Liste 2
1) Volksherrschaft
2) Einherrschaft
3) Mehrherrschaft

(A) A3, B2, D1
(B) A2, B1, D3
(C) A2, B3, C1
(D) A3, B1, D2

2.10.3 Merkmale des demokratischen Rechtstaates sind:

1. Bindung der rechtsgebenden Gewalt an die verfassungsmäßige Ordnung
2. Die Grundrechte haben nachrangige Bedeutung
3. Die Bundestagsabgeordneten sind an keine Weisung der Partei gebunden
4. Der Bundespräsident kontrolliert das Parlament
5. Vorhandensein der Gewaltenteilung
6. Garantie persönlicher Grundrechte

(A) 1 + 2 + 3 + 6
(B) 2 + 3 + 4 + 5
(C) 1 + 3 + 5 + 6
(D) 2 + 4 + 5 + 6

2.10.4 Nennen Sie 3 Grundsätze (Merkmale) einer Demokratie!

2.10.5 Welche politischen Mitwirkungsmöglichkeiten hat der einzelne Staatsbürger in einer Demokratie (4 Angaben)?

2.10.6 Welche Merkmale müssen vorliegen, damit man von einem Staat sprechen kann?

2.10.7 Welche grundlegenden Elemente kennzeichnen einen Staat?

2.9.4 D 2.10.2 C 2.10.3 B

2.10.8 Was versteht man unter einem Bundesstaat?

2.10.9 Der Föderalismus in der BRD wird verwirklicht durch?

1. den bundesstaatlichen Aufbau
2. die Mitwirkung der Länder bei der Gesetzgebung
3. die Gewaltenteilung
4. die unabhängige Gerichtsbarkeit

(A) alle Antworten sind richtig
(B) 1 + 3 + 4
(C) 2 + 3
(D) 1 + 2
(E) 1 + 2 + 4

2.10.10 Was bedeutet „Föderalismus"?

2.10.11 Wie ist das Prinzip der Gewaltenteilung in der Bundesrepublik Deutschland verwirklicht?

2.10.12 Was versteht man unter dem Prinzip der Gewaltenteilung?

(A) Die Verteilung der Zuständigkeit zwischen Bund und Ländern
(B) Die Ausübung der Staatsgewalt durch besondere Organe der Gesetzgebung, der vollziehenden Gewalt und der Rechtsprechung
(C) Die Abgrenzung der Kompetenzen zwischen Bundespräsident und Bundeskanzler
(D) Die Regelung der Befehls- und Kommandogewalt über die Streitkräfte

2.10.13 Wie setzt sich die Gewaltenteilung in der BRD zusammen? Geben Sie die Fachausdrücke an!

2.10.14 Ordnen Sie jeder Staatsgewalt das richtige Bundesorgan zu!

2.10.15 Welchen Rang nimmt die Judikative unter den drei Bereichen der Staatsgewalt ein?

(A) Sie steht über Legislative und Exekutive
(B) Sie ist gleichrangig zu Legislative und Exekutive
(C) Sie ist abhängig von Legislative und Exekutive
(D) Sie steht rangmäßig zwischen Legislative und Exekutive

2.10.16 Wer ist bei der Gewalteneinteilung für die „Exekutive" zuständig?

(A) Der Bundespräsident
(B) Die Bundesregierung
(C) Der Bundesrat
(D) Die Bundesversammlung

2.10.17 Welchen speziellen Namen hat der deutsche Bundestag als Organ im Rahmen der Gewaltenteilung und wie heißt dieser Begriff im Deutschen als Teil der politischen Gewalt?

2.10.18 Wodurch regeln die Gemeinden viele ihrer Angelegenheiten?

(A) Durch Gesetze
(B) Durch Rechtsverordnungen
(C) Durch Satzungen
(D) Durch Gewohnheitsrecht

2.10.19 Definieren Sie den Begriff Partei!

2.10.20 Träger der Staatsgewalt in einer Demokratie ist

(A) Der Bundespräsident
(B) Das Volk
(C) Der Bundeskanzler
(D) Der Bundestag

2.10.21 Der Bundesrat ist einer der 5 Bundesorgane. Nennen Sie die anderen 4!

2.10.22 Die legislative Gewalt auf Bundesebene liegt bei/beim

(A) Bundeskanzler
(B) Bundespräsidenten
(C) Bundestag und Bundesregierung
(D) Bundestag und Bundesrat
(E) Bundeskanzler und Bundesregierung

2.10.23 Wie lauten die 5 Wahlgrundsätze?

2.10.24 Nach welchen Wahlrechtsgrundsätzen werden die Abgeordneten des Deutschen Bundestages gewählt?

2.10.25 Welches Wahlverfahren wird bei der Bundestagswahl angewendet?

(A) Mehrheitswahl
(B) Verhältniswahl
(C) Mischung von Mehrheits- und Verhältniswahl
(D) Listenwahl

2.10.9 D 2.10.12 B 2.10.15 A 2.10.16 B 2.10.18 C 2.10.20 B 2.10.22 D 2.10.25 C

2.10.26 Die Wahlen zum „Deutschen Bundestag“ sind u.a. folgenden Grundsätzen unterworfen:

(A) Allgemein, verbindlich, geheim, verpflichtend
(B) Allgemein, frei, unmittelbar, gleich
(C) Gleich, mittelbar, unverbindlich, offen
(D) Frei, geheim, gleich, mittelbar

2.10.27 Nennen Sie jeweils 3 Vor- bzw. Nachteile bei einem reinen Mehrheits- bzw. Verhältniswahlsystem!

2.10.28 Unter einer absoluten Mehrheit bei Abstimmungen versteht man

(A) Zustimmung von mehr als der Hälfte der anwesenden Abgeordneten
(B) Zustimmung von 2/3 der anwesenden Abgeordneten
(C) Zustimmung von 2/3 der gesetzlichen Mitgliederzahl
(D) Zustimmung von mehr als der Hälfte der gesetzlichen Mitgliederzahl

2.10.29 Wie lange ist der Zeitabstand zwischen den Bundestagswahlen, und wie wird die Amtszeit des Bundestages genannt?

2.10.30 Was beinhaltet die 5 %-Klausel und welchem Zweck dient sie?

2.10.31 Wie lange dauert die Legislaturperiode üblicherweise und welche Abweichungen gibt es davon?

2.10.32 Was versteht man unter Legislaturperiode?

(A) Amtszeit des Bundespräsidenten
(B) Amtsdauer einer Volksvertretung
(C) Gesetzgebung
(D) Amtszeit eines Abgeordneten

2.10.33 Die Bundesregierung setzt sich zusammen aus:

(A) Bundeskanzler und Bundesminister
(B) Bundespräsident und Bundeskanzler
(C) Bundestag und Bundesrat
(D) Bundestag und Bundeskanzler

2.10.34 Wer bestimmt in der Bundesregierung die Richtlinien der Politik?

2.10.35 Der Bundeskanzler der BRD wird gewählt vom

(A) Volk direkt
(B) Bundestag
(C) Von der Bundesversammlung
(D) Bundesrat

2.10.36 Wie nennt sich die Abwahl des Bundeskanzlers durch die Mehrheit der Mitglieder des Deutschen Bundestages und welcher Tatbestand folgert sich daraus?

2.10.37 Was versteht man unter dem konstruktiven Mißtrauensvotum?

2.10.38 Nennen Sie mind. 5 Aufgaben des Bundestages!

2.10.39 Nennen Sie 3 Aufgaben, mit denen der Bundestag die Bundesregierung kontrollieren kann!

2.10.40 Nennen Sie 2 Möglichkeiten, eine Sitzung des Deutschen Bundestages einzuberufen.

2.10.41 Wie setzt sich das Präsidium des Deutschen Bundestages zusammen, und welche Aufgaben hat es?

2.10.42 Wer leitet die Plenarsitzungen des Bundestages?

(A) Der Bundeskanzler
(B) Der Vorsitzende der stärksten Fraktion
(C) Der Bundestagspräsident
(D) Der Alterspräsident (der an Lebensjahren älteste Abgeordnete)

2.10.43 Wer übt im Bundestag das Hausrecht und die Polizeigewalt aus?

2.10.44 Die Bundestagsabgeordneten sind Vertreter des ganzen Volkes. Woran sind sie gebunden bzw. wem sind sie unterworfen?

(A) Aufträge aus ihrem Wahlkreis
(B) Weisungen des Berufsstandes, dem sie angehören
(C) Dem Fraktionszwang
(D) Ihrem Gewissen

2.10.26 B 2.10.28 D 2.10.32 B 2.10.33 A 2.10.35 B 2.10.42 C 2.10.44 D

2.10.45 Das im Grundgesetz verankerte Recht der Immunität bewahrt den Bundestagsabgeordneten

(A) Grundsätzlich vor strafrechtlicher Verfolgung
(B) Vor Angriffen in Presse, Rundfunk und Fernsehen
(C) Vor Zwischenrufen bei Reden im Parlament
(D) Vor Parteiausschluß bei Verstoß gegen die Fraktionsdisziplin

2.10.46 Was versteht man unter der Immunität eines Abgeordneten?

2.10.47 Woraus setzt sich der Bundesrat zusammen?

2.10.48 Wesentliche Aufgaben des Bundesrates sind:

1. Wahl des Bundeskanzlers
2. Mitwirkung bei der Gesetzgebung
3. Mitwirkung bei der Wahl der Mitglieder des Bundesverfassungsgerichtes
4. Entlassung der Bundesminister
5. Interessenvertretung der Länder gegenüber dem Bund

(A) 1 + 2 + 3
(B) 4 + 5
(C) 2 + 5
(D) 2 + 3 + 5
(E) 1 + 4

2.10.49 Welches Organ ist auf Bundesebene außer dem Bundestag an der Gesetzgebung beteiligt?

2.10.50 Die Deutsche Staatsangehörigkeit

1. ist nach dem Abstammungsprinzip geregelt
2. kann man durch den Erwerb einer ausländischen Staatsangehörigkeit (auf Antrag) verlieren
3. ist Voraussetzung für eine Einberufung zur Bundeswehr
4. darf an Gastarbeiter nicht verliehen werden
5. verlieren deutsche Frauen bei Heirat mit einem Ausländer

(A) 1 und 2 und 5
(B) 3 und 4 und 5
(C) 2 und 3 und 5
(D) 1 und 2 und 3
(E) 1 und 4 und 5

2.10.51 Was bedeuten beim Wahlsystem der BRD zur Bundestagswahl die Erststimme und die Zweitstimme?

(A) Die Erststimme gibt man dem bevorzugten Kandidaten, die Zweitstimme einem anderen aufgestellten Kandidaten
(B) Die Zweitstimme bekommt die Landesliste der Partei, die Erststimme der Bundeskanzlerkandidat
(C) Die Erststimme ist für den Wahlkreiskandidaten, die Zweitstimme für die Landesliste der Partei
(D) Die Erststimme ist für die bevorzugte Partei, die Zweitstimme für eine andere Partei
(E) Die Erststimme ist für die Landesliste der Partei, die Zweitstimme für den bevorzugten Kandidaten

2.10.52 Der Bund hat im Bereich der konkurrierenden Gesetzgebung die Befugnis zur Gesetzgebung, wenn

(A) die Länder sich ausdrücklich damit einverstanden erklären
(B) der Bundespräsident hierzu seine Zustimmung erteilt
(C) der Vermittlungsausschuß das Gesetz mit 2/3 Mehrheit beschließt
(D) ein Bedürfnis nach bundesrechtlicher Regelung besteht, weil zum Beispiel die Wahrung der Rechts- und Wirtschaftseinheit sie erfordert

2.10.53 Aufgaben des Bundespräsidenten sind:

1. Ernennung von Bundestagsabgeordneten
2. Ausfertigung von Gesetzen
3. Ernennung von Bundesbeamten
4. Oberbefehl über die Bundeswehr
5. Auflösung des Bundestages in bestimmten Fällen

(A) 1 und 2 und 3
(B) 2 und 3 und 5
(C) 1 und 3 und 5
(D) 2 und 3 und 4

2.10.54 Welcher der nachfolgenden Begriffe bildet den Gegenbegriff zum Begriff des Einheitsstaates?

(A) Demokratie
(B) Rechtsstaat
(C) Sozialstaat
(D) Bundesstaat

2.10.45 A 2.10.48 C 2.10.50 D 2.10.51 C 2.10.52 D 2.10.53 B 2.10.54 D

2.10.55 Der Ältestenrat des Bundestages besteht aus

(A) den an Lebensjahren ältesten Abgeordneten
(B) den „dienstältesten“, d.h. den an Zugehörigkeit zum Bundestag ältesten Abgeordneten
(C) in der Parlamentsarbeit erfahrenen Abgeordneten sowie dem Bundestagspräsidenten und seinem Stellvertreter
(D) den Vorsitzenden aller Fraktionen des Bundestages

2.10.56 Ein Staat wird definiert durch:

1. Staatsvolk
2. Staatsgebiet
3. Staatsmonopole
4. Staatsanwaltschaft
5. Staatsgewalt

(A) 3 und 4 und 5
(B) 2 und 4
(C) 1 und 2 und 5
(D) 1 und 3
(E) alle Aussagen sind richtig

2.10.57 Die absolute Mehrheit des Bundestages ist erforderlich für:

(A) Die Änderung des Grundgesetzes
(B) Die Wahl des Bundeskanzlers im 1. Wahlgang
(C) Die Wahl der Bundesminister
(D) Die Verabschiedung von einfachen Gesetzen

2.10.58 Die Gewaltenteilung schützt den Bürger vor Zusammenballung staatlicher Macht in einer Hand. Welche Aussage ist richtig?

(A) Der Bundesrat übt die exekutive Gewalt aus
(B) Das Parlament übt die legislative Gewalt aus
(C) Die Polizei übt die judikative Gewalt aus
(D) Das Bundesverfassungsgericht übt die exekutive Gewalt aus

2.10.59 Was versteht man unter dem „konstruktiven Mißtrauensvotum“?

(A) Die Niederlage bisheriger Regierungsparteien bei Bundes- bzw. Landtagswahlen
(B) Ein Mehrheitsbeschluß des Bundestages gegen die Bundesregierung durch gleichzeitige Wahl eines anderen Bundeskanzlers
(C) Die Entlassung eines Bundesministers und die sofortige Bestimmung eines Nachfolgers durch den Bundeskanzler
(D) Die Wahl eines anderen Bundesministers durch den Bundestag; der bisherige Amtsinhaber wird durch den Bundespräsidenten entlassen
(E) Die Niederlage des Bundeskanzlers bei einer Vertrauensfrage im Bundestag

2.10.60 Welches Verfassungsorgan wird durch allgemeine Wahl besetzt?

(A) Bundespräsident
(B) Bundesregierung
(C) Bundesverfassungsgericht
(D) Bundesrat
(E) Bundestag

2.10.61 Bundesgesetze werden unterschrieben

1. von dem jeweils zuständigen Ressortminister
2. immer vom Justizminister
3. vom Bundespräsidenten
4. vom Bundestagspräsidenten
5. vom Bundeskanzler

(A) 1 und 3
(B) 1 und 2 und 4
(C) 3 und 4
(D) 1 und 3 und 5

2.10.62 Eine politische Partei

1. hat auf die politische Willensbildung Einfluß zu nehmen
2. soll den Willen erkennen lassen, an der politischen Repräsentation des Volkes teilzunehmen
3. kann bei gegebenem Anlaß durch das Bundesverfassungsgericht verboten werden
4. muß aus einzelnen Mitgliedern bestehen und eigenständige Organisation besitzen
5. soll in der Öffentlichkeit hervortreten

(A) 1 und 2 und 4 und 5
(B) 2 und 3 und 4 und 5
(C) 1 und 3 und 4 und 5
(D) alle Antworten sind richtig

2.10.63 Welche Aussagen treffen auf das Bundesverfassungsgericht zu?

1. Die Richter kommen aus den Reihen der Bundestagsabgeordneten

Berufs-, Gesetzes- und Staatsbürgerkunde

2.10.55 C 2.10.56 C 2.10.57 B 2.10.58 B 2.10.59 B 2.10.60 E 2.10.61 D 2.10.62 D 2.10.63 B

2. Es besteht aus dem 1. und 2. Senat
3. Die Richter werden gewählt, ernannt und vereidigt
4. Es ist allen übrigen Verfassungsorganen gegenüber selbständig
5. Der Bundesjustizminister ist weisungsbefugt gegenüber den Verfassungsrichtern
6. Die Wahl der Richter erfolgt durch die Mitglieder des Bundestages

(A) 1 und 3 und 5 und 6
(B) 2 und 3 und 4
(C) 3 und 4 und 6
(D) 2 und 3 und 5
(E) 4 und 5

2.10.64 Folgende Aussagen zum Deutschen Bundestag sind korrekt!

1. Der Bundestag ist eine Volksvertretung
2. In den Bundestag kann jeder deutsche Staatsangehörige ab Vollendung des 24. Lebensjahres gewählt werden
3. Parteien, die weniger als 5 % der Zweitstimmen erhalten, werden bei der Sitzverteilung im Bundestag nicht berücksichtigt
4. Über die Zusammensetzung des Bundestages entscheiden die Zweitstimmen bei der Wahl
5. Eine Legislaturperiode dauert i.d.R. 4 Jahre

(A) 1 und 3 und 5
(B) 2 und 4 und 5
(C) 1 und 2 und 5
(D) 1 und 4 und 5
(E) alle Antworten sind richtig

2.10.65 Wie kann in der Legislative ein Gegengewicht zum Bundestag geschaffen werden?

2.10.66 Wovon ist das Stimmenverhältnis der Länder im Bundesrat abhängig?

2.10.67 Wer entscheidet über eine Mitgliedschaft im Bundesrat?

2.10.68 Auf welche Dauer wird der Bundesratspräsident gewählt?

2.10.69 Nennen Sie mindestens 2 Befugnisse des Bundesratspräsidenten!

2.10.70 Was unterscheidet Bundesrat und Bundestag (je 3 Merkmale)?

2.10.71 Von wem wird der Bundespräsident gewählt und wie lange ist seine Amtszeit?

2.10.72 Welche Aufgaben hat die Bundesversammlung?

(A) Die Wahl der Bundesminister
(B) Die Wahl des Bundespräsidenten
(C) Die Verabschiedung neuer Gesetze
(D) Die Rechtsprechung zu ordnen

2.10.73 Wer ist der Vertreter des Bundespräsidenten?

(A) Der Bundeskanzler
(B) Der Bundestagspräsident
(C) Der Bundesratspräsident
(D) Der Bundesaußenminister

2.10.74 Der Bundespräsident

1. bestimmt die Richtlinien der Politik
2. steht als Staatsoberhaupt an der Spitze der BRD
3. wird von der Bundesversammlung gewählt
4. hat eine 5jährige Amtszeit
5. wird vom Bundestagspräsidenten vertreten

(A) 1, 3, 4 und 5 ist richtig
(B) 2, 4 und 5 ist richtig
(C) 3, 4 und 5 ist richtig
(D) 2, 3 und 4 ist richtig

2.10.75 Zustimmungspflichtige Bundesgesetze werden verabschiedet von:

(A) Bundestag und Bundespräsident
(B) Bundesrat und Bundespräsident
(C) Bundestag und Bundesrat
(D) Bundesrat und Bundeskabinett

2.10.76 Welche Mehrheit des Bundestages ist für eine Änderung des Grundgesetzes erforderlich?

(A) Einfache Mehrheit
(B) Absolute Mehrheit
(C) 2/3 Mehrheit
(D) 3/4 Mehrheit

2.10.77 Welche Aussage ist richtig?

(A) Das Bundesverfassungsgericht entscheidet unter anderem bei Streitigkeiten über Auslegung des Grundgesetzes, Verfassungswidrigkeiten von Parteien, verfassungsrechtliche Streitigkeiten

2.10.64 A 2.10.72 B 2.10.73 C 2.10.74 D 2.10.75 C 2.10.76 C

(B) Das Bundesverfassungsgericht ist die oberste Instanz der ordentlichen Gerichtsbarkeit
(C) Der Bundesgerichtshof entscheidet bei Streitigkeiten zwischen einzelnen Bürgern und einer Behörde
(D) Ein Richter muß seine Entscheidungen nach der derzeit gültigen politischen Richtung und der öffentlichen Meinung treffen

2.10.78 Wer hat das Recht zur Gesetzesinitiative?

2.10.79 Auf welche Weise können die Länder des Bundes an der Gesetzgebung und der Verwaltung des Bundes mitwirken?

2.10.80 Was verstehen Sie unter dem Begriff der konkurrierenden Gesetzgebung?

2.10.81 Sog. Zustimmungsgesetze können

(A) Durch Zustimmungsverweigerung durch den Bundesrat trotzdem mit 2/3-Mehrheit des Bundestags verabschiedet werden
(B) Bei Zustimmungsverweigerung durch den Bundesrat durch Beschluß des Vermittlungsausschusses in Kraft treten
(C) Bei Zustimmungsverweigerung durch den Bundesrat überhaupt nicht in Kraft treten
(D) Bei Zustimmungsverweigerung des Bundesrates durch Beschluß der Mehrheit der Mitglieder des Bundestags in Kraft treten

2.10.82 Eine Rechtsverordnung

(A) Ist dasselbe wie ein Gesetz
(B) Kann aufgrund eines Gesetzes erlassen werden
(C) Durchläuft, bevor sie wirksam wird, denselben Weg wie ein Gesetz
(D) Gibt nur Empfehlungen und ist daher unverbindlich

2.10.83 Der Bundestag: Stellung innerhalb der Gewaltenteilung, Wahlperiode und Möglichkeiten der Auflösung, Aufbau, Aufgaben und Rechte, Rechtsstellung des Abgeordneten, Wahlsystem der BRD, Überhangmandate.

2.10.84 Der Bundespräsident: Wählbarkeit, Wahl, Amtsdauer, seine Stellung in der Bundesrepublik Deutschland, seine Aufgaben.

2.10.85 Die Bundesrepublik Deutschland ist ein Bundesstaat. Das bedeutet:

(A) Die Bundesländer haben einen Teil ihrer Souveränität an den Bund übertragen
(B) alle Bundesländer haben in allen Bereichen die gleichen Gesetze
(C) die Bundesregierung hat bei Gesetzesänderungen der Länder beratende Funktion
(D) jedes Bundesland hat seine eigene Vertretung im Ausland

2.10.86 Für eine Grundgesetzänderung ist

(A) die Bundesregierung
(B) der Bundestag
(C) die Bundesversammlung
(D) der Bundespräsident zuständig.

2.10.87 Ordnen Sie den Begriffen der Liste 1 diejenigen der Liste 2 zu und kreuzen Sie die richtige Kombinationsaussage an:

Liste 1
(A) Geheime Wahl
(B) Freie Wahl
(C) Gleiche Wahl

Liste 2
1. jede Stimme hat den gleichen Wert
2. der Wähler kann ohne Zwang, Drohung oder sonstige Beeinflussung wählen
3. die Wahlentscheidung des einzelnen Wählers darf nicht festzustellen sein

(A) A1, C2, B3
(B) C1, A2, B3
(C) B3, C2, A1
(D) C1, B2, A3

2.10.88 Ordnen Sie den Begriffen der Liste 1 diejenigen der Liste 2 zu und kreuzen Sie die richtige Kombination an:

Liste 1
(A) aktives Wahlrecht
(B) passives Wahlrecht
(C) Mehrheitswahlrecht

Liste 2
1. Recht zu wählen
2. Fähigkeit gewählt zu werden
3. Personenwahl

(A) A1, B2, C3
(B) C2, A2, B3
(C) B3, C2, A1
(D) C1, B2, A3

2 Kommentare zur Berufs-, Gesetzes- und Staatsbürgerkunde

2.1 Krankenpflegegeschichte

2.1.1
- Einsparung der Ausgaben des öffentlichen Gesundheitswesens (Billigmedizin) zugunsten der Rüstung
- Recht auf Gesundheit wird Pflicht zur Gesundheit
- Lebensunfähige werden vernichtet
- Sozialdarwinismus: Tüchtige Vertreter der menschlichen Rasse sollen gegenüber untüchtigen begünstigt werden
- Kranke (und Nicht-Arier) werden vernichtet
- Pflegepersonal hat bei Tötungen mitgewirkt (Produkte ihrer Zeit, Befehl und Gehorsam, Automatismen, Gedankenlosigkeit)
- Evtl. Parallelen sollen im Ansatz als Gefahrenpunkt einer möglichen Wiederholung erkannt werden können.

2.1.2 ☞ 2.1.29 **B ist richtig**

2.1.3 ☞ 2.1.25 **B ist richtig**

2.1.4 **B ist richtig**
Auf Beobachtungen von Pasteur berufend begann der englische Chirurg Josef Lister (1827–1912) offene Frakturen mit Karbolsäure gegen Bakterien zu schützen. Lister dehnte den Gebrauch der Karbolsäure auf alle Gebiete der Chirurgie aus und nannte sein neues Prinzip das Antiseptische Prinzip.

2.1.5 **B ist richtig**

2.1.6 **B ist richtig**

2.1.7
Internationale Schutzbestimmungen für Verwundete, Schiffbrüchige und Zivilbevölkerung in Kriegszeiten.

2.1.8
- Ethische Bindung des Heilberufes (Eid)
- Weiterentwicklung der Säftelehre, Zuordnung bestimmter Temperamente
- Bedeutung der Krankenbeobachtung und Pflege für die Heilung
- Umweltfaktoren spielen eine große Rolle (Luft, Licht, Wasser,..)
- Ausgewogenheit in allen Lebensaktivitäten
- Ganzheitlichkeit

2.1.9 **A ist richtig**
Adalbert Czerny war ein bedeutender Pädiater in der zweiten Hälfte des 19. Jahrhunderts. Er beschäftigte sich vorwiegend mit den Problemen der Säuglingsernährung.

2.1.10
Barmherzigkeit und Nächstenliebe

2.1.11
- Erhöhter Bedarf/Überbelegung der Spitäler
- Mangel an Pflegepersonal
- Anstellung von unqualifiziertem Personal
- Schlechte Hygiene
- Fehlende Berufsethik
- Schlechte Arbeitsbedingungen von seiten der Institution

2.1.12 **A ist richtig**
Mittelalter ist etwa die Zeit zwischen den Jahren 500 und 1500. Benedikt (480–547) gab seinen Mönchen eine Ordensregel, die Regula Benedicti, welche für die folgenden Jahrhunderte richtungsweisend auch für die Ausübung von Medizin und Krankenpflege im christlichen Bereich geworden ist. Man hat die Regel nicht nur als Vorschrift für mönchische Lebensführung, sondern darüber hinaus als ein Gesetzbuch der gesunden Lebensweise schlechthin bezeichnet.

2.1.13 **C ist richtig**
Beginen waren kleinere Gemeinschaften frommer Jungfrauen und Witwen ohne eigentliche Ordensgelübde, die in eigenen Siedlungen, den Beginenhöfen, zusammenlebten und ihre persönliche Selbständigkeit bewahrten. Sie widmeten sich der Handarbeit, der Krankenpflege, der Leichenbesorgung und dem Mädchenunterricht, wobei der Schwerpunkt ihrer Krankenfürsorge in der Haus-

pflege lag. Es war somit weniger ein Orden als eine Lebensweise.

2.1.14 **B ist richtig**
Der Theologe Vincenz von Paul wurde 1581 geboren.

2.1.15 **A ist richtig**
Mit einer Gruppe von 38 Schwestern kam Florence Nightingale im November 1854 in der Türkei an. Sie arbeitete in den nächsten 18 Monaten hauptsächlich in Skutari. Mit drastischen Maßnahmen und in ständigem Kampf mit den Armeestäben und den Behörden sorgte sie allmählich für Ordnung und Sauberkeit, gute und sachgemäße Pflege, gesunde Ernährung und hinreichende Zuteilung von Wäsche und Kleidung in den Lazaretten. Unordentliche Wärterinnen schickte sie zurück, neu eintreffende Gruppen von Pflegerinnen unterstellte sie kategorisch ihrer Leitung. Dreimal besuchte sie den Kriegsschauplatz auf der Krim, den Ärzten schuf sie durch Verbesserung der Operationsmöglichkeiten und Sektionsverhältnisse eine Grundlage zum Ausbau der Heeresmedizin.

2.1.16 **A ist richtig**
Nach ihrer Rückkehr aus der Türkei (Krimkrieg) arbeitete Florence Nightingale zunächst weiter an der Verbesserung des englischen Heeressanitätswesens und nahm 1860 ihren alten und eigentlichen Wunsch in Angriff: die Krankenpflege zu einem gut ausgebildeten und öffentlich anerkannten Beruf zu machen. Die Grundlage hierzu schuf ein 1855 errichteter Nightingale-Fonds, mit dessen Summe am 4. Juni 1860 dem St.-Thomas-Hospital in London die erste Krankenpflegeschule nach den Vorstellungen von Florence Nightingale angegliedert wurde.

2.1.17 ☞ **2.1.18** **D ist richtig**

2.1.18 **A ist richtig**
Agnes Karll (1868–1927) entwarf eine Satzung zu einer „Berufsorganisation der Krankenpflegerinnen Deutschlands“, deren Gründungsversammlung am 11. Januar 1903 in Berlin stattfand. Diese gab sich die Rechtsform eines Fachverbandes und bot seinen Mitgliedern u.a. Arbeitsplatzvermittlung bei absoluter Selbständigkeit im Vertragsabschluß, Beratung in Arbeits- und Rechtsfragen. Die Schwestern verfügten frei über ihr Gehalt und zahlten an die Berufsorganisation nur einen Beitrag. Agnes Karll forderte eine sachgemäße dreijährige Ausbildung mit gesetzlicher Verankerung und staatlicher Prüfung und hat Verdienste für das 1907 in Preußen entstandene erste Krankenpflegegesetz.

2.1.19
- Gründung der Diakonie (erstes Diakonissenhaus in Kaiserswerth)
- Unterricht in Berufsethik für die Schwestern (durch Fliedner selbst)
- Reguläre Ausbildung in Krankenpflegetechnik durch einen Arzt
- Bedingt durch die bessere Ausbildung steigt das Ansehen der Schwestern

2.1.20
Henry Dunant gründete das Rote Kreuz während der Schlacht bei Solferino, da keine organisierte Versorgung der Verwundeten vorhanden war.

2.1.21
- Volksgesundheitspflege
- Beratung, Aufsicht und Erziehung zur Gesunderhaltung der Bevölkerung
- Meldung von „abweichendem Verhalten“
- Aufsicht und Kontrolle über das Privatleben der Bevölkerung
- Krankenhauspflege
- Krankenpflegerische Versorgung des Parteiapparates nur durch NS-Schwestern
- Einsatz beim BDM, Hitlerjugend, in Waffen-SS, in Mutter-Kind-Heimen, in Konzentrations-und Arbeitslagern
- Kriegskrankenpflege (das Monopol für die Ausbildung von Schwesternhelferinnen hatte das RK)
- Krankenpflege in den eroberten Gebieten: Erziehungs- und Pflegedienst, Verbreitung von deutschem und nationalsozialistischem Gedankengut
- Beteiligung an der Euthanasie

2.1.22 **B ist richtig**
Auf Anregung der englischen Oberin Mrs. Bedford-Fenwick war im Jahre 1899 ein Weltbund der Krankenpflegerinnen vorgeschlagen worden mit dem Ziel, die Selbst-

verwaltung der Schwestern in ihren Berufsverbänden zu stützen, „um die Berufsausbildung, die *Berufsethik*, den Wert ihrer Arbeit für das Volkswohl und den Geist seiner Mitglieder immer mehr zu vertiefen". Der erste ordentliche Kongreß fand im Juli 1904 in Berlin statt, wo sich eine englische, irische und amerikanische Gruppe mit der Berufsorganisation von Agnes Karll offiziell zum Weltbund zusammenschloß (International Council of Nurses, ICN).

2.1.23 **C ist richtig**

1928 entdeckte *Alexander Flemming* (1881–1955) dieses zufällig. Er beobachtete, wie auf von Schimmelpilzkulturen verunreinigten Nährmedien das Wachstum von Bakterien gehemmt wird. Diese Entdeckung führte zur Entwicklung des Penicillins.
Robert Koch (1843–1910) ist der Begründer der modernen Bakteriologie. 1876 wies er den Milzbranderreger nach, 1882 entdeckte er das Tbc-Bazillus, 1883 den Erreger der Cholera.
Joseph Lister (1827–1912) führte die Karbolsäure als Antiseptikum in die Prophylaxe und Behandlung von Infektionen ein (antiseptisches Prinzip).
Paul Ehrlich (185W1915) war wesentlich an der Entwicklung und Verbreitung des Salvarsans als dem ersten Antibiotikum (Syphilistherapie) beteiligt.
Ferdinand Sauerbruch (1875–1951) führte in einer Unterdruckkammer die ersten Operationen an der offenen Lunge durch.

2.1.24 **D ist richtig**

Hippokrates von Kos (ca. 460–370 v. Chr.) war griechischer Arzt und Begründer der Medizin als Erfahrungswissenschaft. Er verstand Gesundheit und Krankheit als Ausdruck eines Gleichgewichts oder Ungleichgewichts der Körpersäfte (Humoralphathologie). Hippokrates unterstellte das ärztliche Handeln einem hohen ethischen Anspruch. In der Therapie hielten sich die „Hippokratiker" zurück und unterstützten hauptsächlich die „Heilkraft der Natur".

2.1.25 **B ist richtig**

Jonas Salk (geb. 1914) entwickelte die erste Polio-Schutzimpfung. Durch diese Impfung und die verbesserten hygienischen Bedingungen ist die Poliomyelitis in Europa und Nordamerika inzwischen erheblich zurückgangen.
Karl Landsteiner (1868–1943) war der Entdecker der ABO-Antigeneigenschaften der Erythrozyten und der Serum-Antikörper gegen diese Blutkörpercheneigenschaften. Zu *Joseph Lister* siehe Frage 2.1.23

2.1.26 ☞ **2.1.23** **D ist richtig**

2.1.27 **C ist richtig**

2.2 Gesundheitssystem

2.2.1

- Seuchen-, Umwelt- und Lebensmittelhygiene
- Gutachterwesen, Beratung von Behörden
- Sozialpsychiatrie
- Schulgesundheitspflege, Jugendzahnpflege
- Registrierung von Heilberufen
- Überwachung der nichtärztlichen Heilberufe
- Überwachung von Einrichtungen des Gesundheitswesens.

2.2.2 **C ist richtig**

Die Zulassung, nicht aber die Überwachung des Verkehrs mit Sera und Impfstoffen ist Aufgabe des Bundesgesundheitsamtes. Die Überwachung des Verkehrs mit Betäubungsmitteln ist aber sehr wohl Aufgabe des Bundesgesundheitsamtes.

2.2.3 **C ist richtig**

2.2.4

- Bearbeitung aller Fragen des Gesundheitswesens, die von internationaler Bedeutung sind
- Gesundheitliche Katastrophenhilfe, Standardisierung von Heilmitteln
- Seuchenwarndienst
- Bekämpfung ansteckender Krankheiten
- Bekämpfung nicht infektiöser Erkrankungen (Forschung)
- Lösung von Ernährungsproblemen
- Aus- und Fortbildung von Personal für das Gesundheitswesen, insbesondere für Entwicklungsländer.

2.2.5
Der Zustand des vollkommenen physischen, psychischen und sozialen Wohlbefindens.

2.3 Berufskunde

2.3.1
- Beruflicher Rechtsschutz
- Berufshaftpflichtversicherung
- Persönliche Beratung in beruflichen Fragen
- Laufende, aktuelle, berufliche Informationen
- Verbandszeitschrift
- Angebote für Fort- und Weiterbildung
- Berufliche Interessenvertretung
- Teilnahme an Kongressen

2.3.2
ADS = Arbeitsgemeinschaft Deutscher Schwesternverbände mit den katholischen und evangelischen sowie den Organisationen des Roten Kreuzes.
DBfK = Deutscher Berufsverband für Krankenpflege, international: ICN.

2.3.3
- Verbesserung der Krankenpflege
- Staatliche Anerkennung der Zusatzausbildungen
- Zentrale Registrierung
- Verbesserung der Grundausbildung
- Vertiefung der Fort- und Weiterbildung

2.3.4
- Arbeitsgemeinschaft Deutscher Schwesternverbände ADS
- Katholische Arbeitsgemeinschaft für Krankenpflege
- Caritas Schwesternschaft
- Diakonisches Werk
- Schwesternschaft des DRK
- Deutscher Berufsverband für Krankenpflege
- Fachverband der Krankenpfleger FdK e.V.
- Regionale Schwesternschaften

2.3.5 **A ist richtig**
☞ 2.3.23 und 2.3.25.

2.3.6
Mitgliederversammlung der Nationalen Rot-Kreuz-Gesellschaften.
Aufgaben:
- Vorbereitung und Koordination und Durchführung von Hilfeleistungen jeder Art bei Notständen und Katastrophen
- Hilfe beim Aufbau neuer RK-Gesellschaften
- Gesundheitserziehung
- Katastrophenschutz
- Wohlfahrtsarbeit
- Jugend-Rot-Kreuz
- Verbreitung der humanitären Grundsätze des RK
- Verbreitung des Genfer Abkommens

2.3.7 ☞ **2.3.8** **D ist richtig**

2.3.8
- International Council of Nurses = Zusammenschluß nationaler Schwesternverbände
- Gründung 1899
- Ziele: Beitrag der Krankenpflegeberufe zur gesundheitlichen und pflegerischen Versorgung der Menschen aller Völker

2.3.9 ☞ **2.3.8** **E ist richtig**

2.3.10
Teilnahme an Fortbildungsveranstaltungen
- Mentoren/Praxisanleitern
- Stationsleitung
- Hygienefachkraft
- Diabetesberater
- Weiterbildung
- Zur Lehrer/in für Kinder-/Krankenpflege
- Zur Pflegedienstleitung
- Für den Operationsdienst
- Fachkinderkrankenschwester/-pfleger für Neonatologische Intensivmedizin
- Fachkrankenschwester/-pfleger für Psychiatrie
- Fachkrankenschwester/-pfleger für Kinder- und Jugendpsychiatrie/Sozialpsychiatrie
- Fachkrankenschwester/-pfleger für Innere und Intensivmedizin
- Fachkrankenschwester/-pfleger für Anästhesiologie und Intensivmedizin

2.3.11 **B ist richtig**

2.3.12 **D ist richtig**

Im *Dienstvertrag* verpflichtet sich eine Person, die vereinbarten Dienste abzuleisten, die andere zur Zahlung der Vergütung. Entscheidend ist daher beim Dienstvertrag, daß nur die Dienste (menschliche Arbeitskraft) als solche geschuldet werden, nicht dagegen das Ergebnis dieser Tätigkeit.

Der bedeutendste Dienstvertrag ist der *Arbeitsvertrag*. Hier verspricht der Arbeitnehmer, seine Dienste zur Verfügung zu stellen. Auch der Arzt- oder Behandlungsvertrag ist ein Dienstvertrag, da der Arzt nur seine Dienste verspricht, aber nicht den Erfolg seiner Behandlung. Tritt der Erfolg nicht ein, bleibt der Anspruch auf Lohn erhalten.

Im *Werkvertrag* verspricht der Unternehmer die Herstellung eines Werkes, der Besteller die Entrichtung der vereinbarten Vergütung.

2.3.13 **B ist richtig**

2.3.14 **D ist richtig**

2.3.15

Nur die Berufsbezeichnung (Krankenschwester/-pfleger) ist geschützt, nicht aber die Tätigkeiten. Jeder kann unter der Bezeichnung Pfleger/Schwester pflegerische Tätigkeiten durchführen.

2.3.16

- Ableistung der vorgeschriebenen Ausbildung und Bestehen der staatlichen Prüfung
- Man darf sich nicht eines Verhaltens schuldig machen, aus dem sich die Unzuverlässigkeit zur Ausübung des Berufes ergibt
- Man darf nicht wegen eines körperlichen Gebrechens, wegen geistiger oder körperlicher Schwäche, wegen einer Sucht zur Berufsausübung unfähig oder ungeeignet sein.

2.3.17

Wenn schuldhaftes Verhalten vorliegt, aus dem sich die Unzuverlässigkeit zur Ausübung des Berufes ergibt – § 2 Abs. 1 Nr.2 Krankenpflegegesetz – *muß* die Erlaubnis zurückgenommen werden.

2.3.18 ☞ **2.3.21**

Innere Medizin, Psychiatrie, Gemeinde-/Hauskrankenpflege, Wochenstation, Chirurgie, Kinderheilkunde, Gynäkologie oder Urologie, Neugeborenenstation.

2.3.19

Die Ausbildung für Krankenschwestern und Krankenpfleger soll Kenntnisse und Fertigkeiten zur verantwortlichen Mitwirkung bei der Verhütung, Erkennung und Heilung von Krankheiten vermitteln. Sie soll insbesondere gerichtet sein auf:

1. Die sach- und fachkundige, umfassende, geplante Pflege des Patienten
2. Die Vorbereitung, Assistenz und Nachbereitung bei Maßnahmen der Diagnostik und Therapie
3. Die Anregung und Anleitung zu gesundheitsförderndem Verhalten
4. Die Beobachtung des körperlichen und seelischen Zustandes des Patienten und der Umstände, die seine Gesundheit beeinflussen, sowie die Weitergabe dieser Beobachtungen an die an der Diagnostik, Therapie und Pflege Beteiligten
5. Die Einleitung lebensrettender Sofortmaßnahmen bis zum Eintreffen des Arztes
6. Die Erledigung von Verwaltungsarbeiten, soweit sie im unmittelbaren Zusammenhang mit den Pflegemaßnahmen stehen

2.3.20

1. **Gründungsgeschichte:** 1864 schlossen sich der Schweizer Henry Dunant und vier Genfer Bürger zum „Fünferkomitee" zusammen. Henry Dunant war Augenzeuge der Schlacht von Solferino (1859). Dieses war für ihn Anlaß, das Los der Verwundeten und Sterbenden ändern zu wollen.
2. Unterscheidung Schutzzeichen – Kennzeichen: Die Verwendung des RK-Zeichens ist in den Genfer RK-Abkommen festgelegt.

Schutzzeichen:

- Groß und weithin sichtbar
- Ohne schmückende Umrandung
- Darf nur gemäß dem Abkommen verwendet werden
- Schutzwirkung

Kennzeichen:

- Im Frieden: beliebig groß
- Im Krieg: klein
- Im Krieg: nicht auf Dächern oder Armbinden
- Grundsätzlich nur für RK-Gesellschaften

3. **Organisation:** IKRK = Internationales Komitee vom Roten Kreuz mit Sitz in Genf, Schweiz. Mitglieder: max. 25 Schweizer Bürger. Aufgaben: Vermittlungsrolle in humanitären Fragen, internationalen Konflikten, bei Bürgerkriegen und inneren Unruhen. Schutz und Hilfe für Militär- und Zivilpersonen, Kriegsgefangene, internierte Zivilpersonen, Zivilbevölkerung in besetzten Gebieten und politische Häftlinge

4. **Aufgaben des DRK**

- Sicherstellung der Aufgaben des RK in Krieg und Frieden
- Verbreitung der Genfer Abkommen
- Zentraler Suchdienst (Berg-, Jagd-, Wasserwacht)
- Aussiedlerhilfe, Lagerbetreuung
- Freiwilliger Blutspendedienst
- Mitwirkung in der Sozialarbeit
- Förderung der Arbeit des Jugend RK
- Ausbildung der Bevölkerung (Erste-Hilfe)
- Rettungsdienst, Sanitätsausbildung
- Behindertenfahrdienste, Krankentransporte
- Trägerschaft von Krankenhäusern
- Kinder- und Mutter-Kind-Kuren

2.3.21

Gründung und Entwicklung

- 1904 gründet Agnes Karll die Berufsorganisation für Krankenpflegerinnen wegen des zahlenmäßigen Zuwachses der freiberuflich tätigen Schwestern bei wachsender sozialer Unsicherheit
- Zuordnung zum Reichsbund der freien Schwestern und Pflegerinnen Deutschlands, „Blaue Schwestern" (1938)
- NS-Reichsbund Deutscher Schwestern (1942)
- Agnes-Karll-Verband (1945)
- Deutscher Berufsverband für Krankenpflege (1973)

Aktivitäten

- Beratung in beruflichen Fragen
- Rechtsberatung
- Erarbeitung von Berufsbildern
- Öffentlichkeitsarbeit
- fachliche Beratung bei der Erarbeitung von Gesetzesvorlagen
- Kontakt zu Pflegepersonen im Ausland
- Fort- und Weiterbildung (Veranstaltungen, Verbandszeitschrift)
- Stellenvermittlung im In- und Ausland
- Berufshaftpflicht

2.3.22

In Amerika gibt es keine eigenständige Kinderkrankenschwesternausbildung. Kinderkrankenpflege ist dort in die Allgemeine Krankenpflegeausbildung integriert. Eine eigenständige gesonderte Kinderkrankenpflegeausbildung gibt es aus geschichtlichen Gründen in deutschsprachigen Ländern: Deutschland, Österreich, Schweiz.

2.3.23

Der ICN (International Council of Nurses) ist der Weltbund der Krankenschwestern und -pfleger, dem die Mitglieder des Deutschen Berufsverbandes für Krankenpflege (DBfK) gleichzeitig angehören.

2.3.24 — A ist richtig

Sowohl Pflegeplanung als auch die Dokumentation der pflegebedürfnisorientierten Pflegemaßnahmen sind Teil der Krankenakte. Die Krankenakte unterliegt einer Aufbewahrungspflicht von 25 Jahren. Die Dokumentationspflicht soll bei etwaigen Rechtsstreitigkeiten eine Nachvollziehbarkeit der Behandlung gewährleisten.

2.3.25 — B ist richtig

1. Mitgliedschaft im DBfK beinhaltet die Mitgliedschaft im ICN.
2. Die Caritasschwesternschaft ist ein konfessioneller, katholischer Berufsverband, dessen internationaler Oberverband der katholische Weltbund für Krankenpflege ist.
3. Der Verband der Schwesternschaften vom DRK ist nationaler Ableger der Liga der Rotkreuzgesellschaft.
4. Der Kaiserswerther Verband deutscher Diakonissen-Mutterhäuser ist ein evangelischer Berufsverband, dessen internationaler Dachverband der Ökumenische Bund von Schwesternschaften und Verbänden der Diakonie ist.

2.3.26

Nancy Roger beschrieb die Grundbedürfnisse des Lebens in Form von Handlungen und nannte diese Lebensaktivitäten (LA). Nach ihrem Modell gibt es 12 LA, die sich in eine

physische, eine psychosoziale und eine geistige Ebene (nach Maskow) einteilen lassen.
1. Schlafen
2. Sich bewegen
3. Essen und trinken
4. Atmen
5. Die Körpertemperatur regulieren
6. Sich sauberhalten und kleiden
7. Ausscheiden
8. Für Sicherheit der Umgebung sorgen
9. Sich als Mann oder Frau fühlen und verhalten
10. Kommunizieren
11. Sich beschäftigen
12. Sterben

2.3.27
- Arbeiter-Samariter-Bund (ASB)
- Deutsches Rotes Kreuz (DRK)
- Malteser-Hilfsdienst
- Johanniter-Hilfsdienst
- Deutsche Lebensrettungsgesellschaft (DLRG)
- Deutsche Bergwacht
- Deutsche Gesellschaft zur Rettung Schiffbrüchiger

2.3.28 **D ist richtig**
Die Wohlfahrtsverbände sind insofern frei, als staatliche Stellen ihnen gegenüber nicht weisungsberechtigt sind. Die Verbände der freien Wohlfahrtspflege nehmen Aufgaben im gesamten Bereich des sozialen Lebens wahr: Altenhilfe und -pflege, Ambulante Krankenpflege, Ausbildung, Familienhilfe u.a.m.

2.3.29 Arbeiterwohlfahrt

2.3.30
1. Beobachtung des Kranken
2. Gespräch mit dem Patienten und Angehörigen
3. Einsatz berufsspezifischen Wissens (Kenntnisse, Fähigkeiten und Fertigkeiten)
4. Einsicht in vorhandene Dokumentation
5. Berücksichtigung ärztlicher Verordnungen

2.3.31
1957 wurde zur Schaffung einer bundeseinheitlichen Regelung das Krankenpflegegesetz verabschiedet. Im Rahmen der Harmonisierung der nationalen Gesetze innerhalb der EG wurde 1985 eine Novellierung notwendig. Dadurch ist jetzt innerhalb der EU die wechselseitige Anerkennung der Berufsausbildung gewährleistet.

2.3.32 **A ist richtig.**
Die Pflegeanamnese wird von der Schwester/dem Pfleger unter Heranziehung von Patientengespräch, evtl. Angaben von Angehörigen und vorhandenen Dokumenten erhoben und dient der Einschätzung der Pflegebedürftigkeit bzw. der Erstellung einer Pflegeplanung. Es sollen die Fähigkeiten des Patienten festgestellt und Pflegeprobleme erfaßt werden. Hierzu dient insbesondere die Beurteilung der „Aktivitäten des täglichen Lebens“ (ATL).

Die ATLs sind eine Weiterentwicklung der Lebensaktivitäten von Nancy Roger, sie dienen dem Erfassen der Prinzipien eines gesunden Lebens. Die Festsetzung von Pflegekategorien dient statistischen Zwecken und wird täglich neu vorgenommen.

2.3.33 **A ist richtig**
Es ist selbstverständlich, daß die Stationsleitung (die die Patienten der Station am besten überblickt) und der Patient selbst ihr Einverständnis geben müssen. Die Aufgaben für die praktische Prüfung lassen sich nicht am grünen Tisch planen, sondern müssen der Situation des Patienten angepaßt werden.

2.3.34 **C ist richtig**
Man unterscheidet das einfache und das qualifizerte Zeugnis. Das einfache Zeugnis enthält nur Angaben über die Art und Dauer der Tätigkeit. Im qualifizierten Zeugnis werden zusätzlich Aussagen über die Leistungen und das dienstliche Verhalten des Arbeitnehmers gemacht. Negative Beurteilungen werden oft umschrieben/codiert. Personalchefs haben deshalb einige Übung darin, zwischen den Zeilen zu lesen. Die Ausstellung eines qualifizierten Zeugnisses darf nicht von Bedingungen abhängig gemacht werden, sie dürfen maschinenschriftlich abgefaßt werden.

2.3.35 **D ist richtig**
Soweit Mitarbeiter keine Arbeitnehmer sind, gilt für sie nicht das Betriebsverfassungsgesetz. Damit entfällt für dieses Personal das den Arbeitnehmern zustehende Recht, den

Betriebsrat zu wählen und in den Betriebsrat gewählt zu werden. Dem Betriebsrat gehören also lediglich Arbeitnehmer des Betriebes an.

2.3.36 **B ist richtig**

2.3.37 **D ist richtig**
Die BRD ist am 12.8. 1949 per Gesetz den vier Genfer Rotkreuz-Abkommen beigetreten. Im einzelnen befassen sich die Genfer Abkommen mit der Verbesserung des Loses der Verwundeten und Kranken im Krieg, mit der Behandlung der Kriegsgefangenen und mit dem Schutze von Zivilpersonen in Kriegszeiten.

2.4 Arbeitsrechtliche Regelungen

2.4.1
Die übereinstimmende Willenserklärung von mindestens zwei Personen.

2.4.2
- Auflösung durch Vertrag
- Ordentliche, fristgerechte Kündigung
- Außerordentliche Kündigung
- Berufs- und Erwerbsunfähigkeit
- Erreichen der Altersgrenze
- Anfechtung
- Befristung

2.4.3
- Probezeit dauert 6 Monate oder
- vertraglicher Verzicht auf die Probezeit oder
- vertragliche Vereinbarung über die Probezeitverkürzung
- Keine Probezeit, wenn der Angestellte unmittelbar im Anschluß an die erfolgreich abgeschlossene Ausbildung in den Betrieb übernommen wird
- Mehr als 6 Monate können nicht vereinbart werden

2.4.4 **B ist richtig**
Die gesetzliche Rentenversicherung gliedert sich in die Rentenversicherung der Arbeiter und Angestellten, die knappschaftliche Rentenversicherung (für Beschäftigte im Bergbau) und die Altershilfe für Landwirte. Träger der Arbeiterrentenversicherung sind 23 Landesversicherungsanstalten (LVA), die Bundesbahn-Versicherungsanstalt und die Seekasse. Träger der Angestelltenrentenversicherung ist die Bundesversicherungsanstalt für Angestellte (BfA) mit Sitz in Berlin. Daneben gibt es die Bundesknappschaft und 19 landwirtschaftliche Alterskassen.

2.4.5
- Grundgesetz
- Gesetze und Rechtsverordnungen
- Tarifverträge
- Dienst- und Betriebsvereinbarungen
- Arbeitsverträge

2.4.6
Arbeitnehmer gegenüber Arbeitgeber
- Pflicht zur Arbeitsleistung
- Treuepflicht
- Verschwiegenheit
- Weisungsgebundenheit
- Wettbewerbsverbot

Arbeitgeber gegenüber Arbeitnehmer
- Beschäftigungspflicht
- Entlohnungspflicht
- Urlaubsgewährung
- Fürsorgepflicht
- Pflicht zur Ausstellung eines schriftlichen Zeugnisses

2.4.7
a) Arbeitnehmer ist, wer unselbständige, fremdbestimmte Arbeit leistet
b) Angestellte und Arbeiter

2.4.8
Arbeitgeber unverzüglich informieren auch über evtl. Dauer. Bei mehr als 3 Tagen Krankheit muß am folgenden allgemeinen Arbeitstag eine ärztliche Bescheinigung (Krankmeldung) vorliegen.

2.4.9 **B ist richtig**

2.4.10 **C ist richtig**
Der Tarifvertrag ist ein schriftlicher Vertrag zwischen den Tarifvertragsparteien. Dies sind Gewerkschaften und einzelne Arbeitgeber oder Arbeitgeberverbände. Er beinhaltet insbesondere Rechte und Pflichten der Tarifpartner und Rechtsnormen über den Inhalt, den Abschluß und die Beendigung von Arbeitsverhältnissen.

2.4.11
Berufsunfähigkeit bedeutet, daß ein Arbeitnehmer seinen Beruf auf ungewisse Zeit nicht mehr ausüben kann.
Erwerbsunfähigkeit bedeutet, daß Personen in ihrer Arbeitsfähigkeit z.B. durch Krankheit um mehr als die Hälfte gemindert sind.

2.4.12 ☞ **2.6.51**

2.4.13 ☞ **2.6.52**

2.4.14 ☞ **2.6.51**

2.4.15
- Arbeitsgericht
- Landesarbeitsgericht
- Bundesarbeitsgericht

2.4.16 ☞ **2.4.10** **B ist richtig**

2.5 Schutzmaßnahmen

2.5.1
- Jugendarbeitsschutzgesetz
- Mutterschutzgesetz
- Schwerbehindertengesetz
- Arbeitszeitverordnung
- Kündigungsschutzgesetz
- Unfallverhütungsvorschriften
- Gesetz über die Gewährung von Erziehungsgeld und Erziehungsurlaub

2.5.2
- Mutterschutzgesetz
- Schwerbeschädigtengesetz
- Personalvertretungsgesetz

2.5.3 Arbeitsschutzgesetz

2.5.4 **A ist richtig**
Die gesetzliche Unfallversicherung dient vorwiegend dem Schutz des Arbeitnehmers vor Arbeitsunfällen. Dabei sollen die Versicherungsträger insbesondere auch vorbeugend tätig werden, um solche Unfälle zu verhindern.
Träger der Unfallversicherung sind vor allem die Berufsgenossenschaften. Sie kontrollieren auch die Einhaltung von Arbeitsschutzbestimmungen zur Verhütung von Arbeitsunfällen.

2.5.5
Die Unfallverhütungsvorschrift „Allg. Vorschriften“ verpflichtet die Beschäftigten, die Weisungen des Unternehmers zum Zweck der Unfallverhütung zu befolgen, die zur Verfügung gestellte Schutzausrüstung/Schutzkleidung zu benutzen.

2.5.6
- Berufsgenossenschaft für Gesundheitsdienst und Wohlfahrtspflege
- Gemeindeversicherungsverband
- Unfallversicherungsträger

2.5.7 ☞ **2.5.5** **C ist richtig**

2.5.8
- Hautkrankheiten (Kontaktekzem)
- Hepatitis B
- Tuberkulose

2.5.9 **D ist richtig**
☞ 2.5.20 (Pflichten des Arbeitgebers)

2.5.10 **B ist richtig**
☞ 2.5.20 (Schutzfristen)

2.5.11 ☞ **2.5.20** **D ist richtig**

2.5.12
Schwangere Frauen, die in einem Arbeitsverhältnis stehen oder in Heimarbeit beschäftigt sind.

2.5.13
- sechs Wochen vor der Entbindung
- acht Wochen nach der Entbindung (Normalfall)
- zwölf Wochen bei Früh- oder Mehrlingsgeburten

2.5.14 **E ist richtig**
☞ 2.5.20 (Geltungsbereich)

2.5.15
- Kinderarbeit möglichst ganz auszuschalten
- Jede übermäßige Inanspruchnahme Jugendlicher zu verhindern
- Gesundheit und Arbeitskraft zu erhalten
- Die erforderliche Freizeit und Ausbildung zu gewährleisten
- Eine gesunde körperliche und geistige Entwicklung der beschäftigten Jugendlichen sicherzustellen.

2.5.16 Gewerbeaufsichtsamt

2.5.17 ☞ **2.5.19** **C ist richtig**

2.5.18

- Stundenzahl mind. 120, max. 160
- Zeitraum: nicht im 1. Ausbildungsjahr
- Unter Aufsicht

2.5.19

Definition der Begriffe Jugendlicher und Arbeitgeber im Sinne des Gesetzes:

- Jugendlicher im Sinne des Gesetzes ist, wer 14 Jahre, aber noch keine 18 Jahre alt ist
- Arbeitgeber im Sinne des Gesetzes ist, wer einen Jugendlichen beschäftigt.

Geltungsbereich
Beschäftigung von Personen, die noch nicht 18 Jahre alt sind
1. In der Berufsausbildung
2. Als Arbeitnehmer oder Heimarbeiter

Dauer der Arbeitszeit
Jugendliche dürfen nicht mehr als 8 Stunden täglich und nicht mehr als 40 Stunden wöchentlich beschäftigt werden.
Regelungen zum Besuch der Berufsschule (2): Der Arbeitgeber hat den Jugendlichen für die Teilnahme am Berufsschulunterricht freizustellen.
Er darf den Jugendlichen nicht beschäftigen:

- Vor einem vor 9 Uhr beginnenden Unterricht
- An einem Berufschultag mit mehr als 5 Stunden Unterricht à 45 Min.

Dauer und zeitliche Lage der Ruhepausen
Jugendlichen müssen im voraus feststehende Ruhepausen von angemessener Dauer gewährt werden:

- 30 Min. bei einer Arbeitszeit von mehr als viereinhalb bis zu sechs Stunden
- 60 Min. bei einer Arbeitszeit von mehr als sechs Stunden

Lage: Spätestens nach einer Arbeitszeit von viereinhalb Stunden, jedoch frühestens eine Stunde nach Beginn der Arbeitszeit und spätestens eine Stunde vor Ende der Arbeitszeit.

Schichtzeit: Die Schichtzeit darf 10 Stunden nicht überschreiten, d.h. Anwesenheit incl. Pausen.

Tägliche Freizeit: Nach Beendigung der Arbeit bis zu Beginn der Arbeit müssen 12 Stunden *ununterbrochene* Freizeit liegen.

Nachtruhe: Jugendliche dürfen nur in der Zeit von 6–20 Uhr beschäftigt werden.

Regelung der Wochenendarbeit: An Samstagen und Sonntagen dürfen Jugendliche nicht beschäftigt werden; Ausnahme: Krankenhäuser, Pflegeheime, Altenheime. Für jede Arbeit an einem Samstag oder Sonntag müssen Jugendliche an einem berufschulfreien Arbeitstag derselben Woche von der Arbeit freigestellt werden.

Feiertagsruhe: Am 24. und 31. Dezember nach 14 Uhr und an gesetzlichen Feiertagen dürfen Jugendliche nicht beschäftigt werden.

2.5.20

Ziel

- Schutz von Mutter und Kind vor Gesundheitsgefährdung
- Schutz vor finanziellen Einbußen
- Schutz vor Kündigung

Geltungsbereich

- Frauen im Arbeitsverhältnis, auch Probezeit
- Werdende Mutter muß in der BRD arbeiten

Beschäftigungsverbote

- Nachtarbeit 20.00–6.00 Uhr
- Gesundheitsgefährdende Einwirkungen und Stoffe (z.B. Röntgenstrahlen, Narkosegase, Zytostatika usw.)
- Schwere körperliche Arbeit
- Akkordarbeit, Prämienarbeit, Fließbandarbeit
- Sonn- und Feiertagsarbeit; Ausnahme: Krankenhaus u.a.
- Tägl. nicht länger als 8,5 Std.; 190 Std. max. i.d. Doppelwoche
- Im Mutterschutz nach der Entbindung: absolutes Beschäftigungsverbot

Pflichten des Arbeitgebers

- Vorkehrungen zum Schutz der Gesundheit
- Sitzgelegenheit, Ruheraum
- Gelegenheit zur Arbeitsunterbrechung
- Stillzeiten ermöglichen
- Aushang des MuSchG ab 3 weiblichen Beschäftigten im Betrieb
- Information des Gewerbeaufsichtsamtes

- Verdienstzahlung auch bei verminderter oder fehlender Arbeitsleistung
- Arbeitgeberanteil am Mutterschaftsgeld.

Schutzfristen ☞ 2.5.13

Finanzielle Sicherung

Mutterschaftsgeld entsprechend dem vorherigen Nettolohn

Kündigungsschutz

- Ab Mitteilung über Schwangerschaft
- Bei bereits erfolgter Kündigung Nachreichung der Mitteilung innerhalb 2 Wochen möglich
- Über gesamten Mutterschutz und im Erziehungsurlaub

Aufsicht und Leistungsträger

- Aufsicht durch Gewerbeaufsichtsamt
- Leistungen: Krankenkasse (Mutterschaftsgeld, Vorsorge, Entbindung, Sozialversicherung)

2.6 Rechtliche Vorschriften

2.6.1 **A ist richtig**

Rechtsfähigkeit ist die Fähigkeit, Träger von Rechten und Pflichten zu sein. Sie setzt mit der Vollendung der Geburt ein und endet mit dem Tode.

2.6.2

- Mit den Rechtsbeziehungen der Bürger untereinander
- Allgemeiner Teil: Grundlagen, Begriffsdefinitionen
- Schuldenrecht: Kauf, Schenkung, Miete
- Sachenrecht: Eigentum, Hypotheken
- Familienrecht: Verlöbnis, Heirat, Eherecht
- Erbrecht: Testament, gesetzliche Erbfolge

2.6.3 Im Grundgesetz Art. 1–19

2.6.4 **A ist richtig**

2.6.5

- Schutz der Menschenwürde
- Recht auf Leben und körperliche Unversehrtheit
- Versammlungsfreiheit
- Freizügigkeit
- Freie Wahl des Berufes, des Arbeits- und Ausbildungsplatzes
- Religionsfreiheit
- Gleichheit vor dem Gesetz
- Brief-, Post- und Fernmeldegeheimnis

2.6.6

- Treuepflicht (Gehorsam gegenüber dem Staat)
- Wehrpflicht
- Übernahme von Ehrenämtern (Schöffe)
- Steuerpflicht
- Meldepflicht

2.6.7 **D ist richtig**

Einige Grundrechte können durch Gesetze näher bestimmt werden und in bestimmten Fällen in der Ausübung eine Einschränkung erfahren. Beispiele sind das Gesetz zur Bekämpfung der Geschlechtskrankheiten oder das Gesetz über die Unterbringung von Geisteskranken und Suchtkranken.

2.6.8 **C ist richtig**

Die Grundrechte gelten für jeden, unabhängig vom Alter. Sie stellen nicht nur ein Programm dar, sondern sind geltendes Recht und binden insbesondere die Gesetzgebung, die vollziehende Gewalt und die Rechtsprechung. Dies bedeutet, daß der Gesetzgeber nur solche Gesetze beschließen kann, die im Einklang mit den Grundrechten stehen. Ist dies nicht der Fall, kann das Gesetz durch das Bundesverfassungsgericht für nichtig erklärt werden!

Darüber hinaus kann der einzelne, wenn er sich durch den Staat in seinen Grundrechten verletzt fühlt, letztendlich das Bundesverfassungsgericht anrufen, wenn die anderen Rechtswege ihm nicht geholfen haben.

2.6.9

- Notarielles Testament
- Eigenhändiges Testament
- Nottestament (Bürgermeister-, 3-Zeugen-, Seetestament)

2.6.10 **B ist richtig**

Testierfähigkeit ist die Fähigkeit, ein Testament zu errichten.

Minderjährige ab 16 Jahren und solche Volljährige, die unter vorläufige Vormundschaft gestellt sind, bedürfen zur Errichtung eines Testaments zwar nicht der Zustimmung ihrer Eltern oder ihres Vormundes; erstere können aber nur in bestimmter Form ein Testament errichten, u.zw. nur ein sog. öffentliches Testament, und dieses nur durch mündliche Erklärung oder Übergabe einer offenen Schrift vor einem Notar.

2.6.11 **B ist richtig**

Das eigenhändige (privatschriftliche) Testament muß eigenhändig geschrieben und eigenhändig unterschrieben sein. Der Erblasser soll Vor- und Familiennamen angeben; unterschreibt er in anderer Weise (z.B. „Euer Vater"), so reicht dies nur aus,wenn die Identität des Erblassers sowie die Einsichtigkeit seiner Erklärung feststeht. Das gilt auch für die Unterzeichnung der Testamentsurkunde nur mit den Anfangsbuchstaben des Vor- und Zunamens; an der Urheberschaft des Erblassers darf also kein Zweifel bestehen. Sprache, Schrift, Schreibmaterial sind freigestellt. Nur muß das Testament in sich verständlich sein. Aus ihm muß zu ersehen sein, daß es ernstlich gemeint und kein bloßer Entwurf ist.

2.6.12 **B ist richtig**

Nottestamente werden nach 3 Monaten ungültig, wenn der Erblasser dann noch lebt und imstande ist, vor einem Notar ein ordentliches Testament zu errichten.

2.6.13 ☞ **2.6.14** **D ist richtig**

2.6.14

- Angabe von Datum, Ort, Personalien
- Vor drei nicht im Testament bedachten Zeugen
- Nur in naher Todesgefahr, wenn Notar nicht verfügbar
- Max. 3 Monate gültig, wenn Erblasser weiterlebt und ein ordentliches Testament errichten kann
- Ein Zeuge protokolliert, alle drei unterschreiben
- Patient unterschreibt, bei Unfähigkeit protokollieren

2.6.15 **C ist richtig**

2.6.16 **C ist richtig**

Das Personenstandsgesetz enthält die Regelungen, die den Personenstand des einzelnen betreffen. Diese Beurkundung obliegt dem Standesbeamten. Er führt zu diesem Zweck vier Personenstandsbücher: Heiratsbuch, Familienbuch, Geburtenbuch, Sterbebuch.

2.6.17 **C ist richtig**

Beim Standesamt ist die Geburt innerhalb einer Woche anzuzeigen.

2.6.18

- Ehelicher Vater
- Hebamme
- Jede Person, die bei der Geburt zugegen ist
- Die Mutter, sobald sie dazu in der Lage ist
- Verwaltung, bei Geburten in Kliniken

2.6.19 ☞ **2.6.17** **E ist richtig**

2.6.20

Fehlgeburt: Keine Lebenszeichen, Gewicht weniger als 1000 g (keine Beurkundung beim Standesamt erforderlich)

2.6.21 **B ist richtig**

2.6.22 **A ist richtig**

Hat sich kein Lebenszeichen gezeigt, ist die Leibesfrucht jedoch mind. 35 cm lang, so gilt sie als ein totgeborenes oder in der Geburt verstorbenes Kind (Anzeige beim Standesamt muß spätestens am folgenden Werktag erfolgen).
Eine Lebendgeburt liegt vor, wenn bei einem Kinde nach der Scheidung vom Mutterleib entweder das Herz geschlagen oder die Nabelschnur pulsiert oder die natürliche Lungenatmung eingesetzt hat.

2.6.23 **C ist richtig**

2.6.24 **D ist richtig**

2.6.25

Strafrechtlich: Anklage und Verfolgung von Staats wegen (allgemeines Interesse)
Zivilrechtlich: Privatklage wegen Schadensersatz

2.6.26 **C ist richtig**

Rechtfertigungsgründe sind z.B. Notwehr, Notstand, Ausübung einer Berufs- oder Amtspflicht, Einwilligung.

2.6.27
Vorsätzlich handelt, wer die Tat mit Wissen um die Folgen begeht
Fahrlässig handelt, wer die nötige Sorgfalt außer acht läßt

2.6.28 **B ist richtig**

2.6.29
Die Fähigkeit, strafrechtlich verantwortlich zu sein.

2.6.30 **C ist richtig**
Die Jugendstrafe ist Freiheitsentzug in einer Jugendstrafanstalt. Sie wird verhängt, wenn wegen der schädlichen Neigungen des Jugendlichen, die in der Tat hervorgetreten sind, Erziehungsmaßregeln oder Zuchtmittel zur Erziehung nicht ausreichen oder wenn wegen der Schwere der Schuld Strafe erforderlich ist.

2.6.31 **B ist richtig**

2.6.32 ☞ **2.6.33** **C ist richtig**

2.6.33 **B ist richtig**
Eine Behandlungspflicht besteht bei Geschlechtskrankheiten. Das sind die im Gesetz genannten: Syphilis (Lues), Tripper (Gonorrhoe), weicher Schanker (Ulcus molle) und venerische Lymphknotenentzündung (Lymphogranulomatosis inguinalis).

2.6.34
Wer bei Unglücksfällen, Gefahr oder Not *nicht Hilfe leistet,* obwohl dies erforderlich und dem Helfenden zumutbar ist, (wenn die Hilfe ohne erhebliche eigene Gefahr und ohne Verletzung anderer wichtiger Pflichten möglich ist) wird mit Freiheitsstrafe oder Geldstrafe bestraft.

2.6.35 **B ist richtig**
Damit sind bei der Einleitung oder Durchführung lebensrettender Maßnahmen Krankenpflegepersonen im Rahmen des Erforderlichen und ihrer Leistungsfähigkeit verpflichtet, auch solche Maßnahmen zu ergreifen, die im Normalfall allein dem Arzt vorbehalten sind.

2.6.36 Sie trifft auf alle Staatsbürger zu!

2.6.37
- Erhebliche eigene Gefahr (Lebensgefahr)
- Sachgemäße Hilfe wird bereits geleistet

2.6.38 **B ist richtig**
In der Regel benötigt der Arzt zur Durchführung der Behandlung die Mitwirkung anderer, sei es als Hilfe zu den ärztlichen Maßnahmen oder als selbständige, der Genesung dienende Pflege. Bei all diesen Eingriffen stellt sich die Frage, ob in der Verletzung der körperlichen Unversehrtheit eine Körperverletzung im strafrechtlichen Sinn zu sehen ist, mit der Folge, daß bei den Hilfs- oder Unterstützungsmaßnahmen der Pflegekräfte eine Beihilfehandlung vorliegt.
Nach ständiger Rechtsprechung erfüllt jede ärztliche Maßnahme, soweit sie die körperliche Integrität berührt, den Tatbestand der vorsätzlichen Körperverletzung. Dabei ist bei einer ärztlichen Heilbehandlung in der Regel die Rechtswidrigkeit dadurch ausgeschlossen, daß eine Einwilligung des Patienten vorliegt. Bei Durchführung einer ärztlichen Maßnahme liegt keine strafbare Körperverletzung vor, wenn der Patient in diesen Eingriff wirksam eingewilligt hat.

2.6.39
Die mutmaßliche Einwilligung wird vorausgesetzt, weil die Operation im Interesse des Patienten erfolgt.

2.6.40 **B ist richtig**
Nach Strafgesetzbuch wird auf Antrag (§ 205 StGB) bestraft, wer unbefugt ein fremdes Geheimnis, namentlich ein zum persönlichen Lebensbereich gehörendes Geheimnis oder ein Betriebs- oder Geschäftsgeheimnis, offenbart, das ihm in seiner Eigenschaft als Arzt, Zahnarzt, Apotheker oder Angehöriger eines anderen Heilberufs anvertraut oder bekannt geworden ist.

2.6.41
- Befreiung von der Schweigepflicht durch den Betroffenen
- Schutz eines höheren Rechtsgutes
- Anzeige von Geburt und Tod
- Bei Selbstverteidigung vor Gericht
- Anzeige zur Verhinderung von Straftaten

- Wenn das Interesse des Betroffenen vorausgesetzt werden kann, eine Offenbarung erwünscht ist
- Mitteilung an Sozialversicherungsträger

2.6.42
- Name des Patienten
- Angabe über Krankheit und Behandlung
- Persönliche Angelegenheiten des Patienten
- betriebsinterne Angelegenheiten

2.6.43 **C ist richtig**
Nach dem Tode ist eine Entbindung von der Schweigepflicht nicht mehr möglich. Die Entbindung von der Schweigepflicht ist nämlich ein höchstpersönliches Recht, das nicht vererbt werden kann. Entgegen einer weit verbreiteten Meinung besteht die Schweigepflicht auch für Ärzte (analog Pflegepersonal u.a.) untereinander!

2.6.44 **D ist richtig**

2.6.45 Bei Kenntnis eines vom Patienten geplanten Verbrechens

2.6.46 **C ist richtig**
Für Volljährige, die aufgrund einer psychischen Krankheit, einer körperlichen, geistigen oder seelischen Behinderung ihre Angelegenheiten ganz oder teilweise nicht besorgen können, bestellt das Vormundschaftsgericht einen Betreuer. Dieses Recht über die Betreuung Erwachsener hat die frühere Entmündigung abgelöst.

2.6.47 Vormundschaftsgericht

2.6.48
1. *Beschließung des Grundgesetzes der Bundesrepublik*
- Am 8.5.1949 wurde die Verfassung der Bundesrepublik Deutschland (Grundgesetz) in dritter Lesung vom Parlamentarischen Rat in Bonn beschlossen.
- Der Parlamentarische Rat setzte sich aus 65 Abgeordneten, zu denen noch 5 Berliner Abgeordnete mit beratender Stimme kamen, zusammen. Die Abgeordneten wurden von den Landtagen gewählt. Der Präsident des Parlamentarischen Rates war der spätere (erste) Bundeskanzler, Konrad Adenauer.

2. *Grundsätze im Grundgesetz für die Demokratie der Bundesrepublik:*
- Volkssouveränität
- Repräsentation
- Bindung an Gesetz und Recht
- verantwortliche Regierung
- Sozialstaatlichkeit

3. *Verfassungsorgane des Bundes*
- Bundestag
- Bundesrat
- Bundespräsident
- Bundesregierung
- Bundesverfassungsgericht
- Bundesversammlung

4. *Warum hat man die Grundrechte in der Bundesrepublik an den Anfang des Grundgesetzes gestellt?*
Sie wurde mit Rücksicht auf ihre klassische Bedeutung und zur Charakterisierung der Staatsauffassung von Beziehungen zwischen Staat und Bürger an den Anfang des GG gestellt.

5. *Grundrechte*
- Schutz auf Menschenwürde
- Recht auf Leben und körperliche Unversehrtheit
- Gleichheitsgrundsatz
- Freiheit der Person
- Vereinigungs- und Versammlungsfreiheit
- Freiheit der Berufsausübung
- Glaubens- und Bekenntnisfreiheit

2.6.49 Rechtsgrundlage: Strafgesetzbuch (StGB) § 203

Ziele
- Wahrung der Grundrechte der Person
- Schutz vor Verletzung von Privatgeheimnissen
- Wahrung des Vertrauensverhältnisses

Berufsgruppen im Krankenhaus, die der Schweigepflicht unterliegen
- Kinderkrankenschwester/-pfleger/-schülerinnen
- Krankenpflegehilfe
- Ärzte
- MTA/PTA
- Masseure, Bademeister
- Hebammen
- ZDL
- Sozialarbeiter, Pfarrer

Geheimhaltungspflichtige Aussagen

- Mitteilungen über Krankheit, Diagnose, Behandlungsmethoden, Krankheitsdauer und persönliche Angelegenheiten der Kranken und deren Angehörige
- Interne Angelegenheiten des Tätigkeitsfeldes

Personenkreis an den Auskunft

a) erteilt werden kann: an der Behandlung und Pflege beteiligte Stationsschwester oder Arzt

b) nicht erteilt werden kann:

- Arbeitgeber
- Angehörige (Ausnahme: Eltern, Vormund bei Minderjährigen)
- Bekannte
- Verwandte
- Krankenpflegepersonen, die nicht direkt an der Behandlung und Pflege beteiligt sind

2.6.50 **C ist richtig**

Das Rechtssystem ist Resultat von teilweise „gewachsenen" Normen, die auf allgemeinen Umgangsformen, Lebensgewohnheiten und moralischen Werten beruhen und dann durch die Legislative in einzelnen Gesetzen ausformuliert wurden. Spezielle Gesetze können im Einzelfall dem individuellen Gerechtigkeitssinn widersprechen, sie dienen in ihrer Gesamtheit jedoch dem Versuch, das Zusammenleben aller zu regeln. Dabei müssen die Gesetze die Spannung zwischen den Interessen des Individuums und denen der Öffentlichkeit oder Allgemeinheit überbrücken.

2.6.51 **B ist richtig**

Geschäftsunfähigkeit besteht für Personen, die das siebente Lebensjahr noch nicht vollendet haben und für Personen, deren freie Willensbestimmung durch eine krankhafte Störung ihrer Geistestätigkeit nicht nur vorübergehend – also dauerhaft/bleibend – ausgeschlossen ist.

Der Begriff „beschränkte Geschäftsfähigkeit" bedeutet, daß Personen zwischen sieben und achtzehn Jahren zu Handlungen befugt sind, die für sie rechtlich ausschließlich günstig sind, oder denen der Erziehungsberechtigte zustimmt.

Nach dem Betreuungsgesetz von 1992 wird eine Betreuung jeweils für einzelne Lebensbereiche eingerichtet. Eine Betreuung führt also nicht automatisch zur Geschäftsunfähigkeit. Durch einen sogenannten Einwilligungsvorbehalt kann der Betreute aber einem beschränkt Geschäftsfähigen gleichgestellt werden, wenn die Gefahr besteht, daß der Betreute durch Rechtsgeschäfte sein Vermögen erheblich gefährdet.

2.6.52 **C ist richtig**

Rechtsfähigkeit bedeutet, daß ein Mensch nach Vollendung der Geburt bis zum Tod oder eine sogenannte juristische Person (z.B. Aktiengesellschaft, eingetragener Verein) Träger von Rechten und Pflichten sein kann.

2.6.53 **C ist richtig**

2.6.54 **A ist richtig**

Jeder Bürger ist vom Gesetzgeber verpflichtet, bei Unglücksfällen, die zu einer erheblichen Schädigung des Opfers führen können oder bereits geführt haben, die erforderliche Hilfe zu leisten, sofern ihm dies zuzumuten ist. Tut er dies nicht, so macht er sich einer unterlassenen Hilfeleistung schuldig.

2.6.55 **B ist richtig**

Durch die Verletzung der Schweigepflicht wird ein Straftatbestand erfüllt. Nach § 203 StGB ist die Verletzung von Privatgeheimnissen strafbar, wird jedoch nur auf Antrag desjenigen verfolgt, zu dessen Lasten die Verschwiegenheit verletzt wurde (§ 205 StGB). Die Schweigepflicht darf dann durchbrochen werden, wenn die Behandlung eines Patienten dies erfordert oder der Kranke die Behandelnden von der Schweigepflicht entbindet (außerdem zur Wahrung berechtigter eigener Interessen oder höherer Rechtsgüter). Bei Zuwiderhandlung gegen die Verschwiegenheitspflicht kann der/die Täter/in mit Freiheitsstrafe bis zu einem Jahr bestraft werden.

2.6.56 **A ist richtig**

Nach dem Personenstandsgesetz muß binnen einer Woche die Geburt eines Kindes dem Standesbeamten, in dessen Bezirk die Geburt erfolgte, angezeigt werden.

2.6.57 **C ist richtig**

Bei der Durchführung von Injektionen, Infusionen und Blutentnahmen durch das Krankenpflegepersonal gilt folgendes: Es handelt sich um diagnostisch und therapeutische Entscheidungen, die Anordnung gehört somit zu dem ausschließlichen Aufgabenbereich des Arztes. Die technische Durchführung von Injektionen, Infusionen und Blutentnahmen im Anschluß an die ärztliche Anordnung beinhaltet keine diagnostische und therapeutische Maßnahme. Eine ausschließliche Zuständigkeit des Arztes besteht somit in diesem Aufgabenbereich nicht. Allerdings kann das Krankenpflegepersonal mit solchen Aufgaben nur betraut werden, wenn qualifizierte Kenntnisse, Fähigkeiten und Fertigkeiten nachgewiesen werden.

2.6.58 **D ist richtig**

Im Falle der Nichteinsichtsfähigkeit bei Minderjährigen wird die Einwilligung durch den Personensorgeberechtigten gegeben (z.B. die Eltern). Bei nicht ehelichen Kindern allerdings ist grundsätzlich die Mutter berechtigt, allein die erforderliche Einwilligung zu erteilen. Lehnen die Eltern als Träger der Personensorge ohne triftigen Grund eine ärztliche oder pflegerische Behandlung ab, die für Leben oder Gesundheit des Kindes zwingend geboten ist, kann das Vormundschaftsgericht die fehlende Einwilligung ersetzen.

2.7 Seuchen-, Arzneimittel-, Betäubungsmittelrecht

2.7.1

- Mit einer Verhütung und Bekämpfung von übertragbaren Krankheiten
- Eine Person, von der anzunehmen ist, daß sie Erreger einer übertragbaren Krankheit aufgenommen hat, ohne krank, krankheitsverdächtig oder Ausscheider zu sein
- Eine Person, bei der Erscheinungen bestehen, welche das Vorliegen einer bestimmten übertragbaren Krankheit vermuten lassen
- Eine Person, die Krankheitserreger ausscheidet, ohne krank oder krankheitsverdächtig zu sein

2.7.2

Das Recht auf

- Körperliche Unversehrtheit
- Freiheit der Person
- Unverletzlichkeit der Wohnung
- Versammlungsfreiheit

2.7.3

- Der behandelnde bzw. zugezogene Arzt
- Personen, die mit der Behandlung und Pflege berufsmäßig beschäftigt sind, z.B. Krankenschwestern/Krankenpfleger
- Hebammen
- Leiter von Pflegeanstalten, Heimen oder ähnlichen Einrichtungen

2.7.4 **A ist richtig**

2.7.5

Innerhalb 24 Stunden an an das zuständige Gesundheitsamt.

2.7.6 **C ist richtig**

2.7.7

Verdacht: Botulismus, Polio, Milzbrand etc.
Erkrankung: Rötelnembryopathien, Meningitis, Hepatitis etc.
Tod: Masern, Scharlach, Pertussis etc.

2.7.8 ☞ **2.7.12** **B ist richtig**

2.7.9 Sie gilt als ansteckungsverdächtig.

2.7.10 **F ist richtig**

Eine besondere Pflicht trifft die Ausscheider von Choleraerregern, Salmonellen und Shigellen. Sie haben jeden Wechsel der Wohnung und der Arbeitsstätte unverzüglich dem bisherigen Gesundheitsamt anzuzeigen. Bei Aufnahme in ein Krankenhaus oder bei Inanspruchnahme einer Hebamme müssen sie mitteilen, daß sie Ausscheider sind (Meldung an den Behandelnden, nicht an das Gesundheitsamt).

Nachdem das Gesundheitsamt von einer übertragbaren Krankheit erfahren bat, kann es eine Vielzahl von Maßnahmen ergreifen, um eine bereits erfolgte Ansteckung zu ermitteln und die Weiterverbreitung der Krankheit zu verhindern.

So dürfen z. B. Räume, Fahrzeuge usw. betreten, Kontaktpersonen untersucht, Entseuchungsmaßnahmen durchgeführt, Krankenhauseinweisung und sogar Absonderungen durchgeführt werden.

2.7.11 **C, D sind richtig**

Meldepflichtig ist Tod an: Influenza, Keuchhusten, Masern, Puerperalsepsis, Scharlach.

2.7.12 **B ist richtig**

Das Bundesseuchengesetz unterscheidet Kranke, Krankheitsverdächtige, Ansteckungsverdächtige, Ausscheider und Ausscheidungsverdächtige.

Krank ist eine Person, die an einer übertragbaren Krankheit erkrankt ist.

Krankheitsverdächtig ist eine Person, bei der Erscheinungen bestehen, welche das Vorliegen einer bestimmten übertragbaren Krankheit vermuten lassen.

Ansteckungsverdächtig ist eine Person, von der anzunehmen ist, daß sie Erreger einer übertragbaren Krankheit aufgenommen hat, ohne krank, krankheitsverdächtig oder Ausscheider zu sein.

Ausscheider ist eine Person, die Krankheitserreger ausscheidet, ohne krank oder krankheitsverdächtig zu sein.

Ausscheidungsverdächtig ist eine Person, von der anzunehmen ist, daß sie Krankheitserreger ausscheidet, ohne krank oder krankheitsverdächtig zu sein.

2.7.13 **A ist richtig**

2.7.14

- Syphilis (Lues)
- Gonorrhoe (Tripper)
- Ulcus molle (weicher Schanker)
- Lymphogranuloma inguinale (venerische Lymphknotenentzündung)

2.7.15

- Wenn Beginn oder Fortsetzung der Behandlung verweigert wird
- Wenn der Erkrankte das 18. Lebensjahr noch nicht vollendet hat
- Wenn der Erkrankte falsche Angaben über die Ansteckungsquelle macht
- Wenn seine Lebensweise eine Gefahr der Übertragung auf andere Menschen darstellt

2.7.16

- Sich unverzüglich von einem Arzt untersuchen lassen
- Sich bis zur Beseitigung der Ansteckung behandeln lassen
- Sich des Geschlechtsverkehrs zu enthalten, bis die Ansteckungsgefahr vorüber ist
- Sich dem Berufsverbot zu beugen, wenn wegen der Art der Beschäftigung eine erhöhte Ansteckungsgefahr droht
- Vor der Eheschließung sich ein ärztliches Unbedenklichkeitszeugnis ausstellen lassen
- Geschlechtskranke und frühere Syphilitiker dürfen kein Blut spenden
- Geschlechtskranke Frauen dürfen keine fremden Kinder stillen und keine Milch abgeben

2.7.17 Ärzte mit besonderem Rezept.

2.7.18 Bundesgesundheitsamt in Berlin.

2.7.19

- Unterschrift des Entnehmenden, Name des Patienten, Datum der Entnahme, fortlaufende Aufzeichnung mit Angabe über Bezeichnung, Darreichungsform, Gewichtsmenge des enthaltenen Betäubungsmittels auf Karteikarten oder Büchern mit numerierten Seiten.
- Monatliche Überprüfung durch den verantwortlichen Arzt.

2.7.20 C ist richtig

Die Betäubungsmittel der Anlage I sind nicht verkehrsfähig. Sie sind gesundheitsschädlich und für medizinische Zwecke nicht geeignet. Der Umgang mit ihnen ist grundsätzlich strafbar. Hierzu gehören Haschisch, Heroin und LSD.
Opium, Kokain, Morphium, Methadon sind verkehrsfähige und verschreibungsfähige Betäubungsmittel.

2.7.21

- Name der Firma und Anschrift des pharmazeutischen Unternehmers
- Bezeichnung des Arzneimittels
- Zulassungsnummer
- Chargennummer
- Darreichungsform
- Art der Anwendung
- Verfallsdatum
- Hinweise auf Verschreibungspflicht oder Apothekenpflicht
- Bei Muster der Hinweis „Unverkäufliches Muster“

2.7.22

Zweck des Gesetzes

Im Interesse einer ordnungsgemäßen Arzneimittelversorgung von Mensch und Tier für die Sicherheit im Verkehr mit Arzneimitteln, insbesondere für die Qualität, Wirksamkeit und Unbedenklichkeit der Arzneimittel zu sorgen.

Arzneimittelbegriff

Arzneimittel sind Stoffe und Zubereitungen aus Stoffen, die dazu bestimmt sind, zur Anwendung am oder im menschlichen oder tierischen Körper zu kommen; d.h. alle Arten von Heilmittel, auch Röntgenkontrastmittel, Blutkonserven, Mittel zur Leistungssteigerung, Antibiotika, Verbandstoffe, chirurgisches Nahtmaterial.

Zulassung von Arzneimitteln

Fertigarzneimittel bedürfen der Zulassung durch das Bundesgesundheitsamt bzw. Paul-Ehrlich-Stiftung

Zur Zulassung muß vorgelegt werden:

- genaueste Angaben
- analytische Prüfungen
- pharmakologische und toxikologische Prüfungen
- klinische Prüfungen
- Sachverständigengutachten

Schutz des Menschen bei der klinischen Prüfung

Klinische Prüfungen dürfen nur durchgeführt werden, wenn

- die Risiken vertretbar sind
- die betroffene Person aufgeklärt wurde und ihre Einwilligung gegeben hat
- sie von einem erfahrenen Arzt geleitet wird (min. 2 Jahre Berufserfahrung)
- vorher eine pharmakologisch-toxikologische Prüfung durchgeführt worden ist (Unterlagen bei BGA)
- ein wissenschaftlicher Prüfungsplan vorliegt
- für eintretende Schäden eine Versicherung abgeschlossen worden ist

Abgabe von Arzneimitteln

- Medikamente dürfen im Einzelhandel nur von Apotheken abgegeben werden
- Abgabe von Pharmaunternehmen und Großhändler - nur an Apotheken, Krankenhäuser, Ärzte und Ausbildungsstätten für Heilberufe
- Verschreibung von Ärzten, Zahnärzten, Tierärzten

2.7.23

1. Wer ist im Sinne dieses Gesetzes krank?
Krank i.S. des BSeuchG ist eine Person, die an einer übertragbaren Krankheit erkrankt ist.

2. Meldepflichtige Erkrankungen

- bei Krankheitsverdacht, Erkankung und Tod: Botulismus, Cholera, Enteritis infektiosa, Fleckfieber, Lepra, Milzbrand, Ornithose, Parathyphus, Pest, Pocken, Poliomyelitis, Rückfallfieber, Shigellenruhr, Tollwut, Tularämie, Typhus abdominalis, virusbedingtes hämorrhagisches Fieber
- Bei Erkrankung und Tod: angeborene Cytomegalie, Listeriose, Lues, Toxoplasmose, Rötelnembryopathie, Brucellen, Diphtherie, Gelbfieber, Leptospirom, Malaria, Meningitis/Enzephalitis, Q-Fieber, Rotz, Trachom, Trichinose, Tuberkulose (aktive Form), Virushepatitis, anaerobe Wundinfektion (Gasbrand, Tetanus)
- Bei Tod: Influenza, Keuchhusten, Masern, Puerperalsepsis, Scharlach

3. Wer ist zur Meldung verpflichtet, wohin muß die Meldung erfolgen, welche Frist muß eingehalten werden?
Zur Meldung sind verpflichtet:
- der behandelnde oder sonst hinzugezogene Arzt
- jede sonstige mit der Behandlung oder Pflege des Betroffenen berufsmäßig beschäftigte Person
- die hinzugezogene Hebamme
- auf Seeschiffen der Kapitän
- der Leiter von Pflegeanstalten, Heimen, Lagern, Sammelunterkünften und ähnlichen Einrichtungen.

Wohin muß die Meldung erfolgen?
Zu melden ist an das für den Aufenthalt des Betroffenen zuständige Gesundheitsamt.

Welche Frist muß eingehalten werden?
Gemeldet werden muß innerhalb einer Frist von 24 Stunden.

4. Welche Maßnahmen können von den Behörden angeordnet werden, wenn durch übertragbare Krankheiten Gefahr droht?
- Beauftragte des Gesundheitsamtes können Grundstücke, Räume und Anlagen betreten;
- Gegenstände können zu Untersuchungen herangezogen werden;
- Körperliche Untersuchungen können angeordnet werden, die betroffenen Personen sind verpflichtet, diese Untersuchungen vornehmen zu lassen;
- Schutzimpfungen können angeordnet werden, wenn die Erkrankung in bösartiger Form auftritt oder wenn mit ihrer epidemischen Verbreitung zu rechnen ist, ansonsten können Schutzimpfungen empfohlen werden;
- Schutzmaßnahmen können erlassen werden, wie Veranstaltungen in Theatern, Filmtheatern, Versammlungsräumen, Vergnügungs- oder Gaststätten zu schließen sowie die Abhaltung von Märkten, Messen, Tagungen, Volksfesten und Sportveranstaltungen sowie sonstige Ansammlungen einer größeren Anzahl von Menschen zu beschränken oder verbieten sowie Badeanstalten zu schließen.
- Kranke, Krankheitsverdächtige können einer Beobachtung durch das Gesundheitsamt unterworfen werden.
- Personen, die an Cholera, Pest, Pocken oder an einem virusbedingten hämorrhagischen Fieber erkrankt sind, müssen unverzüglich in ein Krankenhaus eingewiesen werden. Hier ist auch eine zwangsweise Unterbringung in einem Krankenhaus möglich.
- Dabei kann es zu Einschränkungen der Grundrechte auf körperliche Unversehrtheit, auf Freiheit der Person, auf Freizügigkeit, auf Versammlungsfreiheit und auf Unverletzlichkeit der Wohnung kommen.

2.7.24

Was sind BTM?
- Unter BTM oder Opiaten sind stark wirkende Arzneimittel zu verstehen, die beim regelmäßigen Gebrauch oder besonders bei Mißbrauch zur Sucht führen und schwere Schäden verursachen, z.B. Opium, Morphin o.ä. wirkende synthetische Substanzen wie Dolantin, Weckamine, Codein.

Zweck des Gesetzes
- Wegen der großen Suchtgefährdung und zur Verhinderung der mißbräuchlichen Anwendung ist der Umgang mit BTM strengen gesetzlichen Bestimmungen unterworfen.
- So ist die Einfuhr, Gewinnung und Herstellung, der Handel, das Abgeben, Veräußern oder sonst in den Verkehr bringen von einer Erlaubnis des Bundesgesundheitsamtes in Berlin abhängig.

Wer darf Umgang mit BTM haben?
BTM dürfen nur von Ärzten, Zahnärzten oder Tierärzten verschrieben, oder bei einer ärztlichen Behandlung angewendet werden, aber auch nur dann, wenn die Anwendung begründet ist und andere Mittel nicht zum gleichen Erfolg führen.

Wo ist die Verschreibung von BTM geregelt?
- BTM dürfen nur im Rahmen des Betriebes einer Apotheke gegen Vorlage einer Verschreibung abgegeben werden.
- Näheres regelt die BTM-Verschreibungsverordnung (BTMVV).
- Nach der BTMVV dürfen BTM nur auf einem amtlichen Formblatt vom Arzt verschrieben werden; dabei müssen bestimmte Angaben genau beachtet werden.

Welche gesetzlichen Vorgaben sind beim Umgang mit BTM im Krankenhaus zu beachten?

- Jede Station muß ein BTM-Buch mit fortlaufend numerierten Seiten führen
- Alle Zu- und Abgänge von BTM müssen in diesem Buch exakt eingetragen werden
- BTM dürfen nur auf ausdrückliche, schriftliche ärztliche Verordnung appliziert werden (Verordnung im Dokumentationssystem vom Arzt abzeichnen lassen)
- Der Stationsarzt ist für den Umgang mit BTM verantwortlich
- Er muß einmal im Monat die BTM überprüfen und die Kontrolle mit Datum und Unterschrift bestätigen
- Die BTM-Bücher sind 3 Jahre nach der letzten Eintragung aufzubewahren und auf Verlangen der aufsichtsführenden Behörde vorzulegen
- BTM auf Station sollen in diebstahlsicheren, verschließbaren Schränken gelagert werden
- Die Schlüsselverwahrung für diesen Schrank muß geregelt sein
- Reste von BTM (z.B. in Injektionsspritzen) sollen unter Zeugen verworfen werden, bevor die Injektionsspritze weggeworfen wird (ebenfalls im Dokumentationssystem eintragen)

2.7.25 ☞ 2.7.12 **C ist richtig**

2.7.26 **A ist richtig**

Im Geschlechtskrankheitengesetz sind vier sexuell übertragbare Krankheiten namentlich genannt:

1. *Syphilis* (Lues);
   Erreger: Treponema pallidum
2. *Tripper* (Gonorrhoe);
   Erreger: Gonokokken
3. *Weicher Schanker* (Ulcus molle); Erreger: Haemophilus ducreyi
4. *Venerische Lymphknotenentzündung* (Lymphogranulomatosis inguinale);
   Erreger: Chlamydia lymphogranulomatosis

Das Geschlechtskrankheitengesetz regelt Maßnahmen, die eine weitere Verbreitung der Geschlechtskrankheiten durch vorbeugende und nachgehende Gesundheitsvorsorge verhindern sollen, sowie Maßnahmen zur Erkennung und Behandlung der Krankheiten im Einzelfall.

Herpes genitalis, AIDS und Trichomoniasis sind zwar ebenfalls sexuell übertragbare Krankheiten, im Gesetz jedoch nicht ausdrücklich genannt.

2.7.27 **A ist richtig**

Die Homöopathie ist ein Behandlungsverfahren, das solche Mittel in niedrigen Dosierungen einsetzt, die in höheren Dosen einen der zu behandelnden Krankheiten ähnlichen Symptomenkomplex hervorrufen *(Simileprinzip)*. In den üblichen Verdünnungen/Potenzen sind keine Nebenwirkungen nachgewiesen. Diese Medikamente sind apothekenpflichtig, nicht aber rezeptpflichtig und werden vom BGA registriert, jedoch nicht zugelassen.

2.8 Sozialversicherung

2.8.1 **C ist richtig**

Der preußische Ministerpräsident Otto von Bismarck schuf 1883 die Krankenversicherung der Arbeiter, 1884 die Unfallversicherung, 1889 die Alters- und Invalidenversicherung und 1913 die Krankenversicherung für Angestellte. Dies waren die ersten Ansätze einer staatlichen Sozialpolitik, die Entstehung des Sozialstaates.

2.8.2

- Arbeitsförderung/Arbeitslosenversicherung
- Krankenversicherung
- Unfallversicherung
- Rentenversicherung

2.8.3 **D ist richtig**

2.8.4

- Unfälle auf dem direkten Weg von und zur Arbeitsstelle
- Arbeitgeber meldet Unfall der Unfallversicherung

2.8.5 ☞ 2.8.7 **B ist richtig**

2.8.6 ☞ 2.5.5 **C ist richtig**

2.8.7 **C ist richtig**

Die Mittel für die Ausgaben der Berufsgenossenschaften werden durch Beiträge der Unternehmer, die versichert sind oder Versicherte beschäftigen, aufgebracht. Im Unterschied zu den anderen Zweigen der Sozialversicherung leisten hier die Arbeitnehmer keine Beiträge.

2.8.8 ☞ **2.5.5** **C ist richtig**

2.8.9 ☞ **2.4.4** **A ist richtig**

2.8.10 ☞ **2.4.4** **B ist richtig**

2.8.11
- Krankenhilfe (ärztliche und zahnärztliche)
- Maßnahmen zur Früherkennung und Verhütung von Krankheiten
- Leistungen der Rehabilitation
- Mutterschaftshilfe
- Familienhilfe
- Sterbegeld

2.8.12 50 % Arbeitnehmer, 50 % Arbeitgeber

2.8.13 **A ist richtig**

2.8.14
- Krebsvorsorge bei Frauen ab dem 20., bei Männern ab dem 45. Lebensjahr
- Untersuchungen von Säuglingen und Kleinkindern bis zum 6. Lebensjahr
- Schwangerenvorsorge

2.8.15 Die kostenlose Mitversicherung anspruchsberechtigter Familienangehöriger

2.8.16

1. Aufgabe der Unfallversicherung:

a) Verhütung von Arbeitsunfällen
Maßnahmen
- Die Berufsgenossenschaften erlassen Unfallverhütungsvorschriften (UVV), Merkblätter und Richtlinien.
- Sie überwachen die Einhaltung der UVV durch technische Aufsichtsbeamte.
- Die Unternehmer sind für die exakte Durchführung der UVV verantwortlich.
- Sie müssen die UVV den Arbeitnehmern bekanntgeben und sichtbar auslegen.
- Die Arbeitnehmer sind verpflichtet, die UVV zu befolgen.
- In Betrieben mit mehr als 20 Beschäftigten hat der Unternehmer einen oder mehrere Sicherheitsbeauftragte zu bestellen
- Die Unternehmer haben wirksame Erste Hilfe bei Arbeitsunfällen sicherzustellen.

b) Leistungen bei Unfallfolgen und Berufskrankheiten. *Maßnahmen:*
- Heilbehandlung
- Übergangsgeld
- Berufshilfe
- Renten: Verletzten- und Hinterbliebenenrente
- Abfindung von Renten z.B. für den Erwerb von Grundbesitz oder bei Wiederheirat

2. Kontaminationsschutz bei AIDS
- Verwendung von Einmalartikeln, wo es möglich ist
- Bei Injektionen, Blutentnahmen und beim Umgang mit Blut und Ausscheidungen sind flüssigkeitsdichte Einweghandschuhe zu tragen
- Tragen von Schutzbrille und Mundschutz, wo mit Aerosolen gerechnet werden muß (z.B. intubierte oder stark hustende Patienten)
- Gebrauchte Spritzen, Kanülen, Skalpelle sofort in einen festen Abfallbehälter geben
- Spitze Gegenstände nie ungeschützt in Plastiksäcken entsorgen, eine Verletzung des Transportpersonals muß ausgeschlossen sein
- Untersuchungsmaterial, das von Infizierten oder wahrscheinlich Infizierten stammt, kennzeichnen
- Untersuchungsmaterial nur in doppelwandigen, unzerbrechlichen Behältern versenden
- Jede Verletzung vor Kontakt mit möglicherweise infiziertem Material schützen
- Desinfizieren mit alkoholischen Einreibepräparaten, wenn die Haut oder Gegenstände mit Blut, Untersuchungsmaterial oder Ausscheidungen verunreinigt wurde
- Nach Verletzungen mit Blutkontakt sollte sofort, nach drei Monaten und einem Jahr eine Kontrolluntersuchung auf anti-HIV erfolgen

2.8.17

Aufgabe der Krankenversicherung

Eine Versicherung zum Schutze des Einzelnen (und der Familie) mit dem Ziel, Gesundheit zu erhalten oder wiederherzustellen.

Pflichtversicherte Personen
- Alle Arbeiter, Angestellten und Auszubildende, (wenn das Einkommen eine bestimmte Grenze nicht überschreitet), Selbständige Künstler
- Rentner (soweit sie bis zur Stellung des Rentenantrages die Hälfte der Zeit Mitglied eines Trägers der gesetzlichen Krankenversicherung waren)
- Personen, die wegen berufsfördernder Maßnahmen zur Rehabilitation Übergangsgeld beziehen
- Behinderte, die in anerkannten Werkstätten tätig sind
- Leistungsempfänger nach dem Arbeitsförderungsgesetz
- Studenten an Hochschulen
- Selbständige Landwirte

Finanzierung
Finanzierung erfolgt über Beiträge:
- Der Versicherten und der Arbeitgeber
- Der Rentner, einschließlich Zuschuß der Rentenversicherung
- Der Träger der Rehabilitation
- Der Bundesanstalt für Arbeit
- Erstattungen des Bundes durch Mutterschaftsgeld

Leistungen
- Förderung der Gesundheit und Verhütung von Krankheit
- Früherkennung von Krankheiten
- Krankenbehandlung, Krankenhausbehandlung
- Zahnersatz
- Arznei- und Verbandmittel, Heil- und Hilfsmittel
- Häusliche Krankenpflege, Haushaltshilfe
- Maßnahmen zur Rehabilitation
- Krankengeld
- Leistungen bei Schwerpflegebedürftigkeit
- Leistungen bei Schwangerschaft und Mutterschaft
- Sterbegeld
- Familienhilfe

Versicherungsträger
- Allgemeine Ortskrankenkassen, Betriebskrankenkassen
- Ersatzkassen (DAK, BEK, KKH, Techniker Krankenkasse usw.)
- Innungskrankenkassen
- Bundesknappschaft, Seekrankenkasse, Landwirtschaftliche Krankenkasse

2.8.18
Die gesetzliche Unfallversicherung

Träger
- Gewerbliche Träger – Berufsgenossenschaften
- Gemeinde-Unfall-Versicherungs-Verband

Versicherte
- Jeder in einem Arbeits-, Dienst-, Lehrverhältnis Stehende
- Kindergartenkinder, Schüler und Studenten
- Freiwillige Helfer

Beitragszahler: Arbeitgeber

Leistungen
- Verhütung von Arbeitsunfällen
- Gewährleistung Erster Hilfe
- Leistungen zur Rehabilitation der Unfallverletzten, bei Berufserkrankungen
- Entschädigung durch Geldleistungen

Unfallverhütungsvorschriften im Krankenhaus
- Vorsorgeuntersuchungen des Personals, z.B. Hepatitis B, Tbc, Allergien
- Aktive Immunisierung - Hepatitis B
- Bereitstellung ausreichender Schutzkleidung
- Tragen von sicherem Schuhwerk
- Sichere Abfallentsorgung, z.B. keine spitzen Gegenstände aus Abfallbehälter hervorragen lassen
- Einhaltung der Hygienevorschriften
- Ausreichende Möglichkeiten zur Händedesinfektion
- Fachgerechter Umgang mit med.- technischen Geräten, Schulung des Personals
- Fachgerechter Umgang mit gefährlichen Arbeitsstoffen, z.B. Zytostatika, Narkosemittel, Benzin
- Brandschutzmaßnahmen
- Schulung des Personals
- Maßnahmen zum Patientenschutz z.B. Bettgitter, Fenstersicherungen.

2.8.19
- Ernährung (Nahrungsmittel, elektr. Geräte)
- Unterkunft (Miete, Instandhaltung, Beleuchtung)
- Kleidung (Ausstattung, Instandhaltung)
- Körperpflege (Reinigung, Hygiene, Friseur)

- Hausrat (Besteck, Geschirr, Einrichtung)
- Heizung (Kohle, Gas, Strom, Öl, u.ä.)
- Persönliche Bedürfnisse des täglichen Lebens (z.B. Briefpapier, Porto, Zeitung, Radio- und Fernsehgebühren, Besuch von kulturellen und geselligen Veranstaltungen)
- Übernahme von Krankenversicherungsbeiträgen, Bestattungskosten
- Taschengeld bei Anstalts- und Heimunterbringung

2.8.20
- Hilfe zum Lebensunterhalt
- Hilfe in besonderen Lebenslagen

2.8.21 ☞ **2.9.3** **C ist richtig**

2.8.22 ☞ **2.9.3** **D ist richtig**

2.8.23
Sozialhilfe wird erst gewährt, wenn:
a) Alle anderen Hilfsquellen (soz. Leistungen) ausgeschöpft sind, und Selbsthilfe (z.B. durch eigenes Vermögen oder Arbeiten) nicht möglich ist
b) Finanzielle Hilfe durch Angehörige in gerader Verwandschaftslinie nicht in Frage kommt.

2.8.24
1. Personen, die körperlich, geistig oder seelisch behindert und in ihrer Erwerbsfähigkeit nicht nur vorübergehend (mehr als 6 Monate) wenigstens 50 % gemindert sind
2. Zuständige Versorgungsverwaltung (Versorgungsamt)

2.8.25 **E ist richtig**
Entscheidend ist hier der Nachsatz: „nach den Bestimmungen des Jugendarbeitsschutzgesetzes“. Bei Entwicklungsstörungen im körperlichen oder geistigen Bereich werden danach außerordentliche Nachuntersuchungen nötig.
Das Jugendarbeitsschutzgesetz regelt außerdem unter anderem das Verbot der Kinderarbeit, Anspruch auf erweiterte Urlaubszeiten, auf Beschäftigung ohne Überstunden und auf erweiterte Ruhepausen.

2.8.26 **D ist richtig**
Durch Richtlinien der Unfallversicherungsträger sollen Arbeitsunfälle und Berufskrankheiten vermieden werden. Im Falle eines Unfalls während der beruflichen Beschäftigung (auch Wegeunfälle) soll das Opfer durch die Versicherung sozial abgesichert werden. Die Kosten hierfür trägt der Arbeitgeber, versichert sind alle Arbeitnehmer, ehrenamtliche Helfer im Rettungsdienst und bei der Feuerwehr, Hilfspersonen in Unglücksfällen und Blutspender.

2.8.27 **C ist richtig**
Zur Sozialversicherung gehören
1. Rentenversicherung, deren Träger die LVA, BfA, Bundesknappschaft sowie Seekasse und Bundesbahnversicherungsanstalt sind
2. Krankenversicherung, bestehend aus Orts- und Innungskrankenkassen, Betriebs-, Seekranken- und Ersatzkassen sowie Bundesknappschaft
3. Arbeitslosenversicherung der Bundesanstalt für Arbeit
4. Unfallversicherungen der Berufsgenossenschaften.

2.8.28 **B ist richtig**
Berufsunfähigkeit ist in der Arbeiter- und Angestellten-Rentenversicherung bei Erfüllung der Wartezeit (5 Jahre) ein Versicherungsfall, der die Gewährung einer Rente zur Folge hat.

2.9 Sozialstaat

2.9.1
- Diakonisches Werk der EKD
- Deutscher Caritasverband
- Arbeiterwohlfahrt
- Deutscher paritätischer Wohlfahrtsverband
- Deutsches Rotes Kreuz
- Zentralwohlfahrt der Juden in Deutschland

2.9.2

Definition Freie Wohlfahrtspflege
Die Gesamtheit aller sozialen Hilfen, die auf freigemeinnütziger Grundlage und in organisierter Form in der BRD geleistet werden.
Geschichtliche Wurzeln
Die geschichtlichen Wurzeln der Freien Wohlfahrtspflege gehen zurück auf die Ge-

danken jüdischer und christlicher Nächstenliebe (z.B. urchristliche Gemeinde, Klöster und christliche Orden). Ab Mitte des 19. Jh. erfolgte die verbandsmäßige Organisation der Freien Wohlfahrtspflege.
Träger der Freien Wohlfahrtspflege heute
- Arbeiterwohlfahrt (AWO)
- Deutscher Caritasverband (DCV)
- Deutscher Paritätischer Wohlfahrtsverband (DER PARITÄTISCHE)
- Deutsches Rotes Kreuz (DRK)
- Zentralwohlfahrt der Juden in Deutschland (ZWST)
- Diakonisches Werk

Bedeutung der Freien Wohlfahrtspflege für den Staat und den Bürger
- Unmittelbare Anknüpfung an die Hilfsbereitschaft und an die Solidarität in der Bevölkerung. Wecken und Fördern solcher Kräfte, Möglichkeiten ihrer Entfaltung in gezielter und koordinierter Aktivität
- Geprägt durch unterschiedliche weltanschauliche und religiöse Motivation und Zielvorstellungen.
- Dadurch bietet sie vielen Menschen Möglichkeiten zum persönlichen Engagement in sozialer Arbeit, aber auch der Hilfesuchende hat die Möglichkeit freier Wahl zwischen verschiedenen Hilfsangeboten.
- Oftmals größere Handlungsfreiheit als der Staat, der in gesetzliche Vorgaben eingebunden ist, ist flexibler und kann leichter auf neue Notlagen eingehen.
- Sie leistet mit ihren Einrichtungen und Diensten einen unverzichtbaren Beitrag zur Sozialstaatlichkeit des Grundgesetzes

Zusammenarbeit der öffentlichen und der Freien Wohlfahrtspflege
- Partnerschaftliche Zusammenarbeit mit dem Ziel einer wirksamen Ergänzung der jeweiligen Tätigkeit zum Wohle der Hilfesuchenden
- Grundlage der Zusammenarbeit ist das Subsidaritätsprinzip: der bedingte Vorrang der freien gegenüber den öffentlichen Trägern. Wird die Hilfe im Einzelfall durch die Freie Wohlfahrtspflege gewährleistet, sollen die Träger der Sozialhilfe von eigenen Maßnahmen bzw. der Schaffung eigener Einrichtungen absehen. Selbständigkeit der Wohlfahrtsverbände in Zielsetzung und Durchführung ihrer Aufgaben.
- Die öffentlichen Leistungsträger haben die Planungs- und Gewährleistungspflicht für soziale Dienste dort, wo sonst keine Hilfen angeboten werden.

Dienste der Freien Wohlfahrtspflege
- Angebote für Kinder und Jugendliche (Bildung, Beratung, Betreuung, pflegerische und sozialpädagogische Dienste..)
- Hilfen für Mutter, Ehe und Familie (Beratung, Bildung, Erholung, Fürsorge..)
- Hilfen für alte Menschen (Beratung, Bildung, Kontaktmöglichkeiten, Wohnungen, Heime..)
- Dienste für geistig, körperlich und seelisch behinderte Menschen (pädagogische, medizinische und soziale Hilfen..)
- Beratung von Menschen in besonderen sozialen Schwierigkeiten, Hilfen zur Wiedereingliederung
- Maßnahmen zur Linderung von Arbeitslosigkeit
- Angebote der sozialen Beratung und Betreuung für Menschen aus der Fremde
- Dienste am Menschen unterwegs (z.B. Bahnhofsmission)
- Ausbildung, Fort- und Weiterbildung
- Schulung ehrenamtlicher Mitarbeiter
- Weltweite Not-, Katastrophen-, Aufbauhilfen

Finanzierung der Freien Wohlfahrtspflege

1. Leistungsentgelte: werden vom Hilfeempfänger bzw. seinem Sozialleistungsträger für erbrachte Leistungen erhoben
2. Öffentliche Zuwendungen: sind staatliche Fördermittel, die teils gesetzlich vorgeschrieben, teils nach politischem Ermessen geleistet werden
3. Eigenleistungen: sind Eigenmittel aus Beiträgen ihrer Mitglieder, aus Spenden, Schenkungen, Vermächtnissen, Bußgeldern, Zuwendungen aus Kirchensteueraufkommen, Erlöse aus dem Verkauf von Wohlfahrtsbriefmarken und Lotterien

2.9.3

Aufgabe und Ziel der Sozialhilfe
Sozialhilfe soll in Not geratenen Menschen helfen, ein menschenwürdiges Leben führen zu können. Die Sozialhilfe soll auch dazu beitragen, den Empfänger der Hilfe wieder unabhängig von ihr zu machen (Hilfe zur Selbsthilfe).

Grundprinzipien der Sozialhilfe
- Nachrangigkeit (Subsidarität)
- Individualisierung (Berechnung auf das Individuum)
- Familiengerechte Hilfe
- Rechtsanspruch (dem Grunde nach)
- Vorbeugende und nachgehende Hilfe
- Einsetzen der Sozialhilfe (sobald Notlage der Behörde bekannt wird, nicht rückwirkend)
- Grundsätzlich keine Schuldenübernahme

Formen der Sozialhilfe
- Persönliche Hilfe (z.B. Beratung)
- Geldleistung
- Sachleistung (z.B. Mittagstisch, Kleider, Heizmaterial usw.)

Arten der Sozialhilfe
a) Hilfe zum Lebensunterhalt:
- Ernährung
- Unterkunft
- Kleidung
- Körperpflege
- Hausrat
- Heizung
- persönliche Dinge des täglichen Bedarfs

b) Hilfe in besonderen Lebenslagen:
- vorbeugende Gesundheitshilfe: ärztliche Vorsorgeuntersuchungen, ärztlich verordnete Kuren
- Krankenhilfe: medizinische Leistungen entsprechend den Leistungen der gesetzlichen Krankenkassen
- Hilfe für werdende Mütter und Wöchnerinnen: entsprechend den Leistungen der gesetzlichen Krankenkassen

Eingliederungshilfe für körperlich, geistig und seelisch Behinderte
- medizinische Behandlung
- medizinisch-pflegerische Versorgung
- Eingliederung in die Gesellschaft
- Eingliederung in den Beruf
- Hilfe zur Weiterführung des Haushaltes, z.B. bei Erkrankung oder Kur
- Hilfe zur Überwindung besonderer sozialer Schwierigkeiten
- Zusätzliche Hilfen für ältere Menschen, die ihren besonderen Bedürfnissen Rechnung tragen
- Tuberkulosehilfe
- Blindenhilfe
- Hilfe zur Pflege
- Ausbildungshilfe
- Hilfe zum Aufbau oder zur Sicherung der Lebensgrundlage

Träger der Sozialhilfe
Örtliche Träger, z.B. Stadt- und Landkreise (Sozialamt) und überörtliche Träger (in Baden-Württemberg ist dies der Landeswohlfahrtsverband).

2.9.4 — D ist richtig

Nach dem Bundessozialhilfegesetz unterscheidet man die Hilfe zum Lebensunterhalt von der Hilfe in besonderen Lebenslagen. Die Hilfe in besonderen Lebenslagen umfaßt neben der Ausbildungshilfe (nicht mit dem BAFöG zu verwechseln!) Hilfe zur Eingliederung für Behinderte, Blinde- und Krankenhilfe sowie Schwangerenhilfe.

2.10 Staatsbürgerkunde

2.10.1

Demokratie, Sozialstaat, Bundesstaat, Wahlen, Gewaltenteilung, Rechts- und Verfassungsstaat

2.10.2 — C ist richtig

Hauptstaatsformen sind: Einherrschaft (Monarchie, Diktatur) und Vielherrschaft (Klassenherrschaft bzw. Aristokratische Republik, Volksherrschaft bzw. Demokratie).

2.10.3 — B ist richtig

2.10.4

- Grund- und Menschenrechte sind unabänderlich
- Die Staatsgewalt geht vom Volke aus
- Freie Wahlen
- Zulassung von mehreren in ihren Zielen verschiedenen Parteien

- Gewaltenteilung

2.10.5
- Teilnahme an den Wahlen
- Teilnahme an Volksbegehren und Volksentscheid
- Beitritt und Mitarbeit in Parteien
- Mitwirkung bei Bürgerinitiativen
- Öffentliche Stellungnahme in den Medien
- Teilnahme an politischen Versammlungen und Demonstrationen

2.10.6
- Staatsgebiet
- Staatsvolk
- Souveräne Staatsgewalt

2.10.7 ☞ **2.10.6**

2.10.8 Zusammenschluß von gleichberechtigten nicht souveränen Staaten

2.10.9 **D ist richtig**

Die Bundesrepublik Deutschland ist ein Bundesstaat. Der Bundesstaat ist eine Gemeinschaft mehrerer eigenständiger Länder (Bundesländer). Diese bilden einen Bund, die Bundesrepublik Deutschland. Seit der Wiedervereinigung im Oktober 1990 besteht sie aus 16 Bundesländern.
Das politische Prinzip des Zusammenschlusses mehrerer gleichberechtigter Staaten bezeichnet man als Föderalismus. Durch diese Art der Verbindung bleibt die Eigenständigkeit der Länder mit ihren kulturellen, sprachlichen und landsmannschaftlichen Eigenarten erhalten.

Die Kompetenzverteilung sieht dabei im wesentlichen wie folgt aus:
- *Verwaltung:* Sie ist grundsätzlich Sache der Bundesländer.
- *Rechtsprechung:* Diese wird überwiegend durch Gerichte der Länder ausgeübt. Die Einheitlichkeit der Rechtsprechung wird aber durch Gerichte des Bundes als oberste Instanzen sichergestellt (z.B. Bundesgerichtshof, Bundesarbeitsgericht).
- *Gesetzgebung:* Sie wird zum Teil vom Bund und zum Teil von den Ländern übernommen.

2.10.10

Eine Staatsform, die bei größtmöglicher Selbständigkeit der Länder diese zu einem Bundestaat verbindet.

2.10.11

Horizontale Gewaltenteilung in
- Legislative (gesetzgebende Gewalt)
- Exekutive (ausführende Gewalt)
- Judikative (rechtsprechende Gewalt)

Vertikale Gewaltenteilung in
- Bundesebene
- Länderebene
- Kommunale Ebene

2.10.12 ☞ **2.10.13 und 2.10.14.** **B ist richtig**

2.10.13 ☞ **2.10.11**

2.10.14

Legislative: gesetzgebende Gewalt; Parlamente → Bundestag
Exekutive: ausführende (vollziehende Gewalt; Regierung und Behörden) → Bundesregierung und Verwaltung
Judikative = richterliche (rechtsprechende) Gewalt; Gerichte → Bundesgerichte

2.10.15 **A ist richtig**

Die Gesetzgebung wird als die den anderen Funktionen übergeordnete Gewalt angesehen.

2.10.16 ☞ **2.10.14.** **B ist richtig**

2.10.17 Legislative = gesetzgebende Gewalt

2.10.18 **C ist richtig**

2.10.19

Parteien in der Politik sind Zusammenschlüsse von Bürgern, die ähnliche politische Ziele haben und die versuchen, durch Teilnahme an Wahlen (Kreis-, Land-, Bundestagswahlen) diese Ziele durchzusetzen. Parteien sind Grundbestandteile demokratischer Staatsformen. Sie dienen als Mittler zwischen Bevölkerung und Regierung. Mit Ausnahme verfassungsfeindlicher Parteien können sich in der BRD Parteien frei bilden.

2.10.20 **B ist richtig**

2.10.21
Bundestag, Bundesregierung, Bundespräsident, Bundesverfassungsgericht.

2.10.22 ☞ **2.10.14** **D ist richtig**

2.10.23 Geheim, frei, allgemein, unmittelbar, gleich

2.10.24 ☞ **2.10.23**

2.10.25 **C ist richtig**
Beim sog. *relativen Mehrheitswahlsystem* ist derjenige Kandidat gewählt, der die meisten Stimmen auf sich vereinigen konnte.
Verhältniswahlsystem: Sind mehrere Kandidaten zu wählen, wie z.B. die Bundestagsabgeordneten, so bekommt jede Partei so viele Sitze, wie es dem Prozentsatz ihrer bei der Wahl abgegebenen Stimmen entspricht.
Da die *Mehrheitswahl* aufgrund des Wegfalls der unterlegenen Stimmen als undemokratisch gilt, und die Verhältniswahl zu einer Parteienzersplitterung führt, hat sich der Gesetzgeber im Wahlgesetz für eine Kombination beider Wahlsysteme entschieden, die sog. personalisierte Verhältniswahl.

2.10.26 **B ist richtig**

2.10.27
Mehrheitswahl
- Konzentration der Stimmen auf wenige Parteien
- Erschwernis für kleine Parteien
- Regierungsfähige Mehrheitsverhältnisse
- Wegfall der unterlegenen Stimmen in der Verteilung der Sitze

Verhältniswahl
- Betonung der Parteien (Listenwahl)
- Proportionale Verteilung der Sitze
- Kleine Parteien bekommen wichtige Funktion (Mitwirkung bei der Regierungsbildung durch Koalition)
- Chancen auch für Minderheiten

2.10.28 **D ist richtig**
Absolute Mehrheit: Mehrheit der gesetzlichen Mitglieder.
Qualifizierte Mehrheit: 2/3 der gesetzlichen Mitglieder.

2.10.29 4 Jahre ist eine Legislaturperiode.

2.10.30
Eine Partei muß im ganzen Bundesgebiet (Bundesland) min. 5 % der abgegebenen Zweitstimmen erhalten, um Sitze im Bundestag (Landtag) zu bekommen. Einem Vielparteiensystem wird vorgebeugt und dadurch die Herausbildung klarer Mehrheiten und damit die Regierungsbildung vereinfacht.

2.10.31
4 Jahre. Sie verkürzt sich, wenn der Bundestag vorzeitig aufgelöst wird, z.B. wenn kein Bundeskanzler gewählt werden kann oder wenn der Kanzler bei der Vertrauensfrage nicht die erforderliche Mehrheit erhält.

2.10.32 **B ist richtig**

2.10.33 **A ist richtig**
Die Bundesregierung ist mit der Leitung und Gestaltung der Politik der Bundesrepublik Deutschland betraut. An ihrer Spitze steht der Bundeskanzler. Dieser bildet zusammen mit seinen Bundesministern die Bundesregierung. Ihre Regierungsbefugnis erhält sie aufgrund der Wahl des Bundeskanzlers durch den Bundestag, der seinerseits wieder vom Volk gewählt ist.

2.10.34 Der Bundeskanzler

2.10.35 **B ist richtig**
Die Wahl des Bundeskanzlers erfolgt auf Vorschlag des Bundespräsidenten durch den Bundestag. Gewählt ist, wer die Stimmen der Mehrheit der Mitglieder des Bundestages erhält.

2.10.36
- Konstruktives Mißtrauensvotum
- Wahl eines Nachfolgers des Bundestages und Entlassung des bisherigen Bundeskanzlers

2.10.37
Der Bundestag kann dem Bundeskanzler mit der Mehrheit der Stimmen das Mißtrauen aussprechen, indem der Bundestag einen neuen Kanzler wählt. Das heißt: die Abwahl eines Kanzlers ist nur durch Neuwahl möglich.

2.10.38
- Gesetzgebung und Kontrolle der Bundesregierung
- Kontrollrecht bezüglich der Regierungsgeschäfte des Bundes
- Gesetzgebung des Bundes
- Feststellung des Haushaltsplanes
- Wahl des Bundespräsidenten durch die Entsendung von Abgeordneten in die Bundesversammlung
- Wahl des Bundeskanzlers
- Recht, dem Bundeskanzler das Mißtrauen auszusprechen
- Aufgrund der Notstandsgesetze trifft der BT die Feststellung, ob ein Verteidigungs- oder ein Spannungsfall eingetreten ist.

2.10.39
- Bewilligung des Bundeshaushaltes
- Anfragen an die Regierung
- Beschlüsse als Aufträge an die Regierung
- Einsetzen von Untersuchungsausschüssen
- Stellen des konstruktiven Mißtrauensvotums (Abwahl des Bundeskanzlers)

2.10.40
- Bundestagspräsident
- Vorschlag von 1/3 der Mitglieder des Deutschen Bundestages
- Bundespräsident
- Bundeskanzler

2.10.41
- Bundestagspräsident, Stellvertreter, Schriftführer
- Geschäftsordnung, Hausrecht und Polizeigewalt im Bundestag

2.10.42 **C ist richtig**
Der Bundestagspräsident wird vom Bundestag mit absoluter Mehrheit für eine Legislaturperiode (4 Jahre) gewählt. Er hat im wesentlichen folgende Aufgaben:
Ausübung des Hausrechtes und der Polizeigewalt im Bundestagsgebäude
- Vertretung des Bundestages
- Wahrung der Würde und Rechte des Bundestages
- Leitung der Bundestagssitzungen.

2.10.43 Der Bundestagspräsident

2.10.44 **D ist richtig**

2.10.45 **A ist richtig**
Wegen einer mit Strafe bedrohten Handlung darf ein MdB nur mit Genehmigung des Bundestages zur Verantwortung gezogen oder verhaftet werden (= Immunität), es sei denn, daß er entweder bei Begehung der Tag oder am folgenden Tage festgenommen wird.

2.10.46
Ein Abgeordneter darf nur mit Genehmigung des Bundestages wegen einer mit Strafe bedrohten Handlung zur Verantwortung gezogen werden.

2.10.47 Aus den Mitgliedern der Länderregierungen.

2.10.48 **C ist richtig**
Der Bundesrat hat ein abgestuftes Mitwirkungsrecht bei der Bundesgesetzgebung (Recht der Gesetzesinitiative, Anrufung des Vermittlungsausschusses, Einlegung eines Einspruchs gegen ein Gesetz, Zustimmung bei bestimmten Gesetzen). Eine starke Stellung hat der Bundesrat auf dem Gebiet der Verwaltung, in die er weitgehend eingeschaltet ist (z.B. Zustimmung beim Erlaß von Rechtsverordnungen, Bundeszwang, Mängelrüge).
Recht zur Anklage des Bundespräsidenten.
Die Mitglieder des Bundesverfassungsgerichtes werden vom Bundestag und Bundesrat je zur Hälfte gewählt.
Der Bundeskanzler wird durch den Bundestag gewählt.

2.10.49 **C ist richtig**
Bundesrat = Parlament der Länderregierungen.

2.10.50 **D ist richtig**
Die deutsche Staatsangehörigkeit kann
1. durch Abstammung erworben werden, wenn mindestens ein Elternteil deutsch ist,
2. sie kann verliehen werden (auch an „Gastarbeiter"!).
Die deutsche Staatsangehörigkeit kann nicht entzogen werden, wenn die betreffende Person dadurch staatenlos würde, man kann sie jedoch auf Antrag verlieren, wenn man eine andere Staatsangehörigkeit erwirbt. Bei Eheschließungen mit einem ausländischen Ehepartner erhält dieser nicht automatisch die deutsche Staatsangehörigkeit, er erwirbt jedoch ein dauerndes Bleiberecht.

2.10.51 **C ist richtig**

Das Wahlrecht in der Bundesrepublik Deutschland ist frei, gleich, unmittelbar, allgemein und geheim. Die Hälfte der Sitze im Bundestag wird durch Direktwahl im Mehrheitswahlrecht vergeben, d.h. es bekommt derjenige Wahlkreiskandidat ein Bundestagsmandat, der in seinem Wahlkreis die meisten Erststimmen erhielt.

Die andere Hälfte der Parlamentssitze wird nach Landeslisten besetzt. Hierfür gilt das Verhältniswahlrecht: entsprechend dem prozentualen Anteil der abgegebenen Stimmen für die einzelne Liste (Partei) erhält diese Sitzanteile an der zweiten Hälfte der Bundestagssitze.

2.10.52 **D ist richtig**

Allgemein gilt, daß es eine alleinige Gesetzgebungskompetenz der Länder, z.B. im Kultusbereich, und eine alleinige Gesetzgebungskompetenz des Bundes z.B. für Verteidigung, Außenpolitik und Währungsfragen gibt. Im Bereich der konkurrierenden Gesetzgebung steht den Ländern zwar grundsätzlich das Recht zu, eigene Gesetze zu erlassen. Wenn aber der Bund, z.B. aus dem Bedürfnis einer bundeseinheitlichen Regelung zur Wahrung der Rechts- oder Wirtschaftseinheit, Gesetze erläßt, so bricht Bundesrecht immer Landesrecht.

2.10.53 **B ist richtig**

Der Bundespräsident nimmt hauptsächlich Repräsentationsaufgaben wahr. Außerdem unterzeichnet er Staatsverträge, prüft Gesetze auf die Verfassungsmäßigkeit ihres Zustandekommens und unterzeichnet sie dann. Er ernennt auf Vorschlag des Bundeskanzlers die Bundesminister, und in bestimmten Fällen verfügt er die vorzeitige Auflösung des Bundestages.

2.10.54 **D ist richtig**

Ein Bundesstaat ist der Zusammenschluß einzelner Staaten oder Länder zu einem übergeordneten, neuen Staat. Beispiele für Bundesstaaten sind die USA und die Bundesrepunlik Deutschland. Die Demokratie ist eine Regierungsform wie auch Monarchie und Diktatur.

2.10.55 **C ist richtig**

Dem Ältestenrat gehören Abgeordnete aller im Bundestag vertretenen Parteien, der/die Bundestagspräsident/in bzw. Stellvertreter/in an. Die neue Legislaturperiode wird jeweils durch eine Rede des an Lebensjahren ältesten Bundestagsabgeordneten eröffnet.

2.10.56 **C ist richtig**

Die Definition des Staats ist umstritten. Klarer ist der Nationalstaat definiert: durch Staatsvolk, Staatsgebiet und Staatsgewalt.

2.10.57 **B ist richtig**

Man unterscheidet die absolute von der einfachen/relativen Mehrheit. Absolute Mehrheit bedeutet, daß mehr als die Hälfte aller möglichen Stimmen auf einen Vorschlag entfallen. Bei der einfachen/relativen Mehrheit gibt es mehr Stimmen für Vorschlag A als für Vorschlag B. Hier werden Stimmenthaltungen bedeutsam. Für die Verabschiedung von einfachen Gesetzen, für die Wahl des Bundeskanzlers im zweiten Wahlgang genügt die einfache Mehrheit. Für Änderungen des Grundgesetzes ist eine Zweidrittelmehrheit nötig.

2.10.58 **B ist richtig**

Gewaltenteilung bedeutet, daß Legislative (gesetzgebende Gewalt), Judikative (rechtsprechende Gewalt) und Exekutive (ausübende Gewalt) getrennt und unabhängig voneinander sein müssen. In der BRD übt der Bundestag die Legislative aus. Gerichte üben die Judikative, Verwaltung und Polizei die Exekutive aus.

2.10.59 **B ist richtig**

Das Mißtrauensvotum der Mehrheit der Parlamentsabgeordneten besagt, daß sie mit der Arbeit der bisherigen Bundesregierung nicht länger einverstanden sind. Konstruktiv ist das Mißtrauensvotum, wenn die Abwahl einer Bundesregierung nur bei gleichzeitiger Wahl eines neuen Bundeskanzlers möglich ist.

2.10.60 **E ist richtig**

Eine Wahl ist allgemein, wenn alle Staatsbürger (ab Vollendung des 18. Lebensjahres) ein Wahlrecht haben. Der Bundestag wird durch allgemeine, unmittelbare, freie, gleiche und geheime Wahl gewählt.

Der Bundespräsident wird von der Bundesversammlung (die zur Hälfte aus Mitgliedern des Bundestages, zur Hälfte aus von den Ländern bestimmten Mitgliedern besteht) gewählt.

Die Bundesregierung wird vom Bundespräsidenten ernannt, nachdem der vom Bundestag gewählte Bundeskanzler entsprechende Vorschläge gemacht hat.
Der Bundesrat setzt sich aus Mitgliedern aller Bundesländer zusammen, wobei die Anzahl der Landesabgeordneten von der Bevölkerungsstärke der einzelnen Bundesländer abhängt.

2.10.61 **D ist richtig**
Gesetze werden nach Vorschlag und Lesungen im Bundestag dort mit einfacher Mehrheit verabschiedet, evtl. im Vermittlungsausschuß beraten, dann vom Bundesrat angenommen. Ist ein Gesetz so zustande gekommen, wird es vom Bundespräsidenten, vom Bundeskanzler und dem entsprechenden Bundesminister unterschrieben. Es tritt nach Verkündung im Bundesgesetzblatt in Kraft.

2.10.62 **D ist richtig**
Politische Parteien sind Zusammenschlüsse mehrerer Bürger zu eigenständigen Organisationen, die in innerer Struktur und Zielsetzung mit dem Grundgesetz in Einklang stehen müssen. Anderenfalls können sie durch das Bundesverfassungsgericht verboten werden. Politische Parteien sollen an der Meinungsbildung der Öffentlichkeit und an der politischen Repräsentation des Volkes teilnehmen.

2.10.63 **B ist richtig**
Das Bundesverfassungsgericht ist Teil der Judikation und damit anderen Verfassungsorganen gegenüber unabhängig. Die Rechtsprechung des BVG erstreckt sich nur auf die Prüfung der Verfassungsmäßigkeit der Gesetze, des Handelns der Exekutive und der Rechtsprechung anderer Fachgerichte.

2.10.64 **A ist richtig**
Der Bundestag ist die Volksvertretung der Bürger der BRD. Er ist das Organ der Legislative, seine Mitglieder/Abgeordneten werden alle vier Jahre von den Wahlberechtigten gewählt (es sei denn, der Bundespräsident löst den Bundestag vorzeitig auf). Über die Zusammensetzung der einen Hälfte der Sitze im Bundestag wird in Mehrheitswahl per Direktmandat entschieden (Erststimme), die andere Hälfte wird über Landeslisten per Verhältniswahl besetzt (Zweitstimme). Hier gilt grundsätzlich die 5-%-Klausel (☞ Frage 34).

Die vom Prüfungsamt als richtig angegebene Aussage 3 ist so nicht ganz richtig. Es gibt Ausnahmen von der 5 %-Klausel: Wenn eine Partei über die Erststimmen mehr als drei Direktmandate in einzelnen Wahlkreisen erobert, muß sie auch dann bei der Sitzverteilung berücksichtigt werden, wenn sie weniger als 5 % der Zweitstimmen erhält (z.B. PDS bei der Bundestagswahl 1994).

2.10.65
Durch das Mitspracherecht der gewählten Vertreter der Länder im Bundesrat.

2.10.66
Jedes Bundesland – gleich welcher Einwohnerzahl – hat drei Stimmen; dann staffelt sich – je nach Einwohnerzahl – der Stimmenanteil. Zur Zeit max. 6 Stimmen.

2.10.67
Die Regierung eines jeweiligen Landes.

2.10.68 Auf 1 Jahr.

2.10.69
- Beruft Sitzungen des Bundesrates ein
- Vertritt den Bundesrat geschäftlich nach außen
- Ist für die Beamten und Angestellten des Bundesrates oberster Dienstherr
- Im Falle der Verhinderung oder des vorzeitigen Ausscheidens vertritt er den Bundespräsidenten

2.10.70
Bundesrat: Vertreter der Landesregierungen
- Einheitliche, weisungsgebundene Stimmabgabe pro Bundesland
- Ständige Einrichtung
- Wechsel in der Zusammensetzung mit dem Wechsel der Regierungen in den einzelnen Bundesländern

Bundestag: Vom Volk direkt gewählte Abgeordnete
- Freie Mandate
- Jeder Abgeordnete ist nur seinem Gewissen verantwortlich
- Wechsel der Zusammensetzung durch Neuwahlen

2.10.71
Er wird für die Dauer von 5 Jahren von der Bundesversammlung gewählt. Er kann für weitere 5 Jahre wiedergewählt werden, jedoch nur einmal.

2.10.72 **B ist richtig**

2.10.73 **C ist richtig**

2.10.74 ☞ **2.10.84** **D ist richtig**

2.10.75 **C ist richtig**
Es gibt einfache, föderative und grundgesetzändernde Gesetze (zustimmungspflichtige bzw. nicht zustimmungspflichtige Gesetze). Der Bundesrat ist bezüglich einfacher Gesetze lediglich einspruchsberechtigt, während die übrigen Gesetze der Zustimmung des Bundesrates bedürfen.

2.10.76 **C ist richtig**

2.10.77 **A ist richtig**
Als „Oberster Hüter der Verfassung" entscheidet das Bundesverfassungsgericht in den Streitfragen, die die Verfassung, das Grundgesetz, betreffen. Hierunter fallen insbesondere Streitigkeiten zwischen den obersten Bundesorganen, zwischen den Bundesländern untereinander und zwischen ihnen und der Bundesrepublik sowie über Verfassungsbeschwerden des einzelnen Bürgers.

2.10.78 Der Bundestag, der Bundesrat und die Bundesregierung.

2.10.79 Durch die Institution Bundesrat.

2.10.80
- Bei der konkurrierenden Gesetzgebung kann der Bund (Bundestag) die Gesetzgebungskompetenz an sich ziehen. Soweit der Bund von diesem Recht nicht Gebrauch macht, sind die Länder berechtigt, für ihren Geltungsbereich Gesetze auf den Gebieten der konkurrierenden Gesetzgebung zu erlassen (Artikel 74 und 74a). Soweit der Bund von seinem Gesetzgebungsrecht Gebrauch macht, gilt der Grundsatz:
- Bundesrecht bricht Landesrecht, d.h. bestehende Ländergesetze, die denselben Tatbestand regeln, werden außer Kraft gesetzt.

2.10.81 ☞ **2.10.76** **C ist richtig**

2.10.82 **B ist richtig**
Eine Rechtsverordnung enthält genau wie ein Gesetz Rechtsnormen, die aber nicht von der gesetzgebenden Gewalt, sondern von der vollziehenden Gewalt des Staates (Regierung, Ministerium) erlassen worden sind. Voraussetzung zum Erlaß einer Rechtsverordnung ist, daß eine ausdrückliche Ermächtigung vorliegt aufgrund der Verfassung oder aufgrund eines auf dem verfassungsmäßigen Wege zustande gekommenen Gesetzes.

2.10.83 Der Bundestag
Stellung
Der Bundestag ist die Volksvertretung der Bundesrepublik Deutschland und als maßgebliches Gesetzgebungsgremium ihr wichtigstes Organ.
Wahlperiode: 4 Jahre
Möglichkeiten der Auflösung
- abgelehnte Vertrauensfrage des Kanzlers
- keine Mehrheit bei der Wahl des Kanzlers
- konstruktives Mißtrauensvotum der Opposition
- (kein Selbstauflösungsrecht!)

Aufbau
- Leitung hat der Bundestagspräsident.
- Der Bundestag besteht aus Abgeordneten des deutschen Volkes, die in allgemeiner, unmittelbarer, freier, gleicher und geheimer Wahl gewählt werden. Derzeit setzt er sich aus 656 Abgeordneten und evtl. Überhangsmandaten zusammen. Organe sind der Bundestagspräsident, das Bundestagspräsidium, der Ältestenrat und die Ausschüsse.

Aufgaben
- Bearbeitung und Verabschiedung von Gesetzen
- Bildung von Ausschüssen (Hauptarbeit der Abgeordneten)

- Festsetzung des Haushaltsplanes
- bildet die eine Hälfte der Mitglieder der Bundesversammlung zur Wahl der Bundespräsidenten
- Wahl der Hälfte der Mitglieder des Bundesverfassungsgerichts
- Wahl des Bundeskanzlers

Rechte
- Kontrolle der Regierung
- Gesetzesinitiative
- Zusammenschluß der einzelnen Parteien zu Koalitionen
- Einbringen eines konstruktiven Mißtrauensvotums
- Wahl des Bundestagspräsidiums
- gibt sich eine Geschäftsordnung

Rechtsstellung des Abgeordneten
- die Tätigkeit ist ein öffentliches Amt
- Immunität (kann ohne Zustimmung des Bundestages nicht wegen einer strafbaren Handlung verhaftet werden)
- Indemnität (kann nicht wegen seiner Äußerung oder seiner Abstimmung als Abgeordneter rechtlich belangt werden)
- bei der Stimmabgabe ist er nur seinem Gewissen verantwortlich (kein Koalitions- oder Parteienzwang)

Wahlsysteme der BRD
- 1. Stimme (Mehrheitswahl – direkte Wahl des Abgeordneten)
- 2. Stimme (Verhältniswahl – indirekte Wahl über die Landesliste) Festlegung der erzielten Sitze im Bundestag
- 5 %-Klausel: Einzug einer Partei in den Bundestag erst dann, wenn min. 5 % der abgegebenen Stimmen erreicht wurden, verhindert eine Zersplitterung der verschiedenen Parteien im Bundestag

Überhangmandate
Wenn eine Partei auf Grund der Erststimmen mehr Sitze im Bundestag erhält, als ihr aufgrund der Berechnung nach den Zweitstimmen zustehen.

2.10.84 Der Bundespräsident

Wählbarkeit
Wählbar ist jeder Deutsche, der das aktive Wahlrecht zum Bundestag besitzt und das 40. Lebensjahr vollendet hat.

Wahl
- Die Wahl des Bundespräsidenten geschieht durch die Bundesversammlung ohne vorherige Aussprache
- Gewählt ist, wer die absolute Mehrheit erhält. Wird diese Mehrheit in zwei Wahlgängen nicht erreicht, so ist gewählt, wer in einem weiteren Wahlgang die meisten Stimmen erhält (einfache Mehrheit)

Amtsdauer
- Die Amtsdauer beträgt fünf Jahre
- Eine anschließende Wiederwahl ist für eine weitere Amtsperiode zulässig

Stellung in der Bundesrepublik Deutschland
- Der Bundespräsident steht als Staatsoberhaupt an der Spitze der Bundesrepublik
- Er ist jedoch für die Politik nicht verantwortlich; alle Abgeordneten und Verfügungen bedürfen der Gegenzeichnung durch den Bundeskanzler oder durch den zuständigen Bundesminister

Aufgaben des Bundespräsidenten
Völkerrechtliche und repräsentative Aufgaben:
- Den Staat nach außen zu vertreten
- Verträge mit anderen Staaten abzuschließen
- Botschafter, Gesandte und Staatsoberhäupter anderer Staaten empfangen

Staatsrechtliche Aufgaben
- Den Bundestag einberufen und auflösen
- Gesetzgebungsnotstand erklären
- Ausfertigen der grundgesetzmäßig zustande gekommenen Gesetze und Verkündigung im Bundesgesetzblatt
- Er schlägt dem Bundestag einen Kandidaten zur Wahl des Bundeskanzlers vor
- Er ernennt den Bundeskanzler
- Ernennt und entläßt auf Vorschlag des Bundeskanzlers die Bundesminister
- Ernennt und entläßt Bundesbeamte, Bundesrichter, Offiziere
- Er übt das Begnadigungsrecht aus
- Er hat die Befugnis der Ordensverleihung

2.10.85 **A ist richtig**

Die Merkmale eines Bundesstaates bestehen darin, daß sich mehrere selbständige Staaten zu einem übergeordneten Staat verbunden haben (die Gliedstaaten sind allerdings nicht souverän), Zuständigkeiten des Gesamtstaa-

tes und der Gliedstaaten in der Verfassung exakt abgegrenzt sind, die oberste Gewalt dem Gesamtstaat zusteht, die Gliedstaaten Einfluß auf die Leitung des Gesamtstaates haben.
Die Länder besitzen ihre eigene Staatlichkeit, sie haben eigene Verfassungen, Staatsgebiete und Staatsgewalten.

2.10.86 **B ist richtig**

Eine Änderung des Grundgesetzes ist nur durch ein Gesetz möglich. Ein grundgesetzänderndes Gesetz bedarf der Zustimmung von zwei Dritteln der Mitglieder des Bundestages.

2.10.87 **D ist richtig**

Geheim ist das Wahlrecht, wenn mit verdeckten Stimmzetteln gewählt wird, die Wählerentscheidung des einzelnen Wählers also nicht festzustellen ist. Frei ist das Wahlrecht, wenn keine Wahlpflicht besteht. Gleich ist das Wahlrecht, wenn jede abgegebene Stimme gleich bewertet wird.

2.10.88 **A ist richtig**

Es ist zwischen dem aktiven Wahlrecht (Recht zu wählen) und dem passiven Wahlrecht (Fähigkeit gewählt zu werden) zu unterscheiden.
Unter den Wahlsystemen ist zu unterscheiden zwischen der Mehrheitswahl und der Verhältniswahl. Während bei der Verhältniswahl Abgeordnetensitze entsprechend dem Stärkeverhältnis der an der Wahl beteiligten Parteien verteilt werden, steht bei der Mehrheitswahl der Kandidat selbst im Vordergrund (Personenwahl).

3 Anatomie und Physiologie

3.1 Die Zelle und ihre Aufgaben

3.1.1 Welche ist die Hauptaufgabe des Zellkerns?

(A) Energielieferant
(B) Kontrolle der Zusammensetzung des Cytoplasmas
(C) Ständige Neubildung der Zellwand
(D) Kontrolle des Salzhaushaltes
(E) Träger der Erbanlagen.

3.1.2 Ordnen Sie die aufgeführten Begriffe folgender Listen einander zu und kreuzen Sie die richtige Kombination an!

Liste 1
(A) Ribosom
(B) Mitochondrien
(C) Vesikel

Liste 2
1. biologische Oxidation
2. Proteinsynthese
3. intrazelluläre Sekretion

(A) A1, B2, C3
(B) B1, C2, A3
(C) C1, A2. B3
(D) B1, A2, C3

3.1.3 Mikrovilli dienen

(A) der Oberflächenvergrößerung
(B) dem Transport von Substanzen auf der Oberfläche der Epithelien
(C) der Fortbewegung der Zellen
(D) der Aufnahme von Sinnesreizen

3.1.4 Nennen Sie bitte die 4 Grundgewebearten!

3.1.5 Welche Aussagen sind richtig?

1. Die kleinste selbständige Funktionseinheit eines Organismus ist die Zelle
2. Der Verband der kontraktilen Elemente wird als Muskelgewebe bezeichnet
3. Bindegewebe findet sich überall im menschlichen Körper
4. Einschichtiges Plattenepithel kleidet als Endothel die Herzinnenräume aus
5. Das mehrschichtige unverhornende Plattenepithel hat die höchste Sekretionsleistung

(A) 1 + 3 + 4
(B) 1 + 4 + 5
(C) 2 + 4 + 5
(D) 1 + 3 + 5
(E) 1 + 2 + 3 + 4

3.1.6 Ordnen Sie zu:

Liste 1
(A) Myoglobin
(B) Spongiosa
(C) Schwann-Zelle

Liste 2
1. Knochen
2. Muskel
3. Nervengewebe

(A) B1, A2, C3
(B) B1, A3, C2
(C) A1, B2, C3
(D) C1, A2, B3

3.1.7 Einschichtiges Plattenepithel

(A) begünstigt aufgrund der geringen Dicke den Durchschnitt von Gasen und Flüssigkeiten, z.B. in den Alveolen
(B) findet sich besonders an Stellen, die gegen mechanische, chemische oder thermische Einflüsse geschützt werden müssen, z.B. in der Haut
(C) dient vor allem der Resorption von Stoffen, z.B. in den Nierentubuli
(D) ist stark mit sensiblen Nervenbahnen versorgt und dient somit den Sinnesempfindungen

3.1.8 Übergangsepithel befindet sich

(A) in der Mundhöhle
(B) in der Magenschleimhaut
(C) im Kehlkopf
(D) im Harnleiter
(E) im Uterus

3.1.9 Welches Epithel finden wir in der Trachea?

(A) Mehrschichtiges unverhorntes Plattenepithel
(B) Übergangsepithel
(C) Zylinderepithel mit Bürstensaum

3.1.1 E 3.1.2 D 3.1.3 A 3.1.5 E 3.1.6 A 3.1.7 A 3.1.8 D

(D) Flimmerepithel
(E) Einschichtiges Plattenepithel.

3.1.10 Kollagener Knorpel bildet:

(A) das Vorskelett
(B) den knorpeligen Gelenkflächenüberzug
(C) die Ohrmuschel
(D) die Bandscheibe
(E) die Rippenknorpel.

3.1.11 Der Knochen ist ein Produkt verschiedener Bestandteile. Welcher der unten aufgeführten Bestandteile ist für die Härte des Knochens verantwortlich?

(A) Osteocyten
(B) Anorganische Salze
(C) Kollagene Fibrillen
(D) Blutgefäße.

3.1.12 Was sind Osteoblasten?

(A) Glatte Muskelzellen
(B) Knochenbildungszellen
(C) Anteile des Periosts
(D) Zellen des Knochenbaues
(E) Knorpelbildungszellen.

3.2 Fortpflanzung, Wachstum, Reifung

3.2.1 Wo sind die Gene lokalisiert?

(A) im Zytoplasma
(B) im endoplasmatischen Retikulum
(C) in den Chromosomen
(D) in den Mitochondrien

3.2.2 Wieviel Chromosomen hat der haploide Satz des Menschen?

(A) 22
(B) 23
(C) 44
(D) 46
(E) 48

3.2.3 Nennen Sie bitte die 4 Unterphasen der Mitose!

3.2.4 Welche Merkmale haben die Chromosomen in der Metaphase der Mitose?

1. Sie sind stark verdichtet (spiralisiert)
2. Sie enthalten bereits verdoppelte DNS
3. Man kann an ihnen 2 Chromatiden erkennen, die an einer Stelle zusammenhängen
4. Sie sind von einer Kernmembran umschlossen
5. Sie können paarweise klassifiziert werden.

(A) 1 + 3
(B) 1 + 2 + 3
(C) 2 + 5
(D) 3 + 5
(E) 1 + 2 + 3 + 5

3.2.5 Aufgabe der Meiose ist es,

1. sicherzustellen, daß die Chromosomenzahl in den Keimzellen, verglichen mit den Körperzellen, auf die Hälfte reduziert wird
2. eine Verdoppelung der Chromosomenzahl in den Keimzellen zu gewährleisten
3. eine Halbierung des Chromosomensatzes in den normalen Körperzellen zu bewirken
4. zu bewirken, daß jede Keimzelle eines von beiden homologen Chromosomen bekommt
5. zu bewirken, daß jede Keimzelle einen vollständigen haploiden Chromosomensatz erhält

(A) 1 + 4 + 5
(B) 1
(C) 1 + 3 + 5
(D) 1 + 5
(E) 1 + 2 + 3 + 4 + 5

3.2.6 Was versteht man unter dem Begriff „Spermiogenese"?

(A) Genmasse im Spermium
(B) Entwicklung der Keimzelle zum reifen Spermium
(C) Reifung der Leydigschen Zwischenzellen
(D) Wanderung des Spermiums in den weiblichen Geschlechtstrakt
(E) Reifung des Hodengewebes in der Pubertät

3.1.9 D 3.1.10 D 3.1.11 B 3.1.12 D 3.2.1 C 3.2.2 B 3.2.4 E 3.2.5 D 3.2.6 B

3.3 Bewegungsapparat

3.3.1 Eine Halsrippe

(A) ist eine vom Zungenbein ausgehende zusätzliche Rippe
(B) kann zu Störungen der Arminnervation führen
(C) wächst nach erfolgter Resektion oft wieder nach
(D) kann zur Verlegung des Ösophagus führen

3.3.2 Der dritte in der distalen Reihe der Handwurzelknochen gelegene Knochen heißt:

(A) Mondbein
(B) Hakenbein
(C) kleines Vieleckbein
(D) großes Vieleckbein
(E) Kopfbein
(F) Würfelbein
(G) Kahnbein
(H) Dreiecksbein
(I) Erbsenbein

3.3.3 Zu welcher Gelenkart zählt das Ellen-Speichengelenk?

(A) Radgelenk
(B) Sattelgelenk
(C) Kugelgelenk
(D) Scharniergelenk

3.3.4 An der Bildung des knöchernen Thorax sind beteiligt

1. Halswirbel
2. Brustwirbel
3. Schulterblätter
4. Schlüsselbein
5. Sternum

(A) 1 + 4 + 5
(B) 2 + 3 + 4
(C) 4 + 5
(D) 2 + 5
(E) 2 + 3 + 5

3.3.5 Welche Aussage trifft nicht zu?

(A) Das Brustbein ist mit den beiden Schlüsselbeinen gelenkig verbunden
(B) Für die „costale" oder Brustatmung ist die Bewegung der Rippen in den Rippengelenken von Bedeutung
(C) Das Zwerchfell ist der wichtigste Atemmuskel und besteht aus 3 Anteilen
(D) Die Kontraktion des Zwerchfells führt zum Höhertreten der Zwerchfellkuppe mit Verkleinerung des Brustraums

3.3.6 Welche Strukturen ziehen durch den Hiatus aorticus des Zwerchfells? Kreuzen Sie die richtige Kombination an!

1. Ösophagus
2. Vena cava inferior
3. N. vagus
4. Aorta
5. Ductus thoracicus

(A) 1 + 2
(B) 2 + 4
(C) 2 + 3
(D) 4 + 5
(E) 3 + 4 + 5

3.3.7 Wo liegt die Linea alba?

(A) am Schädeldach
(B) zwischen Symphyse und Schwertfortsatz
(C) über dem Schienbein
(D) über den Dornfortsätzen

3.3.8 Welche Schwachstellen hat die Bauchwand (Bruchpforten)?

3.3.9 Wie ist die Wirbelsäule aufgebaut?

3.3.10 Welche Aussage zur Wirbelsäule ist richtig?

(A) Die normale Wirbelsäule besitzt 10 Brustwirbel
(B) Die gesunde Wirbelsäule besitzt eine Lendenkyphose
(C) Die Zwischenwirbelscheiben (Bandscheiben) bestehen aus einem faserreichen Knorpelgewebe. In ihrer Mitte ist ein weicher, gallertartiger Kern (Nucleus pulposus) eingelagert
(D) Die normale Wirbelsäule besitzt 7 Hals wirbel von gleicher Form und Größe

3.3.11 Aus welchen Strukturen besteht ein Bewegungssegment der Wirbelsäule?

3.3.1 B 3.3.2 E 3.3.3 A 3.3.4 D 3.3.5 D 3.3.6 D 3.3.7 B 3.3.10 C

3.3.12 Der erste Halswirbel (Atlas):

1. ist gelenkig mit dem Hinterhauptbein verbunden
2. besteht in der Hauptsache aus einem weiten Knochenring
3. besitzt einen kräftig ausgebildeten Wirbelkörper
4. ist gelenkig mit dem Schläfenbein verbunden
5. bildet mit dem Schädelknochen ein Eigelenk

(A) 2 + 4 + 5
(B) 3 + 5
(C) 1 + 3 + 5
(D) 1 + 2 + 5

3.3.13 Welcher der folgenden Muskel ist ein Beuger des Hüftgelenkes?

(A) M. biceps brachii
(B) M. glutaeus maximus
(C) M. iliopsoas
(D) M. biceps femoris
(E) M. semitendinosus

3.3.14 Durch welchen Muskel wird der Unterschenkel im Kniegelenk gestreckt?

(A) Schneidermuskel
(B) Flachsehnenmuskel
(C) viereckiger Schenkelmuskel
(D) vierköpfiger Oberschenkelmuskel
(E) Schienbeinmuskel

3.3.15 Das Schienbein

1. bildet am distalen Ende den Innenknöchel
2. bildet am distalen Ende den Außenknöchel
3. hat einen inneren und einen äußeren Gelenkknorren
4. liegt an der Unterschenkelaußenseite in den Weichteilen

(A) 1 + 3 + 4
(B) 1 + 3
(C) 2 + 3 + 4
(D) 1 + 4
(E) 2 + 4

3.3.16 Ordnen Sie den folgenden Bandstrukturen den richtigen Sitz am oberen Sprunggelenk zu!

Liste A

(A) Ligamentum deltoideum
(B) Syndesmose
(C) Ligamentum calcaneofibulare

Liste 2

1. Außenband
2. Innenband
3. Verbindung zwischen Fibula und Tibia

(A) A1, B2, C3
(B) A2, B1, C3
(C) A3, B2, C1
(D) A2, B3, C1

3.3.17 Zu den kurzen Röhrenknochen gehören

1. Handwurzelknochen
2. Mittelhandknochen
3. Fingerknochen
4. Elle
5. Speiche

(A) 1 + 3
(B) 1 + 2
(C) 2 + 3
(D) 4 + 5

3.3.18 Als Energiequelle für die Muskelarbeit stehen unmittelbar zur Verfügung:

1. Fette
2. Eiweiße
3. Glukose
4. Vitamine
5. Adenosintriphosphat
6. Phosphorkreatin

(A) alle Antworten sind richtig
(B) 1 + 2 + 3
(C) 1 + 2 + 4
(D) 3 + 5 + 6
(E) 1 + 2 + 3 + 5 + 6

3.3.19 Was versteht man unter „Aponeurose"?

(A) eine seelische Erkrankung
(B) eine vorgetäuschte psychische Erkrankung
(C) die Ursprungssehne eines Muskels
(D) die flächenhafte Sehnenplatte

3.3.20 Beschreiben Sie den prinzipiellen Aufbau eines Gelenkes.

3.3.21 Welche Bewegungen sind in einem Scharniergelenk möglich?

(A) Flexion und Extension
(B) Extension und Rotation
(C) Rotation und Abduktion
(D) Abduktion und Flexion

3.3.12 D 3.3.13 C 3.3.14 D 3.3.15 B 3.3.16 D 3.3.17 C 3.3.18 D 3.3.19 D 3.3.21 D

3.3.22 Ordnen Sie zu:

Liste 1
(A) Scharniergelenk
(B) Kugelgelenk
(C) Eigelenk
(D) Sattelgelenk

Liste 2
1. Hüftgelenk
2. hinteres Handwurzelgelenk
3. Karpometakarpalgelenk (Daumen)
4. Ellenbogengelenk

(A) A4, B1, C2, D3
(B) A1, B3, C4, D2
(C) A4, B2, C3, D1
(D) A3, B4, C1, D2

3.3.23 Welche Aussagen treffen zu?
1. Im unteren Sprunggelenk sind Pronation und Supination des Fußes möglich
2. Die Arteria dorsalis pedis läßt sich gut hinter dem Innenknöchel tasten
3. Die Patella ist als ein in die Quadrizepssehne eingeschaltetes Sesambein aufzufassen
4. Die mimische Muskulatur wird vom V. Hirnnerven (Trigeminus) versorgt

(A) 1 + 2 + 3
(B) 2 + 3 + 4
(C) 1 + 4
(D) 2 + 3
(E) alle

3.4 Herz- und Gefäßsystem

3.4.1 Aus welchen Teilen besteht das Reizleitungssystem des Herzens?

3.4.2 Zählen Sie die Herzklappen auf mit Angabe der Lage (liegt zwischen ...)

3.4.3 Prüfen Sie bitte, welche der nachfolgenden Aussagen zutreffen:
1. Das Endokard überzieht die Herzinnenräume
2. Durch die glatten Flächen des Endokards wird dem Blut ein geringerer Reibungswiderstand entgegengesetzt
3. Das Myokard besteht aus Herzmuskulatur
4. An den Vorhöfen besitzt das Myokard die größte Dicke

(A) 1 + 2
(B) 1 + 3
(C) 2 + 3
(D) 3 + 4
(E) 1 + 2 + 3

3.4.4 Welche Coronararterien kennen Sie?

3.4.5 Das durchschnittliche Herzschlagvolumen des Erwachsenen in Ruhe beträgt:
(A) 50–80 ml
(B) 30–50 ml
(C) 100–130 ml
(D) 150–200 ml

3.4.6 Welche Aussagen treffen zu?
1. Zur Aufrechterhaltung des Blutdrucks hält sich 85 % des Blutvolumens ständig in arteriellen Stromgebieten auf
2. Das Gesamtvolumen ist 15 % größer als das Fassungsvermögen des Blutgefäßsystems, so daß sich dieser Anteil ständig in Blutdepots aufhalten muß
3. Das Schlagvolumen des rechten Ventrikels ist so groß wie das des linken Ventrikels
4. Die Durchblutung der Darmschleimhaut steigt während der Verdauungstätigkeit
5. Das Gesamtvolumen des Blutes beträgt beim Erwachsenen ca. 6 l

(A) 1 + 2 + 3 + 4
(B) 3 + 4 + 5
(C) 1 + 3 + 5
(D) 2 + 3 + 4 + 5
(E) alle Antworten sind richtig

3.4.7 Welche Gefäße im menschlichen Körper haben durch Tonusveränderungen besonders große Wirkung auf den Blutdruck?
(A) Aorta
(B) Koronararterien
(C) Arteriolen
(D) Kappilaren
(E) untere Hohlvene

3.4.8 Welche der folgenden Behauptungen sind richtig?
1. Vorhof und Herzkammer sind immer gleichzeitig erschlafft
2. Zwischen rechtem und linkem Herzen ist keine direkte Verbindung
3. Zwischen Vorhof und Kammer liegen die Taschenklappen

Anatomie und Physiologie

3.3.22 A 3.3.23 C 3.4.3 E 3.4.5 A 3.4.6 B 3.4.7 C

4. In den rechten Vorhof münden die untere und die obere Hohlvene

(A) 1 + 2 + 3
(B) 2 + 4
(C) 1 + 3
(D) 1 + 4
(E) alle

3.4.9 Ordnen Sie die aufgeführten Begriffe der beiden Listen einander zu und kreuzen Sie die richtige Kombinationsaussage an:

Liste 1
(A) Mitralis
(B) AV-Knoten
(C) Pulmonalklappe
(D) Myokard

Liste 2
1. läßt O_2-armes Blut Richtung Lunge passieren
2. verhindert Blutrückfluß ins Atrium
3. wird durch Nervenreize zur Arbeit angeregt
4. erbringt sekundäre Erregungsbildung

(A) A2, B4, C1, D3
(B) A4, B1, C2, D3
(C) A2, B3, C4, D1
(D) A3, B4, C1, D2

3.4.10 Welche Herzklappen sind während der Systole des Herzens geöffnet und welche geschlossen?

3.4.11 Mitralklappe und Aortenklappe sind gleichzeitig geschlossen, während

(A) im EKG die T-Welle erscheint
(B) der Karotispuls einen steilen Druckanstieg zeigt
(C) der ganzen Vorhofsystole
(D) der Anspannungsphase
(E) der Ventrikeldruck den Aortendruck übersteigt

3.4.12 Beim Herzen bewirkt Vagusreizung eine

(A) Zunahme des Herzminutenvolumens
(B) Abnahme des Herzminutenvolumens
(C) Verlangsamung der Herzfrequenz
(D) Zunahme der Kontraktionskraft
(E) Abnahme der Kontraktionskraft

3.4.13 Nennen Sie 2 wichtige Mechanismen des venösen Rücktransportes des Blutes zum Herzen!

3.4.14 Welche der folgenden Aussagen über die Koronardurchblutung ist richtig?

1. Die Systole fördert den arteriellen Einstrom
2. In der Erschlaffungsphase ist der arterielle Einstrom maximal
3. Die normale Myokarddurchblutung beträgt etwa 80 ml pro Min. und 100 g
4. Bei maximaler Herzarbeit kann die Herzdurchblutung bis auf etwa das Vierfache der Ruhedurchblutung ansteigen

(A) 1 + 4
(B) 2 + 4
(C) 1 + 2 + 4
(D) 2 + 3 + 4
(E) alle sind richtig

3.4.15 Wo findet der Gasaustausch zwischen Blut und Gewebe statt?

(A) In der Aorta
(B) In den Arteriolen
(C) In der Hohlvene
(D) In den Venolen
(E) In den Kapillaren

3.4.16 Arterien sind

(A) Gefäße, die Blut vom Herzen weg transportieren
(B) Gefäße, die O_2-reiches Blut transportieren
(C) Gefäße, die Blut zum Herzen hin transportieren
(D) Gefäße, die O_2-armes Blut transportieren

3.4.17 Nennen Sie die 3 Schichten der arteriellen Gefäßwand!

3.4.18 Wo entspringt die Arteria pulmonalis?

(A) aus der Lunge
(B) aus dem linken Vorhof
(C) aus der rechten Herzkammer
(D) aus der linken Herzkammer

3.4.19 In den Lungenvenen befindet sich

(A) arterielles Blut
(B) venöses Blut
(C) beim Ungeborenen arterielles Blut
(D) Mischblut

3.4.8 B 3.4.9 A 3.4.11 D 3.4.12 C 3.4.14 D 3.4.15 E 3.4.16 A 3.4.18 C 3.4.19 A

3.4.20 Ordnen Sie die aufgeführten Gefäße (Liste 1) den Herzräumen (Liste 2) richtig zu!

Liste 1

(A) Truncus pulmonalis
(B) Vena cava superior
(C) Aorta

Liste 2

1. Ventriculus dexter
2. Ventriculus sinister
3. Atrium dextrum

(A) A1, C2, B3
(B) C1, A2, B3
(C) B1, C2, A3
(D) A1, B2, C3

3.4.21 Wie erfolgt die Blutversorgung des Magens (arterieller Zustrom und venöser Abstrom)?

3.4.22 Welche Aufgaben hat die Pfortader?

(A) Versorgt die Milz mit Blut
(B) Führt das Blut von den unpaaren Bauchorganen zur Leber
(C) Versorgt die Niere mit Blut
(D) Dient zur Sammlung der Lymphe

3.4.23 Die A. brachialis

1. ist die Fortsetzung der A. axillaris
2. geht über in die A. ulnaris und A. radialis
3. ist ein Ast der inneren Kopfschlagader
4. enthält in ihrer Gefäßwand nervenendigungen des V. Hirnnerven
5. erstreckt sich vom oberen Mediastinum bis zur unteren Lendenwirbelsäule

(A) 1 + 3 + 4
(B) 2 + 5
(C) 4 + 5
(D) 1 + 2

3.4.24 An welchen Stellen kann man üblicherweise den Puls fühlen?

3.4.25 Welche Besonderheiten weist der fetale Blutkreislauf auf?

3.4.26 Die Kurzschlüsse im fetalen Kreislauf dienen zur Umgehung der folgenden Organe:

(A) Leber und Lunge
(B) Lunge und Herz
(C) Darm und Leber
(D) Lunge und Nieren

3.4.27 Der Ductus arteriosus Botalli verschließt sich funktionell normalerweise

(A) kurz vor der Geburt
(B) am zweiten bis fünften Lebenstag
(C) in der 2. Lebenswoche
(D) mit der ersten Inspiration

3.4.28 In der Abbildung sehen Sie die schematische Darstellung des Herzens mit zu- und abführenden Gefäßen. Ordnen Sie den Ziffern die entsprechenden Begriffe zu!

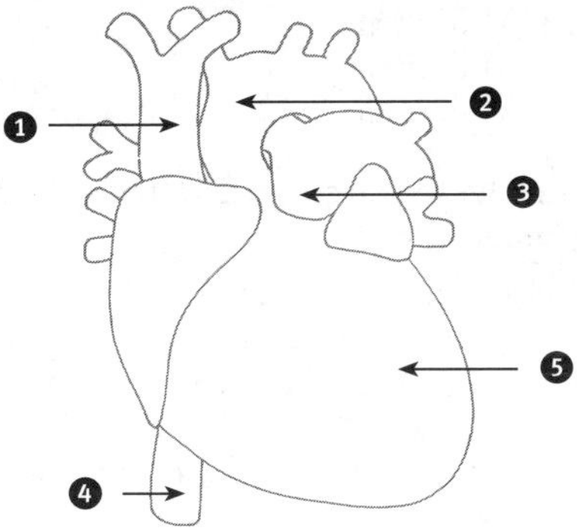

3.4.29 Bezeichnen Sie die gekennzeichneten anatomischen Strukturen.
(Die Aufgabe gilt als vollständig gelöst, wenn alle Strukturen richtig benannt sind; als teilweise gelöst, wenn mindestens 3 Strukturen richtig benannt sind.)

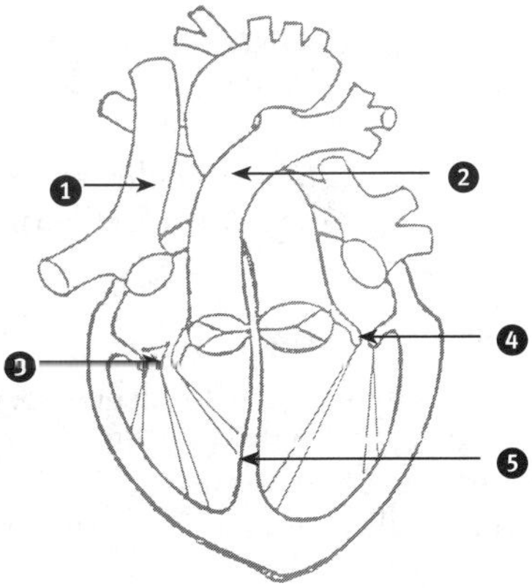

Anatomie und Physiologie

3.4.20 A 3.4.22 C 3.4.23 D 3.4.26 A 3.4.27 B

3.5 Blut und Lymphe

3.5.1 Erythrozyten: Nennen Sie ihre Hauptaufgabe, ihre Anzahl pro m^3, ihren Bildungsort, ihre durchschnittliche Lebensdauer und die Besonderheit ihrer Gestalt.

3.5.2 Welche Aufgaben haben die Erythrozyten?

3.5.3 Ein Kubikmillimeter Blut enthält bei einem Mann ca. wieviele rote Blutkörperchen?

(A) ca. 2 Millionen
(B) ca. 4 Millionen
(C) ca. 5 Millionen
(D) ca. 7 Millionen

3.5.4 Auf die Erythrozyten treffen folgende Behauptungen zu:

1. sie besitzen keine begrenzte Lebensdauer
2. sie besitzen immer einen Kern
3. sie besitzen eine begrenzte Lebensdauer von ca. 200 Tagen
4. sie haben eine Lebensdauer von ca. 120 Tagen
5. sie sind immer kernlos

(A) 3 + 5
(B) 4 + 5
(C) 2 + 1
(D) 1 + 3
(E) 3 + 5

3.5.5 Welche Aussage über die Erythrozyten ist richtig?

(A) Die Erythrozyten haben einen Durchmesser von ca. 20 μm mit zentraler Eindellung
(B) Entstehung im roten Knochenmark
(C) Erythrozyten haben einen Zellkern
(D) Erythrozyten sind zur Diapedese fähig

3.5.6 Retikulozyten sind:

(A) Zellen des elastischen Bindegewebes
(B) Zellen des großen Netzes
(C) jugendliche Erythrozyten
(D) Netzhautzellen

3.5.7 Die Anzahl der Leukozyten im Normbereich in einem Kubikmillimeter Blut beträgt:

(A) 6.000–8.000
(B) 30.000–60.000
(C) 4.500.000–5.000.000
(D) 150.000–300.000

3.5.8 Wo werden die Leukozyten gebildet?

(A) im roten Knochenmark
(B) in den Lymphknoten
(C) in der Milz
(D) alles ist richtig

3.5.9 Welche der genannten Gruppen der weißen Blutkörperchen ist normalerweise am zahlreichsten?

(A) Basophile
(B) Eosinophile
(C) Lymphozyten
(D) Monozyten
(E) Neutrophile

3.5.10 Was versteht man unter Phagozytose?

(A) Aufnahme von Zelltrümmern in die Leukozyten
(B) ein Teil des Kehlkopfes
(C) ein Verdauungsvorgang
(D) eine Muskelbewegung

3.5.11 Welche der folgenden Aussagen ist richtig?

(A) Die Lymphozyten machen ca. 90 % der Leukozyten aus
(B) Die Leukozyten können Jahre alt werden
(C) Alle Blutkörperchen (Erythrozyten, Leukozyten, Thrombozyten) besitzen eine gemeinsame pluripotente Stammzelle
(D) Die Monozyten sind die Vorläufer der Lymphozyten
(E) Das Auftreten von Myeloblasten im peripheren Blut ist eine harmlose Anomalie

3.5.12 Thrombozyten entstehen aus Megakariozyten/Knochenmarksriesenzellen durch:

(A) Mitose
(B) Abschnürung aus dem Zytoplasma
(C) Abschnürung von Teilen des Zellkerns
(D) Amitose

3.5.3 C 3.5.4 B 3.5.5 B 3.5.6 C 3.5.7 A 3.5.8 A 3.5.9 E 3.5.10 A 3.5.11 C 3.5.12 B

3.5.13 Welche Aufgaben haben die Thrombozyten bei der Blutstillung?

3.5.14 Unter den Hämatokritwerten versteht man

(A) den Plasmaanteil des Blutes
(B) den Hämoglobinanteil der einzelnen Erythrozyten
(C) den Anteil der Erythrozyten im Blut
(D) den Volumenanteil der Zellen im Blut
(E) den Zerfall der Erythrozyten

3.5.15 Welche Funktion erfüllt das Blut? Nennen Sie 4 Beispiele.

3.5.16 Der Gesamteiweißgehalt des Serums beträgt:

(A) 40–50 %
(B) 15,5–18 %
(C) 6,5–8,5 %
(D) 8,5–10 %
(E) 2–2,5 %

3.5.17 Eine deutliche Senkung des kolloidosmotischen Drucks im Blut führt zu

(A) Steigerung der Kapillarpermeabilität
(B) Erhöhung des Venendruckes
(C) Hämolyse
(D) Auffüllung des Blutgefäßsystems mit Gewebeflüssigkeit
(E) Verringerung des zirkulierenden Blutvolumens

3.5.18 Zählen Sie die wichtigsten Elektrolyte des Blutplasmas auf.

3.5.19 Ordnen Sie die aufgeführten Begriffe der beiden Listen einander zu und kreuzen Sie die richtige Kombination an:

Liste 1

(A) Plasma
(B) Serum
(C) Blutkuchen

Liste 2

1. Blutflüssigkeit ohne Fibrinogen
2. Gerinnungsfähige Substanz
3. Blutkörperchen plus Fibrin

(A) A1, B2, C3
(B) B1, A2, C3
(C) B1, C2, A3
(D) C1, A2, B3

3.5.20 Die Blutgasanalyse ergibt u.a. folgende Informationen:

1. Den Sauerstoff-Partialdruck
2. Die Chlorit-Konzentration
3. Den Säuregehalt des Blutes
4. Den Anteil des gelösten Sauerstoffes im Blut

(A) 1 + 2 + 3
(B) 2 + 3 + 4
(C) 1 + 3
(D) 2 + 4
(E) alle

3.5.21 Was bedeutet Hb E:

(A) ist der durchschnittliche Hb-Gehalt aller Erythrozyten
(B) ist das Durchschnittsvolumen der Erythrozyten
(C) ist der Hämoglobingehalt des Einzelerythrozyten
(D) ist die Anzahl der Erythrozyten pro Kubikmillimeter Blut

3.5.22 Als Abbauprodukt des Hämoglobins gilt

(A) Gallensäure
(B) Urobilinogen
(C) Bilirubin
(D) Harnstoff
(E) Harnsäure

3.5.23 Die Blutgruppe A ist gekennzeichnet durch

1. die agglutinable Substanz A auf der Erythrozytenmembran
2. das Agglutinin Anti-A im Plasma
3. das Agglutinin Anti-B im Plasma
4. das Agglutinogen B auf der Erythrozytenmembran

(A) 2 + 4
(B) 3 + 4
(C) 1 + 2
(D) 1 + 3
(E) 1 + 4

3.5.24 Blut der Blutgruppe AB besitzt folgende Serumeigenschaften

(A) Anti-A
(B) Anti-B
(C) weder Anti-A noch Anti-B
(D) Anti-A und Anti-B

Anatomie und Physiologie

3.5.14 D 3.5.16 C 3.5.17E 3.5.19 B 3.5.20 C 3.5.21 C 3.5.22 C 3.5.23 D 3.5.24 C

3.5.25 Die Blutgruppe AB Rh-positiv weist unter anderem folgende Serum- und Blutkörpereigenschaften auf:

1. die Blutkörpercheneigenschaft A
2. die Blutkörpercheneigenschaft d
3. die Blutkörpercheneigenschaft D
4. die Serumeigenschaft Anti-A
5. die Serumeigenschaft Anti-d

(A) 1 + 2 + 5
(B) 2 + 3 + 4
(C) 1 + 3 + 5
(D) 1 + 3
(E) 3 + 4

3.5.26 Im Serum eines Patienten mit der Blutgruppe 0 agglutinieren die Erythrozyten eines Spenders mit der Blutgruppe:

1. A
2. B
3. AB

(A) keine Aussage ist richtig
(B) 3
(C) 1 + 3
(D) 2 + 3
(E) alle sind richtig

3.5.27 Für die Blutgerinnung und Blutstillung verantwortliche Faktoren sind:

1. Thrombozyten
2. Vasokonstriktion
3. Fibrinogen
4. Kalzium

(A) 1 + 3 + 4
(B) 1 + 2 + 3
(C) 1 + 3
(D) alle Antworten sind richtig

3.5.28 Was wird bei der Untersuchung des Quickwertes bestimmt?

(A) Anteil des im Blutplasma enthaltenen Gerinnungsfaktors Prothrombin
(B) Anteil der roten Blutkörperchen im Vollblut
(C) Vorhandensein des intrinsic factors
(D) Der Wert sagt aus, ob ein Patient eine Polyglobulie oder eine Anämie hat

3.5.29 Welche Aufgaben hat das Lymphsystem nicht?

(A) Stofftransport z.B. Fett
(B) Transport von Krebszellen
(C) körpereigene Abwehr
(D) Bluttransport

3.5.30 Wie heißen die 2 Hauptlymphgefäße und wo münden sie ein?

3.5.31 Der Ductus thoracicus

(A) beginnt an der Cisterna chylii
(B) transportiert keine Darmlymphe
(C) mündet in die Pfortader
(D) mündet in die untere Hohlvene

3.5.32 Wo liegt die Thymusdrüse und zu welchem Organsystem wird sie gezählt?

3.5.33 Zählen Sie für den menschlichen Körper wichtige Lymphorgane auf (mind. 4)!

3.5.34 Kurzthema

Beschreiben Sie die Lage, den Aufbau und die Aufgabe der Milz.

3.6 Atmungssystem

3.6.1 Was verstehen Sie unter „äußerer" und „innerer" Atmung?

3.6.2 Was versteht man unter Inspiration und Exspiration?

3.6.3 Die Einatmung wird ausgeführt durch

1. eine Hebung der vorderen Rippenenden
2. eine Erschlaffung der äußeren Zwischenrippenmuskeln
3. eine Kontraktion des Zwerchfells
4. eine Verkürzung der äußeren Zwischenrippenmuskeln
5. eine Verbreiterung der Zwischenrippenräume

(A) 1 + 4 + 5
(B) 2 + 3 + 5
(C) 1 + 2 + 3
(D) 1 + 3 + 4
(E) 3 + 4 + 5

3.6.4 Vitalkapazität setzt sich zusammen aus

1. exspiratorischem Reservevolumen
2. inspiratorischem Reservevolumen
3. Atemzugvolumen
4. Residualkapazität
5. funktionelle Residualkapazität

3.5.25 D 3.5.26 E 3.5.27 D 3.5.28 A 3.5.29 D 3.5.31 A 3.6.3 E

(A) 1 + 2
(B) 3 + 5
(C) 1 + 4 + 5
(D) 1 + 2 + 3
(E) 3 + 4

3.6.5 Gasaustausch findet statt:

1. durch Diffusion
2. durch Osmose
3. an den Alveolen
4. in den Bronchiolen
5. nur bei der Einatmung

(A) 3 + 4 + 5
(B) 2 + 3
(C) 4 + 5
(D) 1 + 3

3.6.6 Zeichen einer respiratorischen Azidose im arteriellen Blut sind:

1. pH Wert über 7,4
2. pH Wert unter 7,36
3. pCO_2 erhöht
4. pCO_2 erniedrigt

(A) 1 + 3
(B) 2 + 3
(C) 1 + 4
(D) 2 + 4

3.6.7 An der Regulierung des Säure-Basen-Haushaltes sind beteiligt:

1. Die Leber
2. Die Lunge
3. Die Niere

(A) alle Aussagen sind richtig
(B) 1 + 2
(C) 1 + 3
(D) 2 + 3

3.6.8 Nennen Sie die Aufgaben des Kehlkopfes.

3.6.9 Welche Knorpel bilden das Kehlkopfskelett?

3.6.10 In der Abbildung sehen Sie die schematische Darstellung von Teilen des Atmungssystems und umgebender Struktur! Ordnen Sie den Ziffern die entsprechenden Begriffe zu!

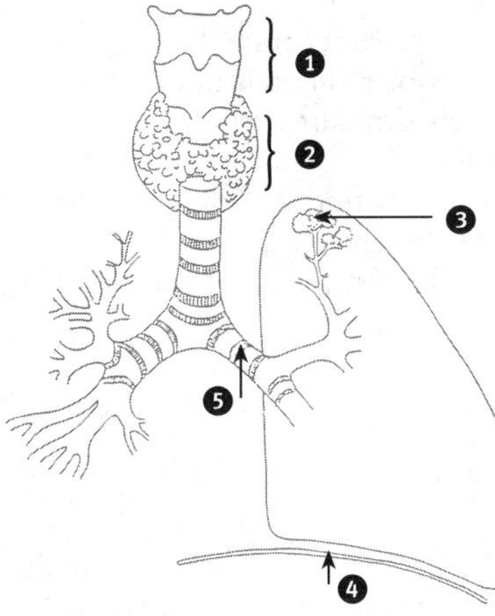

3.7 Verdauungssystem

3.7.1 Die wichtigsten Organe der Mundhöhle sind Zunge, Zähne und Speicheldrüsen. Welches sind die Hauptaufgaben der 3 Organe? Welche Aufgaben hat der Speichel?

3.7.2 Nennen Sie die 3 Engstellen des Ösophagus!

3.7.3 Der Übergang Ösophagus/Magen wird bezeichnet als

(A) Cardia
(B) Fundus
(C) große Kurvatur
(D) Pylorus

3.7.4 Welches Organ enthält in der Wandung 3 Muskelschichten?

(A) Speiseröhre
(B) Magen
(C) Dünndarm
(D) Dickdarm
(E) Lebergallengang

3.6.4 D 3.6.5 D 3.6.6 B 3.6.7 D 3.7.3 A 3.7.4 B

3.7.5 Welche Aussagen über den Magen sind zutreffend?

1. Er stellt eine Erweiterung des Verdauungsrohres dar
2. Er wird aus quergestreifter Muskulatur gebildet
3. Er liegt retroperitoneal
4. Er ist vom Bauchfell überzogen
5. Die Schleimhaut enthält amylasebildende Drüsen
6. Im Antrum finden sich vermehrt HC1-bildende Zellen
7 Er produziert täglich 1,5–2,0 l Magensaft

(A) 1 + 4 + 6 + 7
(B) 2 + 3 + 5
(C) 2 + 4 + 6 + 7
(D) 1 + 4 + 7
(E) 3 + 5 + 7

3.7.6 Welche Drüsenarten befinden sich in der Magenschleimhaut und was wird jeweils von Ihnen gebildet?

3.7.7 In der Magenschleimhaut werden von den Zellen verschiedene Sekrete gebildet. Nennen Sie die Zellen, ihr Produkt und die Funktion des Produkts.

3.7.8 Die Verweildauer unverdaulicher Nahrungsbestandteile im Magen beträgt durchschnittlich

(A) 4 Stunden
(B) 6 Stunden
(C) 8 Stunden
(D) 10 Stunden

3.7.9 In welchem Darmabschnitt befinden sich Brunnersche Drüsen?

(A) Zwölffingerdarm
(B) Querkolon
(C) aufsteigenden Kolon
(D) Leerdarm
(E) Krummdarm

3.7.10 Welche Gänge münden auf der Vaterschen Papille?

1. der Ductus choledochus
2. der Hirnsinus
3. Aquaeductus Sylvii
4. der Ductus pankreaticus
5. der Ductus systicus

(A) 1 + 3 + 5
(B) 3 + 5
(C) 1 + 4
(D) 2 + 3

3.7.11 Bitte beschriften Sie die folgende Schemazeichnung

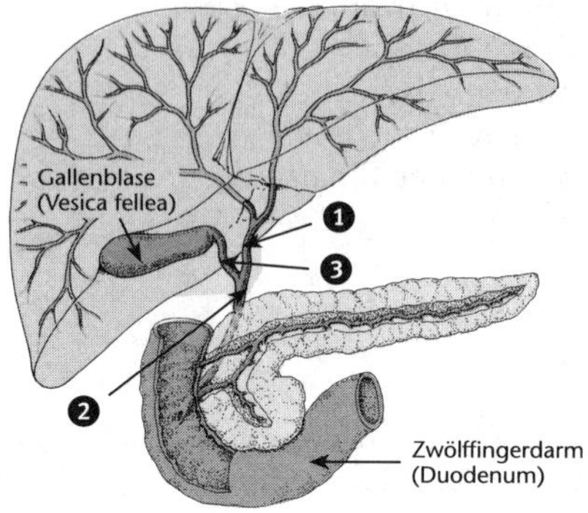

3.7.12 Zu den Aufgaben der Leber gehören:

1. Speicherung von Glykogen (Stärke)
2. Bildung von Gallensaft
3. Aufbau von arteigenem Eiweiß aus Aminosäuren
4. Produktion von Insulin
5. Produktion von Glukagon

(A) 1 + 4 + 5
(B) 1 + 2 + 3
(C) 1 + 3 + 4
(D) 1 + 3 + 5
(E) 2 + 4 + 5

3.7.13 Welche der folgenden Funktionen erfolgen in der Leber?

1. Bildung von Cholesterin
2. Aufbau von Fettsäuren
3. Bildung von Harnstoff
4. Umwandlung von Eiweiß in Glucose
5. Abbau der Sexualhormone

(A) 1 + 3 + 4 + 5
(B) 1 + 2 + 3 + 4
(C) 3 + 4 + 5
(D) 2 + 3 + 4 + 5
(E) alle Antworten sind richtig

3.7.5 D 3.7.8 B 3.7.9 A 3.7.10 C 3.7.12 E 3.7.13 C

3.7.14 Welche Aussagen sind zur Entgiftungsfunktion der Leber richtig?

1. Durch ihre Lage im Pfortaderkreislauf wirkt die Leber für die meisten Stoffe, die aus dem Darm aufgenommen werden, wie ein Filter
2. Selbst eine schwere Leberschädigung kann die Entgiftungsfunktion nur in geringem Maße einschränken
3. Ammoniak, das reichlich anfällt, wird in den ungiftigen Harnstoff umgewandelt
4. Weibliche und männliche Sexualhormone werden in der Leber abgebaut
5. Nebennierenrindensteroide werden in der Leber abgebaut

(A) 3 + 4 + 5
(B) 1 + 4 + 5
(C) 1 + 3 + 4 + 5
(D) 1 + 3 + 4
(E) alle

3.7.15 Die Kupfferschen Sternzellen in den Wandungen der venösen feinsten Lebergefäßen dienen:

(A) der Gallenbildung
(B) dem Kupferstoffwechsel
(C) der Ernährung der Leber
(D) der Phagozytose

3.7.16 Welche Aussage über die Galle trifft zu?

(A) Die Lebergalle wird in der Gallenblase teilweise gespeichert und bis auf 1/10 Volumen eingedickt
(B) Das Epithel der Gallenblase sezerniert die Blasengalle
(C) Die Gallenfarbstoffe spalten im Darm Fette zu Glyzerin und Fettsäuren auf
(D) Keine Aussage trifft zu

3.7.17 Die Oberfläche des Dünndarms ist vergrößert durch

1. Kerckringsche Falten
2. Taenien
3. Darmzotten
4. Haustren
5. Bauhinsche Klappe

(A) 2 + 4
(B) 1 + 2 + 5
(C) 1 + 3 + 4
(D) 1 + 3

3.7.18 In welche Abschnitte wird der Dünndarm eingeteilt?

3.7.19 Das Meckel-Divertikel tritt auf

(A) am Ileum
(B) am Duodenum
(C) als Ausstülpung des Gallenganges
(D) häufig nach Appendicitis
(E) am Colon ascendens.

3.7.20 Nennen Sie die verschiedenen Abschnitte des Dickdarms in richtiger Reihenfolge.

3.7.21 Typische Aufbaumerkmale für den Dickdarm sind

(A) Kerckringsche Falten
(B) Haustren
(C) Zotten
(D) Krypten

3.7.22 Wie gelangen die Elektrolyte über die Schleimhaut des Darmes in die Zotten?

(A) durch Osmose
(B) durch Filtration
(C) durch Diffusion
(D) durch Resorption

3.7.23 Nennen Sie 3 Funktionen des Speichels.

3.7.24 Welche Aussagen zu den chemischen Verdauungsvorgängen sind richtig:

1. Pepsin leistet die Eiweißspaltung bis zu den Peptonen und Polypeptiden
2. Pepsin wird in der Duodenalschleimhaut gebildet
3. Nebenzellen sondern Schleim ab
4. Salzsäure wird von den Belegzellen gebildet
5. Gastrin wird in den Hauptzellen gebildet
6. Kohlenhydrate verlassen den Magen vollständig unverdaut
7. der Extrinsic Faktor wird im Magen produziert

(A) 2 + 5 + 6 + 7
(B) 1 + 3 + 4
(C) 3 + 4 + 7
(D) alle

3.7.14 C 3.7.15 D 3.7.16 A 3.7.17 D 3.7.19 A 3.7.21 B 3.7.22 C 3.7.24 B

3.7.25 Zur Physiologie der Verdauung sind folgende Aussagen richtig:

1. Mit Hilfe der Gallensäuren werden die Fette emulgiert
2. Die Kohlenhydratverdauung beginnt im Duodenum durch die Amylase des Pankreassaftes
3. Die Enterokinase aktiviert Trypsinogen zu Trypsin, welches für die Eiweißaufspaltung erforderlich ist
4. Das Bicarbonat des Pankreassaftes neutralisiert den alkalischen Speisebrei aus dem Magen
5. Die Pankreaslipase spaltet Fette zu Fettsäuren und Glyzerin
6. Die Salzsäure des Magens hat ausschließlich eine bakterizide Wirkung

(A) 2 + 3 + 5
(B) 3 + 4 + 5
(C) 1 + 5 + 6
(D) 2 + 3 + 4
(E) 1 + 3 + 5

3.7.26 Sekretin

(A) stimuliert die Belegzellen im Magen
(B) hemmt die Hauptzellen im Magen
(C) fördert die Gastrinbildung
(D) führt zur Alkalisierung des Duodenalsaftes
(E) hemmt die Gallensekretion

3.7.27 Welche der folgenden Stoffe sind Bestandteile des Pankreassaftes?

1. Lipase
2. Amylase
3. Pepsinogen
4. Intrinsic-Faktor
5. Bicarbonat

(A) 1 + 2
(B) 1 + 2 + 3
(C) 1 + 2 + 4 + 5
(D) 1 + 2 + 5

3.7.28 Wodurch wird bei der Verdauung die Emulgierung der Fette bewirkt?

(A) durch die Lipase
(B) durch das Ptyalin
(C) durch das Bilirubin
(D) durch die Gallensäuren

3.7.29 Welche Enzyme bewirken die Eiweißverdauung?

(A) Zungengrundlipase, Pankreas-Darmlipase
(B) Enterokinase
(C) Pepsinogene, Trypsin, Chymotrypsin, Peptidasen
(D) Ptyalin, Maltase, Laktase, Sucrase

3.7.30 Aus welchen Hauptbestandteilen setzt sich unsere Nahrung zusammen?

3.7.31 Nennen Sie die Hauptbestandteile des Stuhls (mind. 4).

3.8 Endokrines System

3.8.1 Welche Hormone werden in der Schilddrüse und den Nebenschilddrüsen gebildet?

3.8.2 Welches der nachfolgend aufgeführten Hormone stammt aus der Schilddrüse?

(A) Thyroxin
(B) Adrenalin
(C) Thyreotropin-Releasing-Hormon (TRH)
(D) Testosteron
(E) ACTH

3.8.3 Der Blutkalziumspiegel wird vor allem gesteuert durch

(A) das Aldosteron
(B) das Thyroxin
(C) das Parathormon
(D) das Glukagon

3.8.4 Welche Hormone werden in der Hypophyse gebildet?

1. Wachstumshormone (STH)
2. Thyreotropin (TSH)
3. Adenokortikotropes Hormon (ACTH)
4. Renin

(A) 1 + 2
(B) 3 + 4
(C) 1 + 2 + 3
(D) 2 + 3 + 4
(E) alle

3.8.5 Nennen Sie die Unterteilung der Hypophyse und die Bildung bzw. Freisetzung ihrer Hormone.

3.7.25 E 3.7.26 D 3.7.27 D 3.7.28 D 3.7.29 C 3.8.2 A 3.8.3 C 3.8.4 C

3.8.6 Welche Drüse produziert das thyreotrope Hormon?

(A) Hypophyse
(B) Schilddrüse
(C) Thymusdrüse
(D) Epiphyse

3.8.7 Welches Hormon steuert die Tätigkeit der Schilddrüse?

(A) Parathormon der Nebenschilddrüse
(B) Vasopressin der Hypophyse
(C) Thyreotropin der Hypophyse
(D) Adrenalin der Nebenniere

3.8.8 Welches Hormon wirkt regulativ auf die Ausscheidungsfunktion der Niere?

(A) Adiuretin (ADH)
(B) Cortison
(C) Thyroxin
(D) Acetylcholin
(E) Oxytocin

3.8.9 Adiuretin hat die Aufgabe

(A) die Kochsalzausscheidung durch die Niere zu regulieren
(B) die Wasserrückgewinnung in der Niere zu fördern
(C) den Blutdruck zu regulieren
(D) die Kaliumausscheidung durch die Niere zu verhindern

3.8.10 Welche Wirkung hat Glukagon?

(A) fördert den Glykogenaufbau
(B) fördert den Glykogenabbau
(C) senkt den Blutzuckerspiegel
(D) senkt den Harnstoffgehalt im Blut

3.8.11 In der Nebennierenrinde wird/werden gebildet

(A) Insulin
(B) Adrenalin
(C) Glukokortikosteroide
(D) Glukagon
(E) Parathormon

3.8.12 Die Mineralokortikoide bewirken:

1. die Glukosebildung aus Aminosäuren
2. die Förderung der Natrium-Rückresorption in der Niere
3. die Förderung der Kalium-Ausscheidung über die Niere
4. die Förderung der Synthese und Abgabe von Glukokortikoiden

(A) 1 + 3
(B) 2 + 3
(C) 3 + 4
(D) 1 + 2

3.8.13 Welche Aussagen treffen für endokrine Drüsen zu?

1. Sie geben ihre Produkte direkt an das Erfolgsorgan ab
2. Sie produzieren Hormone
3. Sie produzieren Enzyme
4. Sie geben ihre Produkte ins Blut ab
5. Sie arbeiten alle autonom und unabhängig voneinander

(A) 1 + 2
(B) 2 + 4
(C) 3 + 4
(D) 1 + 5
(E) 1 + 3

3.8.14 Ordnen Sie bitte die Begriffe der Liste 1 und Liste 2 einander zu und kreuzen Sie die richtige Kombination an!

Liste 1

(A) ACTH
(B) Aldosteron
(C) Renin

1. Niere
2. Nebennierenrinde
3. Hypophysenvorderlappen

Liste 2

(A) C1, B2, A3
(B) A1, C2, B3
(C) B1, A2, C3
(D) C1, A2, B3

3.8.15 Ordnen Sie einander zu

Liste 1

(A) Knochenwachstum
(B) Follikelreifung
(C) Wasserrückresorption (Niere)
(D) „Streßhormon"
(E) Uteruskontraktion
(F) Stoffwechselaktivierung
(G) Wirkung auf Mineral- und Glukokortikoide

Anatomie und Physiologie

3.8.6 A 3.8.7 C 3.8.8 A 3.8.9 B 3.8.10 B 3.8.11 C 3.8.12 B 3.8.13 B 3.8.14 A

Liste 2
1. Oxytocin
2. STH
3. T3/T4
4. ACTH
5. FSH
6. ADH
7. Adrenalin

(A) A2, B1, C4, D7, E5, F3, G6
(B) A5, B2, C3, D6, E1, F4, G7
(C) A2, B5, C6, D7, E1, F3, G4
(D) A3, B6, C1, D7, E2, F5, G4

3.8.16 Welche Hormone beeinflussen den Blutzuckerspiegel?
Nennen Sie mind. 3 Hormone!

3.9 Harnsystem

3.9.1 Die Nieren

(A) sind intraperitoneal gelegen
(B) funktionieren auch noch bei extrem niedrigem Blutdruck, da sie die Fähigkeit haben, auch im Schock den intrarenalen Druck konstant zu halten
(C) sind an der Aufrechterhaltung des Säure-Basen-Haushaltes beteiligt
(D) bilden etwa 300 ml Primärharn

3.9.2 Zu einer funktionellen Einheit (Nephron) der Niere gehören

1. Glomerulum
2. Bowmannsche Kapsel
3. Henlesche Schleife
4. 2 ableitende Harnwege
5. Nierenmark

(A) 3 + 4 + 5
(B) 2 + 3
(C) 1 + 2 + 3
(D) 4 + 5
(E) alle Antworten sind richtig

3.9.3 Ordnen Sie die aufgeführten Begriffe den beiden Listen einander zu und kreuzen Sie die richtige Kombinationsaussage an:

Liste 1
(A) Primärharn
(B) Sekundärharn
(C) Nierendurchblutung

Liste 2
1. 1.500–1.700 ml/Tag
2. 170–180 l/Tag
3. 1.500–1.700 l/Tag

(A) A1, B2, C3
(B) A2, B1, C3
(C) A3, B1, C2
(D) A1, B3, C2

3.9.4 Wieviel Prozent der durch die Glomerula filtrierten Primärharnmenge wird normalerweise ausgeschieden?

(A) 50 %
(B) 99 %
(C) 30 %
(D) 1 %
(E) 0,1 %

3.9.5 Was wissen Sie über den Endharn? (Menge in 24 Std., Farbe, Reaktion, spezifisches Gewicht, Zusammensetzung)

3.9.6 Welche Substanzen sind im Urin eines gesunden Menschen nicht vorhanden?

(A) Harnsäure
(B) Zucker
(C) Erythrozyten
(D) Eiweiß

3.9.7 Welche Aufgabe hat der Harnleiter?

(A) Rückresorption des Urins
(B) Ableitung des Urins in die Blase
(C) dient zur Entleerung der Blase bei der Miktion
(D) entzieht harnpflichtige Substanzen aus dem Urin

3.9.8 Die Wand der Harnblase besteht aus

(A) willkürlicher, quergestreifter Muskulatur
(B) unwillkürlicher, glatter Muskulatur
(C) besitzt keine Muskulatur
(D) keine Antwort ist richtig

3.8.15 C 3.9.1 C 3.9.2 B 3.9.3 B 3.9.4 D 3.9.6 B,C,D 3.9.7 B 3.9.8 B

3.10 Genitalsystem

3.10.1 Welche Aufgaben hat das Ovar?

3.10.2 Kreuzen Sie die richtige Aussage an:

1. Als Ovulation bezeichnet man die Monatsblutung
2. Der Tertiärfollikel ist im Innern mit Flüssigkeit gefüllt
3. Gelbkörperhormon wird im Tertiärfollikel gebildet
4. Im Falle einer Schwangerschaft wird ca. ab der 6. Schwangerschaftswoche die Funktion des Corpus luteum von der Plazenta übernommen
5. Corpus luteum steht nicht unter dem Einfluß von Releasing-Hormonen

(A) 1 + 2
(B) 2 + 3
(C) 3 + 4
(D) 4 + 5
(E) 2 + 4

3.10.3 Wie erfolgt der Eitransport in der Tube?

(A) Durch amöboide Eigenbewegung des Eies
(B) Durch hormonellen Einfluß
(C) Durch peristaltische Bewegungen der Tube
(D) Durch enzymatischen Einfluß

3.10.4 Wo wird die Eizelle normalerweise befruchtet?

(A) im Eierstock (Ovar)
(B) im Eileiter
(C) in der Gebärmutter
(D) in der Scheide

3.10.5 Was geschieht in der Proliferationsphase des Uterus?

(A) verstärkte Sekretion aus den Schleimhautdrüsen
(B) Drosselung der Schleimhautdurchblutung
(C) Vorbereitung der Schleimhaut auf die Einnistung des Eies
(D) Vorbereitung der Abstoßung der Schleimhaut
(E) keines der genannten

3.10.6 Die Sekretionsphase der Uterusschleimhaut wird gesteuert vom

(A) Cortison
(B) Follikelhormon
(C) Gelbkörperhormon
(D) Androgen

3.10.7 Der Ausdruck „männliche Gonaden“ bezieht sich auf:

(A) Hoden (Testes)
(B) Hodensack (Skrotum)
(C) den gesamten männlichen Genitaltrakt
(D) Hoden und Hodensack

3.10.8 Die Vorsteherdrüse befindet sich

(A) zwischen Blase und Rektum
(B) am oberen Blasenpol
(C) am unteren Blasenpol
(D) als Schwellkörper an der Peniswurzel

3.10.9 Der Leistenkanal enthält beim Mann:

(A) das Leistenband
(B) den Samenstrang
(C) den Nebenhoden
(D) nur den Samenleiter

3.10.10 Kreuzen Sie die richtige Aussage an!

1. Im Nebenhodenschweif werden die ausgereiften Samenfäden gespeichert
2. Die Prostata dient der Speicherung der Samenfäden
3. Die Prostata sondert ein saures Sekret ab
4. Die Leydig-Zwischenzellen liegen in der Prostata und geben Testosteron ab
5. Die Leydig-Zwischenzellen liegen im Hoden und geben Testosteron ab

(A) 1 + 2
(B) 2 + 3
(C) 3 + 4
(D) 1 + 5
(E) 2 + 5

3.10.11 Testosteron wird gebildet, in den/der

(A) Hodenkanälchen
(B) Leydigschen Zwischenzellen
(C) Nebenhoden
(D) Prostata

3.10.2 E 3.10.3 C 3.10.4 B 3.10.5 C 3.10.6 C 3.10.7 A 3.10.8 C 3.10.9 B 3.10.10 D 3.10.11 B

3.11 Zentrales und peripheres Nervensystem

3.11.1 Welche der aufgeführten anatomischen Einheiten gehören zum zentralen Nervensystem?

1. Periphere Nerven
2. Spinalnerven
3. Rückenmark
4. Sensible Nerven
5. Motorische Nerven
6. Gehirn

(A) 1 + 2
(B) 2 + 5
(C) 4 + 6
(D) 3 + 4
(E) 3 + 6

3.11.2 Ordnen Sie die aufgeführten Begriffe der beiden Listen einander zu und kreuzen Sie die richtige Kombination an!

Liste 1

(A) Großhirnrinde
(B) Medulla oblongata
(C) Cerebellum

Liste 2

1. steuert Atmung, Herzaktion und Verdauung
2. verantwortlich für den Muskeltonus und das Gleichgewicht des Körpers
3. Gedächtnis- und Speichergebiet

(A) B1, C2,
(B) A1, C2, B3
(C) C1, B2, A3
(D) B1, A2, C3

3.11.3 In der Zentralwindung der linken Großhirnrinde liegt

(A) das sensible Zentrum für die rechte Körperseite
(B) das motorische Zentrum für die rechte Körperhälfte
(C) das Sehzentrum
(D) das Wärmezentrum

3.11.4 Das Atemzentrum liegt:

(A) im Zwischenhirn
(B) im verlängerten Mark
(C) im Kleinhirn
(D) im Mittelhirn
(E) im Rückenmark

3.11.5 Was sind Pyramidenbahnen?

3.11.6 Die Pyramidenbahnkreuzung

1. liegt im Großhirn
2. ist die Grenze zwischen Gehirn und Rückenmark
3. ist der Ort der Sehnervenkreuzung
4. ist der Ort der Kreuzung der motorischen Nervenbahnen
5. ist die Kreuzung von Sympathicus und Parasympathicus

(A) 1 + 3
(B) 1 + 2 + 3
(C) 2 + 4
(D) 1 + 5
(E) 2 + 5
(F) 1 + 4

3.11.7 Der Liquor schützt das Rückenmark vor allem gegen Stoß und Schlag und befindet sich:

(A) Zwischen der Dura mater spinalis und der Pia mater spinalis
(B) Zwischen der Dura mater spinalis und der Arachnoidea spinalis
(C) Zwischen dem Duralsack und der Pia mater spinalis
(D) Zwischen der Arachnoidea spinalis und der Pia mater spinalis

3.11.8 Der Aquaeductus Sylvii

(A) verbindet die beiden Seitenventrikel
(B) verbindet den 3. mit dem 4. Ventrikel
(C) verbindet die Seitenventrikel mit dem dritten Ventrikel
(D) verbindet den vierten Ventrikel mit dem Subarachnoidalraum

3.11.9 Das Diaphragma (Zwerchfell) wird innerviert vom

(A) N. vagus
(B) N. recessus
(C) N. phrenicus
(D) N. abducens
(E) N. hypoglossus

3.11.10 Wo entspringt der Nervus ischiadicus?

(A) im Sonnengeflecht
(B) im Kreuzbeingeflecht
(C) zwischen 4. und 5. LWK
(D) zwischen 3. und 4. LWK

3.11.1 E 3.11.2 A 3.11.3 B 3.11.4 B 3.11.6 C 3.11.7 D 3.11.8 B 3.11.9 C 3.11.10 B

3.11.11 Der Auerbachsche Plexus gehört zum
(A) Gehirn
(B) Herz
(C) Magen-Darmtrakt
(D) Uterus
(E) Schilddrüsengewebe

3.11.12 Zu welchem Organ gehört der Grenzstrang?
(A) zum vegetativen Nervensystem
(B) zum Muskelsystem
(C) zum passiven Bewegungsapparat
(D) zum Zentralnervensystem

3.11.13 Welcher Anteil des vegetativen Nervensystems führt
(A) zur Beschleunigung der Herzfrequenz
(B) zur Verlangsamung der Herzfrequenz

3.11.14 Anregung von Darmperistaltik und Drüsentätigkeit sowie Verlangsamung der Herzfrequenz sind Funktion des
(A) Sympathikus
(B) Parasympathikus
(C) N. phrenicus
(D) N. recurrens

3.11.15 Erregung des Sympathikus führt zu
(A) Pupillenverengung
(B) Blasenentleerung
(C) Erhöhung der peristaltischen Bewegung des Dünn- und Dickdarms
(D) Herzfrequenzbeschleunigung
(E) Verengung der Bronchien

3.11.16 Der neurogene Tonus der Gefäße wird von welchen Nerven vermittelt?
(A) N. phrenicus
(B) sensible Hautnerven
(C) Sympathikus
(D) 10. Hirnnerv
(E) keine Nerven beteiligt

3.11.17 Ein Reflex
(A) ist immer eine durch einen Reflexhammer bei der neurologischen Untersuchung ausgelöste Bewegung
(B) ist eine unwillkürliche, meist nicht zu beeinflussende Bewegung
(C) kann nur durch einen Schmerzreiz ausgelöst werden
(D) wird als solcher bezeichnet, wenn an der Auslösung der reflektorischen Bewegung sowohl der Sympathikus als auch der Parasympathikus beteiligt ist

3.11.18 Welche der aufgeführten Zellen reagieren am empfindlichsten auf Sauerstoffmangel?
(A) Fettzellen
(B) Knochenzellen
(C) Nervenzellen
(D) Muskelzellen

3.12 Sinnesorgane

3.12.1 Welche Aufgaben kommen der Nase bei der Atmung zu? Stellen Sie der jeweiligen Struktur ihre Funktion gegenüber!

3.12.2 Welche Aussagen sind richtig?
1. Der Ausgang des Sinus maxillaris liegt im mittleren Nasengang
2. Der Tränennasenkanal mündet in den unteren Nasengang
3. Die Nasenhöhle ist mit Flimmerepithel ausgekleidet
4. Der Ausgang der Stirnhöhle liegt im oberen Nasengang

(A) 1 + 2 + 4
(B) 2 + 3 + 4
(C) 1 + 2 + 4
(D) 1 + 2 + 3
(E) 2 + 3

3.12.3 Die Grenze zwischen äußerem Gehörgang und Mittelohr bildet
(A) das ovale Fenster
(B) das runde Fenster
(C) das Trommelfell
(D) die Schnecke
(E) die Basilarmembran

3.12.4 Welche Aussage ist richtig?
(A) Als Tuba auditiva bezeichnet man die Eileiter
(B) Als Tuba auditiva bezeichnet man den äußeren Gehörgang
(C) Die Tuba auditiva verbindet die Paukenhöhle mit dem Innenohr
(D) Die Tuba auditiva verbindet das Mittelohr mit dem Rachen

3.11.11 C 3.11.12 A 3.11.14 B 3.11.15 D 3.11.16 C 3.11.17 B 3.11.18 C 3.12.2 D 3.12.3 C 3.12.4 D

3.12.5 Welche Aufgaben haben die Gehörknöchelchen?

(A) Sie sorgen für den Druckausgleich zwischen Innen- und Außenohr
(B) Sie stellen das Hörorgan dar
(C) Sie leiten den Schall weiter
(D) Sie halten das Gleichgewicht aufrecht

3.12.6 Die Rezeptoren für das Registrieren von Drehbewegungen des Körpers befinden sich

(A) in der Schnecke
(B) im Vorhofbläschen
(C) in der Paukenhöhle
(D) in den Bogengängen

3.12.7 Was entspricht dem „gelben", was dem „blinden" Fleck im Auge?

3.12.8 Beschreiben Sie den Unterschied zwischen Kurz- und Weitsichtigkeit!

3.12.9 Nennen Sie die Schutzvorrichtungen des Auges und geben Sie ihre Funktionen an.

3.13 Haut und Hautanhangsgebilde

3.13.1 An der mittleren Augenhaut werden 3 Abschnitte unterschieden:

1. die Sklera (Lederhaut)
2. die Chorioidea (Aderhaut)
3. das Corpus ciliare (Ziliarkörper)
4. die Cornea (Hornhaut)
5. die Iris (Regenbogenhaut)

(A) 1 + 2 + 4
(B) 2 + 3 + 5
(C) 2 + 4 + 5
(D) 1 + 3 + 4

3.12.5 C 3.12.6 D 3.13.1 C

3 Kommentare zur Anatomie und Physiologie

3.1 Zelle und Gewebe

3.1.1 **E ist richtig**

Im Zellkern jeder Einzelzelle ist die gesamte genetische Information des Makroorganismus gespeichert. Im Kern, der von einer Kernmembran umgeben ist, werden die DNS *(Desoxyribonucleinsäure)* und die RNS *(Ribonucleinsäure)* synthetisiert. Über letztere werden die Zellfunktionen gesteuert.

3.1.2 **D ist richtig**

Ribosomen, Mitochondrien und Vesikel zählen zu den Zellorganellen. (Andere Zellorganellen sind Zellkern, Golgi-Apparat, endoplasmatisches Reticulum).
Ribosomen sind RNA-reiche Partikel, an denen Proteine synthetisiert werden.
Mitochondrien werden als Kraftwerke der Zelle bezeichnet, in ihnen wird bei der Oxidation energiereicher Moleküle ATP gewonnen.
Vesikel (Bläschen) können unterschiedliche Substanzen enthalten und dienen der Speicherung oder dem intrazellulären Transport dieser Substanzen.

3.1.3 **A ist richtig**

Mikrovilli sind kleine zytoplasmatische Fortsätze, die der Oberflächenvergrößerung der Zelle dienen. Dadurch wird die Fähigkeit, Flüssigkeiten und gelöste Substanzen zu resorbieren, deutlich gesteigert. Mikrovilli kommen z.B. bei Darm- und Nierenepithelzellen vor.
Bei Flimmerepithelien dienen die Zilien auf der Oberfläche zum Transport von Substanzen (z.B. Tracheal- und Eileiterepithelien).

3.1.4

- Binde- und Stützgewebe
- Epithelgewebe
- Muskelgewebe
- Nervengewebe

3.1.5 **E ist richtig**

Man findet mehrschichtiges unverhorntes Plattenepithel dort, wo es zu mechanischen Belastungen kommt, z.B. in Mundhöhle, Ösophagus und Vagina. Das Plattenepithel hat keine Sekretions-, sondern eine Schutzfunktion für das darunterliegende Gewebe.

3.1.6 **A ist richtig**

Myoglobin ist eine dem Hämoglobin verwandte Substanz, die Sauerstoff in den Muskelzellen speichern kann. Bei plötzlicher starker körperlicher Belastung setzt das Myoglobin den vorher gebundenen Sauerstoff frei, so daß die Muskelzelle länger im aeroben Bereich (und damit effektiver) arbeiten kann.
Am Knochen wird eine äußere dichte Schicht *(Compacta)* von einer inneren Geflechtschicht *(Spongiosa)* unterschieden. Durch die Gitterbauweise verleiht die Spongiosa dem Knochen bei relativ geringem Gewicht gute physikalische Festigkeit.
Schwann-Zellen haben eine Stütz-, Ernährungs- und Schutzfunktion für periphere Nerven. Sie bilden die Nervenscheiden von peripheren myelinisierten Nervenfasern.

3.1.7 **A ist richtig**

Den besten Schutz gegen mechanische, chemische und thermische Einflüsse bietet das mehrschichtige verhornende Plattenepithel. Der Resorption von Stoffen dient am besten das einreihige Zylinderepithel mit oberflächlichen Mikrovilli.

3.1.8 **D ist richtig**

Das Übergangsepithel stellt eine Sonderform des mehrreihigen Epithels dar. Man findet es v.a. in Harnleiter und Harnblase. Obwohl das Übergangsepithel mehrreihig erscheint, haben alle Zellen mit dünnen Ausläufern Kontakt zur Basalmembran. Lösen sich die „Deckzellen" der obersten Schicht aus dem Verband, so kann man die feinen plasmatischen Ausläufer der Zellen erkennen. Im Urinsediment sieht man dann sog. „geschwänzte Epithelien".

3.1.9 **D ist richtig**

In der Trachea (wie in den Eileitern) findet man *Flimmerepithel*. Der stetige Flimmerschlag der Zilien dient dem Weitertransport von festen Teilchen, z.B. Staubpartikeln in Bronchien oder der Eizelle in der Tube.

3.1.10 **D ist richtig**

Man unterscheidet hyalinen, elastischen und kollagenen (Faser-) Knorpel: *Hyaliner Knorpel* bildet den Gelenkflächenüberzug, Kehlkopf und Trachea sowie Bronchien- und Rippenknorpel. Aus *elastischem Knorpel* bestehen die Ohrmuschel, kleine Bronchiolen, Epiglottis und die Ohrtrompete.
Meniskus, Bandscheiben, Symphyse und Gelenklippen bestehen aus *kollagenem Faserknorpel*.

3.1.11 **B ist richtig**

Knochen besteht aus Osteozyten, zu denen die Osteoklasten und Osteoblasten zählen, aus kollagenen Fibrillen und der verkalkten Interzellularsubstanz. Die anorganischen Salze, die dem Knochen seine Härte geben, sind v.a. kohlensaurer und phosphorsaurer Kalk.

3.1.12 **D ist richtig**

Ein lebender Knochen befindet sich in ständigem Auf- und Abbau. *Osteoblasten* bauen Knochensubstanz auf und *Osteoklasten* bauen sie ab.

3.2 Fortpflanzung, Wachstum, Reifung

3.2.1 **C ist richtig**

Ein Gen ist eine bestimmte DNA-Sequenz, die für ein spezifisches Merkmal eines Lebewesens den Code enthält. Die DNA eines Menschen ist in den *Chromosomen* komprimiert. Diese befinden sich im Zellkern. Mitochondrien sind Zellorganellen, die eine eigene DNA besitzen, also sind auch hier Gene lokalisiert. Diese codieren jedoch nur für Funktionen und Vermehrung der Mitochondrien selbst.

3.2.2 **B ist richtig**

Der normale Chromosomensatz besteht aus 46 Chromosomen, davon 44 sog. Autosomen und 2 Geschlechtschromosomen (XX bei der Frau, XY beim Mann). Einen *haploiden* (einfachen) Satz findet man in den Eizellen oder Spermien vor der Befruchtung. Er besteht aus 22 Autosomen und einem Geschlechtschromosom. (Dieses ist in der Eizelle immer ein X-Chromosom, kann in den Spermien aber ein X- oder ein Y-Chromosom sein.)

3.2.3 ☞ 3.2.4

3.2.4 **E ist richtig**

Lerntext Zellteilung

Die Mitose ist die normale Zellteilung, bei der jede Tochterzelle einen vollständigen Chromosomensatz erhält. Die Mitose geht also mit einer Verdoppelung der DNA einher.

1) In der *Prophase* beginnen die Chromosomen sich zu spiralisieren. Die Kernmembran löst sich auf.
2) In der *Metaphase* ist die Spiralisierung der DNA zu Chromosomen abgeschlossen. Es erfolgt nun die DNA-Duplikation. Die Chromosomenpaare ordnen sich dann einander gegenüber in der Äquatorialebene an.
3) In der *Anaphase* weichen die Chromosomen auseinander. Sie werden dabei durch eine Verkürzung der Spindelfasern an beiden Centromeren auseinandergezogen.
4) In der *Telophase* wird die Teilungsform der DNA wieder in die Arbeitsform zurückgeführt: Die Chromosomen entspiralisieren sich. Die Kernmembranen beider Tochterzellen werden gebildet, der Zelleib schnürt sich ein.

3.2.5 **D ist richtig**

Die Meiose oder Reduktionsteilung findet in den Keimzellen statt. Sie führt zur Halbierung des normalen Chromosomensatzes auf den haploiden Satz. Man unterscheidet die 1. und die 2. Reifeteilung. Die 1. Reifeteilung gleicht der Mitose. Erst in der 2. Reifeteilung werden die Chromatiden (halber DNA-Strang) getrennt, so daß jede Keimzelle einen halbierten Chromosomensatz erhält. In der Meiose entstehen also aus einer Zelle 4 Keimzellen.

Die Aussage 4) ist spitzfindig: Die Geschlechtschromosomen X und Y beim Mann sind *nicht* homolog, deshalb erhält nicht jede Keimzelle nur eines der homologen Chromosomen. Eigentlich müßte die Antwort A auch als richtig gewertet werden.

3.2.6 **B ist richtig**
Die Spermiogenese, also die Entwicklung reifer Spermien aus den Keimzellen *(Spermatogonien)* beginnt in der Pubertät unter dem Einfluß des Testosterons.
Dabei wird der doppelte Chromosomensatz normaler Zellen in der Meiose halbiert, Spermien haben also einen haploiden Chromosomensatz. Die Reifung der Leydig-Zwischenzellen erfolgt unter dem Einfluß eines Hypophysenhormons.

3.3 Bewegungsapparat

3.3.1 **B ist richtig**
Eine Halsrippe ist eine vom 7. Halswirbel ausgehende kleine Rippe, die durch Druck auf den oberen Teil des Plexus brachialis bzw. auf die Arteria subclavia zu Störungen der Arminnervation und -durchblutung führen kann.

3.3.2 **E ist richtig**
Als Merkspruch für die Handwurzelknochen gilt (von radial nach ulnar und von proximal nach distal):
Erste Reihe: Ein Kahn, der fuhr im Mondenschein im Dreieck um das Erbsenbein.
Zweite Reihe: Vieleck groß, Vieleck klein, der Kopf, der muß am Haken sein.

3.3.3 **A ist richtig**
Das radio-ulnare Gelenk am Ellenbogen ist ein *Radgelenk;* das Radiusköpfchen kann sich wie eine Scheibe („Rad") auf der und um die Ulna drehen.
Ein Beispiel für ein *Sattelgelenk* ist das Daumengrundgelenk des Metacarpale I mit der Handwurzel. *Kugelgelenke* sind z.B. Schultergelenk und Hüftgelenk, ein *Scharniergelenk* ist z.B. das Humero-ulnar-Gelenk.

3.3.4 **D ist richtig**
Der knöcherne Thorax wird von Brustwirbeln, Rippen und Sternum gebildet. Er stellt einen Schutzraum für die empfindlichen Thoraxorgane dar. Die Schulterblätter *(Scapulae)* und Schlüsselbeine *(Claviculae)* gehören zum knöchernen Schultergürtel und dienen der Beweglichkeit der oberen Extremität.

3.3.5 **D ist richtig**
Das Zwerchfell *(Diaphragma)* ist eine Muskelplatte, die die Thoraxhöhle vom Bauchraum trennt. Es besteht aus 3 Anteilen:
- Die *Pars sternalis* entspringt vom Sternum
- Die *Pars costalis* entspringt von den Rippen
- Die *Pars lumbalis* entspringt von den Lendenwirbeln

Bei Kontraktion des Zwerchfells senken sich die Zwerchfellkuppeln, so daß die Brusthöhle vergrößert wird und Luft in die Lungen strömt *(Inspiration)*. Das Zwerchfell ist der wichtigste Atemmuskel. Das Ausmaß der Brusthöhlenvergrößerung durch die costale (Rippen-) Atmung ist eher gering.

3.3.6 **D ist richtig**
Im Zwerchfell befinden sich 3 größere Öffnungen, die den Durchtritt von Strukturen des Brust- und Bauchraumes erlauben.
1) Durch den *Hiatus aorticus* ziehen die Aorta und dahinter der *Ductus thoracicus*, der die Lymphflüssigkeit der unteren Körperabschnitte zur *Vena subclavia sinister* transportiert.
2) Der *Hiatus oesophageus* dient dem *Oesophagus* und dem *N. vagus* zum Durchtritt.
3) Das *Foramen venae cavae* enthält die *Vena cava inferior* und einen Ast des *N. phrenicus.*

3.3.7 **B ist richtig**
Die *Linea alba* (weiße Linie) ist ein bindegewebiger Streifen zwischen Schwertfortsatz des Sternums und der Symphyse. Hier verflechten sich die Sehnenplatten *(Aponeurosen)* der seitlichen Bauchmuskeln. Die Linea alba wird zu beiden Seiten von den Scheiden des M. rectus abdominis begrenzt. In der Schwangerschaft kann diese Linie durch Pigmenteinlagerungen nachdunkeln.

3.3.8

Mögliche Bruchpforten sind an der Bauchwand überall dort, wo Muskelschichten dünn sind oder Lücken für den Durchtritt von anatomischen Strukturen aufweisen:

- Nabelbereich: *Nabelhernie*
- Linea alba: *Rectusdiastase* (Auseinanderweichen der Muskelbäuche)
- Leistenkanal: *Leistenhernie* in der Durchtrittsstelle des Samenstranges
- Leistenbereich: *Schenkelhernie* im Bereich des Durchtritts der Femoralgefäße

3.3.9

Die Wirbelsäule besteht aus 33–34 Wirbeln, davon 24 freie oder echte Wirbel: *7 Halswirbel, 12 Brustwirbel, 5 Lendenwirbel.* Die Wirbel des Kreuz- und Steißbeins werden im Gegensatz zu den freien Wirbeln als „falsche Wirbel" bezeichnet: *5 Kreuzwirbel, 4–5 Steißwirbel.* Die Halswirbel Atlas und Axis stellen aufgrund ihrer einzigartigen Formen und Funktionen einen Sonderfall dar.
Im Wirbelkanal verlaufen das Rückenmark mit den Rückenmarkshäuten, der Liquor cerebrospinalis und Blutgefäße, die Wirbelsäule und Rückenmark versorgen.

3.3.10 ☞ 3.3.9 **C ist richtig**

Die Zwischenwirbelscheiben *(Disci intervertebrales)* bestehen aus Faserknorpel, in dessen Mitte ein gallertartiger Kern, der Nucleus pulposus, eingelagert ist. Die gesunde Wirbelsäule besitzt eine Brustkyphose und eine Hals- und Lendenlordose. Seitliche Achsenabweichungen sind dagegen als pathologisch zu werten. Man spricht von einer Skoliose.

3.3.11

Ein Bewegungssegment der Wirbelsäule besteht aus 2 benachbarten Wirbelkörpern, den verbindenden kleinen Wirbelgelenken, der Bandscheibe und den verbindenden Bändern.
Die Beweglichkeit der Wirbelsäule ist zwischen dem 11. Brustwirbel und dem 2.–3. Lendenwirbel am größten, so daß bei einem Trauma die Verletzungen der Wirbelsäule und des Rückenmarks in diesem Bereich am häufigsten auftreten und am schwersten sind.

3.3.12 **D ist richtig**

Der Atlas ist durch ein Eigelenk mit dem Os occipitale verbunden und nach dem griechischen Gott Atlas benannt, der in der Mythologie das Himmelsgewölbe trägt.

3.3.13 **C ist richtig**

Die wichtigsten Beuger im Hüftgelenk sind der *M. iliopsoas,* der *M. rectus femoris,* der *M. sartorius* und der *M. tensor fasciae latae.* Der M. biceps femoris, M. semitendinosus und M. glutaeus maximus sind Strecker des Hüftgelenkes.
Der M. biceps brachii ist ein Beuger des Ellenbogengelenkes.

3.3.14 **D ist richtig**

Hauptstrecker im Kniegelenk ist der *M. quadriceps femoris.* Er wird nur unwesentlich durch den *M. tensor fasciae latae* unterstützt.

3.3.15 **B ist richtig**

Die Tibia bildet am proximalen Ende mit dem Femur das Kniegelenk, am distalen Ende gemeinsam mit der Fibula die Malleolengabel für das obere Sprunggelenk.
Der Innenknöchel wird von der Tibia gebildet, der Außenknöchel von der Fibula!
Die Fibula verläuft an der Unterschenkelaußenseite und ist mit Ausnahme des Fibulaköpfchens und seinem Anteil an der Malleolengabel von Muskeln bedeckt.

3.3.16 **D ist richtig**

Das *Lig. deltoideum* und das *Lig. calcaneofibulare* sind Bänder des oberen Sprunggelenkes. Das *Lig. deltoideum* besteht aus 3 Anteilen:

- Lig. tibionavicularis
- Lig. tibiotalaris
- Lig. tibiocalcanearis

Es verbindet am Innenknöchel das Schienbein mit den Fußwurzelknochen.
Das *Lig. calcaneofibulare* ist ein Band des Außenknöchels. Es ist bei Suppinationstraumen im oberen Sprunggelenk *(Distorsion)* von Überdehnung und Zerreißung am häufigsten betroffen.
Die *Syndesmose* verbindet Tibia und Fibula fast auf der gesamten Länge. Im Bereich der Malleolengabel ist sie durch das Lig. tibiofibulare anterior und posterior verstärkt.

3.3.17 **C ist richtig**

Kurze wie lange Röhrenknochen werden als „lange Knochen" bezeichnet. Im Gegensatz dazu gibt es „kurze Knochen" (wie Hand- und Fußwurzelknochen) und „flache Knochen" (wie Schädelknochen und Schulterblatt).

3.3.18 **D ist richtig**

Muskelarbeit wandelt chemische Energie in mechanische Energie und Wärmeenergie um. Die Energie, die im Oxidationsstoffwechsel aus Glukose gewonnen wird, wird in Form von ATP als chemische Energie bereitgestellt. Die *unmittelbare* Energiequelle für die Muskelarbeit ist das ATP. Die ATP-Bildung ist im Muskelgewebe auf 4 verschiedenen Wegen möglich:
1) oxidativer Glukose und Glykogenabbau
2) Kreatinphosphatabbau
3) Fett*säuren*, Keton und Lactat-Oxidation
4) 2 x ADP = ATP und AMP.
Fette und Proteine müssen erst in der Leber in einen der oben genannten Stoffe umgewandelt werden, bevor sie für den Energiestoffwechsel der Muskelzelle zur Verfügung stehen.

3.3.19 **D ist richtig**

Eine Aponeurose ist eine flächige Sehnenplatte aus kollagenen Fasern, z.B.:
- Zwerchfellaponeurose
- Palmaraponeurose
- Plantaraponeurose

Eine Neurose ist eine psychiatrisches Krankheitsbild.

3.3.20

Ein Gelenk wird von 2 Knochen gebildet, deren proximale und distale Gelenkfläche mit Gelenkknorpel überzogen sind. Zwischen den beiden Gelenkflächen ist der Gelenkspalt. Die Gelenkhöhle wird von der Gelenkkapsel begrenzt. Die innere Schicht der Gelenkkapsel wird von der Synovia gebildet. Diese produziert und resorbiert Gleitflüssigkeit *(„Gelenkschmiere")*.
Die äußere Schicht der Gelenkkapsel besteht aus derbem Bindegewebe und Bändern. Im Gelenk können sich außerdem Gelenkbänder und Gelenkscheiben *(Menisci)* befinden.

3.3.21 ☞ **3.3.22** **D ist richtig**

3.3.22 **A ist richtig**

Beispiel für ein *Scharniergelenk* ist das Ellenbogengelenk zwischen Humerus und Ulna. Es ist einachsig und erlaubt nur 2 Hauptbewegungen:
- Flexion und Extension

Ein *Kugelgelenk* erlaubt sechs Hauptbewegungen in 3 Achsen:
- Flexion und Extension
- Abduktion und Adduktion
- Innen- und Außenrotation

Alle diese Bewegungen sind auch kombinierbar.
Das *Eigelenk* (z.B. *proximales* Handwurzelgelenk) erlaubt dieselben Bewegungen wie ein Kugelgelenk außer der Rotationsbewegung, also Bewegungen in 2 Achsen und damit 4 Hauptbewegungen.

3.3.23 **C ist richtig**

Im oberen Sprunggelenk sind eine Flexion und Extension des Fußes möglich, im unteren Sprunggelenk (zwischen Talus und Calcaneus) Pronation und Supination.
Hinter dem Innenknöchel tastet man die Arteria tibialis posterior. Die Arteria dorsalis pedis ist zwischen den Metatarsalia I und II auf dem Fußrücken tastbar.
Ein Sesambein findet man in den Beugesehnen des Daumens und der Großzehe. Das Sesambein hat keinen direkten Kontakt zu einem Gelenk. Die Patella ist dagegen innen von Gelenkknorpel überzogen und an der Bildung des Femurtibialgelenkes beteiligt.
Der N. Trigeminus versorgt die Gesichtshaut sensibel. Die mimische Muskulatur wird dagegen vom N. Facialis innerviert.

3.4 Herz- und Gefäßsystem

3.4.1

Die Erregung entsteht normalerweise im Sinusknoten („Schrittmacher" des Herzens) und wird über die Vorhofmuskulatur zum AV-Knoten (Atrioventrikularknoten), der sich in der Klappenebene des Herzens befindet, weitergeleitet. Von dort aus läuft die elektrische Erregung über ein spezielles Leitsystem: über das His-Bündel in den linken und den rechten Tawaraschenkel, dann als Purkinjesche Fasern ins Arbeitsmyokard.

3.4.2

- Die *Aortenklappe* liegt zwischen linkem Ventrikel und Aorta
- Die *Pulmonalklappe* liegt zwischen rechtem Ventrikel und Pulmonalarterie
- Die *Mitralklappe* liegt zwischen linkem Vorhof und Ventrikel
- Die *Trikuspidalklappe* liegt zwischen rechtem Vorhof und rechtem Ventrikel

Aorten- und Pulmonalklappe sind dreiteilige Taschenklappen; Mitral- und Trikuspidalklappe sind Segelklappen mit 2 (Mitralis) bzw. 3 (Tricuspidalis) Anteilen.

3.4.3 **E ist richtig**

Das Herz ist ein Hohlmuskel, der aus Muskelgewebe *(Myokard)* besteht und von einem Herzbeutel *(Perikard)* umgeben ist. Innen ist das Herz mit einer Epithelschicht *(Endokard)* ausgekleidet. Dieses Epithel überzieht sowohl den Herzmuskel als auch die Klappen. Das Myokard ist im Bereich der Ventrikel am stärksten (am breitesten). Im Bereich der Vorhöfe ist es dagegen schwächer (dünner).

3.4.4

Direkt nach der Aortenklappe zweigen die 2 Hauptstämme der Herzkranzgefäße ab:

- Arteria coronaria dexter
- Arteria coronaria sinister

Der linke Hauptstamm verzweigt sich nach kurzer Strecke in den Ramus circumflexus der A. coronaria sinister und in den Ramus interventricularis anterior.

3.4.5 **A ist richtig**

Das durchschnittliche Herzschlagvolumen beträgt beim Erwachsenen in körperlicher Ruhe ca. 70 ml. Das sind bei einer Herzfrequenz von 70/Min. ca. 5 l/Min. und 300 l/Stunde. Am Tag pumpt das Herz also ca. 7000 l Blut durch den Körper!

3.4.6 **B ist richtig**

Das Gesamtblutvolumen eines Erwachsenen beträgt etwa 5–6 l. Hiervon befinden sich ca. 85 % im Körperkreislauf, 9 % im Lungenkreislauf und 6 % im Herzen.
Auf das venöse oder Kapazitätssystem entfallen 75 % des Gesamtvolumens, während im arteriellen Gefäßsystem nur ca. 20 % des Blutvolumens zu finden sind. Das Gefäßsystem ist in der Lage, das gesamte Blutvolumen des Menschen aufzunehmen.

3.4.7 **C ist richtig**

Den größten Einfluß auf den Blutdruck haben die Arteriolen. Die Kontraktion der Gefäßmuskulatur bewirkt eine Verengung ihres Innendurchmessers, dadurch steigen Widerstand und Blutdruck an. Die Kapillaren und Koronararterien nehmen praktisch nicht an der Blutdruckregulation teil. Eine arteriosklerotisch veränderte, starre Aorta führt zu systolischen Druckspitzen, der Tonus der Aorta hat aber kaum Einfluß auf den Blutdruck. Der Tonus der unteren Hohlvene, v.a. aber der Venolen (venöse Kapazitätsgefäße) hat nach dem der Arteriolen den zweitgrößten Einfluß auf die Blutdruckregulation.

3.4.8 **B ist richtig**

Während der Herzaktion findet ein ständiger Wechsel zwischen Systole und Diastole statt. In der Systole kontrahiert sich der Herzmuskel und treibt das Blut aus. Durch die Herzklappen wird die Richtung des Ausstoßes gesteuert. In der Diastole erschlafft der Muskel wieder, so daß sich die Kammern mit Blut füllen.
In der Vorhofsystole pumpen die Vorhöfe durch die *Segelklappen* Blut in die Ventrikel, in der nachfolgenden Kammersystole erschlaffen sie (Vorhofdiastole).
Im gesunden Herzen eines Erwachsenen besteht keine Verbindung zwischen rechtem und linkem Herzen. In der Fetalzeit allerdings bildet das Foramen ovale (bis zur

Geburt) einen Shunt zwischen rechtem und linkem Vorhof. Verschließt sich dieses Loch nicht nach der Entfaltung der Lunge, so resultiert ein ASD: Atriumseptumdefekt *(Vorhofseptumdefekt)*.

3.4.9 A ist richtig

Lerntext Blutkreislauf

Sauerstoffarmes „venöses" Blut strömt aus dem Körperkreislauf über die obere und untere Hohlvene *(V. cava sup. und inf.)* in den rechten Vorhof, an der Trikuspidalklappe vorbei in den rechten Ventrikel – vorbei an der Pulmonalklappe über die Arteria pulmonalis (diese führt also „venöses" Blut!) in die Lungengefäße. In den Lungenkapillaren nimmt das Blut Sauerstoff auf und gibt Kohlendioxid ab.
Anschließend fließt das arterialisierte (mit Sauerstoff angereicherte) Blut zurück über die Lungenvenen (die also „arterielles" Blut führen!) in den linken Vorhof, über die Mitralklappe in den linken Ventrikel, über die Aortenklappe in den Körperkreislauf. Aus dem arteriellen System des Körperkreislaufes gelangt das Blut über die Kapillaren, wo es mit CO_2 angereichert wird und den Großteil des Sauerstoffs an das Gewebe abgibt, in die Venolen, von dort in die Hohlvenen.

Fällt der Sinusknoten aus, der in Ruhe eine Erregungsfrequenz von ca. 60–90/Min. produziert, springt der AV-Knoten als sekundäres Erregungszentrum ein. Die Erregungsfrequenz des AV-Knotens liegt bei ca. 40–50/Min.

3.4.10

Während der Kammersystole sind Aorten- und Pulmonalklappe geöffnet und die Segelklappen (Trikuspidal- und Mitralklappe) geschlossen. Dadurch wird das Blut in Körperkreislauf und Lunge gelenkt und ein Blutrückfluß in die Vorhöfe verhindert.

3.4.11 D ist richtig

Es gibt im Herzzyklus 2 Momente, in denen Mitral- und Aortenklappe gleichzeitig geschlossen sind:

1) wenn die Vorhofsystole abgeschlossen ist, die Kammersystole aber noch nicht zu einem Blutauswurf durch die Aortenklappe geführt hat: *Anspannungsphase* des Ventrikels
2) wenn die Kammerdiastole beginnt, die Vorhofsystole aber noch nicht begonnen hat

Das EKG zeigt während der Kammersystole eine T-Welle, zu diesem Zeitpunkt ist die Aortenklappe geöffnet.
Der steile Druckanstieg des Karotispulses ist ebenfalls durch den Blutauswurf während der Kammersystole bedingt.
Die Aortenklappe öffnet sich in dem Moment, in dem der ansteigende Ventrikeldruck den Aortendruck übersteigt.

3.4.12 C ist richtig

Fasern des N. vagus erreichen das Herz praktisch nur auf der Vorhofebene. Hier bewirkt die Vagusreizung eine Verlangsamung der Herzfrequenz. Die Effekte des Vagus auf die Kontraktionskraft oder das Herzminutenvolumen sind indirekter Art und eher gering.

3.4.13

- Sogwirkung des Herzens während der Systole
- Sogwirkung des Thorax während der Inspiration (Unterdruck im Brustraum)
- venöser Druck (nachwirkender Druck der Arterien und von außen aus dem Gewebe auf die Venen einwirkender Druck)
- Venenklappen
- Muskelpumpe

3.4.14 D ist richtig

Die Koronardurchblutung (bzw. der arterielle Bluteinstrom in die Koranararterien) ist in der Ventrikeldiastole am größten. Die Myokarddurchblutung macht ca. 5–10 % des Herzzeitvolumens aus. Das HZV beträgt ca. 5 l/Min. (70 Schläge à 70 ml); 5 % davon sind also 250 ml/Min. Bei einem durchschnittlichen Herzgewicht von 300 g entspricht das ca. 80 ml pro 100 g Herzmuskelgewebe!
Bei körperlicher Belastung kann die Koronardurchblutung auf das bis zu 4fache der Ruhedurchblutung ansteigen. Da bei Belastung auch das HZV deutlich ansteigt, be-

hält die Regel, daß die Koronardurchblutung 5–10 % des HZV beträgt, ihre Gültigkeit.

3.4.15 **E ist richtig**
Der Gasaustausch zwischen Luft und Blut findet in den Alveolen bzw. den Alveolarkapillaren, der Gasaustausch zwischen Blut und Gewebe in den Gewebekapillaren statt. Nur an diesen beiden Stellen sind die Diffusionsstrecken und die Gefäßwände so dünn, daß in kurzer Zeit eine effektive Gasdiffusion möglich ist.

3.4.16 **A ist richtig**
Arterien sind Gefäße, die Blut vom Herzen weg transportieren. Im Körperkreislauf transportieren sie sauerstoffreiches („arterielles"), im kleineren Lungenkreislauf sauerstoffarmes („venöses") Blut.

3.4.17
Die Wand einer Arterie ist in 3 Schichten aufgebaut:
- *Intima:* innere Schicht, Epithelgewebe
- *Media:* mittlere Schicht, Muskelgewebe
- *Adventitia:* äußere Schicht, Bindegewebe

In der Adventitia großer Arterien verlaufen noch kleinere Arterien, die die Versorgung der Gefäßwand mit Blut sicherstellen, sog. Vasa vasorum.

3.4.18 **C ist richtig**
Die Arteria pulmonalis beginnt hinter der Pulmonalklappe am rechten Ventrikel und transportiert sauerstoffarmes und CO_2-reiches Blut in die Lunge.

3.4.19 **A ist richtig**
Venen sind Gefäße, die Blut zum Herzen hinführen, durch Arterien wird das Blut vom Herzen in die Peripherie gepumpt. Lungenvenen transportieren also in den Alveolen mit Sauerstoff angereichertes Blut zum Herzen zurück. Mit den Bezeichnungen „arterielles" und „venöses" Blut ist ein hoher oder niedriger Sauerstoff- bzw. CO_2-Gehalt gemeint. Die Bezeichnungen sind etwas unglücklich, weil sie nur für den großen Kreislauf zutreffen. Im Lungenkreislauf verhält es sich genau umgekehrt.

3.4.20 ☞ 3.4.9 **A ist richtig**

3.4.21
Vier Arterien versorgen den Magen mit Sauerstoff und Nährstoffen:
Die arterielle Blutversorgung des Magens erfolgt über den *Truncus coeliacus,* der aus der Aorta entspringt. Der Truncus coeliacus verzweigt sich in die *A. gastrica sinister*, die A. hepatica und die A. lienalis. Aus der A. hepatica entspringt wiederum die *A. gastrica dexter* und *A. gastroepiploica dexter.* Aus der A. lienalis entspringt die *A. gastroepoploica sinister.*
Der venöse Abstrom erfolgt zum allergrößten Teil über die *Vena gastrica dexter* und *V. gastroepiploica dexter* in die Pfortader. Nur ein kleiner Teil des venösen Blutes fließt über die *Venae gastricae breves* und den Plexus oesophageus in die *V. brachiocephalica.*

3.4.22 **C ist richtig**
Die Pfortader erhält ihr Blut über die Vena mesenterica und die Vena lienalis aus dem Magen-Darm-Trakt, der Milz und dem Pankreas.
Die arterielle Blutversorgung der Leber erfolgt über die Arteria hepatica des Truncus coeliacus.

3.4.23 **D ist richtig**
Die Arteria brachialis *(Armschlagader)* ist die Fortsetzung der A. axillaris und verzweigt sich in Ellenbogenhöhe in die A. radialis und A. ulnaris. Sie zieht hinten um den Humerus herum, wo sie bei einer Humerusschaftfraktur leicht verletzt werden kann.

3.4.24
Der Puls wird durch die Druckwelle hervorgerufen, die vom Herzen durch den Blutauswurf in die Aorta ausgelöst wird. Man kann den Puls überall dort tasten, wo sich Arterien nahe an der Körperoberfläche befinden:
- A. carotis (Hals)
- A. radialis und A. ulnaris (Handgelenk)
- A. femoralis (Leiste)
- A. poplitea (Kniekehle)
- A. tibialis posterior (Fußinnenknöchel)
- A. dorsalis pedis (Fußrücken)

3.4.25 Lerntext Fetaler Kreislauf

Über die Plazenta nimmt der Fetus Sauerstoff und Nährstoffe auf und gibt CO_2 und andere Stoffwechselprodukte ab. Die Aufgaben von Lunge (Gasaustausch) und Leber (Stoffwechselaktivität, Entgiftung) werden also praenatal zum größten Teil von der Mutter übernommen.

Leber und Lunge werden deshalb im fetalen Kreislauf durch Blutkurzschlüsse bzw. Abkürzungen umgangen: Der *Ductus venosus arantii* bildet das Umgehungsgefäß der Leber und der *Ductus arteriosus botalli* das der Lunge. Einen weiteren Kurzschlußweg zur Umgehung der Lunge stellt das offene *Foramen ovale* (zwi. rechtem und linkem Vorhof) dar.

Fetaler Kreislauf

Sauerstoff- und nährstoffreiches Blut fließt über die *Vena umbilicalis* (Nabelvene) zur Pfortader des Feten und von dort unter Umgehung der Leber durch den Ductus venosus arantii direkt in die *Vena cava inferior* (untere Hohlvene). Von dort fließt das Blut über den rechten Vorhof durch das offene *Foramen ovale* in den linken Vorhof: Die Lunge wird so umgangen. Vom linken Vorhof geht's über den Ventrikel in die *Aorta* und dann in den großen Körperkreislauf.

Das venöse Blut aus der oberen Körperhälfte fließt über die *Vena cava superior* in den rechten Vorhof, von dort in den rechten Ventrikel und in die *Arteria pulmonalis*. Dabei kreuzen sich der Blutstrom aus der Vena cava superior und V. cava inferior im rechten Vorhof! Das sauerstoffarme Blut der oberen Körperhälfte fließt dann über den *Ductus arteriosus botalli* unter Umgehung des Lungenkreislaufes in die *Aorta* und mischt sich dort mit dem sauerstoffreichen Blut, das ursprünglich aus der Nabelvene kam.

Nach der Geburt wird durch die mit dem ersten Schrei einsetzende Atmung die Lunge entfaltet. Durch die Änderung der Druckverhältnisse schließt sich das Foramen ovale mechanisch (Kulissenverschluß). Der Ductus arteriosus und der Ductus venosus verschließen sich innerhalb der ersten Lebenstage durch die Kontraktion der Gefäßmuskulatur.

3.4.26 ☞ **3.4.25** **A ist richtig**

3.4.27 ☞ **3.4.25** **B ist richtig**

3.4.28

1) Obere Hohlvene = V. cava superior
2) Aorta
3) Lungenschlagader = Truncus pulmonalis
4) Untere Hohlvene = V. cava inferior
5) Herzbeutel = Pericard

3.4.29

1) Obere Hohlvene = V. cava superior
2) Lungenschlagader = Truncus pulmonalis
3) Tricusspidalklappe
4) Mitralklappe
5) Herzscheidewand = Septum

3.5 Blut und Lymphsystem

3.5.1

1) Hauptaufgabe: Sauerstofftransport von den Lungenalveolen zu den Zellen in der Körperperipherie
2) Bildungsort: rotes Knochenmark
3) Gestalt: scheibenförmig, eingedellt, kernlos
4) Anzahl: 4,5–5 Mio/mm^3
5) Lebensdauer: ca. 120 Tage; Abbau vorwiegend in der Milz

3.5.2 ☞ **3.5.1**

3.5.3 ☞ **3.5.1** **C ist richtig**

3.5.4 ☞ **3.5.6** **B ist richtig**

3.5.5 **B ist richtig**

3.5.6 **C ist richtig**

Erythrozyten sind hämoglobinhaltige kernlose Zellen mit einer Größe von ca. 7 µm. Sie werden (wie auch die weißen Blutzellen!) im roten Knochenmark aus kernhaltigen Vorstufen gebildet und als sog. Retikulozyten in die freie Blutbahn abgegeben. Diesen Vorgang nennt man Erythropoese.

Retikulozyten enthalten im Gegensatz zu Erythrozyten noch Zellorganellen zur Synthese des Hämoglobins, die in der Färbung als dunkle Netze erkennbar sind und der Zelle ihren Namen gegeben haben (rete: Netz). Aufgabe der Erythrozyten ist der Sauerstofftransport von den Alveolen zu den Zellen der Körperperipherie.

Weiße Blutzellen, z.B. Makrophagen, sind zur Diapedese, d.h. zur aktiven Fortbewegung fähig. Netzhautzellen sind Stäbchen und Zapfen.

3.5.7 **A ist richtig**

Physiologischerweise kommen beim gesunden Erwachsenen im peripheren Blut vor:

- Leukozyten: 6000–8000/mm^3
- Thrombozyten: 150 000–400 000/mm^3
- Erythrozyten: 4,2–5,4 Mio/mm^3

3.5.8 **A ist richtig**

Man unterscheidet rotes und gelbes Knochenmark. Das gelbe Knochenmark erhält seine Farbe durch den hohen Gehalt an Fettzellen, das sog. Fettmark.
Das rote Knochenmark ist Bildungsort fast aller Blutzellen:

- Erythropoese: rote Reihe
- Granulopoese: weiße Reihe
- Thrombozytopoese: Plättchen

Die Lymphozyten werden z.T. in den lymphatischen Organen (Mandeln, Milz, Lymphknoten usw.), z.T. wie Granulozyten im Knochenmark gebildet.

3.5.9 **E ist richtig**

Im Differentialblutbild des Gesunden findet man:

- 40–80 % neutrophile Granulozyten
- 20–50 % Lymphozyten
- 2–11 % Monozyten
- 2–4 % eosinophile Granulozyten
- 0–2 % basophile Granulozyten

3.5.10 **A ist richtig**

Phagozytose ist die Aufnahme von Zelltrümmern, Bakterien und winzigen Fremdkörpern in bestimmte Leukozyten. Makrophagen (z.B. Kupffersche Sternzellen in der Leber) und neutrophile Granulozyten sind zur Phagozytose befähigt. Die durch Phagozytose in die Zelle aufgenommenen Partikel werden durch Enzyme zersetzt.

3.5.11 **C ist richtig**

Die Blutbildung geht von pluripotenten Stammzellen aus. Diese differenzieren sich dann zu Vorläuferzellen der Erythro-, Leuko- oder Thrombopoese weiter.
Monozyten sind keine Vorläuferzellen sondern eine eigene Zellrasse.
Myeloblasten sind Vorläuferzellen der Granulopoese, die nur bei krankhaften Prozessen, z.B. bei bestimmten Leukämieformen im peripheren Blut vorkommen.

3.5.12 **B ist richtig**

Die pluripotente Stammzelle differenziert sich in:

- Vorläuferzellen der weißen Blutbildung
  - Monoblast
  - Myeloblast
  - Lymphoblast
- Vorläuferzellen der roten Blutbildung: Proerythroblast
- Vorläuferzellen der Thrombopoese: Megakaryoblast

Thrombozyten entstehen durch Abschnürung von Zytoplasmateilen eines Megakaryozyten. Sie sind demnach kernlos.

3.5.13

Die Blutstillung hat 3 Komponenten:

- *Gefäßkomponente:* Verletzte Gefäße rollen sich ein und kontrahieren sich.
- *Zellkomponente:* Thrombozyten lagern sich an Gewebsdefekte und Gefäßverletzungen an und bilden dort einen Thrombus.
- *Plasmatische Komponente:* Gerinnung des Blutes über die Gerinnungsfaktorenkaskade.

3.5.14 **D ist richtig**

Zur Bestimmung des Hämatokritwertes (Hkt) zentrifugiert man Vollblut in einer Kapillare und mißt dann den prozentualen Anteil der abgesetzten Blutbestandteile (Zellen). Die Erythrozyten machen den größten Anteil des Hkt aus, deshalb wäre C fast richtig.

3.5.15

Transportfunktion

Das Blut transportiert Gase (Sauerstoff und Kohlendioxid) von der Lunge zu den Geweben und umgekehrt. Es nimmt Nährstoffe im

Darm auf und bringt sie zu den Zellen, transportiert von dort Abfallstoffe des Zellstoffwechsels zu den Ausscheidungsorganen (Leber, Niere).
An der Regulation des **Wärmehaushaltes** ist der Blutkreislauf wesentlich beteiligt. Das Blut übernimmt den Wärmetransport und -ausgleich zwischen den verschiedenen Körperteilen.
Blut ist das Transportmedium für die meisten hormonellen Steuerungsvorgänge.
- Blutzellen und bestimmte Serumproteine spielen eine unverzichtbare Rolle bei der Abwehrreaktion des Organismus.
- Die Pufferfunktion des Blutes gewährleistet, daß das Säure-Basen-Gleichgewicht konstant im schwach alkalischen Bereich gehalten wird.

3.5.16 C ist richtig

Normalerweise wird der Eiweißgehalt des Blutes nicht in % sondern in g/dl angegeben. Der Gesamteiweißgehalt des Serums beträgt 6,5–8,5 g/dl. In der Eiweißelektrophorese kann das Eiweiß in einzelne Fraktionen aufgetrennt werden: Albuminfraktion, α 1- und α 2-, β- und γ-Globuline (Eiweißkörperchen). Die Proteine unterscheiden sich in Größe (Molekulargewicht), elektrischer Ladung, Herkunft und Funktion. Der größte Teil von ihnen wird in der Leber synthetisiert.

3.5.17 E ist richtig

Der kolloidosmotische Druck im Blut wird v.a. durch die Konzentration der Plasmaproteine bestimmt. Im Zusammenspiel mit dem Blutdruck ist er für den Wasserein- und -ausstrom aus den Kapillaren ins Gewebe und umgekehrt verantwortlich. Bei einem niedrigen kolloidosmotischen Druck infolge einer Hypoproteinämie kommt es zu einem verstärkten Wasserausstrom aus den Kapillaren ins Gewebe. Es entwickeln sich Ödeme und das zirkulierende Blutvolumen wird verringert, wie z.B. bei der Leberzirrhose. Je höher der kolloidosmotische Druck ist, desto mehr Wasser strömt aus dem Gewebe wieder in die Kapillaren zurück: Das Blutgefäßsystem wird mit Gewebeflüssigkeit „aufgefüllt".

3.5.18

Elektrolyte sind chemische Elemente oder chemische Verbindungen, die in wäßriger Lösung (Blut) in Form von Ionen vorliegen. Im Blut sind das v.a.:
- Natrium, Kalium, Kalzium, Magnesium
- Chlorid, Phosphat

3.5.19 B ist richtig

Der Hämatokritwert wird durch Zentrifugieren von Vollblut gewonnen. Er gibt in Prozent den Volumenanteil aller Zellen am Blutvolumen an.
Plasma ist das nicht-zelluläre Restvolumen. Nach Entfernen des (geronnenen) Fibrins bleibt das Serum über. Serum ist also nicht mehr gerinnbar.
Der Blutkuchen entsteht, wenn Vollblut gerinnt: Es entsteht ein Blutgerinnsel, bestehend aus den abgesunkenen Blutzellen und einem Fibrinnetz. Der flüssige Überstand ist das Serum.

3.5.20 C ist richtig

Lerntext BGA

Mit der BGA (Blutgasanalyse) werden die Partialdrücke von Sauerstoff und Kohlendioxid im Blut, der pH und der Basenüberschuß (BE) sowie das Standard-Bikarbonat bestimmt. Respiratorische und metabolische Störungen, die den Gas- und Säurebasen-Haushalt des Körpers beeinflussen, können in der BGA erkannt und differenziert werden. Normalwerte der BGA:

pO_2	> 70 mmHg
pCO_2	40 mmHg ± 4 mmHg
pH	7,4 ± 0,04
BE	0 ± 2
Bikarbonat	24 mmol

3.5.21 C ist richtig

HbE ist der Hämoglobingehalt des einzelnen Erythrozyten (26,5–33,5 pg).
Hb in g/dl ist der Hämoglobingehalt aller Erythrozyten in 100 ml Blut (12–18 g/dl).
MCV in fl oder μm^3 ist das Durchschnittsvolumen der Erythrozyten (83–94 fl).
Die Anzahl der Erythrozyten pro ml Blut beträgt normalerweise 4,2–6 Millionen.

Anatomie und Physiologie

3.5.22 **C ist richtig**

Beim Abbau von Erythrozyten wird indirektes Bilirubin freigesetzt. Dieses wird in der Leber zu direktem Bilirubin konjugiert. Die Begriffe direkt und indirekt beziehen sich auf die laborchemischen Nachweismethoden, die angewandt werden, wenn man das gesamte Bilirubin aufschlüsseln will.
Eselsbrücke: „*Direktes* Bilirubin wird *direkt* von der Leber über die Gallenflüssigkeit ausgeschieden!"

3.5.23 ☞ **3.5.24** **D ist richtig**

3.5.24 **C ist richtig**

Die Blutgruppe bezeichnet das Vorhandensein oder Fehlen der Antigeneigenschaften A oder B auf der Erythrozytenoberfläche. Träger von nur einer dieser Antigeneigenschaften bilden gegen die ihm fehlenden Antigene Antikörper, die im Serum zirkulieren. Hat jemand allerdings die Blutgruppe AB, so bildet er keine Antikörper, da diese ja seine eigenen Erythrozyten agglutinieren würden. Diese Antikörper können Zellen fremder Antigenität, z.B. bei einer Bluttransfusion, zerstören. Erythrozyten eines Trägers der Blutgruppe 0 besitzen weder das Antigen A noch B. Dafür enthält sein Serum Antikörper gegen beide Antigene, also Anti-A und Anti-B.

3.5.25 **D ist richtig**

Neben dem AB0-Blutgruppensystem gibt es noch zahlreiche weitere Untergruppen. Für den klinischen Alltag ist dabei das *Rhesussystem* von größter Bedeutung. Ein großes D bedeutet das Vorhandensein des „Rhesusantigens", ein kleines d bedeutet das Fehlen desselben. Ein Träger der Blutgruppe AB Rh-positiv hat also die Blutkörpercheneigenschaften (Antigene): A, B und D und im Serum keine Antikörper gegen A, B oder D, da diese sich gegen sein eigenes Blut richten würden.

3.5.26 **E ist richtig**

Im Serum eines Menschen mit der Blutgruppe 0 befinden sich Anti-A und Anti-B-Antikörper. Also werden alle Erythrozyten, die eines der beiden Merkmale (oder sogar beide Blutgruppenmerkmale gleichzeitig) tragen, durch dieses Serum agglutiniert.

3.5.27 ☞ **3.5.13** **D ist richtig**

Blutstillung:
- Vasokonstriktion
- Thrombozytenaggregation

Blutgerinnung:
- Gerinnungsfaktorenkaskade mit Fibrinbildung aus Fibrinogen
- Kalzium ist ein Kofaktor (Nummer V) der Blutgerinnung

3.5.28 **A ist richtig**

Der Quicktest (Prothrombinzeit) ist ein Gerinnungstest, der die Funktion der Gerinnungsfaktoren des sog. extrinsischen Systems überwacht. Dazu gehören die Faktoren X, VII, V, II, I. Der Quicktest fällt z.B. bei Vitamin-K-Mangel oder Marcumartherapie pathologisch aus. Der Normwert beträgt ca. 70–100 %.
Der Anteil der Blutzellen im Vollblut ist der Hämatokrit.
Das Vorhandensein des Intrinsic factors (zur Vit. B_{12}-Resorption) kann mit dem Schillingtest geprüft werden.

3.5.29 ☞ **3.5.31** **D ist richtig**

3.5.30

Ductus thoracicus und Ductus lymphaticus. ☞ 3.5.31

3.5.31 **A ist richtig**

Lerntext Lymphsystem

Lymphe ist „Gewebewasser", welches aus den Kapillaren ins Gewebe abgegeben wurde und nicht im venösen Schenkel der Kapillaren wieder resorbiert worden ist. Lymphe enthält:
- Wasser
- Eiweiße
- Elektrolyte
- Lymphozyten (ansonsten keine Blutzellen!)
- Fette (im Darmtrakt)

Lymphe wird durch feinste Lymphgefäße aus den Körpergeweben gesammelt und in größeren Lymphgefäßen transportiert. Diese vereinigen sich zu immer größeren Lymphgefäßen, die schließlich als Ductus thoracicus und Ductus lymphaticus in die Venenwinkel der oberen Körperhälfte einmünden. (Der Venenwinkel ist die Vereinigung von V. jugularis interna und V. subclavia.) Im Darmtrakt werden die Fette über die Lymphe resorbiert, so daß die Lymphe dieser Körperregion auch Fette enthält. Die großen Lymphgefäße besitzen eine Muskelschicht und transportieren die Lymphflüssigkeit durch peristaltische Kontraktionswellen weiter. Lymphgefäßklappen verhindern einen Rückfluß der Lymphe. Im Verlauf der Lymphgefäße sind Lymphknoten als sog. „regionäre" oder Sammellymphknoten zwischengeschaltet. Sie nehmen eine wichtige Stellung in der Differenzierung der Lymphozyten und damit in der körpereigenen Abwehr ein.

3.5.32

Der Thymus ist ein Organ des lymphatischen Systems. Im Thymus werden während der Embryonalzeit die T-Lymphozyten geprägt, d.h. sie „lernen" körpereigenes Gewebe zu erkennen und zu tolerieren und eine Abwehrfunktion nur gegen körperfremde Antigene zu entwickeln. Die Thymusdrüse liegt retrosternal im vorderen oberen Mediastinum. Im Laufe des Jugendalters atrophiert der Thymus.

3.5.33

Primäre Lymphorgane sind antigenunabhängig:
- Thymus
- Knochenmark

Sekundäre Lymphorgane sind antigenabhängig:
- Tonsillen
- Lymphknoten
- Milz
- Darm-assoziiertes Gewebe (Peyersche Plaques)
- Bronchien-assoziiertes Gewebe

3.5.34

Lerntext Milz

Die Milz ist ein ca. 10 cm langes und ca. 7 cm breites Organ, das in seiner Form einer Kaffeebohne ähnelt. Es liegt im linken Oberbauch unter dem Zwerchfell parallel zur 10. Rippe. Am *Milzhilus* treten die A. lienalis ein und die V. lienalis aus. Schneidet man das Organ durch, so findet man rote Bezirke (ca. 77 % des Organvolumens), sog. *rote Pulpa* und weiße Bezirke, die sog. *weiße Pulpa.* Die rote Pulpa entspricht den Milzsinus. Diese ähneln kleinen Gefäßen und Kapillaren. Die weiße Pulpa besteht zum größten Teil aus Lymphfollikeln.

Aufgaben der Milz:
- In der Milz werden überalterte Erythrozyten abgebaut
- Die Milz ist ein Immunorgan, welches zum lymphatischen System gehört
- Bei Knochenmarkinsuffizienz kann die Milz die Granulo- und Erythropoese (teilweise) übernehmen
- Die Milz kann als Speicherorgan, z.B. für Eisen dienen

3.6 Atmungssystem

3.6.1

Unter äußerer Atmung versteht man die Atemmechanik und den Gasaustausch in den Lungen. Innere Atmung ist die biochemische Zellatmung, bei der Energie in Form von ATP, CO_2 und Wasser entsteht.

3.6.2

Die Inspiration ist die Einatmung:
Der Brustraum wird durch die Bewegung des Zwerchfells nach unten (und durch die Kontraktion der Zwischenrippenmuskulatur) erweitert. Dadurch entsteht kurzzeitig ein geringer Unterdruck im Thorax: Luft strömt über die Trachea und die Bronchien bis in die Alveolen ein.

Die Exspiration ist die Ausatmung:
Wenn das Zwerchfell (und die Intercostalmuskulatur) erschlafft, führen der intraabdominelle Druck und elastische Kräfte der Lunge dazu, daß der intrathorakale Raum kleiner wird: Das Zwerchfell bewegt sich nach oben und die Luft strömt wieder aus. Bei der forcierten Exspiration wird durch die Bauchpresse der Atemstrom aktiv beschleunigt, indem im Thorax ein Überdruck erzeugt wird. Die normale Exspiration dagegen ist passiv.

3.6.3 **E ist richtig**

Die äußeren Zwischenrippenmuskeln (Musculi intercostales externi) führen bei einer Kontraktion zu einer Anhebung der nächsttieferen Rippe. Dadurch werden die Rippen insgesamt waagerechter gestellt, die Zwischenrippenräume werden breiter und der Thorax hebt sich. Dadurch sinkt der Druck im Thorax und Luft strömt ein: Inspiration. Der wichtigste Inspirationsmuskel ist aber das Zwerchfell.

3.6.4 **D ist richtig**

Die Vitalkapazität ist das Volumen, das nach maximaler Inspiration *(inspiratorisches Reservevolumen)* maximal ausgeatmet werden kann (Atemzugsvolumen und exspiratorisches Reservevolumen).

Als Residualkapazität wird das Volumen bezeichnet, das nach maximaler Exspiration noch in der Lunge verbleibt, also nie ausgeatmet werden kann.

Vitalkapazität und Residualkapazität ergeben damit zusammen die Totalkapazität. Die funktionelle Residualkapazität ist das Volumen, das nach einer normalen Exspiration in der Atemmittellage noch in der Lunge verbleibt. Sie setzt sich also aus dem exspiratorischen Reservevolumen und dem Residualvolumen zusammen.

3.6.5 **D ist richtig**

Der Gasaustausch in der Lunge findet während der gesamten Kontaktzeit der Atemluft mit der Alveolarmembran statt. Da ständig Luft in der Lunge verbleibt (funktionelle Residualkapazität), findet also ständig Gasaustausch statt. Dabei diffundiert CO_2 aus den Alveolarkapillaren in das luftgefüllte Innere der Alveolen und (300 mal schlechter) Sauerstoff aus dem alveolären Gasgemisch in die Kapillaren. Dort wird der Sauerstoff an das Hämoglobin der Erythrozyten gebunden. Die Bronchien und Bronchiolen nehmen nur am Gastransport zu den Alveolen teil: Die Grenzschicht zwischen Luft und Blut ist hier zu dick, als daß ein Gasaustausch möglich wäre.
Osmose bezeichnet die Diffusion von Wasser durch eine semipermeable Membran zum Konzentrationsausgleich unterschiedlich konzentrierter Lösungen.

3.6.6 **B ist richtig**

Die Azidose ist sauer, die Alkalose basisch. Der Norm-pH-Wert des Blutes beträgt 7,4 +/- 0,04 und wird durch die Puffersysteme des Blutes normalerweise konstant gehalten. Bei Störungen des Stoffwechsels oder der Atmung reicht die Kapazität der Puffer nicht mehr aus, um einen konstanten pH zu halten: es kommt zu metabolisch oder respiratorisch bedingten pH-Verschiebungen im Sinne einer Alkalose oder Azidose.
Bei einer Azidose liegt der pH- Wert unter dem Normwert von 7,36. Ist die Azidose respiratorisch bedingt, so wurde zu wenig CO_2 abgeatmet; das heißt, daß der pCO_2 erhöht ist.

3.6.7 **D ist richtig**

Neben den Puffersystemen des Blutes sind 2 wesentliche Mechanismen an der Regulation des pH-Wertes beteiligt:

1) Durch vermehrte oder verminderte CO_2-Abatmung können metabolisch bedingte Störungen des Säure-Basen-Haushaltes kompensiert werden.
2) Durch vermehrte oder verminderte H^+-Ionenausscheidung in der Niere können respiratorisch bedingte Störungen kompensiert werden.

An der Regulation des pH-Wertes sind also Lunge und Niere beteiligt.

3.6.8

1) Der Kehlkopf spannt die Stimmbänder, die durch den Luftstrom in Schwingungen versetzt werden und bei unterschiedlicher Spannung Töne in verschiedener Höhe erzeugen.
2) Der Kehldeckel (Epiglottis) verschließt beim Schluckakt reflektorisch den oberen Kehlkopfeingang. Dadurch wird verhindert, daß Speisen in die Luftröhre gelangen.

3.6.9

Das Kehlkopfskelett wird von 5 großen Knorpeln gebildet:

- Ringknorpel
- Schildknorpel
- 2 Stellknorpel
- Kehldeckelknorpel

3.6.10
1) Kehlkopf = Larynx
2) Schilddrüse
3) Alveole
4) Zwerchfell = Diaphragma
5) Linker Hauptbronchus

3.7 Verdauungssystem

3.7.1

Zähne

Mechanische Speisevorbereitung für den Angriff der Verdauungsenzyme:
abbeißen, zerkleinern, zermahlen.

Zunge

1) Die Zunge ist ein Sinnesorgan: Tasten, Tiefen-, Temperatur-, Schmerzempfindung; Geschmackswahrnehmung (süß, sauer, salzig, bitter)
2) Die Zunge hilft beim Speisentransport zum oberen Ösophaguseingang
3) Die Zunge dient der Artikulation beim Sprechen

Speichel

1) Befeuchten der zerkauten Nahrungsmittel
2) Lösung von Substanzen, die eine Geschmackswahrnehmung erlauben
3) Beginn der Kohlenhydratverdauung durch die Amylasen

3.7.2

Im Ösophagus gibt es 3 physiologische Engstellen, an denen z.B. zu große Speisebrocken steckenbleiben können.
Die *obere Enge* liegt in Höhe des Ringknorpels und ist die engste Stelle (ca. 14 mm im Durchmesser).
Die *mittlere Enge* entsteht durch die Kreuzung mit dem Aortenbogen und der Trachealbifurkation.
Die *untere Enge* ist die sog. Zwerchfellenge im Hiatus oesophageus und entsteht durch den Verschlußmechanismus des unteren Ösophagus.

3.7.3 **A ist richtig**

Der Magen besteht aus 3 Regionen:
- Fundus (Magenkuppel)
- Corpus (Magenkörper)
- Antrum (Magenausgangsregion)

Der obere Mageneingang wird als Cardia bezeichnet, der Magenausgang heißt Pylorus. Die Begriffe „große und kleine Kurvatur“ bezeichnen die rechte und die linke Seitenwand bzw. Rundung des Magens und sind hauptsächlich dem Corpus zuzurechnen.

3.7.4 **B ist richtig**

In der Wand des gesamten Magen-Darm-Traktes befinden sich glatte Muskelfasern: Die innere Schicht besteht aus Ringmuskulatur, die äußere Schicht aus Längsmuskulatur. Beim Magen kommt eine dritte innerste Schicht mit schrägen Muskelfasern dazu.
Die ist unglücklich: Wenn man so will, ist auch die Muskularis mucosae eine ganz dünne „Muskelschicht“. Sie kommt ebenfalls im gesamten Magen-Darm-Trakt vor. Will man diese Schicht mitzählen, so hat der Magen 4, der übrige Verdauungstrakt 3 Muskelschichten.

3.7.5 ☞ 3.7.7 **D ist richtig**

3.7.6 ☞ 3.7.7

3.7.7

Lerntext Magen

Die täglich sezernierte Menge an „Magensaft“ beträgt ca. 1,5 l. Im Magensaft sind unterschiedliche Sekrete vermischt, die aus verschiedenen Drüsenzellen stammen. Die Magendrüsen des Corpus und Fundus enthalten 3 Zellarten:
- *Hauptzellen,* die Pepsinogen zur Eiweißverdauung bilden
- *Belegzellen,* die Salzsäure und Intrinsic factor produzieren
- *Nebenzellen,* die einen neutralen Schleim und ebenfalls Intrinsic factor bilden.

In den Magendrüsen der Kardia überwiegen die Nebenzellen, so daß hier vorwiegend Schleim produziert wird. Im Corpus kommen hauptsächlich Belegzellen vor, also überwiegt hier die Salzsäureproduktion.

In der Antrumschleimhaut wird außerdem unter dem Einfluß des Vagus, bei Dehnungsreiz und wenn der pH-Wert des Magensaftes über 2,5 ansteigt, Gastrin gebildet. Gastrin hat 3 Wirkungen:

- Steigerung der Salzsäureproduktion durch Anregung der Belegzellen
- Anregung der Magenperistaltik
- Anregung der Pankreas- und Gallesekretion

Der Magen liegt intraperitoneal, das Duodenum teilweise retroperitoneal. Überall im Magen-Darm-Trakt werden die Muskelschichten aus glatter Muskulatur gebildet.

3.7.8 **B ist richtig**

Wasser hat mit ca. 10–20 Min. die kürzeste Verweildauer im Magen. Fette bleiben bis zu 4 Stunden, Eiweiße 2–3 Stunden und Kohlenhydrate ca. 1–2 Stunden im Magen. Die Dauer des Aufenthaltes hängt wesentlich von der Partikelgröße ab. Unverdauliches (Knochen, Fremdkörper) kann ca. 6 Stunden im Magen verbleiben.

3.7.9 **A ist richtig**

Brunner-Drüsen sind nur im Duodenum zu finden. Es sind verzweigte aufgeknäuelte Drüsen, die in der Submukosa liegen. Sie produzieren einen neutralisierenden Schleim, der die Schleimhaut des Duodenums vor dem Angriff des sauren Magensaftes schützt.

3.7.10 ☞ 3.7.11 **C ist richtig**

3.7.11

Gallenflüssigkeit wird in der Leber gebildet und dann über den *Ductus hepaticus communis* (1) und den davon abzweigenden *Ductus cysticus* (3) der Gallenblase zugeleitet. Die Gallenblase dient als Reservoir. Bei fettreichen Mahlzeiten kontrahiert sich die Gallenblase (u.a. unter dem Einfluß des Gastrins) und entleert die Gallenflüssigkeit über den *Ductus choledochus* (2) und die *Papilla vateri* in das Duodenum. An der Papilla vateri mündet meist auch der *Ductus pancreaticus,* der die Pankreasenzyme (Amylase, Lipasen und Chymotrypsin) dem Darm zuleitet.
Nur sehr selten findet man zwei getrennte Ausführungsgänge für den D. choledochus und den D. pancreaticus.

3.7.12 **E ist richtig**

Die Leber ist das wichtigste Stoffwechselorgan des Körpers, gewissermaßen eine biologisch-chemische Fabrik des Organismus. Sie hat folgende Funktionen:
1) Synthese (Proteine, Kohlenhydrate, Fette)
2) Metabolismus bzw. Entgiftung (z.B. Abbau von Hormonen oder toxischen Stoffwechselprodukten)
3) Sezernierung bzw. Ausscheidung (Galleausscheidung)

3.7.13 **C ist richtig**

Bei Leberschädigungen sind alle Funktionen der Leber betroffen: Neben der verminderten Syntheseleistung von Proteinen (z.B. Gerinnungsfaktoren!) tritt dabei v.a. die gestörte Entgiftungsfunktion in Erscheinung (im Endstadium Leberausfallskoma). Der fehlende Abbau der weiblichen Sexualhormone äußert sich beim Leberzirrhosepatienten u.a. in einer Gynäkomastie und der sog. „Bauchglatze".

3.7.14 **C ist richtig**

Durch schwere Leberkrankungen wird die Entgiftungsfunktion sehr wohl eingeschränkt.

3.7.15 **D ist richtig**

Die Kupffer-Sternzellen (benannt nach Karl von Kupffer) nehmen pathologische Blutbestandteile auf, indem sie diese phagozytieren oder absorbieren.

Gallebildung ist Aufgabe der Leberzellen, die die Gallenflüssigkeit dann in die Gallenkapillaren abgeben. Von dort aus wird sie in einem eigenen Gallengefäßsystem gesammelt und schließlich in der Gallenblase gespeichert.

Kupfer hat in zahlreichen Enzymen des Körpers eine wichtige Aufgabe und kann bei bestimmten, seltenen Erkrankungen über eine vermehrte Speicherung die Leber schädigen. Das hat aber nichts mit den Kupffer-Sternzellen zu tun.

3.7.16 ☞ 3.7.10 **A ist richtig**

Das Epithel der Gallenblase sezerniert keine Stoffe, sondern resorbiert Wasser. Die *Gallensäuren* erzeugen im Darm eine Fettemulsion mit kleinsten Fetttröpfchen, den sog. Mizellen. Diese Mizellen werden dann dem Angriff der Lipasen ausgesetzt. Die Lipasen spalten Fette zu Glyzerin und Fettsäuren.

3.7.17 **D ist richtig**

Die Oberfläche des Dünndarms wird durch Kerckring-Falten, durch Zotten und die Mikrovilli der einzelnen Zellen vergrößert. Kerckring-Falten sind ca. 1 cm in das Darmlumen vorragende Auffaltungen der Mukosa und Submukosa. Auf den Kerckring-Falten befinden sich die ca. 1 mm hohen Dünndarmzotten, die durch Ausstülpungen des Epithels gebildet werden. Allein durch die Falten und Zotten wird die Dünndarmoberfläche auf das ca. 6fache vergrößert.

3.7.18

Der Dünndarm ist ca. 3 m lang. Ohne daß es möglich wäre, absolut scharfe Grenzen zu ziehen, unterscheidet man:
- Zwölffingerdarm *(Duodenum):* 20 cm oder 12 Fingerbreiten lang
- Leerdarm *(Jejunum):* ca. 1,3 m lang
- Krummdarm *(Ileum):* ca. 1,5 m lang

3.7.19 **A ist richtig**

Das Meckel-Divertikel ist eine fingerförmige Ausstülpung am Ileum, etwa einen Meter oberhalb der Einmündung in den Dickdarm. Es handelt sich um ein Relikt aus der Embryonalzeit und kann z.B. durch Entzündungen oder Blutungen symptomatisch werden.

3.7.20
- Blinddarm: Zoekum mit Appendix
- aufsteigender Dickdarm: Colon ascendens
- querer Dickdarm: Colon transversum
- absteigender Dickdarm: Colon descendens
- Sigmaschleife: Colon sigmoideum
- Enddarm (Mastdarm): Rectum

3.7.21 **B ist richtig**

Im Kolon ist die Darmlängsmuskulatur in sog. Taenien angeordnet. Die dazwischenliegenden Ausbuchtungen werden Haustren genannt. Beim Transport des Darminhaltes „wandern" die Haustren durch die Peristaltik des Darmrohrs.

Kerckring-Falten und Zotten finden sich im Dünndarm, wo sie die Oberfläche vergrössern.

Krypten sind eingesenkte Drüsen, die im gesamten Darm vorkommen.

3.7.22 **C ist richtig**

Bei der Aufnahme von Stoffen aus dem Darmlumen in die Blutbahn spielen 2 Mechanismen eine Rolle:
- *Diffusion* (passiv): v.a. Wasser, Elektrolyte, Vitamin C, einige Medikamente
- *Resorption* (aktiver energieverbrauchender Vorgang): betrifft die meisten Nahrungsbestandteile wie Aminosäuren, Monosaccharide, Fettsäuren und Glyzerin

3.7.23
- Erhöhung der Gleitfähigkeit der Nahrung
- Reinigung der Mundhöhle durch Spülung
- leicht keimtötende Wirkung
- Einleitung der Kohlenhydratverdauung durch Speichelamylasen
- Lösen von Geschmacksstoffen

3.7.24 **B ist richtig**

☞ 3.7.9

Pepsin, Trypsin und Chymotrypsin zerlegen Proteine in verschieden große Bruchstücke: Oligo- und Polypeptide.
Pepsin ist ein Verdauungsenzym, das in Form von Pepsinogen in den Hauptzellen der Magenschleimhaut gebildet wird. Im sauren Milieu des Magensaftes wird Pepsinogen dann zu Pepsin umgewandelt.
Gastrin wird in Schleimhautzellen des Antrums (sog. Pylorusdrüsen) gebildet.
Kohlenhydrate werden bereits von den Speichelamylasen angedaut.

3.7.25 **E ist richtig**

Die Kohlenhydratverdauung beginnt schon in der Mundhöhle durch Speichelamylasen.
Das Bikarbonat des Pankreassaftes neutralisiert den *sauren* Speisebrei aus dem Magen.
Die Salzsäure des Magens hat:
- eine bakterizide Wirkung (keimtötend)
- eine Bedeutung bei der Umwandlung von Pepsinogen zu Pepsin
- eine proteindenaturierende Wirkung (erster Schritt der Eiweißverdauung)

3.7.26 **D ist richtig**

Sekretin ist ein in der Duodenalschleimhaut gebildeter Gegenspieler des Gastrins. Funktionen des Sekretins sind:
- Hemmung der Magensäureproduktion an den Belegzellen

- Steigerung der Bikarbonatausschüttung des Pankreas (Neutralisierung der Magensäure im Duodenum)
- Steigerung der Galleproduktion in der Leber
- Reiz zur Kontraktion der Gallenblase

Die Hauptzellen des Magens produzieren Pepsinogen. Sie werden durch Sekretin angeregt!

3.7.27 **D ist richtig**

Das Pankreassekret besteht aus Wasser, Bikarbonat, Lipase, Amylase, Trypsinogen und Chymotrypsinogen. Pepsinogen und Intrinsic factor werden in der Magenschleimhaut gebildet.

3.7.28 **D ist richtig**

Die Fette der Nahrung werden durch Gallensäuren zu Mizellen emulgiert und durch Pankreaslipasen in Glycerin und Fettsäuren zerlegt.
Ptyalin ist ein Enzym der Kohlenhydratverdauung.

3.7.29 **C ist richtig**

Eiweiße werden durch Pepsin, Trypsin und Chymotrypsin zu Oligo- und Polypeptiden gespalten. Die Peptidasen zerlegen dann die Oligopeptide in einzelne Aminosäuren, die nur in dieser Form in die Blutbahn aufgenommen werden können.
Die Enterokinase ist ein Enzym, das in der Duodenalschleimhaut gebildet wird und Trypsinogen zu Trypsin aktiviert.
Lipasen dienen der Fettverdauung, Ptyalin, Maltase, Laktase und Sucrase sind Enzyme der KH-Verdauung.

3.7.30

Unsere Nahrung setzt sich aus Kohlenhydraten, Proteinen und Fetten zusammen. Außerdem enthält sie Ballaststoffe (schwer- oder unverdauliche Bestandteile wie Zellulose), Vitamine, Spurenelemente, Elektrolyte und natürlich Wasser.
Idealerweise sollten je ca. 40 % des Energiebedarfs aus Kohlenhydraten und Proteinen gedeckt werden und ca. 20 % durch Fettverbrennung.

3.7.31

Bestandteile des Stuhles (Faeces):
- 70–75 % Wasser
- Ballaststoffe (Zellulose)
- Schleim
- abgeschilferte Epithelzellen des Darmes
- 10–30 % Bakterien
- Sterkobilin (Farbe!)

3.8 Endokrines System

3.8.1

In der Schilddrüse werden gebildet:
- Trijodthyronin
- Tetrajodthyronin (Thyroxin)
- Kalzitonin

In der Nebenschilddrüse wird gebildet: Parathormon.

3.8.2 **A ist richtig**

Thyroxin entspricht Tetrajodthyronin (T_4).
TRH (Thyreotropes Releasing Hormon) stammt aus dem Hypothalamus.
Adrenalin wird im Nebennierenmark gebildet.
Testosteron ist ein männliches Geschlechtshormon, das in den Testes und der Nebenniere gebildet wird.
ACTH ist ein Hypophysenhormon, welches an der Nebenniere die Kortisolproduktion anregt.

3.8.3 **C ist richtig**

Der Blutkalziumspiegel wird durch Parathormon (aus der Nebenschilddrüse), Kalzitonin (aus den C-Zellen der Schilddrüse) und Vitamin-D reguliert.
Parathormon steigert den Blutkalziumspiegel durch Aktivierung der Osteoklasten (Knochenabbau) und erhöhte Kalzium-Reabsorption in den Nierentubuli.
Kalzitonin senkt den Ca-Spiegel, indem die Kalziumfreisetzung aus dem Knochen gehemmt wird.
Vitamin-D steigert die Kalzium-Absorption im Darm und fördert die Mineralisierung des Knochens.

3.8.4 ☞ 3.8.5 **C ist richtig**

3.8.5

Lerntext Hypophyse

Die Hypophyse ist ein wichtiges Steuerungsorgan in den Regelkreisen der hormonproduzierenden Organe. Es wird der Hypophysenvorder- und -hinterlappen unterschieden.
Im Hypophysenvorderlappen (Adenohypophyse) werden unter dem Einfluß von Releasinghormonen aus dem Hypothalamus solche Hormone gebildet, die die Hormonproduktion peripherer endokriner Organe anregen oder hemmen:

- TSH (Thyroideastimulierendes Hormon): regt die Schilddrüse zur Thrijodthyroninproduktion an
- ACTH (Adenocorticotropes Hormon): regt die Kortisolproduktion in der Nebennierenrinde an
- LH (Luteinisierendes Hormon) und FSH (Follikelstimulierendes Hormon): steuern die Produktion der Geschlechtshormone und den weiblichen Menstruationszyklus
- STH (Somatotropes Hormon): Wachstumshormon, erhöht den Blutzuckerspiegel
- Prolaktin: steuert die Laktation der Brustdrüse
- MSH (Melanozytenstimulierendes Hormon): ist an der Steuerung der Melaninproduktion in der Haut beteiligt

Im Hypophysenhinterlappen (Neurohypophyse) werden Hormone ausgeschüttet, die im Hypothalamus gebildet wurden und direkt am Erfolgsorgan wirken:

- Oxytocin: Kontraktion des Uterus postpartal
- ADH (Antidiuretisches Hormon) bzw. Adiuretin: Wasser-Rückresoption in den Nierentubuli

3.8.6 ☞ 3.8.5 **A ist richtig**

3.8.7 ☞ 3.8.5 **C ist richtig**

3.8.8 **A ist richtig**

ADH steigert die Wasserrückresorption in den Nierentubuli. Bei fehlendem ADH scheidet ein Patient deshalb täglich bis zu 30 l Urin aus (Diabetes insipidus).
Die Adiuretinsekretion wird ihrerseits durch Osmorezeptoren gesteuert:
Wird das Blut durch ungenügende Wasserzufuhr hyperton („eingedickt"), bewirkt die erhöhte ADH-Ausschüttung, daß mehr Wasser in der Niere zurückgehalten wird.

3.8.9 **B ist richtig**

Das antidiuretische Hormon (ADH) wird im Hypophysenhinterlappen gebildet und erhöht die Wasserrückresorption in der Niere. Fehlt ADH, so steigert sich die Wasserausscheidung (Diurese), wie z.B. beim Diabetes insipidus.
Aldosteron steuert die Natrium- und Kaliumausscheidung. Dabei steigert es die Natriumrückresorption und die Kaliumausscheidung. Durch das Renin-Angiotensin-Aldosteronsystem wird der Blutdruck indirekt auch renal beeinflußt.

3.8.10 **B ist richtig**

Glukagon ist einer der Gegenspieler des Insulins.
Insulin senkt den BZ-Spiegel unter anderem durch vermehrten Glykogenaufbau aus Glukose in der Leber. (Unterscheide Glykogen und Glukagon!)

Glukagon hebt den BZ-Spiegel an, indem unter seinem Einfluß das Glykogen in der Leber wieder zu Glukosemolekülen gespalten wird. Diese Glukose wird dann in die Blutbahn abgegeben und steht dem Energiestoffwechsel wieder zur Verfügung.

Injiziert man einem Patienten im hypoglykämischen Koma (z.B. nach Insulinüberdosierung) Glukagon i.m., so steigt der BZ-Spiegel wieder an, der Patient wacht auf.

3.8.11 **C ist richtig**

Die Nebennieren können als „Hormonfabriken" bezeichnet werden. Im Nebennierenmark werden Adrenalin und Noradrenalin gebildet. In der Nebennierenrinde werden Glukokortikoide (z.B. Kortisol), Mineralokortikoide (z.B. Aldosteron) und Geschlechtshormone (u.a. Androgene wie Testosteron) produziert.
Insulin und Glukagon werden im Pankreas gebildet, Parathormon in der Nebenschilddrüse.

3.8.12 **B ist richtig**

Wichtigster Vertreter der Mineralokortikoide ist das Aldosteron. Aldosteron wird in der Nebennierenrinde gebildet und bewirkt in der Niere (tubulär) eine verstärkte Natriumrückresorption und erhöhte Kaliumausscheidung. Durch die vermehrte Natriumrückresorption wird auch Wasser im Körper zurückgehalten, so daß das zirkulierende Blutvolumen und der Blutdruck steigen.
Das klinische Bild einer autonomen Überproduktion von Aldosteron wird Conn-Syndrom genannt.

3.8.13 **B ist richtig**

Endokrine Drüsen produzieren Hormone, die ihr Erfolgsorgan auf dem Blutweg erreichen. Sie werden in Regelkreisen mit positiver und negativer Rückkopplung gesteuert.
Exokrine Drüsen dagegen produzieren Enzyme und Sekrete, die an die „Außenwelt" abgegeben werden. Zur Außenwelt zählt auch der Verdauungstrakt.
Beispiele für exokrine Drüsen:

- Speicheldrüsen
- Schweiß-, Talg-, Duftdrüsen der Haut
- Tränendrüsen
- Milchdrüsen
- Prostata
- Verdauungsenzymproduzierende Drüsen

3.8.14 ☞ 3.8.15 **A ist richtig**

3.8.15 **C ist richtig**

Im Regelkreis der Hormonbildung und Ausschüttung sind meist 3 Stufen zu unterscheiden:

- hypothalamische Releasinghormone, z.B. TRH
- hypophysäre Steuerungshormone, z.B. TSH
- endokrine Wirkhormone, z.B. T_3/T_4

Zirkuliert z.B. zu wenig T_3/T_4 im Blut, wird vom Hypothalamus vermehrt TRH gebildet, welches an der Hypophyse zu einer gesteigerten TSH-Produktion führt. TSH regt nun seinerseits die Schilddrüse zu einer gesteigerten T_3/T_4-Produktion an.
Ist dagegen zu viel T_3/T_4 im Blut, so wird über eine negative Rückkopplung die Bildung von TRH und TSH vermindert.

3.8.16

Insulin senkt den Blutzuckerspiegel, Glukagon, Kortisol und Adrenalin heben ihn an. Das Wachstumshormon (STH oder auch GRH genannt) senkt bei einmaliger kurzfristiger Ausschüttung den Blutzuckerspiegel anfangs ab, nach Stunden kommt es dann aber zum Blutzuckeranstieg.

3.9 Harnsystem

3.9.1 **C ist richtig**

Durch Ausscheidung oder Rückresorption von anorganischen und organischen Säuren und Basen sind die Nieren neben der Lunge an der Erhaltung eines konstanten pH-Wertes im Blut beteiligt. Sie liegen retroperitoneal. Der Primärharn beträgt ca. 180 l pro Tag. Durch die Autoregulation der Nierendurchblutung wird diese zwischen systolischen Blutdrücken von 80–180 mmHg praktisch konstant gehalten. Fällt der systolische Blutdruck im Schock unter 80 mmHg, so nimmt die Nierendurchblutung und damit ihre Funktion rasch ab, so daß ein akutes Nierenversagen bei Schockniere resultiert.

3.9.2 **B ist richtig**

Lerntext Niere

Die funktionelle Einheit der Niere ist das *Nephron:*
Den Beginn des Nephrons stellt das Glomerulum dar; hier wird das Blut filtriert: es entsteht der sog. *Primärharn.* Dieser hat naturgemäß eine ähnliche Zusammensetzung wie das Blut, allerdings enthält er keine Zellen und (fast) keine Proteine.

Der Primärharn wird im Kapselraum, der durch die Bowmann-Kapsel gegen die Umgebung abgegrenzt ist, gesammelt und fließt von dort in den Tubulus (Harnkanälchen). Im Bereich der Henle-Schleife wird der größte Teil des Filtrats wieder rückresorbiert, andere Substanzen werden hier von den Tubuluszellen aktiv in den Harn sezerniert. Der so entstandene *Endharn* wird dann über die Sammelrohre an den Pyramiden ins Nierenbecken geleitet und ausgeschieden.

3.9.3 ☞ 3.9.4 **B ist richtig**

3.9.4 **D ist richtig**

1) Die Nierendurchblutung beträgt ca. 20 % des Herzzeitvolumens, das sind 1500–1700 l pro Tag.
2) Der Primärharn entspricht dem Glomerulumfiltrat und beträgt ca. 180 l pro Tag.
3) Distal der Glomerula wird der Primärharn durch Rückresorption von Wasser und anderen Harnbestandteilen zum Sekundärharn konzentriert (ca. 1,5 l/Tag)

3.9.5 Daten zum Endharn

Menge: 1–2 l pro Tag
Farbe: hell- bis dunkelgelb, abhängig vom Grad der Konzentration
Reaktion: leicht sauer (pH-Wert ca. 5,5)
Spezifisches Gewicht: 1015–1025, abhängig vom Grad der Konzentration
Zusammensetzung: Wasser, Elektrolyte, Harnstoff, Harnsäure, Kreatinin, organische Säuren (z.B. Oxalsäure), Hormone und Hormonabbauprodukte, Enzyme, Vitamine (wasserlösliche), Farbstoffe (Urobilin u.a.)

3.9.6 **B,C,D sind richtig**

Zucker und geringe Mengen kleinmolekularen Eiweißes gehören zu den Stoffen, die im Primärharn enthalten sind, weil sie zum Teil filtriert werden. In den Tubuli und der Henle-Schleife werden sie jedoch zum größten Teil rückresorbiert und erscheinen deshalb nicht im Endharn.
Übersteigt aber die Blutzuckerkonzentration einen bestimmten Wert (180 mg%), so wird die Resorptionskapazität überschritten und Glukose mit dem Urin ausgeschieden.
Bei Defekten am Glomerulum (z.B. Glomerulonephritis) oder den Tubuli (z.B. interstitielle Nephritis) können auch Erythrozyten und Eiweiße im Urin nachgewiesen werden. Eine Erythrozyturie ist außerdem auch bei Infektionen des Urogenitaltraktes oder bei Steinen und Tumoren nachweisbar.

3.9.7 **B ist richtig**

Die Ureteren reichen vom Nierenbecken bis zur Blase, wo sie an den Ostien münden. In ihnen wird der Endharn teils der Schwerkraft folgend, teils aktiv durch peristaltische Wellen transportiert.
In Nierenbecken, Ureteren und Blase werden weder Wasser noch harnpflichtige Substanzen resorbiert. Die Ureteren liegen ebenso wie die Niere retroperitoneal.

3.9.8 **B ist richtig**

Die Innervation der Harnblase erfolgt überwiegend durch parasympathische Nervenfasern. Der Sphinkter (Schließmuskel) wird dagegen sympathisch innerviert. Bei der Muskulatur der Harnblase handelt es sich um glatte Muskulatur.

3.10 Genitalsystem

3.10.1

Das Ovar erfüllt zwischen Pubertät und Wechseljahren 2 Aufgaben:
1) *Keimzellbildung* bzw. Follikelreifung der in der Embryonalzeit bereits angelegten Keimzellen
2) *Hormonbildung:* Follikelhormon (Oestrogen), Gelbkörperhormon (Progesteron)

3.10.2 **E ist richtig**

Den Eisprung bezeichnet man als Ovulation. Die Monatsblutung heißt Menstruation. Unmittelbar vor dem Eisprung nennt man den reifenden Follikel Tertiärfollikel. Der Tertiärfollikel enthält das von Granulosazellen umgebene Ei und Flüssigkeit. Nach der Ovulation wandelt sich der Follikel zum Gelbkörper *(Corpus luteum)*. Dieser Gelbkörper produziert dann Progesteron. Im Falle einer Schwangerschaft gibt er bis zur Geburt geringe Mengen Progesteron ab, der größte Teil der Progesteronproduktion zum Erhalt der Schwangerschaft wird aber ab ca. der 6. *Schwangerschaftswoche* von der Plazenta übernommen.
Die Progesteronbildung des Gelbkörpers ist von der hypophysären LH-Sekretion abhängig.

3.10.3 **C ist richtig**

Nach dem Eisprung wird das Ei vom Fimbrientrichter des Eileiters aufgefangen und durch peristaltische Wellen einerseits und den Schlag des Flimmerepithels andererseits zum Uterus transportiert. Dieser Weg nimmt ca. 4 Tage in Anspruch.

3.10.4 **B ist richtig**

Die Befruchtungsfähigkeit der Eizelle besteht nach dem Eisprung für ca. 12 Stunden. Spermien sind im weiblichen Genitaltrakt ca. 2 Tage befruchtungsfähig. Die Befruchtung findet im Eileiter statt. (Zur Erinnerung: die Wanderung der Eizelle vom Ovar zum Uterus dauert 4 Tage!) Um das Eindringen des Spermiums in die Eizelle zu ermöglichen, setzt der Spermienkopf bei Kontakt mit dem Ei Enzyme frei, die die schützende Zellschicht des Eis auflösen.
Auch die ersten Zellteilungen des befruchteten Eis vollziehen sich noch in der Tube. Wenn der Keim den Uterus erreicht, ist er im Blastozystenstadium.

3.10.5 ☞ **3.10.6** **C ist richtig**

3.10.6 **C ist richtig**

Lerntext Menstruationszyklus

Der Menstruationszyklus wird in 3 Phasen eingeteilt.
1) Die *Menstruationsphase* (1.–4.Tag) ist gekennzeichnet durch Abstoßung der reifen Uterusschleimhaut und wird durch den Ausfall des Progesterons (Gelbkörperhormons) verursacht.
2) In der *Proliferationsphase* (5.–15.Tag) findet der Aufbau der Uterusschleimhaut durch die Östrogenwirkung statt. Am Ovar geht diese Phase mit der Follikelphase (Follikelreifung) einher. Die Proliferationsphase endet mit dem Eisprung (Ovulation).
3) Die *Sekretionsphase* (15.–28.Tag) wird auch Corpus-luteum-Phase genannt. Der Follikel wandelt sich zum Gelbkörper (Corpus luteum) um, welcher Progesteron abgibt. Das Progesteron sorgt für den Erhalt der Uterusschleimhaut und eine vermehrte Sekretion des Endometriums. Die Phase endet, wenn keine Befruchtung eingetreten ist und der Gelbkörper seine Hormonproduktion nach ziemlich genau 12 Tagen einstellt.

3.10.7 **A ist richtig**

Mit dem Ausdruck „*Gonaden*" werden die sog. Keimdrüsen bezeichnet. Männliche Gonaden sind also die Hoden *(Testes)*, weibliche Gonaden die Eierstöcke *(Ovarien)*.

3.10.8 **C ist richtig**

Die Prostata liegt am unteren Blasenpol unterhalb des inneren Blasensphinkters. Sie ist dem Rektum benachbart und kann bei der rektalen Untersuchung von dort aus getastet werden.

3.10.9 **B ist richtig**

Der Leistenkanal zieht schräg oberhalb des Leistenbandes durch die Bauchwand hindurch. In ihm befindet sich der Samenstrang, der von einer Faszie umhüllt ist und verschiedene Strukturen enthält, nämlich:

- Samenleiter (Ductus deferens)
- Hodenarterie und -vene (A. und V. testicularis)
- Lymphgefäße des Hodens
- Nerven
- M. cremaster

Der Nebenhoden liegt dem Hoden „mützenartig" auf. Bei der Frau enthält der Leistenkanal das runde Mutterband (Lig. rotundum).

3.10.10 **D ist richtig**

Die Spermien gelangen nach ihrer Bildung im Hoden über das Nebenhodenhaupt (Caput epididymidis) in den Nebenhodenschweif (Cauda epididymidis), wo sie gespeichert werden.
Über den *Samenleiter* (Ductus deferens) (s.o.) gelangen sie in einem gemeinsamen Ausführungsgang (Ductus ejaculatoris) mit den *Samenbläschen* (Vesiculae seminales) innerhalb der Prostata in den inneren Teil der Harnröhre.
Die *Prostata* produziert ein schwach saures, fast neutrales, dünnflüssiges Sekret, das mit dem alkalischen Sekret der Samenbläschen zusammen das Hauptvolumen der Samenflüssigkeit (Ejakulat) ausmacht.
Im Hoden liegen zwischen den Zellen der Spermienentwicklung (Spermatogonien) die *Leydig-Zwischenzellen,* die Geschlechtshormone, v.a. Testosteron produzieren.

3.10.11 **B ist richtig**

3.11 Zentrales und peripheres Nervensystem

3.11.1 **E ist richtig**
Zum zentralen Nervensystem gehören die Teile, die von den Hirnhäuten umgeben sind: Rückenmark und Gehirn.

3.11.2 **A ist richtig**
Im *Hirnstamm* (Medulla oblongata) liegen die Zentren zur Steuerung vegetativer Funktionen wie Herzaktion, Blutdruckregulation, Verdauung und das Atemzentrum.
Das *Kleinhirn* ist für die Koordination, den Muskeltonus und die Abstimmung der Feinmotorik zuständig.
Die *Großhirnrinde* ist der entwicklungsgeschichtlich jüngste Teil des Gehirns. Sie ist für höhere geistige Funktionen wie Gedächtnis, Sprache und kognitive Prozesse verantwortlich.

3.11.3 **B ist richtig**
Die Nervenbahnen für Motorik und Sensibilität kreuzen teils in Höhe des Hirnstammes, teils auf tieferen Ebenen des Rückenmarks. Im Gyrus präcentralis sind die Zentren für Motorik für die jeweils andere Körperhälfte lokalisiert. Deshalb ist bei einem linkshirnigen Apoplex die rechte Körperhälfte gelähmt und umgekehrt beim rechtshirnigen Apoplex die linke Seite betroffen. Im Gyrus postcentralis liegen die Zentren der Sensibilität.

3.11.4 **B ist richtig**
Die Medulla oblongata ist bei erhöhtem Hirndruck in Gefahr, im Foramen ovale der Schädelbasis eingeklemmt zu werden. Es kommt dann zu Atemstörungen bis hin zum Atemstillstand, zu Blutdruck- und Herzfrequenzentgleisungen (zunächst Tachykardie und Hypertonie, später Bradykardie und Hypotonie) und zu Übelkeit und Erbrechen (Brechzentrum!).

3.11.5
Die Pyramidenbahnen sind Nervenfasern, die von der Hirnrinde (genauer: dem Gyrus präcentralis) absteigen und in Höhe der Medulla oblongata auf die gegenüberliegende Seite kreuzen. Die von ihnen fortgeleiteten Impulse der Willkürmotorik unterliegen einer Modifikation durch die Funktionen des Kleinhirns, welches die Stütz- und Zielmotorik koordiniert.

3.11.6 **C ist richtig**
Die Pyramidenbahnkreuzung liegt an der Grenze zwischen Medulla oblongata (zum Hirnstamm gehörig) und dem Rückenmark. Hier kreuzen ihre motorischen Bahnen, die von der Hirnrinde zu den Motoneuronen des Rückenmarks ziehen.
Die Sehnervenkreuzung (Chiasma opticum) liegt an der Basis des Gehirns in unmittelbarer Nachbarschaft zur Hypophyse.
Bei Hypophysentumoren kann es deshalb zu bestimmten Mustern von Gesichtsfeldausfällen kommen, sog. Scheuklappenblindheit.

3.11.7 ☞ 3.11.8 **D ist richtig**

3.11.8 **B ist richtig**

Lerntext ZNS und Liquorräume

Das ZNS ist von einer klaren Flüssigkeit, dem Liquor cerebrospinalis umspült. Er wird in den Plexus choroidii der Seitenventrikel I und II gebildet und fließt dann durch das Foramen interventrikulare (Foramen Monroi) in den dritten Ventrikel des Zwischenhirns. Von hier aus gelangt er durch den Aquaeductus cerebri (Sylvii) in den vierten Ventrikel (der vor dem Kleinhirn liegt). Aus dem vierten Ventrikel fließt der Liquor über die Foramina Luschkae und Magendii in die äußeren Liquorräume.
Die äußeren Liquorräume werden von Pia mater und Arachnoidea begrenzt. In den Arachnoidalzotten wird der Liquor teilweise ins venöse Gefäßsystem resorbiert.

3.11.9 **C ist richtig**
Der *N. phrenicus* entspringt aus den Spinalwurzeln C3-C5 und versorgt das Zwerchfell.
Der *N. vagus* ist ein parasympathischer Nerv, der u.a. auf der Vorhofebene des Herzens eine Senkung der Herzfrequenz bewirkt und am Magen die Säureproduktion steigert.
Der *N. recessus* versorgt die Muskeln der Stellknorpel motorisch und hat deshalb durch die Modifikation der Stimmbandspannung Einfluß auf die Tonentwicklung im

Kehlkopf. Bei Schilddrüsenoperationen wird dieser Nerv gelegentlich verletzt, weil er sehr nah an der Schilddrüse vorbeizieht. Die Folge ist, daß der Patient nur noch flüstern kann.
Der N. *abducens* ist der 6. Hirnnerv. Er versorgt den gleichnamigen äußeren Augenmuskel.
Der N. *hypoglossus* ist der 12. Hirnnerv und versorgt die Zungenmuskulatur.

3.11.10 **B ist richtig**
Der N. ischiadicus ist ein gemischt sensorisch-motorischer Nerv, der im Plexus sacralis entspringt und einen Großteil der Unterschenkel- und Fußmuskulatur motorisch versorgt sowie sensible Reize aus dieser Region weiterleitet.

3.11.11 **C ist richtig**
In der Darmwand bilden vegetative Nerven den Auerbach-Plexus. Diese Nerven versorgen die Muskulatur des Darmrohres und steuern die Persistaltik des Magen-Darm-Traktes, indem sie abwechselnde Kontraktionen und Erschlaffungen der Muskelschicht des Darmes in verschiedenen Darmabschnitten bewirken.

3.11.12 **A ist richtig**
Der Grenzstrang gehört zum sympathischen Anteil des vegetativen Nervensystems. Die Grenzstrangfasern entspringen im Thorakal- und Lumbalbereich aus dem Rückenmark. Die meisten dieser Fasern enden in den Grenzstrangganglien und werden dort auf die Nervenfasern umgeschaltet, die das Erfolgsorgan erreichen.

3.11.13
Die Herzfrequenz wird von der Frequenz des Sinusknotens im rechten Vorhof bestimmt. Der Sinusknoten unterliegt Einflüssen des vegetativen Nervensystems:
a) Der Sympathikus wird sowohl bei körperlichem als auch bei psychischem Streß aktiviert und bewirkt eine Beschleunigung der Herzschlagfolge.
b) Die Fasern des Parasympathikus erreichen das Herz mit dem N. vagus. Der N. vagus führt zu einer Verlangsamung der Herzfrequenz.

3.11.14 **B ist richtig**
Stark vereinfacht kann man sich die Funktionen des Sympathikus und Parasympathikus folgendermaßen vorstellen:
Der Sympathikus vermittelt solche Reaktionen, die für Kampf- oder Fluchthandlungen benötigt werden, wenn der Organismus unter physischen oder psychischen Streß gerät:
- Herzfrequenzanstieg und Blutdrucksteigerung
- Steigerung der Muskeldurchblutung
- Schweißproduktionssteigerung
- Erschlaffung der Bronchialmuskulatur
- Erhöhung des Blasensphinktertonus

Der Parasympathikus vermittelt dagegen solche Reaktionen, die körperliche Ruhe ermöglichen und die Verdauung begünstigen:
- Herzfrequenz- und Blutdruckabfall
- Steigerung der Magen-Darm-Motilität
- Steigerung der Magensäureproduktion und Sekretion anderer Verdauungssäfte
- Kontraktion der Harnblasenmuskulatur (Miktion)

3.11.15 ☞ **3.11.14** **D ist richtig**
An der Pupille bewirkt der Sympathikus eine Pupillenerweiterung (Fernsicht bei Flucht), der Parasympathikus dagegen eine Verengung der Pupille (nahes Sehen im entspannten Zustand).

3.11.16 **C ist richtig**
Eselsbrücke: Bei Kampf und Flucht wird der Darm „nicht gebraucht", also wird er ruhiggestellt. Muskeln und Haut werden jedoch benötigt und werden besser durchblutet!
Der Sympathikus bewirkt an den Gefäßen des Magen-Darm-Traktes eine Engstellung, an denen der Haut und der Muskeln eine Weitstellung. Ziel ist eine Umverteilung des verfügbaren Blutes in die Organe, die bei körperlicher Hochleistung am stärksten beansprucht werden.

3.11.17 **B ist richtig**
Ein *Reflex* ist eine willkürlich kaum zu beeinflussende Reaktion eines Organs auf einen bestimmten Reiz (Reflexauslöser).
Im *Reflexbogen* wird dabei der Reiz von dem entsprechenden Sinnesorgan (afferentes Neuron) aufgenommen und über eine mehr oder weniger direkte Umschaltung auf das

efferente Neuron in eine Reizantwort umgewandelt. Durch diese schnelle Weiterleitung der Nervenimpulse erfolgt die Reflexantwort wesentlich schneller, als bei einer willkürlichen Reaktion.
Bei den sog. *Eigenreflexen* erfolgen Reizwahrnehmung und Reizantwort im selben Organ, z.B. Muskeleigenreflex.
Beim *Fremdreflex* sind die Sinnesrezeptoren und das Erfolgsorgan räumlich getrennt, z.B.:

- Speichelsekretion bei Geruch von bestimmten Nahrungsmitteln
- Lidschluß bei Berührung der Cornea
- Tränensekretion bei Fremdkörpern im Auge
- Würgen bei Berührung der Rachenhinterwand

3.11.18 **C ist richtig**

Ab einer Hypoxiezeit von ca. 8 Min. sind an den Nervenzellen irreversible Schädigungen bis hin zum Zelltod zu erwarten. Bei einer Hypoxie infolge eines Herzkreislaufstillstandes sind deshalb die Erfolgsaussichten auf eine folgenlose Wiederherstellung des Allgemeinzustandes davon abhängig, ob die Hypoxiezeit des ZNS überschritten wurde oder nicht.

3.12 Sinnesorgane

3.12.1

- Nasenmuscheln: Vergrößerung der Nasenhaupthöhlenoberfläche; Anwärmung der Atemluft
- Nasenschleimhaut: Befeuchtung der Atemluft
- Kinozilien der Schleimhaut: Reinigungsfunktion durch Rücktransport von kleinen Partikeln
- Riechzellen: Lokalisation ganz oben in der Nase als Teil des N. olfactorius; Wahrnehmung von Geruchsreizen (Nahrung?, Gefahr?, Sexualbotenstoffe?)

3.12.2 **D ist richtig**

Die inneren Seitenwände der Nasenhöhle werden durch 3 Nasenmuscheln in 3 Nasengänge unterteilt.

- In den oberen Nasengang münden die hinteren Siebbeinzellen
- In den mittleren Nasengang münden Stirnhöhle, Kieferhöhle und die vorderen Siebbeinzellen
- In den unteren Nasengang mündet der Tränenkanal

Die Nase ist innen von einem zweischichtigen Flimmerepithel ausgekleidet. Dieses Epithel sorgt für den Weitertransport von Staubpartikelchen in Richtung Rachen.
Das Riechepithel befindet sich ganz oben in der Nasenhöhle.

3.12.3 ☞ **3.12.6** **C ist richtig**

3.12.4 ☞ **3.12.6** **D ist richtig**

3.12.5 ☞ **3.12.6** **C ist richtig**

3.12.6 **D ist richtig**

Lerntext Hör- und Gleichgewichtsorgan

Das Mittelohr wird durch das Trommelfell vom äußeren Gehörgang abgegrenzt. Es besteht aus der Paukenhöhle und den darin befindlichen Gehörknöchelchen. Die *Gehörknöchelchen* (Hammer, Amboß und Steigbügel) dienen der Schallweiterleitung und -verstärkung. In die *Paukenhöhle* mündet auch die Ohrtrompete (Tuba auditiva), die für den Druckausgleich zwischen Mittelohr und Nasengang bzw. Außenwelt verantwortlich ist.
Gehör- und Gleichgewichtsorgan bilden gemeinsam einen Komplex, der als Innenohr bezeichnet werden kann. Sie liegen im Felsenbein (Os petrosum) des Schläfenbeins (Os temporale). Die *Cochlea* (Schnecke) ist das eigentliche Gehörorgan, das Gleichgewichtsorgan ist aus Sacculus, Utriculus und Bogengängen aufgebaut.
Diese Bogengänge registrieren die Stellung des Kopfes im Raum und nehmen außerdem Dreh- und Kippbewegungen war.

3.12.7

Lerntext Farbsehen

In der Retina gibt es 2 Arten von Sinneszellen: *Stäbchen* (Anzahl ca. 120 Millionen) und *Zapfen* (Anzahl ca. 6 Millionen). Die Stäbchen dienen der Hell-Dunkel-Unterscheidung, die Zapfen dienen der Farbwahrnehmung. Die Zahl der Zapfen ist im gelben Fleck *(Makula)* am höchsten und nimmt zum Retinarand hin ab. Außerdem sind in der Peripherie mehrere Zapfen mit einer Nervenzelle verbunden. Am gelben Fleck ist jeder einzelne Zapfen mit einer eigenen bipolaren Nervenzelle zur Reizweiterleitung verbunden. Hier ist deshalb die Stelle des schärfsten Sehens.
Der *blinde Fleck* ist die Austrittsstelle des Sehnerven (N. opticus). Hier befinden sich weder Stäbchen noch Zapfen, weshalb hier auch keine Lichtreizwahrnehmung möglich ist.

3.12.8

Bei der Kurzsichtigkeit werden die einfallenden Lichtstrahlen *vor* der Retina zu einem scharfen Bild vereinigt, weil die Brechung der Strahlen im Auge zu stark oder der Augapfel zu lang ist. Diese Fehlsichtigkeit kann mit einer Zerstreuungslinse korrigiert werden. Bei der Weitsichtigkeit ist der Augapfel zu kurz: Die Lichtstrahlen würden sich *hinter* der Netzhaut vereinigen. Da die Brechkraft der Linse also (relativ) zu gering ist, kann diese Fehlsichtigkeit mit einer Sammellinse korrigiert werden.

3.12.9

- Der *Lidreflex* der Augenlider verhindert das Eindringen von Fremdkörpern, der Lidschlag verteilt den Tränenfilm gleichmäßig
- Die *Tränenflüssigkeit* verhindert die Austrocknung der Binde- und Hornhaut, hat eine Spülfunktion zum Entfernen von Fremdkörpern, bzw. zum Verdünnen von schädigenden Flüssigkeiten. Tränenflüssigkeit enthält außerdem Enzyme, die zum Abbau von Fremdkörpern führen
- Die *Brauen* leiten den Stirnschweiß ab
- Die *Wimpern* unterstützen die Lidfunktion

3.13 Haut und Hautanhangsorgane

3.13.1 **C ist richtig**

Anatomisch wird der Augapfel in 3 Hüllen (äußere, mittlere, innere Augenhaut) und 3 Räume (vordere, hintere Augenkammer, Glaskörperraum) eingeteilt.
Die *äußere Augenhaut* besteht aus
- Bindehaut (Conjunctiva)
- Hornhaut (Kornea)
- Lederhaut (Sklera)

Die *mittlere Augenhaut* besteht aus
- Regenbogenhaut (Iris)
- Ziliarkörper (Corpus ciliare)
- Aderhaut (Choroidea)

Die *innere Augenhaut* entspricht der Netzhaut (Retina).

4 Krankheitslehre

4.1 Allgemeine Krankheitslehre

4.1.1 Wann spricht man von einer Regenerationsheilung?

4.1.2 Wodurch kann es zu Nekrosen kommen? (mind. 5)

4.1.3 Welche Symptome (3) weisen auf eine Phlebothrombose hin und welches sind die gefürchteten Komplikationen (2) dieser Erkrankung?

4.1.4 Definition des Infarktes:

(A) Plötzliche Herzmuskelschädigung durch Gifte
(B) Akuter Schmerz unter dem Sternum
(C) Unterbrechung der Blutversorgung eines Gewebebezirkes mit umschriebener Nekrose
(D) Thrombusbildung in oberflächlichen Venen
(E) Plötzliche Minderdurchblutung der Lunge (Schock)

4.1.5 Beschreiben Sie die TNM-Einteilung!

4.1.6 Nennen Sie je 3 Kennzeichen gutartiger und bösartiger Tumore.

4.1.7 Nennen Sie 6 gutartige Tumore.

4.1.8 Grenzen Sie die Begriffe Epidemie, Endemie und Pandemie gegeneinander ab.

4.2 Innere Medizin

4.2.1 Herz und Kreislauf

4.2.1.1 Was versteht man unter koronarer Herzkrankheit? Nennen Sie Risikofaktoren, therapeutische Möglichkeiten (konservativ-operativ), Komplikationen.

4.2.1.2 Nennen Sie die Risikofaktoren der koronaren Herzkrankheit (6).

4.2.1.3 Nennen Sie Symptome des Angina-pectoris-Anfalls.

4.2.1.4 Bei der Angina pectoris

1. geht ein Bezirk Herzmuskelgewebe zugrunde (Nekrose)
2. sind EKG-Veränderungen zu beobachten
3. hilft Nitrolingual prompt
4. bessern sich die Beschwerden bei körperlicher Belastung.

(A) 1 + 2 + 3
(B) 2 + 3
(C) 2 + 4
(D) 1 + 2 + 4

4.2.1.5 Nennen Sie 5 Symptome eines Herzinfarktes.

4.2.1.6 Nennen Sie mind. 4 Faktoren, die die Ausbildung eines Herzinfarktes begünstigen.

4.2.1.7 Warum ist der Herzinfarkt eine lebensbedrohliche Erkrankung?

4.2.1.8 Neben den klassischen Herzinfarkt-Risikofaktoren gewinnt das „Typ-A-Verhalten“ mehr und mehr an Gewicht. Nennen Sie 3 der typischen „Typ-A-Charakteristika“!

4.2.1.9 Welche der angegebenen Maßnahmen eignen sich zur Therapie eines Myokardinfarktes?

1. Sofortige intensivmedizinische Überwachung mit Monitoring
2. Vollständige Bettruhe in den ersten Tagen
3. Schmerzbekämpfung
4. Zufuhr von Infusionen bis zu einem ZVD (zentraler Venendruck) von mind. 8 cm H_2O

Krankheitslehre

4.1.4 C 4.2.1.4 B 4.2.1.9. D

5. Volle Antikoagulation mit Heparin über Dauertropfinfusion
6. Bei frischem Infarkt und keinen anderen Kontraindikationen Lysetherapie mit Streptokinase

(A) 1 + 3 + 4 + 5
(B) 3 + 4 + 5
(C) 1 + 2 + 4 + 5 + 6
(D) 1 + 2 + 3 + 5 + 6

4.2.1.10 Folgende Medikamente werden bei der Therapie des Herzinfarktes eingesetzt:

1. Analgetika
2. Antihistaminika
3. Streptokinase
4. Antazida
5. Sedativa

(A) 1 + 5
(B) 1 + 4 + 5
(C) 1 + 3 + 5
(D) 1 + 4
(E) 2 + 3 + 4 + 5

4.2.1.11 Ursachen einer Herzinsuffizienz können sein:

1. Herzinfarkt
2. Herzklappenfehler
3. Herzrhythmusstörungen
4. Panzerherz
5. Myokarditis

(A) 1 + 2 + 4
(B) 1 + 2 + 5
(C) 3 + 5
(D) 1 + 2 + 3
(E) alle Antworten sind richtig

4.2.1.12 Nennen Sie die klinischen Symptome der Linksherzinsuffizienz. (6 Angaben)

4.2.1.13 Nennen Sie die 3 Grundpfeiler der Behandlung der Herzinsuffizienz.

4.2.1.14 Wie wird eine Herzinsuffizienz behandelt?

1. Nur vorsichtige Mobilisation
2. Flüssigkeitszufuhr
3. Digitalis
4. Beinhochlagerung
5. Diuretika

(A) 2 + 3 + 4
(B) 3 + 5
(C) 3 + 4 + 5
(D) 1 + 3

4.2.1.15 Neben der Diät besteht die Therapie der Herzinsuffizienz vorwiegend aus der Digitalis- und Diuretika-Therapie. Nennen und begründen Sie zu jeder dieser beiden Präparate-Gruppen je 2 Schwerpunkte in der Krankenbeobachtung.

4.2.1.16 Typische Symptome einer Digitalisüberdosierung sind:

1. Übelkeit und Erbrechen
2. Durchfall
3. Gelbsehen
4. Tachykardie
5. retrosternaler Schmerz

(A) 1 + 3
(B) 1 + 2 + 4
(C) 4 + 5
(D) 3 + 5

4.2.1.17 Nennen Sie jeweils 4 Ursachen für

a) Tachykardie
b) Bradykardie

4.2.1.18 Was ist eine Endokarditis? Nennen Sie die häufigste Ursache und eine mögliche Komplikation!

4.2.1.19 Komplikationen einer Endokarditis können sein:

1. Herzklappenstenose
2. arterielle Embolie
3. Angina pectoris
4. Ventrikelaneurysma
5. AV-Block

(A) 1 + 2
(B) 1 + 5
(C) 2 + 3 + 4
(D) 1 + 4
(E) 2 + 5

4.2.1.20 Erworbene Herzklappenfehler entstehen zu 90 % durch eine

(A) Endokarditis
(B) Myokarditis
(C) Perikarditis
(D) Cholezystitis
(E) Dermatitis.

4.2.1.10 C 4.2.1.11 E 4.2.1.14 B 4.2.1.16 A 4.2.1.19 A 4.2.1.20 A

4.2.1.21 Welche Aussagen bezüglich einer Aortenklappeninsuffizienz treffen zu?

1. Die Aortenklappeninsuffizienz ist häufig mit einem Mitralvitium kombiniert.
2. An verschiedenen Lokalisationen äußerlich sichtbar.
3. Das Pendelvolumen spielt hämodynamisch keine wichtige Rolle.
4. Die Carotispulskurve kann eine diagnostische Hilfe sein.
5. Klinische Symptome treten erst bei Überschreiten des kritischen Herzgewichtes auf.

(A) 1 + 2 + 4
(B) 2 + 3 + 4 +
(C) 3 + 4
(D) alle Aussagen sind richtig
(E) alle Aussagen sind falsch

4.2.1.22 Nennen Sie

a) Ursachen (2)
b) Symptome (5) und
c) Komplikationen (2) der Mitralinsuffizienz.

4.2.1.23 Die Diagnose Hypertonie ist gesichert, wenn

(A) beide Elternteile an Hochdruck leiden
(B) der Patient adipös ist
(C) der Blutdruck bei einmaliger Messung erhöht ist
(D) der Blutdruck bei mehrfacher Messung erhöht ist
(E) Beinödeme vorliegen.

4.2.1.24 Zu erhöhten arteriellen Blutdruckwerten kommt es im Rahmen

1. einer Hyperthyreose
2. eines Phäochromozytoms
3. einer Nierenarterienstenose
4. eines Volumenmangelschocks
5. einer Nebenniereninsuffizienz (M. Addison).

(A) 1 + 2 + 3
(B) 1 + 3 + 5
(C) 2 + 3 + 4
(D) 1 + 4 + 5
(E) 3 + 5

4.2.1.25 Welche Ursachen kommen für eine arterielle Hypertonie in Frage?

1. Aortenstenose
2. Aortenisthmusstenose
3. Schrumpfniere
4. Unterfunktion der Nebennierenrinde (M. Addison)
5. Intrazerebrale Massenblutung

(A) 1 + 2 + 3
(B) 2 + 3
(C) 3 + 4 + 5
(D) 2 + 3 + 5

4.2.1.26 Zu den Folgekrankheiten einer arteriellen Hypertonie gehören:

1. Schlaganfall
2. Varizen
3. Herzinfarkt
4. Leberentzündung

(A) 1 + 2 + 3
(B) 2 + 3 + 4
(C) 1 + 4
(D) 2 + 4
(E) 2 + 4
(F) 1 + 3

4.2.1.27 Nennen Sie mind. 4 Allgemeinmaßnahmen bzw. Medikamente, mit denen der Bluthochdruck behandelt werden kann.

4.2.1.28 Ordnen sie bitte die aufgeführten Begriffe der beiden Listen einander zu und kreuzen Sie die richtige Kombination an!

Liste 1

(A) Herzinfarkt
(B) Lungenödem
(C) Kammerflimmern
(D) Angina pectoris

Liste 2

1. Defibrillation
2. Linksherzinsuffizienz
3. Nitroglyzerin
4. Vernichtungsschmerz

(A) A4, B2, C1, D3
(B) A3, B1, C4, D2
(C) A2, B3, C1, D3
(D) A1, B2, C3, D4

4.2.2. Gefäße (☞ Chirurgie 4.3.4)

4.2.1.21 A 4.2.1.23 D 4.2.1.24 A 4.2.1.25 D 4.2.1.26 F 4.2.1.28 A

4.2.3 Blutkrankheiten

4.2.3.1 Was ist eine Anämie? Definieren Sie.

4.2.3.2 An welche Erkrankung denken Sie bei Vorliegen von Müdigkeit, Abgeschlagenheit, verminderter Leistungsfähigkeit, Hautblässe, Belastungsdyspnoe, Tachykardie und Hypotonie?

4.2.3.3 Die Eisenmangelanämie

(A) entsteht meist durch Mangel an Intrinsicfaktor
(B) zeigt ein normales Hb E
(C) zeigt im Blutbild viele hypochrome Erythrozyten
(D) muß mit parenteralen Eisengaben behandelt werden.

4.2.3.4 Nennen Sie Ursachen für eine Eisenmangelanämie:

1. Falsche Ernährung
2. Chronische Blutungen
3. Störungen der Erythropoese
4. Resorptionsstörungen
5. Thalassaemie

(A) 1 + 2 + 3
(B) 1 + 2 + 4
(C) 2 + 4
(D) 3 + 4 + 5
(E) 2 + 5

4.2.3.5 Welches Vitamin fehlt dem Körper bei der perniziösen Anämie?

4.2.3.6 Ordnen Sie die aufgeführten Begriffe der beiden Listen einander zu und kreuzen Sie die richtige Kombination an!

Liste 1

(A) Eisenmangelanämie
(B) Perniziöse Anämie
(C) Akute Blutungsanämie

Liste 2

1. Hyperchrome Anämie
2. Hypochrome Anämie
3. Normochrome Anämie

(A) A1, B3, C2
(B) A2, B1, C3
(C) A3, B2, C1

4.2.3.7 Eine hypochrome Anämie ist gekennzeichnet durch:

(A) Verminderte Erythrozytenzahl und normalen Hb-Gehalt des Blutes
(B) Erniedrigte bis normale Erythrozytenzahl und verminderter Hb-Gehalt
(C) Normale Erythrozytenzahl und verminderte Sauerstoffsättigung des Hb-Gehaltes
(D) Verminderte Erythrozytenzahl und erhöhter Hb-Gehalt des einzelnen Erythrozyten
(E) Verminderte Erythrozytenzahl und entsprechend verminderter Hb-Gehalt.

4.2.3.8 Wann ist das indirekte Bilirubin typischerweise erhöht?

(A) Hepatitis A
(B) Hämolyse
(C) Hepatitis B
(D) Gallengangverschluß (extrahepatisch)
(E) Pankreaskarzinom

4.2.3.9

a) Was verstehen Sie unter einer Agranulozytose?
b) Wodurch wird eine Agranulozytose häufig verursacht?
c) Welche Gefahr besteht bei einer Agranulozytose?

4.2.3.10 Definieren Sie den Begriff „Agranulozytose"! Hauptursache?

4.2.3.11 Beschreiben Sie das klinische Bild einer akuten Leukämie.

4.2.3.12 In welchem Lebensalter tritt die lymphatische Leukämie meistens auf?

4.2.3.13 Wodurch ist die Hämophilie verursacht (2 Formen) und wie wird sie behandelt?

4.2.3.14 Welche Aussage zur Therapie des M. Hodgkin trifft zu?

(A) Bei primärem Halslymphknotenbefall wird eine Neck-dissection durchgeführt.
(B) In den Stadien III und IV ist eine Bestrahlungstherapie erforderlich.
(C) Die Stadien III und IV sind die Domäne der Chemotherapie.
(D) Eine dauerhafte Heilung ist trotz eingreifender Therapie nicht möglich.

4.2.3.3 C 4.2.3.4 B 4.2.3.6 B 4.2.3.7 B 4.2.3.8 B 4.2.3.14 D

4.2.3.15 Welche Komplikationen können bei einem Patienten im Zusammenhang mit einem Plasmozytom auftreten?

1. Leberzirrhose
2. Magenulkus
3. Knochenfraktur
4. Herzinfarkt
5. Niereninsuffizienz

(A) 1 + 2
(B) 2 + 5
(C) 1 + 4
(D) 3 + 4
(E) 3 + 5

4.2.4 Lunge

4.2.4.1 Definition und Symptome einer chron. Bronchitis!

4.2.4.2 Durch welche Erreger kann eine Pneumonie verursacht werden? (4 Begriffe)

4.2.4.3 Zu den sekundären Pneumonien zählt:

(A) Aspirationspneumonie
(B) Pleuritis sicca
(C) bakterielle Pneumonie
(D) Pneumokoniose
(E) Lungentuberkulose

4.2.4.4 Beim Asthma bronchiale

1. kann es zu einer Ateminsuffizienz kommen
2. kommt es durch die ständig bestehende Ateminsuffizienz zu einer Überblähung der Lunge
3. husten die Patienten in der Regel seröses Sputum ab
4. kann es zu einem Cor pulmonale kommen.

(A) 1 + 3
(B) 2 + 4
(C) 1 + 4
(D) 2 + 3
(E) alle Antworten sind richtig

4.2.4.5 Nennen Sie mind. 2 Faktoren, welche die Obstruktion der Atemwege in einem Asthmaanfall verursachen!

4.2.4.6 Symptom für das Asthma bronchiale ist

(A) die „große und tiefe“ Atmung
(B) eine verlängerte Einatmungsphase
(C) eine verlängerte und erschwerte Ausatmungsphase
(D) die Blutungsneigung
(E) die Vermehrung der Leukozyten.

4.2.4.7 Lungenemphysem

1. heißt Entzündung der Lunge
2. führt zu einer Verkleinerung der Atemfläche
3. entsteht durch Schwund der Alveolar-Scheidewände und durch Elastizitätsverlust
4. tritt im Alter sehr häufig auf
5. führt zu einem sog. Faßthorax.

(A) 1 + 2
(B) 1 + 3 + 4
(C) 2 + 3 + 4 + 5
(D) 4 + 5
(E) alle Aussagen sind richtig

4.2.4.8 Das Lungenemphysem

1. ist durch Überdehnung des Lungengewebes gekennzeichnet
2. ist meist eine Primärerkrankung
3. ist durch rasche Ermüdbarkeit und Fixierung des Brustkorbes in Inspirationsstellung gekennzeichnet
4. kann zur Linksherzüberlastung führen
5. kann zur Rechtsherzüberlastung führen
6. hat im großen und ganzen eine günstige Prognose.

(A) 1 + 2 + 3
(B) 2 + 3 + 4
(C) 3 + 4 + 5 + 6
(D) 1 + 3 + 5

4.2.4.9 Nennen Sie die Symptome der Lungenembolie

a) in der Akutphase (5 Angaben)
b) nach Überleben der Akutphase; (nach 12–24 Stunden (3 Angaben)

4.2.4.10 Welcher Personenkreis ist prädestiniert für eine Lungenembolie?

4.2.3.15 E   4.2.4.3 A   4.2.4.4 C   4.2.4.6 C   4.2.4.7 C   4.2.4.8 D

4.2.4.11 Folgende Aussagen über die Lungenembolie treffen zu:

1. Häufigste Ursachen einer Lungenembolie sind tiefe Bein- und Beckenvenenthrombosen.
2. Nach einer Lungenembolie ist eine vorübergehende Antikoagulation sinnvoll.
3. Bei einer schweren Lungenembolie kann es zu absinkenden arteriellen Sauerstoffpartialdruckwerten (pO_2) kommen.
4. Bei einer Lungenembolie finden sich im EKG charakteristische Veränderungen.

(A) 1
(B) 1 + 2
(C) 1 + 2 + 3
(D) 1 + 2 + 4
(E) 2 + 3 + 4

4.2.4.12 Welches Krankheitsbild der Mukoviszidose ist in der Regel entscheidend für das Schicksal der Kinder? Welche Maßnahmen müssen zur Behandlung dieses Krankheitsbildes getroffen werden?

4.2.4.13 Welche klinischen Symptome treten bei einem Bronchial-Ca auf und welches ist der bekannteste Risikofaktor für ein Bronchial-Ca?

4.2.4.14 Welche Krankheitsbilder kommen bei einem röntgenologischen Rundherd in der Lunge in Frage?

4.2.4.15 Dreischichtiges Sputum ist typisch bei Patienten mit

(A) Tuberkulose
(B) Pneumonie
(C) chronischer Bronchitis
(D) Bronchiektasen
(E) Bronchialkrebs

4.2.4.16 Was ist ein Chylothorax?

(A) Eine Ansammlung von Lymphflüssigkeit aus dem Abdominalraum im Pleuraspalt
(B) Eine faßartige Thoraxform
(C) Ein Pleuraerguß bei akuter Cholezystitis
(D) Eine Röntgenaufnahme des Thorax mit gleichzeitigem Bariumbreischluck

4.2.5 Verdauungssystem

4.2.5.1 Nennen Sie die 4 Ursachen einer Dysphagie nach dem 50. Lebensjahr!

4.2.5.2 Ordnen Sie den Erkrankungen in Liste 1 die entsprechenden Symptome und möglichen Komplikationen in Liste 2 zu und kreuzen Sie die richtigen Kombinationen an!

Liste 1

(A) Ulcus duodeni
(B) Ulcus ventriculi
(C) Magenkarzinom

Liste 2

1. Uncharakteristische Beschwerden, mitunter Abneigung gegen Fleisch, oft erst Spätsymptome wie Erbrechen nach den Mahlzeiten
2. Nüchternschmerz, Besserung auf Nahrungsaufnahme, selten maligne Entartung
3. Keine Beziehung des Schmerzes zur Nahrungsaufnahme, Gefahr der malignen Entartung

(A) A2, B3, C1
(B) A2. B1, C3
(C) A1, B2, C3
(D) A3, B1, C2
(E) A3, B2, C1

4.2.5.3 Ordnen Sie die Oberbauchbeschwerden aus Liste 1 den entsprechenden Erkrankungen aus Liste 2 zu!

Liste 1

(A) Vorwiegend Nüchternschmerz mit Ausstrahlung in den Rücken
(B) Gürtelförmiger Dauerschmerz oder wellenförmige Schmerzen im rechten Oberbauch mit Ausstrahlung in den Rücken und in die rechte Schulter
(C) Häufige Schmerzen nach dem Essen

Liste 2

1. Ulcus ventriculi
2. Ulcus duodeni
3. Gallenkolik

(A) A1, B2, C3
(B) A3, B2, C1
(C) A3, B1, C2
(D) A2, B3, C1
(E) A2, B1, C3

Krankheitslehre

4.2.4.11 C 4.2.4.15 D 4.2.4.16 A 4.2.5.2 A 4.2.5.3 D

4.2.5.4 Welche Ulkuskomplikationen können auftreten? (Magen-/Duodenalulkus)?

4.2.5.5 Zu den Komplikationen eines Zwölffingerdarm-Geschwürs gehören:

1. Magenausgangsstenose
2. Blutungen als Teerstuhl
3. Kolikartige Schmerzen im mittleren Oberbauch
4. Durchbruch des Geschwürs in die freie Bauchhöhle

(A) 1 + 2 + 3
(B) 1 + 2
(C) 2 + 4
(D) 3 + 4
(E) 1 + 2 + 4

4.2.5.6 Mögliche Komplikationen des Magengeschwürs sind:

1. akute Blutung
2. Perforation in die freie Bauchhöhle
3. Penetration in andere Organe
4. Magenausgangsstenose
5. maligne Entartung

(A) 1 + 2
(B) 2 + 3 + 4 + 5
(C) 1 + 3 + 5
(D) 1 + 2 + 3
(E) alle Antworten sind richtig

4.2.5.7 Welche Untersuchung wird bei Verdacht auf Magenkarzinom durchgeführt, um die Diagnose zu sichern?

(A) Ultraschall
(B) Rö-Magendarmpassage
(C) Enteroklysma
(D) Gastroskopie mit Biopsie
(E) Stuhl auf pathologische Zellen

4.2.5.8 Bei welchen der aufgeführten Erkrankungen müssen die Patienten engmaschiger kontrolliert werden, da die Gefahr des Übergangs in eine maligne Erkrankungsform besteht?

1. Erosive Gastritis
2. Atrophische Gastritis
3. Dickdarmdivertikulose
4. Colitis ulcerosa
5. Chronische Pankreatitis
6. Polyposis des Dickdarms

(A) 2 + 4 + 6
(B) 3 + 4 + 5
(C) 2 + 5 + 6
(D) alle Aussagen sind richtig

4.2.5.9 Nennen Sie Hauptsymptome und Hauptursachen der akuten Gastritis!

4.2.5.10 Für welche Erkrankung spricht Sodbrennen?

(A) Magenkarzinom
(B) Magenpolyp
(C) Refluxösophagitis
(D) Ösophagusdivertikel
(E) Anazidität des Magens

4.2.5.11 Anazidität bedeutet:

(A) Erhöhung der Gesamtazidität des Magensaftes
(B) Verminderter Gehalt an freier Salzsäure im Magensaft
(C) Fehlen von freier Salzsäure im Magensaft.

4.2.5.12 Hinweis auf eine Magenblutung kann sein:

(A) Haematemesis
(B) Druckschmerz am McBurney-Punkt
(C) Haematurie
(D) Leukozytopenie

4.2.5.13 Nennen Sie 5 diagnostische Maßnahmen beim Verdacht auf Vorliegen eines Kolonkarzinoms.

4.2.5.14 Ein 65-jähriger Patient klagt über Blutbeimengungen im Stuhl und über Wechsel von Obstipation und Diarrhoe. Welcher Krankheitsverdacht muß diagnostisch vollständig abgeklärt werden?

(A) Colitis ulcerosa
(B) Morbus Crohn
(C) Kolonkarzinom
(D) Sigmadivertikulitis

4.2.5.15 Was verstehen Sie unter einer Colitis ulcerosa?

4.2.5.16 Nennen Sie 4 Komplikationen des Morbus Crohn!

4.2.5.17 Was versteht man unter einem „Ileus"?

4.2.5.5 E 4.2.5.6 E 4.2.5.7 D 4.2.5.8 A 4.2.5.10 C 4.2.5.11 C 4.2.5.12 A 4.2.5.14 C

4.2.5.18 Nennen Sie die Hauptformen des Ileus und deren Ursachen!

4.2.5.19 Durch welche Ursachen kann es zu einem mechanischen Ileus kommen? Nennen Sie mind. 5.

4.2.5.20 Zu den klinischen Zeichen eines mechanischen Ileus gehören

1. Bauchschmerzen
2. fehlende Darmgeräusche
3. Erbrechen
4. Durchfall

(A) 1 + 2
(B) 1 + 3
(C) 1 + 2 + 3
(D) 3 + 4
(E) alle Antworten sind richtig

4.2.5.21 Beschreiben Sie wichtige Symptome (mind. 3) und Ursachen eines paralytischen Ileus!

4.2.5.22 Zu den typischen Symptomen des paralytischen Ileus gehören:

1. akut auftretende heftige Schmerzen
2. vermehrte Peristaltik
3. starker Meteorismus
4. Totenstille im Bauchraum
5. Teerstühle

(A) 1 + 2 + 3 + 4
(B) 1 + 2
(C) 3 + 4
(D) alle Aussagen sind richtig

4.2.5.23 Patienten mit chronischer Lebererkrankung und Funktionseinschränkung des Organs bieten typische Merkmale:

1. Palmarerythem
2. Uhrglasnägel
3. Spider naevi (Gefäßspinnen)
4. Trommelschlegelfinger
5. Anasarka

(A) 1 + 3
(B) 2 + 4
(C) 2 + 4 + 5
(D) 1 + 3 + 5
(E) alle Aussagen sind richtig

4.2.5.24 Welche Ursachen (mind. 3) kommen für eine Leberzirrhose in Frage und welche Komplikationen (mind. 3) können sich einstellen?

4.2.5.25 Welche Faktoren können zur Fettleber führen? (4)

4.2.5.26 Komplikationen bei der Cholelithiasis sind:

1. Perforation mit Peritonitis
2. innere Fisteln mit Gallensteinileus
3. Cholangitis mit Leberparenchymschaden
4. Pankreatitis
5. Karzinomentstehung.

(A) 1 + 2 + 5
(B) 1 + 3 + 4 + 5
(C) 1 + 3 + 5
(D) 2 + 3 + 4 + 5
(E) alle Aussagen sind richtig

4.2.5.27 Folgende Aussagekombination trifft für die Gallenwege zu:

1. Gallenwegskarzinome werden in der Regel früh erkannt und sind gut zu behandeln.
2. Gallenwegstumore können durch einen Ikterus ohne Koliken in Erscheinung treten.
3. Die Therapie des Gallensteinleidens besteht bei wiederholten Koliken in der Entfernung der Gallenblase zur Vermeidung ernsthafter Komplikationen.
4. Die Letalität der Cholezystektomie (Entfernung der Gallenblase) ist hoch.
5. Die Gallenblasenperforation ist bei Auftreten einer galligen Peritonitis eine lebensbedrohliche Komplikation.

(A) 1 + 2 + 3 + 5
(B) 3 + 4
(C) 2 + 3 + 5
(D) 1 + 2 + 4 + 5
(E) 1 + 3 + 4 + 5

4.2.5.28 Welche Untersuchungsmethode eignet sich besonders zur Unterscheidung einer intra- und extrahepatischen Cholestase?

(A) Kontrasteinlauf
(B) Bestimmung der γ-GT und alkalische Phosphatase im Blut
(C) Abdomenübersichtsaufnahme
(D) Sonographie
(E) Keine Antwort ist richtig.

4.2.5.20 B 4.2.5.22 C 4.2.5.23 D 4.2.5.26 E 4.2.5.27 C 4.2.5.28 D

4.2.5.29 Nennen Sie prädisponierende Faktoren für das Auftreten von Gallensteinen! (mind. 3)

4.2.5.30 Wann treten Gallenkoliken vorwiegend auf und warum?

4.2.5.31 Ein intrahepatischer Ikterus kann verursacht sein durch:

(A) Verschluß des Ductus cysticus
(B) Haemolyse
(C) Cholangiolitis (Entzündung der Gallenkapillaren und kleinsten Gallengängen)
(D) Turmor der Papilla Vateri
(E) Pankreaskopf-Karzinom

4.2.5.32 Welches Symptom ist typisch bei einem Verschlußikterus?

(A) Aszites
(B) dunkelbrauner Urin
(C) Ödeme
(D) dunkelbrauner Stuhl

4.2.5.33 Was sind auslösende Faktoren für eine akute Pankreatitis?
Nennen sie mind. 4 Symptome.

4.2.5.34 Nennen Sie die 2 häufigsten Ursachen einer Pankreatitis.

4.2.5.35 Welche therapeutischen Maßnahmen sind bei akuter Pankreatitis angebracht?

1. strenge Pankreasschonkost
2. viel Flüssigkeit trinken
3. Magensonde
4. komplettes Infusionsprogramm

(A) 1 + 3 + 4
(B) 1 + 2
(C) 2 + 3 + 4
(D) 3 + 4
(E) alle Antworten sind richtig

4.2.5.36 Öl- und salbenartige Fettstühle sind Zeichen wofür?

4.2.5.37 Kaffeeersatzartiges Erbrechen kann auftreten bei:

1. Magengeschwür
2. Baucharterienembolie
3. Ösophagusvarizen
4. Magenkarzinom
5. Magensäuremangel

(A) 1 + 3 + 4
(B) 1 + 2 + 5
(C) 2 + 3 + 4
(D) 3 + 4 + 5

4.2.5.38 Von Miserere spricht man, wenn

(A) sich der Patient erbärmlich fühlt
(B) der Patient kein Verständnis beim Pflegepersonal findet
(C) der Patient Kaffeesatzerbrechen hat
(D) der Patient Kot erbricht

4.2.5.39 Welche Ursachen können einer chronischen Obstipation zugrunde liegen?

4.2.6 Niere (☞ Chirurgie 4.3.5)

4.2.7 Stoffwechselerkrankungen

4.2.7.1 Welche Symptome bestehen bei Vitamin-C-Mangel?

4.2.7.2 Welches Vitamin ist für die Synthese von Gerinnungsfaktoren in der Leber erforderlich?

(A) Vitamin A
(B) Vitamin B12
(C) Vitamin C
(D) Vitamin D
(E) Vitamin K

4.2.7.3 Die medikamentöse Rachitisprophylaxe

(A) besteht in Vitamin-C-Gaben
(B) besteht in Vitamin-D-Gaben
(C) darf im 1. Lebensjahr noch nicht durchgeführt werden
(D) soll eine Hemmung der vorzeitigen Verkalkung an der Epidiaphysengrenze bewirken.

4.2.7.4 Der Mangel welchen Vitamins führt zu einer Störung der Blutbildung mit megaloblastärer Anämie und zu einer Störung des Nervensystems?

(A) Vitamin A
(B) Vitamin B12
(C) Vitamin C
(D) Vitamin D
(E) Vitamin K

4.2.5.31 C 4.2.5.32 B 4.2.5.35 A 4.2.5.37 A 4.2.5.38 D 4.2.7.2 E 4.2.7.3 B 4.2.7.4 B

4.2.7.5 Welches Vitamin fehlt dem Körper bei der perniziösen Anämie?

4.2.7.6 Nennen Sie typische Symptome der Hypokaliämie?

4.2.7.7 Nennen sie die generelle Ursache der Gicht und die Symptome des akuten Anfalls!

4.2.8 Endokrines System

4.2.8.1 Nennen Sie die Ursachen des Diabetes mellitus:

a) Diabetes Typ I
b) Diabetes Typ II

4.2.8.2 Welche Komplikationen des Diabetes mellitus kennen Sie?

4.2.8.3 Zur Therapie eines Diabetikers sollten u.a. gehören:

1. Diät (Anstreben des Idealgewichtes)
2. Körperliches Training
3. Orale Antidiabetika oder Insulin
4. Körperliche Schonung

(A) 1 + 2 + 3
(B) 1 + 3
(C) 2 + 4
(D) 3 + 4
(E) alle Antworten sind richtig

4.2.8.4 Welche der folgenden Krankheitszeichen sprechen für eine Hypoglykämie?

1. Stark ausgetrocknete Haut
2. Acetongeruch
3. Feuchte schweißige Haut
4. Tiefe und langsame Atmung
5. Schnelles Auftreten der Krankheitszeichen

(A) 1 + 2
(B) 1 + 2 + 4
(C) 2 + 3
(D) 3 + 4
(E) 3 + 5

4.2.8.5 Beschreiben Sie das klinische Bild bei Hypoglykämie.

4.2.8.6 Was verstehen Sie unter einer diabetischen Nephropathie (Definition, Symptome)?

4.2.8.7 Beschreiben Sie das klinische Bild der Hyperthyreose.

4.2.8.8 Welche Organmanifestation des primären Hyperparathyreoidismus wird am häufigsten beobachtet?

(A) gastrointestinale Form
(B) kardiale Form
(C) renale Form
(D) akuter primärer Hyperparathyreoidismus
(E) rein ossäre Form

4.2.8.9 Eine Hyperthyreose

(A) ist gleichbedeutend mit einer Struma
(B) kommt endemisch in jodarmen Gebieten vor
(C) zeigt sich an stark erhöhtem TRH-Test
(D) kommt vor bei der chronischen Thyreoiditis (Hashimoto)
(E) zeigt sich u.a. an Gewichtsverlust und Tachykardie.

4.2.8.10 Ordnen Sie bitte zu und kreuzen Sie die richtige Kombination an:

Liste 1

(A) Schilddrüsenkarzinom
(B) kalter Schilddrüsenknoten
(C) Hyperthyreose

Liste 2

1. totale Resektion
2. Funktionssteigerung
3. im Szintigramm nicht speichernder Bezirk

(A) A1, B2, C3
(B) A2, B3, C1
(C) A1, B3, C2
(D) A3, B2, C1

4.2.8.11 Kennzeichen der Struma maligna sind:

1. Heiserkeit
2. Halsvenenstauung
3. Rasches Wachstum
4. Schluckverschieblichkeit
5. Normale Stoffwechsellage

(A) 1 + 2 + 4 + 5
(B) 1 + 2 + 3 + 4
(C) 1 + 3 + 4
(D) 1 + 2 + 3
(E) alle Aussagen sind richtig

4.2.8.12 Beschreiben Sie das klinische Bild der Cushing-Krankheit.

4.2.8.3 A 4.2.8.4 E 4.2.8.8 C 4.2.8.9 E 4.2.8.10 C 4.2.8.11 D

4.2.8.13 Auf Ihrer Station liegt ein Patient mit einer Akromegalie. Welche typischen Erscheinungen können Sie bei ihm beobachten? Auf welche Ursachen ist eine Akromegalie zurückzuführen?

4.2.9 Autoimmunerkrankungen und Allergien

4.2.9.1 Nennen Sie Beispiele für Krankheiten des Immunsystems:

a) mind. 2 Autoimmunkrankheiten
b) mind. 2 Beispiele für Immunschwäche
c) mind. 2 Beispiele für maligne Erkrankungen des Immunsystems

4.2.10 Infektionskrankheiten

4.2.10.1 Welche der folgenden Erkrankungen wird durch eine Virusinfektion hervorgerufen?

(A) Scharlach
(B) Malaria
(C) Tuberkulose
(D) Zoster
(E) Lepra

4.2.10.2 Die Unterscheidung der Virushepatitisformen A, B, Non-A-Non-B geschieht zweckmäßigerweise

(A) durch Virusisolierung
(B) serologisch
(C) anhand der Höhe der Serumtransaminasen
(D) histologisch durch Leberpunktion.

4.2.10.3 Nennen Sie die Infektionsquellen der Hepatitis A.

4.2.10.4 AIDS: Erläutern Sie den Begriff „opportunistische Infektion“ und nennen Sie mind. 3 Beispiele.

4.2.10.5 Welche der folgenden Infektionserkrankungen werden in der Regel vorwiegend auf dem Blutweg oder durch Geschlechtsverkehr übertragen?

1. Hepatitis A
2. Hepatitis B
3. Salmonellose
4. AIDS

(A) 1 + 2 + 3
(B) 1 + 4
(C) 2 + 3 + 4
(D) 2 + 4
(E) 4

4.2.10.6 Der grippale Infekt

(A) wird verursacht durch Viren
(B) wird verursacht durch Bakterien
(C) wird verursacht durch Pilze
(D) sollte immer mit Antibiotika behandelt werden
(E) bleibt fast immer symptomlos.

4.2.10.7 Ordnen sie die aufgeführten Begriffe der beiden Listen einander zu und kreuzen Sie die richtige Kombination an!

Liste 1

(A) Masern
(B) Röteln
(C) Windpocken

Liste 2

1 Juckendes, bläschenförmiges Exanthem
2. Großfleckiges, konfluierendes Exanthem
3. Mittelfleckiges, hellrotes Exanthem an Kopf und Stamm

(A) A1, B2, C3
(B) A2, B1, C3
(C) A1, B3, C2
(D) A2, B3, C1

4.2.10.8 Geben Sie bei der Gürtelrose an:

a) Erregerart
b) Mit welcher, meist bei Kindern auftretenden Erkrankung, der Erreger identisch ist
c) Symptome (mind. 3)

4.2.10.9 Folgekrankheiten einer Scharlach-Erkrankung können sein:

1. Rheumatisches Fieber
2. Nephritis
3. Endokarditis
4. Pankreatitis
5. Alveolitis

(A) 1 + 2 + 3
(B) 1 + 2 + 4
(C) 1 + 4 + 5
(D) 2 + 3 + 4
(E) alle Antworten sind richtig

Krankheitslehre

4.2.10.1 D 4.2.10.2 B 4.2.10.5 D 4.2.10.6 A 4.2.10.7 D 4.2.10.9 A

4.2.10.10 Die Inkubationszeit des Scharlach beträgt:

(A) 2–7 Tage
(B) 8–10 Tage
(C) 11–15 Tage
(D) 8–21 Tage
(E) 21–28 Tage.

4.2.10.11 Folgende Aussage zum Typhus abdominalis trifft zu:

(A) Der Erreger gehört zur Gruppe der Shigellen.
(B) Die Inkubationszeit beträgt 2–4 Tage.
(C) Die Erkrankung beginnt akut mit heftigen wässrigen Durchfällen.
(D) Das namensgebende Symptom ist die Benommenheit.

4.2.10.12 Welches charakteristische Symptom beobachten Sie bei Gasbrand?

(A) „Knistern" der Wunde
(B) Lähmung der Muskulatur
(C) Atemnot
(D) Pustelbildung der Haut
(E) charakteristische Hustenanfälle

4.2.10.13 Die Tuberkulose

1. ist eine Infektionskrankheit
2. wird durch Viren hervorgerufen
3. befällt nur die Lunge
4. führt zu spezifischen histopathologischen Veränderungen
5. wird in verschiedene Stadien eingeteilt.

(A) alle Aussagen sind richtig
(B) 1 + 4 + 5
(C) 2 + 3
(D) 3 + 4 + 5
(E) 1 + 4

4.2.10.14 Tetanus-Toxoid (z.B. Tetanol R) bewirkt nach i.m. Injektion:

(A) aktive Immunisierung gegen Tetanus
(B) passive Immunisierung gegen Tetanus
(C) Immunisierung gegen Tollwut
(D) Schutz gegen AIDS
(E) lebenslangen Schutz gegen Tetanus

4.2.10.15 Welches Frühsymtom kennzeichnet am häufigsten einen Tetanus?

(A) Trismus
(B) Opisthotonus
(C) klinische Krämpfe
(D) Parästhesien
(E) Paralysen

4.2.10.16 Die optimale Immunisierung eines Verletzten, der nicht gegen Tetanus geimpft ist, beginnt mit

(A) 250 IE homologem Antitoxin
(B) mehrfacher Toxoidgabe
(C) Impfung mit 250–500 Einheiten Human-Tetanusimmunglobulin i.m. und simultan 0,5 ml Tetanustoxoidimpfstoff
(D) Human-Tetanus Antitoxin.
(E) Keine ist richtig.

4.2.10.17 Welche Aussagen sind zutreffend?

1. Abszesse werden meist durch Staphylokokken verursacht.
2. Das Erysipel wird durch Streptokokken verursacht.
3. Die Phlegmone ist eine eitrige diffuse Entzündung der Cutis und Subcutis.
4. Eine eitrige Entzündung im Kniegelenk bezeichnet man als Coxitis.

(A) 1 + 2
(B) 1 + 2 + 3
(C) alle Aussagen sind richtig
(D) 2 + 3

4.2.10.18 Bei Reisen in den vorderen Orient besteht erhöhte Gefahr der Infektion und Erkrankung an:

1. Influenza
2. Poliomyelitis
3. Hepatitis A
4. Cholera
5. Tetanus

(A) 1 + 2 + 3
(B) 3 + 4 + 5
(C) 2 + 4 + 5
(D) 2 + 3 + 4

4.2.10.10 A 4.2.10.11 D 4.2.10.12 A 4.2.10.13 B 4.2.10.14 A 4.2.10.15 C 4.2.10.16 C 4.2.10.17 B 4.2.10.18 D

4.2.11 Rheumatische Erkrankungen

4.2.11.1 Definieren Sie die Begriffe

a) Rheumatisches Fieber
b) Rheumatoide Arthritis (chronische Polyarthritis)!

4.2.11.2 Der M. Bechterew

1. ist eine rheumatisch bedingte Erkrankung
2. entsteht durch Überlastung der Wirbelsäule
3. kann zur Versteifung der Wirbelsäule führen
4. zeichnet sich durch seinen schmerzfreien Verlauf aus.

(A) 1 + 2
(B) 1 + 3 + 4
(C) 1 + 3
(D) 2 + 3
(E) alle Antworten sind richtig

4.2.11.3 Die Spondylitis ankylopoetica (M. Bechterew) ist eine

(A) wachstumsbedingte Störung der Wirbelsäule
(B) tuberkulöse Knochenerkrankung
(C) chron. Gelenkentzündung im Bereich der Wirbelsäule
(D) tuberkulöse Erkrankung der Gelenke.

4.2.12 Alterskrankheiten

4.2.12.1 Nennen sie die Hauptursache der Exsikkose beim geriatrischen Patienten.

4.2.12.2 Nennen Sie 4 typische Erkrankungen des höheren Lebensalters.

4.2.12.3 Welche Ursachen für Verwirrtheitszustände beim alten Menschen kennen Sie? (Nennen Sie mind. 4)

4.2.13 Pharmakologie

4.2.13.1 Zu den Risiken einer Kortikosteroidbehandlung gehören die Entwicklung von

1. Abwehrschwächen
2. Osteoporose
3. Asthma bronchiale
4. Magengeschwüren.

(A) 1 + 2 + 4
(B) 2 + 3 + 4
(C) 2 + 4
(D) 3 + 4

4.2.13.2 Welche Indikationen sprechen für eine Behandlung mit Antikoagulantien.

4.3 Chirurgie, Orthopädie, Urologie

4.3.1 Allgemeine Chirurgie

4.3.1.1 Erklären Sie die Begriffe „kurative" und „palliative" Operation.

4.3.1.2 Zählen Sie bitte die grundsätzlichen chirurgischen Möglichkeiten einer Blutstillung im Wund- oder Operationsgebiet auf (mind. 4)!

4.3.1.3 Welche postoperativen Störungen können möglicherweise auftreten? Nennen Sie mind. 6 Beispiele.

4.3.1.4 Die Einpflanzung und Einheilung eines Fremdkörpers in den menschlichen Körper nennt man

(A) Transplantation
(B) Implantation
(C) Exstirpation
(D) Extension

4.3.1.5 Zum primären Wundverschluß gehören folgende Voraussetzungen:

1. Es dürfen keine zusätzlichen Verletzungen vorliegen.
2. Die Wunde darf nicht durch einen Biß verursacht sein.
3. Der Zeitpunkt der Wundentstehung muß beachtet werden.
4. Die Wunde darf nicht länger als 4 cm und nicht breiter als 2 cm sein.
5. Mindestens 6 Stunden vorher muß eine Tetanus-Impfung durchgeführt werden.

(A) 1 + 5
(B) 3 + 4
(C) 2 + 3
(D) 1 + 4 + 5

4.3.1.6 Welche Wunden neigen zu einer primären Wundheilung?

1. Schnittwunden
2. Bißwunden
3. Quetschwunden
4. Schußwunden
5. Operationswunden

(A) 1 + 5
(B) 2 + 4
(C) 1 + 4
(D) 3 + 5
(E) alle Antworten sind richtig

4.3.1.7 Allgemeine Ursachen für Wundheilungsstörungen sind:

1. Stoffwechselerkrankungen
2. Hypoproteinämie
3. Feuchte Kammern durch falsche Verbandstechnik
4. Arterielle und venöse Durchblutungsstörungen

(A) 1 + 2 + 4
(B) 1 + 2 + 3
(C) 1 + 3 + 4
(D) alle Aussagen sind richtig

4.3.1.8 Welche Phasen durchläuft die primäre Wundheilung?

4.3.1.9 Nennen Sie 7 Faktoren, die zu Wundheilungsstörungen führen können!

4.3.1.10 Welche Aussage trifft zu?

(A) Schürfwunden müssen mit einem dicht schließenden Verband versorgt werden.
(B) Infizierte Wunden dürfen nicht primär verschlossen werden.
(C) Bißwunden sollten sofort durch Naht versorgt werden, um eine weitere Verschmutzung zu verhindern.
(D) Wunden können nach 16 Stunden bedenkenlos primär verschlossen werden

4.3.1.11 Welche Aussagen zur „Wunde“ sind richtig?

1. Schnittwunden haben eine gute Heilungstendenz.
2. Bißwunden sind besonders infektionsgefährdet.
3. Bei Bißwunden ist eine primäre Wundheilung nicht möglich.
4. In der Regenerationsphase der Wundheilung wird Granulationsgewebe durch Narbengewebe ersetzt.
5. Keloidbildung wird durch eine Infektion während der Wundheilung verursacht.

(A) 3 + 4 + 5
(B) 1 + 2 + 4
(C) 2 + 3 + 4 + 5
(D) 1 + 4
(E) alle Aussagen sind richtig

4.3.1.12 Ordnen Sie bitte die Begriffe der beiden Listen nebeneinander zu und kreuzen Sie die richtige Kombination an!

Liste 1

(A) Schürfwunde
(B) Schnittwunde
(C) Stichwunde

Liste 2

1. Äußerlich klein und glattrandig, jedoch tief, Infektionsgefahr
2. Glatte, meist klaffende Wundränder
3. Oberflächliche Hautläsion

(A) A3, B2, C1
(B) A2, B1, C3
(C) A2, B3, C1
(D) A1, B3, C2

4.3.1.13 Wie werden Bißwunden in der Regel behandelt?

4.3.1.14 Was charakterisiert eine Quetschwunde? (4 Angaben)

4.3.1.15 Bei welchen Wunden wird eine offene Wundbehandlung durchgeführt? (3)

4.3.1.16 Gefürchtete Komplikationen bei Verbrennungen sind:

1. Ulcus cruris
2. Tetanus
3. Erysipel
4. Sepsis

(A) 1 + 2 + 3
(B) 1 + 2 + 4
(C) 2 + 3 + 4
(D) 1 + 3 + 4
(E) alle Antworten sind richtig

Krankheitslehre

4.3.1.6 A 4.3.1.7 D 4.3.1.10 B 4.3.1.11 B 4.3.1.12 A 4.3.1.16 C

4.3.1.17 Das thermische Trauma löst eine komplexe Reaktion des Gesamtorganismus, die Verbrennungskrankheit, aus. Nennen Sie die 3 für die Verbrennungskrankheit verantwortlichen Faktoren!

4.3.1.18 Wie groß ist der Prozentsatz bei einer Verbrennung der gesamten Vorder- und Rückseite des Rumpfes?

(A) 18 %
(B) 50 %
(C) 27 %
(D) 25 %
(E) 36 %

4.3.1.19 Ist die Tetanusprophylaxe bei Verbrennungen ist erforderlich?

(A) grundsätzlich nein
(B) grundsätzlich ja, ab Verbrennungen 2. Grades
(C) nur bei Verbrennungen durch trockener Hitze
(D) nur bei Verbrennungen mit feuchter Hitze
(E) nur bei Verbrennungen 3. Grades

4.3.1.20 Definieren Sie Empyem, Abszeß, Phlegmone!

4.3.1.21 Definieren und beschreiben Sie folgende Begriffe: Abszeß, Empyem, Furunkel, Karbunkel.

4.3.1.22 Bei der Verbandsvisite sieht man am Oberschenkel rote schmerzhafte Stränge bei einer Bagatellverletzung am Unterschenkel. Es handelt sich um

(A) Abszeß
(B) Furunkel
(C) Empyem
(D) Phlegmone
(E) Lymphangitis

4.3.1.23 Eine Infektion, die sich in einer anatomisch vorgebildeten Höhle ausbreitet, nennt man

(A) Abszeß
(B) Empyem
(C) Phlegmone
(D) Karbunkel

4.3.2 Traumatologie

4.3.2.1 Zählen Sie bitte je 2 unsichere und 2 sichere Frakturzeichen auf.

4.3.2.2 Was ist eine Spontanfraktur? Welche Krankheiten können zugrunde liegen? (3)

4.3.2.3 Nennen Sie 3 Arten von Osteosyntheseverfahren bei der Frakturbehandlung!

4.3.2.4 Welche Osteosynthesen sind in der Regel belastungsstabil?

1. Winkelplatten-Osteosynthesen
2. Endernägel
3. DC-Plattenosteosynthesen
4. AO-Marknagelungen
5. Zuggurtungen

(A) 1 + 2 + 3
(B) 1 + 3 + 4
(C) 2 + 4
(D) 1 + 3
(E) alle Aussagen sind richtig

4.3.2.5 Ordnen Sie bitte die Begriffe der beiden Listen einander zu und kreuzen Sie die richtige Kombination an!

Liste 1

(A) Pathologische Fraktur
(B) Traumatische Fraktur
(C) Ermüdungsfraktur

Liste 2

1. Marschfraktur
2. Karzinommetastasen
3. Einmalige Gewalteinwirkung

(A) A2, B3, C1
(B) A1, B2, C3
(C) A1, B3, C2

4.3.2.6 Beweisend für eine Fraktur sind:

1. Nervenstörungen
2. Fehlstellung
3. abnorme Beweglichkeit
4. Schwellung
5. Rötung
6. kalte, lokale Hautpartien
7. federnde Fixation
8. Krepitation

(A) 1 + 2 + 3
(B) 1 + 2 + 4 + 7 + 8
(C) 2 + 3 + 8

(D) 4 + 5 + 6 + 7 + 8
(E) 2 + 3 + 4 + 7

4.3.2.7 Eine subkapitale Humerusfraktur

(A) wird meistens konservativ behandelt
(B) wird grundsätzlich operiert
(C) braucht überhaupt keine Therapie
(D) wird mittels externem Fixateur stabilisiert

4.3.2.8 Komplikation einer Kahnbeinfraktur der Hand kann sein:

(A) Osteomyelitis
(B) Fallhand
(C) Krallenhand
(D) Versteifung des Daumengrundgelenkes
(E) Pseudoarthrose

4.3.2.9 Warum sollte eine Tibiakopffraktur mit Kniegelenksbeteiligung operativ behandelt werden?

(A) Damit der Knochen an der Frakturstelle schneller heilt.
(B) Weil an dieser Stelle eine Heilung ohne Osteosynthese nicht möglich ist.
(C) Weil die Tibiavorderkante direkt unter der Haut liegt und durch die mangelnde Weichteildeckung oft Komplikationen entstehen.
(D) Weil schon geringste Stufen in der Gelenkfläche zu einer frühzeitigen Arthrose im Kniegelenk führen können.
(E) Weil es immer zu einem Meniskusabriß kommt.

4.3.2.10 Welche verschiedenen Möglichkeiten zur Behandlung einer Schenkelhalsfraktur kennen Sie?

4.3.2.11 Die Fraktur des Schlüsselbeines

(A) wird immer operativ therapiert
(B) wird immer konservativ therapiert
(C) kann mittels Rucksackverband behandelt werden
(D) kann mittels Schildkrötenverband behandelt werden.

4.3.2.12 Welches ist die häufigste Komplikation einer vorderen Beckenringfraktur?

(A) Verletzung der Blase und der Harnröhre
(B) Verletzung der A. femoralis
(C) Verletzung des N. ischiadicus
(D) Verletzung des Uterus
(E) Verletzung des Rektums

4.3.2.13 Bei einer Rippenserienfraktur (instabil)

1. wird immer eine operative Behandlung erforderlich
2. kann eine Beatmungstherapie für wenige Wochen erforderlich sein
3. ist eine paradoxe Atmung zu beobachten
4. wird auf der verletzten Seite eine Thoraxsaugdrainage gelegt.

(A) alle Antworten sind richtig
(B) 1 + 3
(C) 2 + 3
(D) 2 + 4

4.3.2.14 Ein instabiler Thorax

1. kann durch eine isolierte Rippenfraktur verursacht werden
2. führt zur Einziehung der instabilen Thoraxwand bei Inspiration
3. kann durch Rippenstückfrakturen verursacht werden
4. wird mit Bülau-Drainage behandelt
5. wird durch Überdruckbeatmung behandelt.

(A) 1 + 3 + 5
(B) 2 + 3 + 5
(C) 1 + 4
(D) 2 + 4

4.3.2.15 Welche Aussagen zum Pneumothorax treffen zu?

1. Beim Pneumothorax handelt es sich um eine Blutansammlung im Pleuraraum.
2. Die Notfallbehandlung eines Ventil- (Spannungs-) Pneumothorax besteht in der Umwandlung in einen offenen Pneumothorax durch Pleurapunktion.
3. Die Entstehung eines Pneumothorax ist durch den Riß einer Emphysemblase möglich
4. Beim Ventil- (Spannungs-) Pneumothorax handelt es sich um die am wenigsten bedrohliche Form des Pneumothorax.
5. Die Behandlung eines Pneumothorax erfolgt durch Einbringen einer Thoraxdrainage und Absaugen mit begrenztem Sog. Bei ganz geringer Ausprägung kann zunächst abgewartet werden.

4.3.2.7 A 4.3.2.8 E 4.3.2.9 D 4.3.2.11 C 4.3.2.12 A 4.3.2.13 C 4.3.2.14 B

(A) 1 + 3 + 4 + 5
(B) 2 + 3 + 5
(C) 3 + 4 + 5
(D) 3 + 5
(E) 1 + 4

4.3.2.16 Bei einem Verletzten mit offenem Pneumothorax müssen Sie am Unfallort (als wichtigste Erste-Hilfe-Maßnahme)

(A) mit einer weitlumigen Kanüle punktieren
(B) eine provisorische Saugdrainage anlegen
(C) eine assistierte Beatmung Mund-zu-Mund durchführen
(D) den Patienten sofort in Seitenlage bringen
(E) die Wunde mit einem luftdichten Verband abdichten.

4.3.2.17 Ordnen Sie bitte die Begriffe der beiden Listen einander zu und kreuzen Sie die richtige Kombination an!

Liste 1
(A) Spannungspneumothorax
(B) Rippenserienfraktur mit instabilem Thorax
(C) Offener Pneumothorax

Liste 2
1. Sofortige Umwandlung des offenen in einen geschlossenen Pneumothorax und evtl. Anlegen einer Bülau-Drainage
2. Thoraxdrainage nach Bülau
3. Intubation und Beatmung

(A) A3, B2. C1
(B) A2, B1, C3
(C) A2, B3, C1
(D) A1, B2, C3

4.3.2.18 Welche der genannten Erkrankungen oder Verletzungen kann zu einer Gelenksperre führen?

(A) Meniskusriß
(B) Seitenbandriß
(C) Kreuzbandriß
(D) Morbus Osgood-Schlatter
(E) Kniegelenksentzündung

4.3.2.19 Was versteht man unter einer Distorsion?

(A) Gelenkquetschung
(B) Gelenkverstauchung
(C) Gelenkprellung
(D) Besondere Fraktur des Obeschenkelschaftes im oberen Drittel

4.3.2.20 Nennen Sie die 4 wichtigsten Weichteilbrüche und deren Lokalisation.

4.3.2.21 Beim eingeklemmten Leistenbruch

(A) spritzt man krampflösende Mittel
(B) ist sofortige Operation angezeigt
(C) macht man einen hohen Einlauf
(D) wird zunächst abgewartet, ob der Bruch von selbst zurückgeht.

4.3.2.22 Die inkarzerierte Leistenhernie beim Erwachsenen wird behandelt durch:

(A) Reposition
(B) Operation
(C) Bruchband
(D) Konservativ

4.3.2.23 Nennen Sie 3 Indikationen zur Amputation.

4.3.2.24 Was versteht man unter Schockindex?

4.3.2.25 Bei einem Unfallverletzten mit offener, stark blutender Oberschenkelfraktur kann es kommen zum:

(A) toxischen Schock
(B) kardiogenen Schock
(C) hämorrhagischen Schock
(D) allergischen Schock
(E) anaphylaktischen Schock

4.3.2.26 Nennen Sie die charakteristischen Symptome des anaphylaktischen Schocks! (mind. 6)

4.3.2.15 B 4.3.2.16 C 4.3.2.17 C 4.3.2.18 A 4.3.2.19 B 4.3.2.21 B 4.3.2.22 B 4.3.2.25 C

4.3.3 Orthopädie

4.3.3.1 Welche Symptome zeigt ein Patient mit einer Osteoporose? Nennen Sie mind. 3.

4.3.3.2 Welche Aussage zur akuten hämatogenen Osteomyelitis trifft zu?

(A) Sie tritt fast immer nach offenen Knochenverletzungen auf.
(B) Sie befällt bevorzugt die Metaphysen der Knochen von Kindern und Jugendlichen.
(C) Röntgenologisch sind Skelettveränderungen vor dem Auftreten klinischer Symptome zu beobachten.
(D) Eine antibiotische Therapie ist wirkungslos und wird daher nicht durchgeführt.

4.3.3.3 Bei der Perthes-Krankheit handelt es sich um eine aseptische Knochennekrose

(A) der Wirbelsäule
(B) des Hüftkopfes
(C) des Os naviculare
(D) des Schienbeinkopfes
(E) des Olecranon.

4.3.3.4 Prüfen Sie folgende Aussagen zum Morbus Perthes

1. Es handelt sich um eine bakterielle Entzündung des Kniegelenkes.
2. Die Erkrankung wird meistens in den ersten 2 Lebensjahren diagnostiziert.
3. Die Therapie besteht in einer Entlastung des betroffenen Gelenkes.

(A) 1 + 2 + 3
(B) 1 + 3
(C) 2 + 3
(D) 3

4.3.3.5 Die Arthrosis deformans im Kniegelenk mit Valgus-(X) Fehlstellung

1. zeigt Gelenkverschleiß im inneren Gelenkspalt
2. zeigt Gelenkverschleiß im äußeren Gelenkspalt
3. kann durch varisierende Umstellungsosteotomie behandelt werden
4. sollte beim jungen Patienten durch Implantation einer Kniegelenksprothese behandelt werden.

(A) 1 + 3
(B) 1 + 4
(C) 2 + 3
(D) 2 + 4
(E) 3 + 4

4.3.3.6 Die häufigste Ursache der Arthrosis deformans ist:

(A) Gelenkentzündung
(B) Minderwertigkeit des Gelenkknorpels
(C) Dysfunktion der Schilddrüse
(D) Über- bzw. Fehlbelastung

4.3.3.7 Die Coxarthrose

(A) ist eine entzündliche Gelenkerkrankung durch Ansiedlung von Erregern auf dem Lympweg
(B) tritt nur bei Personen auf, die älter als 60 Jahre sind
(C) ist ein Gelenkleiden, das langsam verläuft
(D) ist Folge eines Morbus Schlatter
(E) geht mit Leukozytose und Linksverschiebung einher.

4.3.3.8 Welche Aussage über die Dupuytren-Kontraktur trifft zu?

(A) Es handelt sich um einen Streckkontraktur der Finger.
(B) Sie tritt bevorzugt im Zusammenhang mit einer diabetischen Polyneuropathie auf.
(C) Therapie der Wahl ist die Gabe von Vitamin-E-Präparaten.
(D) Sie ist bedingt durch eine Schrumpfung der Palmaraponeurose der Hand.

4.3.3.9 Was versteht man unter einer Kontraktur?

4.3.3.10 Durch welche Symptome äußert sich ein akuter Bandscheibenvorfall? (2)

4.3.3.11 Welche Therapiemöglichkeiten bei HWS-Verletzungen gibt es? (mind. 3)

4.3.3.12 Ordnen Sie die aufgeführten Begriffe der beiden Listen einander zu und kreuzen Sie die richtige Kombination an!

Liste 1

(A) Kyphose
(B) Gibbus
(C) Skoliose

4.3.3.2 B 4.3.3.3 B 4.3.3.4 D 4.3.3.5 C 4.3.3.6 D 4.3.3.7 C 4.3.3.8 D

Liste 2
1. spitzwinklige Knickung der Wirbelsäule
2. Verkrümmung der Wirbelsäule nach hinten konvex
3. seitliche Verbiegung der Wirbelsäule

(A) A1, B2, C3
(B) A2, B1, C3
(C) A3,B2, C1
(D) A3, B1, C2
(E) A1, B3, C2

4.3.3.13 Beim Klumpfuß ist

(A) der Fuß in Supinations- und Adduktionsstellung
(B) der Fuß in Pronations- und Abduktionsstellung
(C) der Vorfuß nach innen abgeknickt
(D) der Fuß stark nach oben angehoben
(E) der Nervus peroneus geschädigt.

4.3.4 Gefäßchirurgie

4.3.4.1 Schildern Sie die Stadien der arteriellen Verschlußkrankheit (untere Extremität).

4.3.4.2 Zählen Sie 3 Therapiemöglichkeiten bei arterieller Verschlußkrankheit im Bereich der unteren Extremitäten auf.

4.3.4.3 Zur arteriellen Verschlußkrankheit (AVK) Typ II gehören:

(A) Ruheschmerz
(B) Gangrän
(C) Unbegrenzte Gehstrecke
(D) Eingeschränkte Gehstrecke

4.3.4.4 Nennen Sie mind. 4 Symptome, die bei einem akuten Arterienverschluß der Extremität auftreten!

4.3.4.5 Zählen Sie die Symptome (5) einer arteriellen Extremitätenembolie auf!

4.3.4.6 Was ist die Hauptgefahr bei einem Aneurysma?

4.3.4.7 Was verstehen Sie unter einem Aneurysma?

4.3.4.8 Notieren Sie 5 Ratschläge, welche Sie einem Patienten für das weitere Verhalten nach einer Varizenoperation mit nach Hause geben!

4.3.4.9 Ein operativer Eingriff bringt immer die Gefahr der Entstehung einer tiefen Venenthrombose mit der möglichen Folge einer Lungenembolie mit sich. Deshalb haben neben den medikamentösen, die physikalischen Methoden (unspezifische Maßnahmen), eine hohe Bedeutung. Bitte nennen Sie mind. 3 unspezifische Maßnahmen zur Thrombembolie-Prophylaxe.

4.3.4.10 Bei einer 50jährigen Patientin besteht 4 Tage nach der Cholezystektomie Verdacht auf eine tiefe Beinvenenthrombose. Folgende Symptome bzw. Befunde der Patientin sind hierfür typisch:

1. Tachykardie
2. Absolute Arrhythmie
3. Wadenödem
4. Dehnungsschmerz bei Dorsalflexion des Fußes
5. Druckschmerz bei Palpation der Wadenmuskulatur

(A) 1 + 2 + 3
(B) 1 + 3 + 4 + 5
(C) 1 + 2 + 4 + 5
(D) 2 + 3 + 4 + 5

4.3.4.11 Die Sicherung der Diagnose der akuten Beinvenenthrombose erfolgt durch:

(A) EKG
(B) Phlebographie
(C) Ultraschalluntersuchung des Bauches
(D) Laboruntersuchungen

4.3.5 Urologie

4.3.5.1 Für die Steinerkrankung der Niere und der ableitenden Harnwege treffen zu:

1. Die Steinbildung fördernde Faktoren sind Abflußbehinderungen, erhöhte Harnsäureausscheidung und Harnwegsinfekte.
2. Kleine Uretersteine können in jeder Lokalisation mit einer Zeiss-Schlinge entfernt werden.
3. Die medikamentöse Steinauflösung ist nur bei Harnsäure- und Zystinsteinen möglich.
4. Eine wichtige Rolle, besonders in der Rezidivprophylaxe, spielt die Ernährung.
5. Koliken bei Harnleitersteinen strahlen typisch in die Leistengegend aus.

4.3.3.12 B 4.3.3.13 A 4.3.4.3 D 4.3.4.10 B 4.3.4.11 B

(A) 2 + 5
(B) 1 + 2 + 3
(C) 3 + 4
(D) 1 + 3 + 4 + 5
(E) alle Antworten sind richtig

4.3.2 Nennen Sie konservative Therapiemöglichkeiten bei Nierensteinen!

4.3.5.3 Ordnen Sie die aufgeführten Begriffe der beiden Listen einander zu und kreuzen Sie die richtige Kombination an!

Liste 1
(A) Akute Pyelonephritis
(B) Akute Glomerulonephritis
(C) Akutes Nierenversagen

Liste 2
1. z.B. Schock
2. Bakteriell
3. Immunologisch

(A) A1, B2, C3
(B) A3, B1, C2
(C) A2, B3, C1
(D) A1, B3, C2
(E) A2, B1, C3

4.3.5.4 Nennen Sie die Therapie der akuten Pyelonephritis. (4 Aufgaben)

4.3.5.5 Ursachen für ein nephrotisches Syndrom können sein:

1. Glomerulonephritis
2. Scharlach
3. Diabetische Glomerulosklerose
4. Intoxikation
5. Rezidivierende Zystitiden

(A) 1 + 3 + 4
(B) 1 + 4 + 5
(C) 2 + 3 + 4
(D) 3 + 4 + 5

4.3.5.6 Beschreiben Sie kurz das Prinzip der künstlichen Niere (Hämodialyse)!

4.3.5.7 Ordnen Sie zu und kreuzen Sie die richtige Kombinationsaussage an:

Liste 1
(A) Hydronephrose
(B) Hypoplasie
(C) Pyelonephritis

Liste 2
1. Nieren- und Nierenbeckenentzündung
2. Wassersackniere
3. verkleinerte Nierenanlage

(A) A1. B2, C3
(B) A2, B3, C1
(C) A3, B2, C1

4.3.5.8 Was verstehen Sie unter Hydronephrose?

4.3.5.9 Eine Rotverfärbung des Urins wird beobachtet:

1. nach Genuß bestimmter Nahrungsmittel, z.B. rote Beete
2. Glomerulonephritis
3. Herzinsuffizienz
4. Niereninsuffizienz
5. Hepatitis

(A) 2
(B) 1 + 2
(C) 1 + 2 + 4
(D) 4 + 5
(E) 5

4.3.5.10 Nennen Sie 3 Erkrankungen, bei denen eine Hämaturie auftreten kann.

4.3.5.11 Für die Harnleiterkolik sind typisch:

1. wellenförmig an- und abschwellender Schmerz
2. gürtelförmiger Druckschmerz im Oberbauch
3. periphere Ödeme durch Harnstauung
4. Schmerzausstrahlung in den Unterbauch

(A) 1 + 3 + 4
(B) 1 + 4
(C) 1 + 2
(D) alle Antworten sind richtig

4.3.5.12 Anämie tritt in Zusammenhang mit Nierenerkrankungen auf, weil

(A) Erythrozyten beim Durchfluß durch die kranke Niere geschädigt und daher vermehrt abgebaut werden
(B) Erythrozyten durch die Urämie mikrozytär werden
(C) ein die Erythrozytenbildung stimulierender Faktor nur noch ungenügend gebildet wird
(D) bei Nierenerkrankungen Störungen des Eisenhaushaltes im Vordergrund stehen

4.3.5.1 D 4.3.5.3 C 4.3.5.5 A 4.3.5.7 B 4.3.5.9 B 4.3.5.11 B 4.3.5.12 C

(E) die erhöhte Harnsäurekonzentration im Blut zur Hämolyse führt

4.3.5.13 Zu den frühen Symptomen eines Prostataadenoms gehören:

1. verzögerter Miktionsbeginn
2. dünner Harnstrahl
3. Haematurie
4. terminales Nachträufeln
5. Überlaufblase
6. Fieber

(A) 1 + 2 + 3 + 4 + 5
(B) 1 + 2 + 4 + 5
(C) 1 + 2 + 4
(D) 2 + 4 + 5 + 6
(E) 1 + 4 + 5

4.3.5.14 Welche Aussage trifft zu?

(A) Das Prostataadenom neigt zur malignen Entartung.
(B) Ein typisches Symptom des Prostataadenoms ist die Pneumaturie.
(C) Durch Vergrößerung des dem Rektum anliegenden Prostataadenoms kann es zum paralytischen Ileus kommen.
(D) Durch Harnstau kann sich beim Prostataadenom eine Hydronephrose entwickeln.

4.3.5.15 Beschreiben Sie das klinische Bild der Prostatahyperplasie. (4 Angaben)

4.3.5.16 Welches Symptom macht eine plötzliche Hodentorsion?

(A) Hohe Temperatur, sich allmählich entwickelnde schmerzlose Anschwellung des Hodens
(B) Entzündungsreaktion der Haut des Skrotums, hohe Temperatur, keine Schwellung an Hoden oder Skrotum
(C) Plötzlich einsetzende heftigste Schmerzen, ödematöse Schwellung der betreffenden Hodensackhälfte, keine Temperaturerhöhung
(D) Schüttelfrost mit hohem Fieber, klopfschmerzhafte Nierenlager, erhebliche Miktionsbeschwerden

4.3.5.17 Was versteht man unter einer Hydrozele?

4.3.5.18 Was verstehen Sie unter einer Phimose? Nennen Sie Komplikationen und die Therapie.

4.3.6 Abdominalchirurgie

4.3.6.1 Beschreiben Sie die Leitsymptome des akuten Abdomens:

a) viszeraler Schmerz
b) somatischer Schmerz, parietaler Schmerz!

4.3.6.2 Welche der unten aufgeführten Erkrankungen können zum klinischen Bild des „akuten Abdomens" führen?

1. Ileus
2. Appendizitis
3. Extrauteringravidität
4. Magenperforation
5. Gallenblasenentzündung

(A) 1 + 2 + 4
(B) 1 + 3 + 4 + 5
(C) 1 + 3 + 4
(D) 1 + 2 + 3 + 4
(E) alle Aussagen sind richtig

4.3.6.3 Nennen Sie die beiden Hauptformen der Peritonitis!

4.3.6.4 Typisch für eine Peritonitis sind folgende Symptome:

1. Teerstühle
2. Erbrechen
3. Darmatonie
4. Leukozytenanstieg
5. Bretthartes Abdomen

(A) 1 + 2 + 3
(B) 2 + 3 + 5
(C) 3 + 4 + 5
(D) 2 + 3 + 4 + 5
(E) alle Aussagen sind richtig

4.3.6.5 Eine Appendizitis ist zu erkennen an:

1. Leukozytose
2. 0,5 °C erhöhte Temperatur axillar, gegenüber rektal
3. Druckschmerzhaftigkeit des McBurney-Punktes
4. Schleimig-blutige Diarrhoen
5. Blutauflagerungen auf dem Stuhl

4.3.5.13 E 4.3.5.14 D 4.3.5.16 C 4.3.6.2 E 4.3.6.4 D

(A) 1 + 2
(B) 1 + 3
(C) 2 + 3
(D) alle Aussagen sind richtig
(E) 3 + 4 + 5

4.3.6.6 Ein Patient klagt über rechtsseitige kolikartige Bauchschmerzen, die in die rechte Leistengegend ausstrahlen. Es handelt sich wahrscheinlich um:

(A) einen Gallenstein
(B) einen Harnleiterstein
(C) eine akute Appendizitis
(D) eine Thrombose der Arteria iliaca interna rechts

4.3.6.7 Eine 40-jährige, adipöse Patientin klagt über wiederholte rechtsseitige Oberbauchkoliken. Ein operativer Eingriff wurde bei ihr bisher nicht vorgenommen.

Welche Diagnose ist am wahrscheinlichsten?
(A) Pankreaskopfkarzinom
(B) Cholezystolithiasis
(C) Gastritis
(D) Harnleiterstein
(E) Appendizitis

4.3.6.8 Bei welchen Erkrankungen ist eine sofortige chirurgische Versorgung erforderlich?

1. Magenperforation
2. Paralytischer Ileus
3. Mechanischer Ileus
4. Pylorospasmus
5. Achalasie

(A) 1 + 3
(B) 2 + 4
(C) 3 + 5
(D) alle Antworten sind richtig

4.3.6.9 Was kann bei einem stumpfen Bauchtrauma die Ursache für eine Blutung in die freie Bauchhöhle sein?

1. Nierenruptur
2. Verletzung des Mesenteriums
3. Milzruptur
4. Leberruptur

(A) 1 + 2 + 3
(B) 2 + 3 + 4
(C) 3 + 4
(D) 1 + 3 + 4

4.3.6.10 Die Behandlung einer Leberverletzung besteht in:

(A) Gabe von blutgerinnungshemmenden Medikamenten
(B) Strenger Bettruhe in rechter Seitenlage
(C) Beständiger Eiswickel
(D) Sofortiger Laparotomie und Blutstillung

4.3.6.11 Was versteht man unter einer zweizeitigen Milzruptur?

(A) Eine doppelte Milzruptur
(B) Eine Verletzung der Milz während eines operativen Eingriffs
(C) Ein subkapsuläres Hämatom, wobei es nach einem symptomfreien Intervall zum Kapselriß kommt
(D) Eine Ruptur auf der Dorsal- und Ventralfläche der Milz

4.3.6.12 Warum wird bei Verdacht auf ein perforiertes Magenulkus eine Röntgenaufnahme des Abdomens im Stehen oder in Linksseitenlage angefertigt?

(A) Um den Abfluß des Kontrastbreis zu beschleunigen
(B) Zum Nachweis von Speiseresten in der freien Bauchhöhle
(C) Zum Nachweis der Luftsicheln unter dem Zwerchfell
(D) Zum Nachweis der genauen Lokalisation der Perforationsstelle

4.3.6.13 Indikationen zur Operation bei Magen- und Duodenalulkus sind:

1. die Perforation
2. chronisch rezidivierende Gastritis
3. Pylorusstenose
4. häufig rezidivierende Blutungen

(A) 1 + 2
(B) 1 + 2 + 3
(C) 1 + 3 + 4
(D) 2 + 3 + 4
(E) alle Antworten sind richtig

4.3.6.14 Nennen Sie 7 Symptome eines Magenkarzinoms!

4.3.6.15 Bei einem kardianahen Magenkarzinom wird folgende Therapie durchgeführt:

(A) Magenresektion nach Billroth I
(B) selektiv proximale Vagotomie

4.3.6.5 B 4.3.6.6 B 4.3.6.7 B 4.3.6.8 A 4.3.6.9 B 4.3.6.10 D 4.3.6.11 C 4.3.6.12 C 4.3.6.13 C

(C) Entfernung des gesamten Magens (Gastrektomie)
(D) Magenresektion nach Billroth II
(E) Zytostatikabehandlung

4.3.6.16 Mit welchen postoperativen Komplikationen nach Magenresektion ist zu rechnen?

4.3.6.17 Bei einem Patienten ist vor 14 Tagen eine Gastrektomie (Entfernung des ganzen Magens) durchgeführt worden. Welche Empfehlung ist richtig?

1. Häufige kleine Mahlzeiten
2. Große Portionen
3. Reichlich Süßspeisen
4. Parenterale Gabe von Vitamin B12
5. Kalorien- und vitaminreiche Kost

(A) 1 + 4
(B) 1 + 2
(C) 1 + 4 + 5
(D) 1 + 5

4.3.6.18 Die gefürchtetste Komplikation der Magenresektion ist:

(A) Magenatonie
(B) Nahtinsuffizienz
(C) Dumping-Syndrom
(D) Kreislaufversagen

4.3.6.19 Bei der Magenresektion nach Billroth II wird der Magenstumpf anastomosiert mit

(A) dem Duodenum
(B) der obersten Jejunumschlinge
(C) dem Ileum
(D) dem Caecum
(E) dem Colon transversum.

4.3.6.20 Worauf ist die Symptomatik eines Dumping-Syndroms zurückzuführen?

4.3.6.21 Nennen Sie wenigstens 3 Warnsignale eines Kolonkarzinoms!

4.3.6.22 Nennen Sie 5 diagnostische Maßnahmen beim Verdacht auf Vorliegen eines Kolonkarzinoms.

4.3.6.23 Karzinom des Dickdarms: Welches ist die häufigste Lokalisation des Dickdarm-Karzinoms? Nennen Sie 4 Symptome sowie die Behandlungsmöglichkeiten.

4.3.6.24 Bei welcher Krankheit ist die Anlage eines Kolostomas indiziert?

(A) Perforierte Galle
(B) Dünndarm-Ileus
(C) Dickdarm-Ileus (Sigma-Karzinom)
(D) Kolon-ascendens-Karzinom

4.3.6.25 Eine chirurgische Verbindung zwischen Dünndarm und Kolon bezeichnet man als

(A) Duodenostomie
(B) Ileostomie
(C) Witzel-Fistel
(D) Ileokolostomie
(E) Gastroenterostomie
(F) portokavale Anastomose

4.3.6.26 Die Therapie des mechanischen Ileus besteht aus:

(A) Schwenkeinläufen
(B) Gabe von Prostigmin i.v. und Darmrohr
(C) operative Beseitigung der Ileusursache
(D) orale Zufuhr von Rhizinusöl und anderen Laxantien
(E) Peritoneallavage

4.3.6.27 Beschreiben Sie wichtige Symptome (mind. 3) und Ursachen eines paralytischen Ileus!

4.3.6.28 Das Risiko, Gallensteine zu bilden, ist erhöht bei:

1. Vegetariern
2. Mehrgebärenden
3. Männern
4. Patienten mit Hämolyse

(A) 1 + 2 + 3
(B) 1 + 3 + 4
(C) 1 + 3
(D) 2 + 4

4.3.6.29 Nach einer Choledochotomie liegt der sog. „T-Drain" mit dem kleineren Querteil"

(A) im Duodenum
(B) im Ductus cysticus
(C) im Ductus choledochus
(D) im der Gallenblase

Krankheitslehre

4.3.6.15 C 4.3.6.17 C 4.3.6.18 B 4.3.6.19 B 4.3.6.24 C 4.3.6.25 D 4.3.6.26 C 4.3.6.27 C 4.3.6.28 D

4.3.6.30 Am 4. postoperativen Tag nach einer Gallenoperation ist die OP-Wunde gerötet, überwärmt und schmerzhaft. Woran ist am ehesten als Ursache zu denken?

(A) Allergie auf Antibiotika
(B) Normaler Heilungsprozeß (sogenannte „Reparationsphase" der Wundheilung)
(C) Pflasterallergie auf Verbandmaterial
(D) Entzündung im Wundgebiet
(E) Lokale Verbrennung

4.3.6.31 Eine Entfernung der Gallenblase ist dringend anzustreben bei folgenden Erkrankungen:

1. Gallenblasentumor
2. Gallensteinleiden
3. Gallenblasenempyem
4. Bilirubinstoffwechselstörungen

(A) 1 + 4
(B) 2 + 3
(C) 1 + 2 + 3
(D) 3 + 4
(E) alle Aussagen sind richtig

4.4 Frauenheilkunde

4.4.1 Menstruationszyklus, Menopause, Störungen

4.4.1.1 Nennen Sie die Abschnitte des Menstruationszyklus und ihre Dauer

4.4.1.2 Wodurch kommt eine Menstruationsblutung zustande?

(A) Eisprung
(B) Verletzung der Gebärmutter
(C) Zerfall und Abstoßung der Uterusschleimhaut
(D) Befruchtung

4.4.1.3 Welche Kombination von Hormonen des Hypophysenvorderlappens induziert eine Ovulation?

(A) LH, LTH
(B) LH, ACTH
(C) FSH, TSH
(D) FSH, LH
(E) MSH, ACTH

4.4.1.4 Welches Zeichen deutet darauf hin, daß eine Ovulation stattgefunden hat?

(A) Unwohlsein
(B) Ausbleiben der Regelblutung
(C) positiver Pregnostikontest
(D) Erhöhung der Basaltemperatur um 0,4–0,6 °C

4.4.1.5 Wodurch wird die Erhöhung der Basaltemperatur hervorgerufen?

(A) Prolaktinausschüttung
(B) Oxytozinausschüttung
(C) Progesteronausschüttung
(D) Östrogenausschüttung

4.4.1.6 Welches ist die erste Behandlungsmethode einer Blutung aus der Gebärmutter in der Menopause?

(A) Hysterektomie
(B) Kürettage
(C) Östrogenbehandlung
(D) das Legen von Radium
(E) keine Aussage trifft zu

4.4.1.7 Unter einer Amenorrhoe versteht man

(A) eine zu seltene Regelblutung
(B) eine zu schwache Regelblutung
(C) das Fehlen der Regelblutung
(D) eine verstärkte, schmerzhafte Regelblutung
(E) eine unregelmäßige Regelblutung.

4.4.1.8 Ordnen Sie zu und kreuzen Sie die richtige Kombination an!

Liste 1

(A) Menorrhagie
(B) Amenorrhoe
(C) Polymenorrhoe
(D) Eumenorrhoe
(E) Dysmenorrhoe

Liste 2

1. keine Menstruation
2. Menstruation mit stärkeren Schmerzen
3. normale Menstruation
4. regelmäßige, zu häufige Menstruation
5. regelmäßige, zu starke Menstruation

(A) A1, B2, C3, D4, E5
(B) A5, B1, C4, D3, E2
(C) A4, B5, C1, D3, E2
(D) A2, B3, C5, D1, E4

Krankheitslehre

4.3.6.29 C 4.3.6.30 D 4.3.6.31 C 4.4.1.2 C 4.1.3 D 4.4.1.4 D 4.4.1.5 C 4.4.1.6 B 4.4.1.7 C 4.4.1.8 B

4.4.1.9 Ordnen Sie die aufgeführten Begriffe der beiden Listen einander zu und kreuzen Sie die richtige Kombination an!

Liste 1
(A) Metrorrhagie
(B) Menarche
(C) Dysmenorrhoe
(D) Oligomenorrhoe

Liste 2
1. Erste Uterusblutung
2. Schmerzhafte Menstruation
3. Seltene Uterusblutung
4. Azyklische Uterusblutung

(A) A2, B1, C3, D4
(B) A2, B3, C1, D4
(C) A4, B1, C2, D3
(D) A1, B3, C4, D2
(E) A3, B1, C2, D4

4.4.1.10 Beschreiben Sie die Ursachen und die Symptome der Dysmenorrhoe!

4.4.1.11 Welche Folgen am Knochengewebe hat der Östrogenmangel in der Postmenopause?

4.4.2 Sterilität und Kontrazeption

4.4.2.1 Nennen Sie mind. 6 Methoden zur Empfängnisverhütung.

4.4.2.2 Die hormonalen Kontrazeptiva
1. hemmen die Gonadotropinausschüttung aus dem HVL
2. bewirken eine vorzeitige Erhöhung der Viskosität des Zervixschleimes
3. unterdrücken die Ovulation
4. verhindern die Einnistung des befruchteten Eies
5. zerstören die Samenzellen.

(A) 1 + 2 + 4
(B) 1 + 2 + 3
(C) 2 + 3 + 4
(D) 1 + 2 + 5
(E) 3 + 4 + 5

4.4.2.3 Nennen Sie 4 Kontraindikationen für die Verschreibung von Ovulationshemmern.

4.4.3 Mißbildungen und Lageanomalien

4.4.3.1 Was versteht man unter einer Endometriose?

4.4.3.2 Was versteht man unter „Rektozele" im Zusammenhang mit dem Descensus uteri?

4.4.3.3 Ordnen Sie die Begriffe der beiden Listen einander zu und kreuzen Sie die richtige Kombination an!

Liste 1
(A) Endometriose
(B) Descensus uteri
(C) Myome

Liste 2
1. Blutungsanomalien, evtl. Sterilität
2. atypische Uterusschleimhaut
3. Rektozele, Zystozele

(A) A1, B2, C3
(B) A2, B3, C1
(C) A3, B2, C1
(D) A2, B1, C3
(E) A3, B1, C2

4.4.3.4 Ordnen Sie die aufgeführten Begriffe der beiden Listen einander zu und kreuzen Sie die richtige Kombination an!

Liste 1
(A) Vulvitis
(B) Endometriosis externa
(C) Myom

Liste 2
1. Muskelgeschwulst der Gebärmutter
2. Entzündung der äußeren Geschlechtsteile
3. Schleimhautinseln in den Eierstöcken, z.B. auf dem Bauchfell des kleinen Beckens, in der Vagina

(A) A1, B2, C3
(B) A3, B1, C2
(C) A2, B3, C1

Krankheitslehre

4.4.1.9 C 4.4.2.2 B 4.4.3.3 B 4.4.3.4 C

4.4.4 Infektionen

4.4.4.1 Nennen Sie 4 Schutzmechanismen des weiblichen Genitale zur Verhütung von Infektionskrankheiten.

4.4.4.2 Welche Bakterien sind in der Vagina physiologisch?

(A) Streptokokken
(B) Staphylokokken
(C) Kolibakterien
(D) Döderlein-Milchsäurebakterien (Stäbchen)
(E) Klebsiellen
(F) Salmonellen

4.4.4.3 Für die Entstehung von entzündlichen Prozessen der weiblichen Beckenorgane steht folgender Infektionsweg im Vordergrund:

(A) aufsteigende Infektion
(B) lymphogene Infektion
(C) hämatogene Infektion
(D) absteigende Infektion

4.4.4.4 Weißliche, trockene, abwischbare Beläge in der Vagina und geruchloser weißlicher Fluor lassen eine Infektion durch welchen Erreger vermuten?

(A) Gonokokken
(B) Trichomonaden
(C) Spirochäten
(D) Soorpilz
(E) Staphylokokken

4.4.4.5 Die Bartholinitis

(A) ist eine Entzündung im Bereich des Ovars
(B) tritt häufig nach der Menopause auf
(C) ist eine Entzündung im Bereich der Vulva
(D) geht mit eitrigem Ausfluß aus der Vagina einher
(E) tritt typischerweise im Wochenbett auf.

4.4.4.6 Infektionserreger einer Bartholinitis können sein:

(A) Staphylokokken
(B) Streptokokken
(C) Gonokokken
(D) alle Antworten sind richtig

4.4.4.7 Welche Symptomatik macht eine Soorkolpitis?

(A) Hohe BSG, hohes Fieber, Leukozytose
(B) Jucken und Brennen in der Vagina
(C) Blutung aus der Vagina
(D) Gelblicher, schaumiger Fluor vaginalis
(E) Sie verläuft symptomlos.

4.4.4.8 Was versteht man unter einer Adnexitis? Welche Spätfolge droht?

4.4.4.9 Begründen Sie, warum die Differentialdiagnose Adnexitis – Appendicitis so wichtig ist!

4.4.4.10 Nennen Sie 6 Symptome der Adnexitis.

4.4.5 Tumoren

4.4.5.1 Zählen Sie die Warnsymptome maligner Tumoren im Bereich des Uterus auf.

4.4.5.2 An welche beiden sehr wichtigen Erkrankungen denken Sie bei der Postmenopausenblutung?

4.4.5.3 An welchem Symptom kann man ein Korpus-Karzinom in der Menopause zuerst erkennen?

4.4.5.4 Eine 65jährige Patientin hat nach 15jähriger Amenorrhoe eine uterine Blutung. Welche Ursache kann zugrundeliegen?

(A) Korpus-Karzinom
(B) Leukämie
(C) Uterus myomatosus
(D) Adnexitis

4.4.5.5 Myome sind gutartige Muskelgeschwulste im Myometrium.
Die Lokalisation kann sein:

1. intramural
2. subserös
3. submukös
4. intravaginal
5. rektal

(A) 1 + 2 + 3
(B) 1 + 3 + 4
(C) 2 + 3 + 4
(D) 1 + 4 + 5
(E) alle Antworten sind richtig

4.4.4.2 D 4.4.4.3 A 4.4.4.4 D 4.4.4.5 C 4.4.4.6 D 4.4.4.7 B 4.4.5.4 A 4.4.5.5 A

4.4.5.6 Intramurale Myome können folgende Symptome bzw. Folgen zeigen:

(A) Druckerscheinung auf Blase und Rektum
(B) Starke Schmerzen im Unterbauch
(C) Verstärkte Menstruationsblutung
(D) Bösartiges Wachstum
(E) Mögliche Nidationshindernisse für das befruchtete Ei

4.4.5.7 Fibromyome bestehen aus:

1. Endometrium
2. Perimetrium
3. Myometrium
4. Bindegewebe

(A) 1 + 3
(B) 2 + 4
(C) 2 + 3 + 4
(D) 1 + 2
(E) alle Antworten sind richtig

4.4.5.8 Bezeichnen Sie unter folgenden Ovarialtumoren denjenigen, der Östrogene produziert:

(A) Granulosazelltumor
(B) Seröses Zystadenom
(C) Dermoidzyste
(D) Ovarialfibrom
(E) Brenner-Tumor

4.4.6 Operationen und Untersuchungen

4.4.6.1 Wie wird eine Patientin zur gynäkologischen Untersuchung gelagert?

4.4.6.2 Wie bereiten Sie eine Patientin zur gynäkologischen Untersuchung vor?

4.4.6.3 Welche Untersuchungen werden bei der Krebsfrüherkennungsuntersuchung durchgeführt?

1. Bestimmung des Blutfarbstoffgehaltes
2. Entnahme eines zytologischen Abstriches von der Portio
3. Messung des Blutdruckes
4. Brustuntersuchung
5. Ultraschalluntersuchung
6. Erhebung eines Tastbefundes durch bimanuelle Untersuchung

(A) 1 + 3 + 3 + 6
(B) 2 + 4 + 5 + 6
(C) alle Antworten sind richtig
(D) 2 + 4 + 6
(E) 3 + 5 + 6

4.4.6.4 Welche Ziele sollen durch die Steinschnittlage bei gynäkologischen Untersuchungen erreicht werden? Bitte nennen Sie eins!

4.4.6.5 Eine Abrasio ist bei einer 40jährigen Patientin dringend indiziert bei folgender Störung:

(A) Dysmenorrhoe
(B) Metrorrhagie
(C) Oligomenorrhoe
(D) Amenorrhoe

4.4.6.6 Unter einer Konisation versteht man

(A) einen operativen Verschluß des Zervixkanals
(B) die Entfernung von Vulva und Vagina
(C) die Entnahme eines kegelförmigen Gewebestückes aus den Adnexen
(D) die Entnahme eines kegelförmigen Gewebestückes aus der Portio.

4.4.6.7 Unter einer Uterusexstirpation versteht man

(A) Lageveränderung des Uterus
(B) Uterusmyom
(C) operative Entfernung des Uterus
(D) Uterus-Radiumeinlage.

4.4.6.8 Eine vaginale Hysterektomie

(A) ist die Entfernung der Gebärmutter durch die Bauchdecke
(B) ist die Therapie beim fortgeschrittenen Kollum-Karzinom
(C) ist die Entfernung der Gebärmutter durch die Scheide
(D) umfaßt die Resektion des oberen Drittels der Vagina
(E) kann bei Myomen des Uterus nicht durchgeführt werden.

4.4.5.6 C 4.4.5.7 C 4.4.5.8 A 4.4.6.3 D 4.4.6.5 B 4.4.6.6 D 4.4.6.7 C 4.4.6.8 C

4.4.7 Mamma

4.4.7.1 Zählen Sie die Warnsymptome maligner Tumoren im Bereich der Brustdrüsen auf.

4.4.7.2 Für Brustdrüsenkarzinome gilt:

1. Jeder malignomverdächtige Drüsenbezirk ist durch Probeexzision abzuklären.
2. Das Mamma-Ca ist der z.Z. häufigste bösartige Tumor bei Frauen.
3. Die Nachbehandlung nach der Op eines Karzinoms erfolgt immer mittels Zytostatika-Gabe und Bestrahlung.
4. Die hämatogene Metastasierung erfolgt vor allem in Leber, Lunge, Gehirn und Knochen.

(A) alle Antworten sind richtig
(B) 2 + 4
(C) 3 + 4
(D) 1 + 2 + 4

4.4.7.3 Welches ist die wichtigste diagnostische Maßnahme zur Erkennung eines Mammakarzinoms?

4.4.7.4 Durch welchen Eingriff/Untersuchung gelangt man zur sicheren Diagnose des Mammakarzinoms?

(A) Ablatio der Mamma ohne Ausräumung der axillären Lymphknoten
(B) Ablatio der Mamma mit Ausräumung der axillären Lymphknoten
(C) Konisation im Mamillenbereich
(D) Tumorexstirpation mit nachfolgender histologischer Untersuchung

4.4.7.5 Ein lobuläres Karzinom der Mamma ist ein

(A) von den Drüsenlobuli der Mamma ausgehendes Karzinom
(B) peripher unscharf gelapptes Karzinom
(C) in akzessorischem Mammagewebe entstandenes Karzinom
(D) segmental begrenztes Mammakarzinom.

4.4.7.6 Der häufigste gutartige Tumor der weiblichen Brust:

(A) Lipom
(B) Fibrom
(C) Adenom
(D) Fibroadenom
(E) Lipoadenom

4.4.7.7 Nennen Sie mind. 5 Zeichen einer Mastitis.

4.5 Geburtshilfe

4.5.1 Schwangerschaft

4.5.1.1 Sichere Schwangerschaftszeichen sind:

1. Abnorme Eßgelüste
2. Fetale Herztöne
3. Amenorrhoe
4. Morgendliches Erbrechen
5. Ultraschallnachweis

(A) 1 + 4
(B) 2 + 5
(C) 2 + 3 + 4
(D) 4 + 5
(E) 1 + 2 + 3

4.5.1.2 Zu den möglichen physiologischen Veränderungen des Organismus der Schwangeren gehören:

1. Vermehrung des Blutvolumens der Schwangeren um bis zu 20 %
2. Verstärkte Pigmentierung (z.B. Brustwarze, Schamlippen, Linea alba)
3. Lividität von Portio und Scheidenschleimhaut
4. Erhöhung des Blutdruckes in Ruhe über 140/90 mmHg bzw. 12–19 Kpa
5. Tonogene Dilatation (Erschlaffung) der Ureteren

(A) 1 + 2
(B) 1 + 3
(C) 1 + 2 + 3 + 4
(D) 1 + 2 + 3 + 5
(E) alle Antworten sind richtig

4.5.1.3 Wozu dient die Naegel-Regel und wie lautet sie?

4.5.1.4 Als Ausgangspunkt für die Bestimmung des Geburtstermins mit Hilfe der Naegele-Regel dient

(A) Der erste Tag der letzten Menstruation
(B) Der letzte Tag der letzten Menstruation
(C) Der Ovulationstermin
(D) Der Konzeptionstermin.

4.4.7.2 B 4.4.7.4 D 4.4.7.5 A 4.4.7.6 D 4.5.1.1 B 4.5.1.2 D 4.5.1.4 A

4.5.1.5 Ordnen Sie die aufgeführten Begriffe der beiden Listen einander zu und kreuzen Sie die richtige Kombination an!

Liste 1
(A) 16. SSW
(B) 24. SSW
(C) 40. SSW

Liste 2
1. Zwei Querfinger unter dem Rippenbogen
2. Zwei Querfinger über der Symphyse
3. Nabelhöhe

(A) A1, B2, C3
(B) A3, B1, C2
(C) A3, B2, C1
(D) A2, B3, C1

4.5.1.6 Wozu dient das Fruchtwasser?
1. Es erlaubt die freie Beweglichkeit des Feten.
2. Als Schutz gegen Traumen.
3. Es deckt den gesamten Flüssigkeitsbedarf des Feten.
4. Es dient zur Ernährung des Feten.

(A) 1 + 3
(B) 1 + 2
(C) 1 + 2 + 4
(D) 2 + 3
(E) alle Antworten sind richtig

4.5.1.7 Die „reife" Milch hat sich gebildet:
(A) gleichzeitig mit dem Beginn der Schwangerschaft
(B) sofort nach der Geburt
(C) nach der sogenannten Vormilch (etwa am 15. Tag nach der Geburt)
(D) im Anschluß an die Bildung der sogenannten Hexenmilch
(E) unter dem Einfluß von FSH und LH

4.5.1.8 Eine 25jährige Frau ist zum ersten Mal schwanger. Was sollte sie auf keinen Fall während der Schwangerschaft tun?
(A) Ihren Beruf ausüben
(B) Diät halten
(C) Rauchen
(D) Sport treiben
(E) Reisen

4.5.2 Komplikationen in der Schwangerschaft

4.5.2.1 Bei welcher Störung in der Frühschwangerschaft legt man eine Zerklage um den Muttermund?

4.5.2.2 Vorzeitige Wehen können verhindert werden durch:
(A) Prostaglandin F2a
(B) Prostaglandin E2
(C) Sympathikomimetika (z.B. Partusisten R)
(D) Oxytozin
(E) Methergin

4.5.2.3 Welche Gefahren beinhaltet ein vorzeitiges Platzen der Fruchtblase (vorzeitiger Blasensprung)?

4.5.2.4 Welche Methoden dienen der Erkennung einer chronischen Plazentainsuffizienz?
1. Bestimmung von Östriol und HPL im Plasma
2. Kardiographie
3. Ultraschallfetometrie (Messung d. Kindsgröße)
4. Amnioskopie
5. Bestimmung des Fundusstandes (1. Leopold-Handgriff)

(A) 1 + 2
(B) 1 + 3
(C) 3 + 5
(D) 1 + 2 + 3 + 4
(E) 1 + 3 + 4 + 5

4.5.2.5 Welche Aussage über die Placenta praevia trifft zu?
(A) Die normalsitzende Plazenta löst sich vorzeitig von der Uteruswand.
(B) Sie ist charakterisiert durch Blutungen in der ersten Schwangerschaftshälfte.
(C) Das Vorliegen einer Placenta praevia muß unbedingt in der Praxis durch eine vaginale Untersuchung diagnostisch gesichert werden.
(D) Die Placenta verlegt komplett oder teilweise den Muttermund.

Krankheitslehre

4.5.1.5 D 4.5.1.6 E 4.5.1.7 C 4.5.1.8 C 4.5.2.2 C 4.5.2.4 D 4.5.2.5 D

4.5.2.6 Welche Aussage zur Injektion von Anti D (z.B. Rhesogam) trifft zu?

1. Es zerstört bei der Geburt übergetretene Rh-positive Erythrozyten im Blut der Mutter.
2. Es ist indiziert bei Abort einer Rh-positiver Mutter.
3. Es ist indiziert bei Abort einer Rh-negativen Mutter.
4. Es sollte möglichst vor Ablauf von 72 Std. gegeben werden, damit eine Sensibilisierung verhindert wird.

(A) alle Antworten sind richtig
(B) 3 + 4
(C) 1 + 3 + 4
(D) 1 + 2

4.5.2.7 In welchem Zeitraum der Schwangerschaft kann es zu Mißbildungen kommen?

4.5.2.8 Therapeutisch kann man bei einer schwangeren Frau in den ersten 4 Monaten, die mit Röteln-Erkrankten Kontakt gehabt hat, Folgendes veranlassen:

(A) Gabe von Rötelnantiserum vom Tier
(B) Gabe von Kortikosteroiden
(C) Nichts, da wahrscheinlich keine Infektion stattgefunden hat
(D) Schutzimpfung
(E) Rötelnimmunglobuline i.m.

4.5.2.9

a) Aus welchem Grund sind Röteln eine ernstzunehmende Erkrankung?
b) Wodurch läßt sich diese Erkrankung und ihre Folgen vermeiden?

4.5.2.10 Welche Erkrankung der Mutter in der frühen Schwangerschaft kann beim Kind eine angeborene Linsentrübung zur Folge haben?

(A) Masern
(B) Windpocken
(C) Röteln
(D) Poliomyelitis

4.5.2.11 Blutungen in der letzten Zeit der Schwangerschaft sind verdächtig auf:

(A) Extrauteringravidität
(B) Uteruskarzinom
(C) Eklampsie
(D) Abortus imminens
(E) Placenta praevia

4.5.2.12 Warum ist eine Eileiterschwangerschaft eine potentiell gefährliche Erkrankung?

4.5.2.13 Unter Tubar-Abort versteht man:

(A) Versagen des Ei-Transportmechanismus
(B) Implantation des Eies in der Tubenschleimhaut
(C) Ausstoßung des Schwangerschaftsproduktes aus dem Ampullen-Ende in die Bauchhöhle
(D) Tuben-Ruptur durch Größenwachstum der Frucht
(E) Vorstülpung der Tube in das Cavum uteri

4.5.2.14

a) Geben Sie 3 klinische Arten des Abortgeschehens an und
b) benennen Sie die einzige Abortart, bei der therapeutisch versucht wird, die Schwangerschaft zu erhalten.

4.5.2.15. Ordnen Sie die aufgeführten Begriffe der beiden Listen einander zu und kreuzen Sie die richtige Kombination an!

Liste 1

(A) Habitueller Abort
(B) Missed Abortion
(C) Abortus completus

Liste 2

1. mehrere aufeinanderfolgende Aborte
2. verhaltene Fehlgeburt
3. vollständige Fehlgeburt

(A) A2, B3, C1
(B) A2, B1, C3
(C) A1, B2, C3

4.5.2.16 Abort-Ursachen können sein:

1. Endometrium-Narben
2. Plazenta-Anomalien
3. Gelbkörper-Insuffizienz
4. Uterus-Mißbildungen oder Uterus-Veränderungen
5. Immunologische Abwehr-Reaktion des mütterlichen gegen das kindliche Gewebe

(A) 1 + 2
(B) 1 + 3
(C) 1 + 2 + 3
(D) 1 + 2 + 3 + 4
(E) alle Antworten sind richtig

Krankheitslehre

4.5.2.6 B 4.5.2.8 E 4.5.2.10 C 4.5.2.11 E 4.5.2.13 C 4.5.2.15 C 4.5.2.16 E

4.5.2.17 Nennen Sie die Kardianalsymptome der Eklampsie und die Vorzeichen eines bevorstehenden eklamptischen Anfalls.

4.5.2.18 Nennen Sie 7 Beobachtungsmaßnahmen, die wichtig sind beim Auftreten einer EPH-Gestose.

4.5.2.19 Bei einer Patientin mit Tokolyse kommt es zu Veränderungen der Herzfrequenz.

Sie erwarten eine ...

4.5.3 Geburt

4.5.3.1 In der Eröffnungsphase der Geburt

1. löst sich der Zervixschleimpfropf
2. wird evtl. eine Episiotomie durchgeführt
3. verstreicht der Muttermund bis zur vollständigen Eröffnung
4. ist das kindliche Köpfchen in der Wehe in der Vulva sichtbar.

(A) 1 + 4
(B) 2 + 4
(C) 1 + 3
(D) 3 + 4
(E) 1 + 3 + 4

4.5.3.2 Unter der Eröffnungsphase der Geburt versteht man:

(A) Eröffnen der Fruchtblase
(B) Eröffnen des Muttermundes
(C) Eröffnen der Vagina
(D) Die Zeit der Preßwehen

4.5.3.3 Nennen Sie die Phasen einer normalen Geburt. Was kennzeichnen sie?

4.5.3.4 Nennen Sie die am häufigsten vorkommende Lage bei der Geburt.

4.5.3.5 Welche Kindslage ist für die Geburt am günstigsten?

(A) Stirnlage
(B) Vordere Hinterhauptslage
(C) Gesichtslage
(D) Steißlage

4.5.3.6 Welche Ursachen kann eine regelwidrige Geburt haben? Nennen Sie mind. 3!

4.5.3.7 Zählen Sie kurz mind. 4 Problemsituationen auf, die einen Kaiserschnitt erfordern.

4.5.4 Wochenbett

4.5.4.1 Die normale Wochenbettphase dauert:

(A) 2–3 Wochen
(B) 6–8 Wochen
(C) 4 Wochen
(D) 3 Monate
(E) 1 Woche

4.5.4.2 Wochenbettkomplikationen:

a) Was versteht man unter dem Begriff „Puerperalfieber"?
b) Welche Ursachen kommen dafür in Frage?

4.5.4.3 Ordnen Sie die aufgeführten Begriffe der beiden Listen einander zu und kreuzen Sie die richtige Kombination an:

Liste 1

(A) Lochia rubra
(B) Lochia sanguinolenta
(C) Lochia alba

Liste 2

1. In den ersten 3–4 Tagen nach der Entbindung
2. braun-schwarzer Wochenfluß
3. blutig-roter Wochenfluß
4. klar-schleimiger Wochenfluß
5. ca. 4.–8. Tag nach der Entbindung
6. ca. 2.–6. Woche nach der Entbindung

(A) A1 + 3, B2 + 5, C4 + 6
(B) A1 + 2, B2 + 3, C4 + 5
(C) A2 + 3, B2 + 5, C4 + 6
(D) A1 + 3, B2 + 6, C4 + 5

4.5.4.4 Weshalb tritt bei einer Wöchnerin eine Polyurie auf?

Krankheitslehre

4.5.3.1 C 4.5.3.2 B 4.5.3.5 B 4.5.4.1 B 4.5.4.3 C

4.6 Kinderheilkunde

4.6.1 Was versteht man unter Organogenese und wie lange dauert sie?

4.6.2 Nach dem Apgar-Index werden folgende Kriterien beurteilt:

1. Körpergröße
2. Hautfarbe
3. Geburtsgewicht
4. Körpertemperatur
5. Atmung
6. Reflexe

(A) 3 + 4 + 5
(B) 1 + 2 + 6
(C) 2 + 5 + 6
(D) 1 + 3
(E) alle Antworten sind richtig

4.6.3 Die normale Atemfrequenz des Neugeborenen beträgt

(A) 30–60 Atemzüge pro Minute
(B) 35–45 Atemzüge pro Minute
(C) 20–30 Atemzüge pro Minute
(D) 12–16 Atemzüge pro Minute.

4.6.4 Der Mekoniumileus ist ein Symptom bei:

(A) hypertrophischer Pylorusstenose
(B) Zöliakie
(C) Mukoviszidose

4.6.5 Welches Risiko unter den folgenden tritt bei einer akuten Durchfallserkrankung des Säuglings am ehesten in solchem Ausmaß in Erscheinung, daß eine Therapie erforderlich wird?

(A) Hypoglykämie
(B) Flüssigkeitsverlust
(C) Elektrolytstörung
(D) Verschiebung des Säure-Basen-Status
(E) Übermäßige Temperaturerhöhung

4.6.6 Spastisches Erbrechen bei einem 3 Wochen alten Säugling ist hinweisend auf:

(A) Kuhmilchunverträglichkeit
(B) passagere Kardiainsuffizienz
(C) hypertrophische Pylorusstenose

4.6.7 Welche Aussagen über die Gewichtszunahme sind richtig?

1. Die Gewichtszunahme im ersten Vierteljahr beträgt ca. 100 g pro Tag.
2. Das Geburtsgewicht hat sich mit ca. 12 Monaten verdoppelt.
3. Die tägliche Gewichtszunahme im ersten Vierteljahr beträgt 25–30 g.
4. Das Geburtsgewicht hat sich mit ca. 4–5 Monaten verdoppelt.
5. Das Geburtsgewicht hat sich mit ca. 4–5 Monaten verdreifacht.
6. Das Geburtsgewicht hat sich mit 12 Monaten verdreifacht.

(A) 1 + 2 + 5
(B) 3 + 4 + 6
(C) 3 + 5
(D) 1 + 5 + 6
(E) 2 + 3

4.6.8 Ein großer Tumor im Abdomen bei einem Kleinkind kann sein:

1. Eine Nierenzyste
2. Ein Wilmstumor
3. Ein Neuroblastom

(A) 1 + 2
(B) 1 + 3
(C) 2 + 3
(D) alle Antworten sind richtig

4.6.9 Welche Aussage trifft zu?

(A) Bei der Geburt von Knaben liegen nur in 50 % beide Hoden im Skrotum.
(B) Leistenhoden sind frühestens im Schulalter behandlungsbedürftig.
(C) Die wichtigste Therapie bei Leistenhoden ist die Gabe von männlichen Keimdrüsenhormonen.
(D) Eine physiologische Hodenentwicklung und Spermiogenese erfolgt nur bei Lage des Hodens im Skrotum.

4.6.10 Was ist eine Hypospadie?

(A) Das untere Drittel der Blase
(B) Eine obere Harnröhrenspalte
(C) Eine Unterfunktion der Niere
(D) Miktionsprüfung
(E) Eine untere Harnröhrenspalte

4.6.2 C 4.6.3 A 4.6.4 C 4.6.5 B 4.6.6 C 4.6.7 B 4.6.8 A 4.6.9 D 4.6.10 B

4.6.11 Komplikationen bei der Lippen-Kiefer-Gaumenspalte sind:

1. Erschwerte Nahrungsaufnahme
2. Infektionsanfälligkeit
3. Aspiration
4. Phonationsstörungen
5. Liquorfistel

(A) 1 + 3 + 4
(B) 2 + 3 + 4 + 5
(C) 1 + 3 + 5
(D) 1 + 2 + 4
(E) alle Antworten sind richtig

4.7 Neurologie

4.7.1 Welches sind die obligaten Symptome eines großen epileptischen Anfalls?

4.7.2 In das Krankheitsbild einer Epilepsie gehört/gehören:

1. generalisierte Anfälle
2. psychomotorische Anfälle
3. Absencen
4. Dämmerzustände

(A) keine der Antworten ist richtig
(B) alle Antworten sind richtig
(C) 1 + 2
(D) 1 + 2 + 3

4.7.3 Was versteht man unter einem Status epilepticus?

4.7.4 Welche Aussage über anfallskranke Menschen ist zutreffend?

(A) Anfallskranke dürfen niemals öffentliche Verkehrsmittel benutzen.
(B) Die Unberechenbarkeit der Anfälle kann bei den Kranken zu starken Einschränkungen führen.
(C) Anfallskranke Menschen können niemals berufstätig sein.
(D) Eine anfallshemmende Diät beeinflußt die Anfallshäufigkeit.

4.7.5 Welche der nachfolgenden Symptome können beim epileptischen Anfall (Grand mal) beobachtet werden?

1. Unwillkürlicher Harnabgang
2. Zungenbiß
3. Pupillenverengung bei Lichteinfall
4. Klonische Krämpfe
5. Halluzinationen

(A) 1 + 2 + 3
(B) 2 + 3 + 4
(C) 1 + 2 + 4
(D) 1 + 2 + 4 + 5

4.7.6 Flimmerskotom ist eine dem Anfall vorausgehende Komplikation mit Lichterscheinungen und nachfolgendem Gesichtsfeldausfall bei:

(A) Grand-mal-Epilepsie
(B) Hyperventilations-Anfall
(C) Trigeminus-Neuralgie
(D) Migräne
(E) Spannungskopfschmerz

4.7.7 Die sogenannte Aura mit halluzinatorischen Erlebnissen tritt auf:

(A) Vor Beginn eines Veitstanzes
(B) Bei Delirium tremens
(C) Unmittelbar vor einem großen epileptischen Anfall
(D) Als Ausdruck einer Hirnschädigung nach einem epileptischen Anfall
(E) Während der kurzen Bewußtseinsunterbrechung beim Petit mal

4.7.8 Nennen Sie mind. 3 Krankheitszeichen einer zerebralen Funktionsstörung durch sog. TIA (transitorische ischämische Attacken)!

4.7.9 Welche Ursachen kennen Sie, die zu einem Apoplex führen? (mind. 4)

4.7.10 Nennen Sie 2 Entstehungsmechanismen des apoplektischen Insultes!

4.7.11 Welches sind die Kennzeichen eines Komas?

(A) Abwehrbewegungen
(B) Tiefe Bewußtlosigkeit
(C) Bewußtseinstrübung
(D) Delirante Unruhe
(E) Ausgeprägter Dämmerzustand

4.7.12 Der komatöse Patient

1. ist meist ansprechbar
2. ist oft durch Schmerzreiz erweckbar
3. ist durch Schmerzreize nicht erweckbar
4. redet laut vor sich hin und klagt über Schmerzen.

4.6.11 D 4.7.2 B 4.7.4 B 4.7.5 C 4.7.6 D 4.7.7 C 4.7.11 B

(A) 1 + 2 + 4
(B) 3
(C) 1 + 2
(D) 2 + 4
(E) alle Antworten sind richtig

4.7.13 Ordnen Sie die aufgeführten Begriffe der beiden Listen einander zu und kreuzen Sie die richtige Kombination an!

Liste 1

(A) Somnolenz
(B) Sopor
(C) Koma

Liste 2

1. Keine Schmerzreaktionen, Erlöschen einzelner oder aller Reflexe
2. Desorientiert, Schläfrigkeit, durch äußere Reize weckbar, auf Schmerz gezielte Abwehrbewegungen
3. Völlig desorientiert, weckbar durch starke Reize, ungezielte Abwehrbewegungen auf Schmerz

(A) A1, B2, C3
(B) A2, B3, C1
(C) A3, B1, C2
(D) A2, B1, C3

4.7.14 Die derzeitig beste Methode zur Behandlung eines Hydrocephalus internus besteht in

(A) Der operativen Beseitigung des Abflußhindernisses
(B) Regelmäßig zu wiederholenden Ventrikelpunktionen
(C) Künstlicher Ableitung des Hirnwassers aus den Hirnkammern in den rechten Vorhof
(D) Bestrahlung.

4.7.15 Nennen Sie die klassische Symptomen-Trias der Parkinson-Krankheit.

4.7.16 Wie zeigt sich die typische Hypokinese im Erscheinungsbild eines Parkinson-Patienten? Nennen Sie 3 Beispiele.

4.7.17 Nennen Sie 2 motorische Störungen und je eine vegetative und psychische Störung, die für die Parkinson-Krankheit typisch sind.

4.7.18 Beschreiben Sie die typischen Krankheitszeichen des Spätstadiums eines an M. Alzheimer erkrankten Patienten.

4.7.19 Nennen Sie die Symptome eines Schädel-Hirn-Traumas 1. Grades.

4.7.20 Welche Komplikationen können nach einem Schädel-Hirn-Trauma auftreten?

1. epidurales Hämatom
2. Parkinsonsyndrom
3. Liquorfistel
4. hirnorganische Anfälle
5. Radialislähmung

(A) 1 + 2
(B) 1 + 3
(C) 1 + 3 + 4
(D) 4 + 5
(E) alle Antworten sind richtig

4.7.21 Welche Symptome können bei einem Hirnverletzten auf eine Hirndrucksteigerung hinweisen?

1. Druckpuls
2. Blutdruckabfall
3. Pupillenstarre
4. Kleiner fadenförmiger Puls
5. Positiver Babinski

(A) 1 + 2 + 5
(B) 1 + 4 + 5
(C) 3 + 4 + 5
(D) 1 + 3 + 5

4.7.22 Das typische Symtom für ein epidurales Hämatom nach Unfall ist:

(A) andauernde Bewußtlosigkeit
(B) Hypothermie
(C) sekundäre Bewußtlosigkeit
(D) andauernde Somnolenz

4.7.23 Das epidurale Hämatom entsteht

(A) unter der Geburt, wenn der Kopf der vorangehendeTeil ist
(B) durch eine arterielle Blutung zwischen Schädelkalotte und Dura mater infolge Schädeltrauma
(C) durch eine venöse Blutung zwischen Schädelkalotte und Dura mater infolge Schädeltrauma
(D) durch Gefäßruptur bei Hypertonie und Arteriosklerose.

4.7.12 B 4.7.13 B 4.7.14 C 4.7.20 C 4.7.21 D 4.7.22 C 4.7.23 B

4.7.24 Das subdurale Hämatom

(A) entsteht durch die arterielle Blutung zwischen Dura und Schädelknochen
(B) führt innerhalb kürzester Zeit zu klinischer Symptomatik
(C) kann chronisch verlaufen und erst nach vielen Wochen zu Beschwerden führen
(D) entsteht nur nach offenen Schädel-Hirn-Traumen.

4.7.25 Eine Meningitis nach geschlossenem Schädel-Hirn-Trauma läßt am ehesten schließen auf das Bestehen

(A) einer intrakraniellen Blutung
(B) einer Contusio cerebri
(C) einer Liquorfistel
(D) einer Commotio cerebri.

4.7.26 Commotio cerebri, Contusio cerebri, Compressio cerebri. Definieren Sie ganz kurz diese Begriffe und nennen Sie die möglichen Folgen.

4.7.27 Ein sogenanntes „freies Intervall"

(A) ist ein Hinweis auf einen Hirntumor
(B) weist auf ein epidurales Hämatom hin
(C) tritt bei der Meningitis auf
(D) meint die Inkubationszeit der FSME
(E) ist typisch für die Commotio cerebri.

4.7.28 Eine operative Behandlung ist unerläßlich bei:

(A) Commotio cerebri
(B) Schädelbasisfraktur
(C) Gehirnerschütterung
(D) Impressionsfraktur des Schädels

4.7.29 Welche Krankheitszeichen deuten auf eine Meningitis hin?

4.7.30 Ein 29jähriger Mann bekommt nach Angaben der Ehefrau ohne Vorboten plötzlich heftige im Stirn und Nackenbereich lokalisierte Kopfschmerzen und erbricht mehrfach. 30 Min. später findet sich im Krankenhaus bei der neurologischen Untersuchung eine ausgeprägte Nackensteifigkeit bei im übrigen unauffälligem Befund. In psychischer Hinsicht besteht eine leichte Bewußtseinstrübung vom Grade der Somnolenz im Wechsel mit einer psychomotorischen Unruhe. Die wahrscheinliche Diagnose ist:

(A) Akute Enzephalitis
(B) Akuter Myokardinfarkt
(C) Atypischer Grand-mal-Anfall
(D) Subarachnoidal-Blutung
(E) Migräneanfall

4.7.31 Ordnen Sie zu und kreuzen Sie die entsprechende Kombination an!

Liste 1
(A) M. Parkinson
(B) Meningitis
(C) Poliomyelitis

Liste 2
1. Lähmung der Motorik bei erhaltener Sensibilität
2. Zahnradphänomen
3. Nackensteifigkeit, Opisthotonus

4.7.32 Ein Symptom der Poliomyelitis ist:

(A) Reflexsteigerung
(B) Schlaffe Parese
(C) Tremor
(D) Krampfanfälle

4.7.33 Die Enzephalomalazie ist:

(A) Eine Hirnentzündung
(B) Eine Hirnerweichung
(C) Ein Hirntumor
(D) Eine angeborene Hirnmißbildung
(E) Ein allgemeines Nervenleiden.

4.7.34 Unter einer Paraplegie versteht man

(A) eine Halbseitenlähmung
(B) eine doppelseitige Lähmung (z.B. beide Beine)
(C) eine Lähmung aller 4 Gliedmaßen
(D) eine Lähmung einer Extremität oder Gesichtshälfte.

4.7.35 Welche 2 Lähmungstypen kennen Sie? Beschreiben Sie die Klinik der Schädigung.

4.7.36 Ordnen Sie die Begriffe der beiden Listen einander zu und kreuzen Sie die richtige Kombination an!

Liste 1
(A) Krallenhand
(B) Schwurhand
(C) Fallhand

4.7.24 C 4.7.25 C 4.7.27 B 4.7.28 D 4.7.3 D 4.7.31 B 4.7.32 B 4.7.33 B 4.7.34 B

Liste 2
1. Lähmung des N. ulnaris
2. Lähmung des N. medianus
3. Lähmung des N. radialis

(A) A3, B2, C1
(B) A1, B2, C3
(C) A3, B1, C2
(D) A1, B3, C2
(E) A2, B1, C3

4.7.37 Welcher Nerv wird beim Karpaltunnelsyndrom geschädigt?

(A) N. ulnaris
(B) N. femoralis
(C) N. medianus
(D) N. radialis
(E) N. axillaris

4.7.38 Welche Krankheitszeichen sprechen für eine Polyneuropathie und welche Ursachen können dahinterstecken?

4.7.39 Möglichkeiten der Liquorentnahme. Wo liegt jeweils die Einstichstelle?

4.7.40 Welches sind die beiden Grundvoraussetzungen für ein PsychKG?

4.7.41 Nennen Sie Untersuchungsmethoden mit guter Aussagekraft bei einem frischen, schweren Schädel-Hirn-Trauma!

1. cerebrale Angiographie
2. Hirnszintigraphie
3. EEG
4. Computertomographie
5. Myelographie

(A) 1 + 2 + 3
(B) 4 + 5
(C) 2 + 4
(D) 1 + 4

4.7.42 Ordnen Sie zu und kreuzen Sie die richtige Kombination an!

Liste 1
(A) Myelographie
(B) Elektro-Myographie
(C) Queckenstedt-Versuch

Liste 2
1. Ableitung von Muskelaktionsströmen
2. Prüfung der freien Liquorpassage
3. Kontrastmitteldarstellung des Spinalkanals

(A) A2, B3, C1
(B) A1, B2, C3
(C) A2, B1, C3
(D) A3, B1, C2

4.8 Psychiatrie

4.8.1 Was verstehen Sie unter psychosomatischen Erkrankungen? Nennen Sie 3 Beispiele!

4.8.2 Ulcus duodeni, Colitis ulcerosa und Asthma bronchiale gehören diagnostisch zu den:

(A) organischen Psychosen
(B) vegetativen Dystonien
(C) somato-psychosomatischen Erkrankungen
(D) Konversionsneurosen

4.8.3 Bei der Projektion handelt es sich um

1. eine Übertragung von Wahninhalten auf andere Menschen
2. einen Abwehrmechanismus
3. eine Übertragung eigener mißliebiger Gefühlsimpulse auf einen anderen Menschen
4. eine Wahnbildung
5. eine psychoanalytische Behandlungsmethode.

(A) 1 + 2 + 3
(B) 2 + 3
(C) 2 + 3 + 4
(D) 1 + 2
(E) alle Antworten sind richtig

4.8.4 Halluzinationen

(A) treten bei Frauen so gut wie nie auf
(B) können bei körperlich begründbaren Psychosen vorkommen
(C) sind Störungen des Affekts
(D) sind inhaltliche Denkstörungen.

4.8.5 Welche Halluzinationsformen sind Ihnen bekannt?

4.8.6 Ordnen Sie die aufgeführten Begriffe der beiden Listen einander zu und kreuzen Sie die richtige Kombination an!

Liste 1
(A) Wahnideen
(B) Amnesie
(C) Halluzinationen

4.7.36 B 4.7.37 C 4.7.41 D 4.7.42 D 4.8.2 C 4.8.3 B 4.8.4 B 4.8.6 D

Liste 2
1. Störung auf dem Gebiet der Wahrnehmung
2. inhaltliche Denkstörung
3. Störung der Gedächtnisfunktion

(A) A1, B3, C2
(B) A2, B1, C3
(C) A3, B1, C2
(D) A2, B3, C1
(E) A1, B2, C3

4.8.7 Unter Illusion versteht man:

(A) Wunschdenken
(B) Personenverwechselung in der Dämmerung
(C) unter dem Einfluß eines starken Affektes umgedeutete reale Sinneseindrücke
(D) optische Halluzinationen
(E) halluzinatorische Erlebnisse im Fieberzustand

4.8.8 Was versteht man unter einem „Durchgangssyndrom"?

(A) Eine Phase im Verlauf einer Schizophrenie
(B) Ein Stadium im Verlauf einer Neurose
(C) Eine reversible psychische Funktionsminderung
(D) Eine Phase depressiver Verstimmung

4.8.9 Wie können sich Denkstörungen äußern? (mind. 6)

4.8.10 Was sind typische Symptome des Autismus:

1. Vermeidung von Zärtlichkeiten
2. Halluzinationen
3. Zwangshandlungen
4. Stereotypien
5. Euphorie

(A) 1 + 3
(B) 1 + 4
(C) 2 + 3
(D) 1 + 4 + 5
(E) 3 + 5

4.8.11 Ordnen Sie die aufgeführten Begriffe der Liste 1 den jeweiligen Intelligenzquotienten der Liste 2 zu!

Liste 1
(A) Debilität
(B) Idiotie
(C) Imbezillität

Liste 2
1. IQ 80–60
2. IQ 60–30
3. IQ unter 30

(A) A1, B3, C2
(B) A3, B1, C2
(C) A1, B2, C3
(D) A2, B1, C3
(E) A2, B3, C1

4.8.12 Oligophrenie

(A) ist ausschließlich eine durch die Umwelt bedingte Erkrankung
(B) ist ein angeborener, anlagebedingter oder nach der Geburt erworbener Intelligenzmangel
(C) ist durch einen altersbedingten Persönlichkeitsabbau gekennzeichnet
(D) tritt als Begleiterscheinung bei Drogenabhängigen auf
(E) ist ein Vorstadium des M. Alzheimer

4.8.13 Zu den endogenen Psychosen zählt/zählen:

(A) Zyklothymie
(B) Delirium tremens
(C) Neurosen
(D) Somatisch bedingte Psychosen

4.8.14 Was versteht man unter affektiven Psychosen?

4.8.15 Körperlich begründbare Psychosen zeichnen sich aus durch

1. das Vorliegen körperlicher Befunde
2. eine Bewußtseinstrübung
3. das Fehlen von Halluzinationen
4. eine erblich bedingte Ursache

(A) 1 + 2
(B) 1 + 2 + 3
(C) 2 + 4
(D) 3 + 4
(E) 1 + 3 + 4

4.8.16 Ein hirnorganisches Psychosyndrom ist

1. immer irreversibel
2. verursacht durch Veränderungen der Herz-Kreislauf-Situation, Intoxikationen, Hirntumore, -entzündungen, -traumen und degenerative Veränderungen

Krankheitslehre

4.8.7 C 4.8.8 C 4.8.10 B 4.8.11 A 4.8.12 B 4.8.13 A 4.8.15 A

3. durch ständiges Ermahnen und Schimpfen mit den Betroffenen zu verhindern
4. gekennzeichnet durch Merkschwäche, Desorientiertheit, Unruhe und Affektlabilität.

(A) 2
(B) 1 + 4
(C) 2 + 4
(D) 1 + 2 + 4
(E) alle Antworten sind richtig

4.8.17 Beschreiben Sie den katatonen Stupor!

4.8.18 Es gibt zahlreiche Symptome, die auf eine Schizophrenie hinweisen können. Nennen Sie 3 Symptome, die als besonders charakteristisch anzusehen sind.

4.8.19 Für die Schizophrenie sind charakteristisch:

(A) Intelligenzstörungen
(B) Formale und inhaltliche Denkstörungen
(C) Delirium tremens
(D) Epileptische Anfälle

4.8.20 Welche Aussagen über schizophrene Psychosen sind richtig?

1. Schizophrene Psychosen werden zumeist durch ein schweres Hirn-Trauma ausgelöst.
2. Schizophrene Psychosen verlaufen schubweise und münden in einen Residualzustand.
3. Für die Entwicklung einer Schizophrenie ist ein einzelner Auslöser (seelisches Kindheitstrauma) verantwortlich.
4. Für die Entwicklung einer Schizophrenie ist ein Zusammenwirken mehrerer Faktoren notwendig.
5. Bei schizophrenen Patienten lassen sich regelmäßig im Computertomogramm typische Veränderungen des Gehirns nachweisen.

(A) 1 + 3
(B) 2 + 4
(C) 1 + 5
(D) 3 + 5

4.8.21 Verschiedenen Ausprägungstypen schizophrener Erkrankungen sind bestimmte diagnostische Kriterien zuzuordnen!

Liste 1

(A) paranoid-halluzinatorische Psychose = paranoider Typus (DSM III)
(B) Katatonie = katatoner Typus (DSM III)
(C) Schizophrenia simplex = residualer Typus (DSM III)

Liste 2

1. Verlust an Vitalität, Initiative, soziale Zurückgezogenheit (autistischer Kontaktverlust), abgestumpfter oder inadäquater Affekt, unlogisches Denken, exzentrisches Verhalten
2. Akustische Halluzinationen und Wahnerleben im Vordergrund
3. Psycho-motorische Symptomatik; kennzeichnend: Hyperkinesien = Erregung bis zum Erregungssturm oder Hypokinese = Stupor oder rhythmisch ablaufende Stereotypien, bizarre Haltungen, Automatismen

(A) A3, B1, C2
(B) A2, B3, C1
(C) A2, B1, C3
(D) A3, B2, C1

4.8.22 Welche der folgenden Symptome werden bei Psychosen aus dem schizophrenen Formenkreis beobachtet?

1. Akustische Halluzinationen
2. Augenmuskellähmungen
3. Wahneinfälle und Wahnwahrnehmungen
4. Zerfahrenheit des formalen Gedankenablaufes

(A) 1 + 3
(B) 1 + 3 + 4
(C) 2 + 3
(D) 3 + 4
(E) alle Aussagen sind richtig

4.8.23 Nennen Sie die häufigsten Formen und Behandlungsmethoden der Schizophrenie!

4.8.24 Unter Neurose versteht man

(A) Eine Erkrankung, die mit einer Störung der neuralen Bahnen einhergeht
(B) Eine Erkrankung, bei der das extrapyramidale Nervensystem betroffen ist
(C) Eine seelische Störung, bedingt durch eine Fehlverarbeitung von traumatischen Erlebnissen und Konflikten
(D) Eine abnorme Persönlichkeitsstruktur.

4.8.16 C 4.8.19 B 4.8.20 B 4.8.21 B 4.8.22 B 4.8.24 C

4.8.25 Für das tiefenpsychologische Konzept der Neurose gilt als Grundannahme:

(A) In der Lebensgeschichte durch ungünstige Umstände erlerntes Fehlverhalten und falsche Gewohnheiten
(B) Ein unbewußter Konflikt, der zur Symptomentstehung führt als Kompromiß unvereinbarer Bestrebungen
(C) Eine Überlastung der Person durch schwerwiegende Lebensumstände bei anlagebedingter Disposition zur Ich-Schwäche
(D) Ein ungelöster Konflikt zwischen den Wünschen des Betroffenen und den Erwartungen der Umgebung
(E) Ein unbewußter Rückzug auf frühkindliche Verhaltensmuster

4.8.26 Womit werden die besten Erfolge bei der Therapie von Zwangsneurosen erzielt?

4.8.27 Was versteht man unter einer Phobie?

4.8.28 Definieren sie den Begriff Sucht und nennen Sie klassische Suchtmittel.

4.8.29 Ursächliche bzw. auslösende Faktoren für Suchtkrankheiten können sein:

4.8.30 Beschreiben Sie bitte stichpunktartig die Symptomatik eines Alkoholdeliriums im Prodromalstadium. (5)

4.8.31 Nennen Sie die Symptome des Deliriums tremens. (5 Aufgaben)

4.8.32 Das Delirium tremens (Alkoholdelir)

1. unterscheidet sich durch die starke Bewußtseinstrübung von einer endogenen Psychose
2. ist besonders durch akustische Halluzinationen gekennzeichnet
3. tritt gewöhnlich nach einem plötzlichen Alkoholentzug auf, dem ein langjähriger Alkoholmißbrauch vorangegangen ist
4. ist für das Herz-Kreislaufsystem eine enorme Belastung
5. ist vor allem durch optische Halluzinationen gekennzeichnet.

(A) 3 + 4 + 5
(B) 1 + 3 + 4 + 5
(C) 1 + 2 + 3 + 4
(D) 1 + 3 + 5
(E) 2 + 3 + 4

4.8.33 Welche der folgenden Feststellungen über das sog. Korsakow-Syndrom sind richtig?

1. Dem Korsakow-Syndrom geht meist eine mehrjährige Alkoholabhängigkeit voraus.
2. Das Korsakow-Syndrom zählt zur Gruppe der endogenen Psychosen.
3. Das Korsakow-Syndrom ist ein amnestisches Syndrom mit Desorientiertheit und Merkfähigkeitsstörung.
4. Das Korsakow-Syndrom zeichnet sich häufig durch das Auftreten sog. Konfabulationen aus.
5. Das Korsakow-Syndrom klingt in der Regel nach 3–5tägiger Behandlung folgenlos ab.

(A) 1 + 3
(B) 1 + 3 + 4
(C) 2 + 3
(D) 3 + 4 + 5
(E) alle Aussagen sind richtig

4.8.34 Das Delir

1. ist eine körperlich begründbare Psychose
2. geht mit psychomotorischer Unruhe (Nesteln) und vegetativen Symptomen einher
3. weist typischerweise akustische Halluzinationen auf
4. ist gleichbedeutend mit Demenz.

(A) 1 + 2
(B) 1 + 2 + 3
(C) 2 + 3 + 4
(D) 1 + 3
(E) alle Antworten sind richtig

4.8.35 Wann ist während der medikamentösen Behandlung bei der Depression die Suizidgefahr am größten?

4.8.36 Unter „erweitertem Suizid" versteht man

(A) Die Durchführung mehrerer autoaggressiver Handlungen, die schließlich in eine Selbsttötung münden
(B) Eine Selbsttötung, der die Tötung anderer Menschen - meist naher Familienangehöriger - vorausgeht; der Entschluß zur Selbsttötung wurde vor der Tötung des/der anderen gefaßt
(C) Unter mehreren Personen verabredete gleichzeitige Selbsttötungshandlungen

4.8.25 B 4.8.32 B 4.8.33 B 4.8.34 A 4.8.36 B

(D) Eine Selbsttötung, zu deren Durchführung mehrere verschiedene Mittel gleichzeitig oder kurz nacheinander angewandt werden (z.B. Einnahme von Schlafmitteln, dann das Zufügen von Schnittverletzungen und schließlich Erhängen).

4.8.37 Nennen Sie suizidgefährdete Personengruppen.

4.8.38 Welche Aussage ist richtig?

(A) Suizide werden meist vorher angekündigt.
(B) Patienten, die über Suizid sprechen, meinen es meistens nicht ernst.
(C) Den meisten Patienten kann man den Suizid ausreden.
(D) Depressionen führen nur selten zu Suiziden.
(E) Schizophrenien führen nur selten zu Suiziden.

4.8.39 Nennen Sie 6 depressive Grundsymptome, die eine endogene Depression charakterisieren und 4 Begleitsymptome (= körperliche Mißempfindungen).

4.8.40 Nennen Sie die 3 Grundstörungen der Depression.

4.8.40 Unmotivierte Verstimmung, Hemmung der Entschluß- und Handlungsfähigkeit sowie leibliche Mißempfindungen sind typische Symptome einer:

(A) Manie
(B) Neurose
(C) endogenen Depression
(D) psychosomatischen Erkrankung

4.8.42 Was versteht man unter Involutionsdepression?

(A) Depression mit starker Zurückgezogenheit
(B) Depression nach dem 50. Lebensjahr
(C) Depression im Wochenbett
(D) Depression mit starken Körpergefühlen
(E) Depression bei Hirnatrophie

4.8.43 Welche Angaben sind für die Manie zutreffend?

1. Heiterkeit ohne entsprechenden Anlaß
2. Traurige Verstimmung
3. Während der manischen Phase sind die Patienten suizidgefährdet.
4. Antriebs-, Denk- und Willenshemmung
5. Psychomotorische Antriebssteigerung
6. Prophylaktische Behandlung erfolgt mit Lithium-Salz

(A) 2 + 3 + 6
(B) 2 + 3 + 4 + 6
(C) 1 + 5 + 6
(D) 2 + 4 + 6
(E) 4 + 5 + 6
(F) alle Aussagen sind richtig

4.8.44 Nennen Sie bitte die möglichen Krankheitszeichen einer Manie und die daraus entstehenden möglichen Probleme!

4.8.45 Ordnen Sie die aufgeführten Begriffe der beiden Listen einander zu und kreuzen Sie die richtige Kombination an!

Liste 1

(A) Organisch- körperlich begründbare Störungen, z.B. nach CO-Intoxikation, Perniziosa, Schädel-Hirn-Verletzung
(B) Variationen der menschlichen Charaktere mit Besonderheiten wie z.B. Haltlosigkeit, Geltungssucht, Gemütskälte
(C) Erkrankungen bei Vorliegen eines unbewußten seelischen Konfliktes äußern sich in Fehlverhalten, Ängsten, abnormen Erlebnisreaktionen
(D) Störung, die ohne bisher nachweisbare, aber vermutete körperliche Ursache verläuft, z.B. Schizophrenie und Zyklothymie

Liste 2

1. Abnorme Persönlichkeiten
2. Neurose
3. Endogene Psychose
4. Exogene Psychose

(A) A4, B1, C2, D3
(B) A1, B3, C2, D4
(C) A4, B3, C2, D1
(D) A2, B3, C4, D1

Krankheitslehre

4.8.38 A 4.8.41 C 4.8.42 B 4.8.43 C 4.8.45 A

4.8.46 Welche psychiatrischen Erkrankungen verlaufen in Phasen?

1. Schizophrene Psychosen
2. Endogene Depression
3. Affektive Psychosen
4. Psychomotorische Epilepsie
5. Symptomatische Depressionen

(A) 1 + 4
(B) 1 + 2 + 3
(C) 1 + 5
(D) 1 + 4 + 5

4.8.47 Ordnen Sie die aufgeführten Begriffe der beiden Listen einander zu und kreuzen Sie die richtige Kombination an!

Liste 1
(A) Neurosen
(B) Psychosomatische Krankheiten
(C) Suchtkrankheiten
(D) Psychische Alterskrankheiten

Liste 2
1. Körperliche Störungen, die psychisch bedingt sind
2. Störungen der frühkindlichen Sozialentwicklung
3. Ausweichen vor Konflikten
4. Vereinsamung, Isolierung

(A) A1, B2, C3, D4
(B) A2, B1, C3, D4
(C) A3, B4, C1, D2
(D) A4, B3, C2, D1

4.8.48 Schlafentzug kann:

1. Depressionssymptomatik lindern
2. Manische Zustände dämpfen
3. Angstlösend wirken
4. Aggressives Verhalten abbauen
5. Epileptische Anfälle Auslösen

(A) 3 + 4
(B) 1 + 5
(C) 2 + 4
(D) 3 + 5
(E) alle Aussagen sind richtig

4.8.49 Zeigen Sie mögliche lebensbedrohliche Zustände in der Psychiatrie auf.(mind. 4)

4.8.50 Ordnen Sie die aufgeführten Begriffe und Erklärungen der beiden Listen einander zu und kreuzen Sie die richtige Kombination an!

Liste 1
(A) Aktueller Objektverlust
(B) persistierende Trauerreaktion
(C) Soziale strafrechtliche Zuspitzung
(D) Adoleszentenkrise
(E) „Nachahmungssuizide" in einer sozialen oder soziologischen Gruppe
(F) Angstzustände bei einer psychotischen Erkrankung

Liste 2
1. Z.B. schlechtes Schulzeugnis, Weltschmerz
2. Z.B. Sprung von einer bestimmten Brücke
3. Z.B. Verkehrsunfall, Strafanzeige, Kündigung
4. Unbeherrschbare Angst vor Überwältigung oder Vernichtung
5. Z.B. Destabilisierung durch Verlust des Ehepartners
6. Z.B. gefühlsmäßiges Erstarren Tage bis Wochen nach Objektverlust bis zur Depressivität

(A) A6, B2, C1, D4, E5, F3
(B) A1, B2, C3, D4, E5, F6
(C) A4, B1, C2, D3, E6, F5
(D) A6, B5, C4, D3, E2, F1
(E) A5, B6, C3, D1, E2, F4

4.8.51 Zur Theorie der Entstehung und Behandlung von Neurosen leisteten wichtige Beiträge:

1. E.v. Behring
2. A. Adler
3. S. Freud
4. F. Sauerbruch
5. R. Virchow

(A) 1 + 2 + 3
(B) 2 + 3 + 5
(C) 2 + 3
(D) 4 + 5
(E) alle Aussagen sind richtig

4.8.52 Die Beschäftigungs- und Arbeitstherapie wird bei einem an paranoider Schizophrenie Erkrankten gezielt eingesetzt. Welche Antwortenkombination ist richtig?

1. Zur Ablenkung
2. Zum Zeitvertreib
3. Zur Resozialisierung
4. Zur Selbstfindung
5. Zur Verhinderung einer Demenz

4.8.46 B 4.8.48 B 4.8.50 E 4.8.51 C

(A) 1 + 5
(B) 2 + 4
(C) 1 + 3
(D) 3 + 5
(E) 3 + 4

4.8.53 Welche Therapieformen gibt es neben der medikamentösen? (mind. 4)

4.8.54 Was versteht man bei gleichzeitiger Neuroleptikatherapie unter Frühdyskinesien?

24.8.55 Lithiumpräparate werden angewandt zur Behandlung

(A) von schwer therapeutisch einstellbaren Epilepsien
(B) von manisch-depressiven Psychosen
(C) von kindlichen Verhaltensstörungen.

4.8.56 Ein in der psychiatrischen Behandlung oft angewandtes Neuroleptikum ist

(A) Acteylsäure
(B) Codein
(C) Paracetamol (z.B. Ben-u-ron®)
(D) Haloperidol (z.B. Holdol®)
(E) Koffein

4.9 Haut- und Geschlechtskrankheiten

4.9.1. Erysipel: (Nennnen Sie Erreger, Eintrittspforten und Klinik)

4.9.2 Ein Erysipel ist

(A) eine Eiteransammlung in einer vorgegebenen Höhle
(B) eine Pilzinfektion im Bereich der Mundschleimhaut
(C) eine durch hämolysierende Streptokokken hervorgerufene Infektion, die mit Fieber und weiteren Allgemeinsymptomen einhergeht
(D) eine eitrige, durch Staphylokokken hervorgerufene Infektion der Talgdrüsen
(E) eine großflächige abszedierende Entzündung von Haarbälgen.

4.9.3 Geben Sie bei der Gürtelrose an:

a) Erregerart
b) mit welcher, meist bei Kindern auftretenden Erkrankung der Erreger identisch ist
c) Symptome (mind. 3)

4.9.4 Welcher maligne Hauttumor bildet keine Metastasen?

4.9.5 Geben Sie die bevorzugt befallenen Stellen bei der Schuppenflechte (Psoriasis vulgaris) an.

4.9.6 Typisches Symptom der Psoriasis ist:

(A) der starke Juckreiz
(B) Rötung und Schwellung
(C) die silberweiße Schuppung
(D) die umschriebene Pigmentierung

4.9.7 Ein Hautemphysem kann auftreten bei einer:

(A) Pneumonie
(B) Rippenfraktur
(C) Bronchialkarzinom
(D) Lungenemphysem

4.9.8 Ordnen Sie den Krankheiten verschiedene typische Hautveränderungen zu!

Liste 1

(A) Hypertonie
(B) Anämie
(C) Unterfunktion der Nebenniere
(D) Hepatitis
(E) Herz-Lungenerkrankung

Liste 2

1. Blässe
2. Gelbverfärbung
3. Rötung
4. Blau-Violettverfärbung
5. Stärkere Pigmentierung

(A) A1, B4, C5, D2, E3
(B) A3, B1, C5, D2, E4
(C) A5, B1, C3, D2, E4

4.9.9 Hinweise auf eine syphilitische Erkrankung des Nervensystems können sein:

1. eine Meningitis
2. Sekunden bis Minuten dauernde stärkste Schmerzen (tabische Krisen)
3. die sogenannte reflektorische Pupillenstarre (Argyll-Robertson-Phänomen)

4. nach Jahren ein geistiger Abbau (Demenz)
5. Paraesthesien und Sensibilitätsstörungen (Gehen wie auf Watte, Ataxie)

(A) 1 + 2
(B) 1 + 2 + 3
(C) 2 + 4
(D) 3 + 5
(E) alle Antworten sind richtig

4.10 Hals-, Nasen-, Ohrenkrankheiten

4.10.1 Ursachen des Nasenblutens (Epistaxis) (mind. 4).

4.10.2 Worum handelt es sich bei Nasenpolypen?

4.10.3 Nennen Sie Entstehung, Symptome und Therapie einer akuten Otitis media.

4.10.4 Ordnen Sie die Begriffe der Liste 1 denjenigen der Liste 2 zu!

Liste 1
(A) Otitis media
(B) Morbus Menière
(C) Zerumen

Liste 2
1. Innenohr
2. äußerer Gehörgang
3. Mittelohr

(A) A3, B1, C2
(B) A2, B1, C3
(C) A2, B3, C1
(D) A1, B3, C2
(E) A3, B2, C1

4.10.5 Was ist eine Parazentese und was wird damit beabsichtigt?

4.10.6 Parazentese

(A) ist die Eröffnung der Siebbeinzellen durch die Nase
(B) nennt sich der Trommelfelldefekt bei Mittelohrentzündungen
(C) ist die Katheterisierung der Ohrtrompete durch den Rachen
(D) ist ein kleiner Einschnitt in das Trommelfell
(E) befällt vorwiegend ältere Menschen.

4.10.7 Welche inneren oder äußeren Ursachen könnte eine akute Hörminderung haben? (Nennen Sie 5)

4.10.8 Wozu dienen die 3 Bogengänge?

(A) Zur Wahrnehmung von Geräuschen
(B) Zur Koordinierung der Bewegungsabläufe
(C) Als Gleichgewichtszentrum
(D) Als Gleichgewichtsorgan

4.10.9 Bei Erkrankungen der 3 Bogengänge kommt es zur Störung von:

(A) Wahrnehmung von Geräuschen
(B) Koordinierung der Bewegungsabläufe
(C) Steuerung des Muskeltonus
(D) Gleichgewichtssinn

4.10.10 Ein Audiometer wird benutzt

(A) zur Betrachtung des äußeren Gehörganges und des Trommelfells
(B) zur Untersuchung des Augenhintergrundes
(C) zur Hörprüfung
(D) zur Testung der geistigen Entwicklung

4.10.11 Eine Laryngoskopie ist

(A) das Sichtbarmachen der Stimmbandschwingungen
(B) eine Sprachprüfung
(C) eine Kehlkopfspiegelung
(D) eine Geschmacksprüfung
(E) die Darstellung des Kehlkopfes mittels Kontrastmittel

4.10.12 Bitte ordnen Sie die aufgeführten Begriffe der beiden Listen einander zu und kreuzen Sie die richtige Kombination an!

Liste 1
(A) Stomatitis
(B) Mundaphten
(C) Rhagaden
(D) Herpes labialis
(E) Parotitis

Liste 2
1. Ohrspeicheldrüsenentzündung
2. Schleimhautdefekte
3. Schrunden an Mund- und Nasenwinkel
4. Mundschleimhautentzündung
5. Bläschen in typischer Anordnung

4.9.9 E 4.10.4 A 4.10.6 D 4.10.8 D 4.10.9 D 4.10.10 C 4.10.11 C

(A) A4, B2, C3, D5, E1
(B) A2, B1, C4, D3, E5
(C) A2, B3, C1, D5, E4
(D) A4, B5, C3, D2, E1
(E) A3, B2, C5, D4, E1

4.10.13 Ordnen Sie Symptome und Krankheit einander zu und kreuzen Sie die richtige Kombination an!

Liste 1

(A) grauweiße, nicht blutende Beläge der Tonsillen
(B) näselnde Sprache
(C) Schmerzverstärkung beim Bücken
(D) süßlicher Mundgeruch, evtl. Erbrechen

Liste 2

1. Streptokokkenangina
2. akute Sinusitis
3. akute Rhinitis
4. Diphtherie

(A) A2, B1, C3, D4
(B) A1, B3, C2, D4
(C) A1. B4, C2, D3
(D) A3, B2, C1, D4
(E) A4, B3, C2, D1

4.10.14

a) Beschreiben Sie die Symptome einer akuten Tonsillitis.
b) Was ist eine chronische Tonsillitis?
c) Warum wird bei rezidivierenden Mandelentzündungen (chron. Tonsillitis) eine Operation empfohlen?

4.10.15 Was sind die Indikationen zur Tonsilektomie?

4.10.16 Ordnen Sie die aufgeführten Kehlkopferkrankungen der Liste 1 der erfolgversprechendsten Therapie aus Liste 2 zu und kreuzen Sie die richtige Kombination an!

Liste 1

(A) Stimmbandpolyp
(B) Sängerknötchen
(C) Stimmbandödem

Liste 2

1. Logopädische Therapie
2. Medikamentöse Therapie
3. Chirurgische Therapie

(A) A3, B2, C1
(B) A3, B1, C2
(C) A2, B1, C3
(D) A1, B2, C3

4.10.17 Welche Komplikationen der Angina kennen Sie?

4.11 Augenkrankheiten

4.11.1 Bei einer starken Kurzsichtigkeit

(A) ist der Augapfel zu kurz
(B) ist der Augapfel zu lang
(C) ist der Augapfel normal groß aber die Augenhöhle zu klein
(D) ist der Sehnerv zu lang.

4.11.2 Was ist ein Chalazion (Hagelkorn)? Wie behandeln Sie es?

4.11.3 Was ist ein Gerstenkorn?

4.11.4 Kennzeichen eines Basalioms des Lides sind:

1. Schwarzbraune Färbung
2. Blumenkohlähnliches Wachstum
3. Dunkelrote Gefäßschlingen
4. Bedeckt von Blutkrusten
5. Kraterförmiger Rand
6. Weichlich
7. Hart

(A) 4 + 5 + 7
(B) 1 + 2 + 6
(C) 1 + 6
(D) 3 + 5

4.11.5 Was versteht man unter dem Krankheitsbild „Grüner Star" und worauf beruht das charakteristische Symptom dieses Krankheitsbildes?

4.11.6 Unterscheiden Sie

a) Katarakt und b) Glaukom

4.11.7

a) Nennen Sie 4 mögliche Symptome, die während eines akuten Glaukomanfalls bestehen.
b) Welche Folge kann ein nichterkannter und nichtbehandelter akuter Glaukomanfall haben?

4.10.12 A 4.10.13 B 4.10.16 B 4.11.1 B 4.11.4 A

4.11.8 Zu den Folgen einer Hornhautverletzung gehören

1. Lichtscheu
2. zellige Einlagerungen im Glaskörper
3. Tränen
4. Fremdkörpergefühl

(A) 1 + 2
(B) 1 + 4
(C) 1 + 3 + 4
(D) alle Antworten sind richtig

4.12 Anästhesie

4.12.1 Nennen Sie 3 Narkosearten.

4.12.2 In welche 4 Stadien kann die Narkosetiefe eingeteilt werden? Welches ist besonders kritisch und warum?

4.12.3 Ordnen Sie die aufgeführten Begriffe aus den Listen einander zu und kreuzen Sie die sinnvollsten Kombinationen an:

Liste 1
(A) Allgem. Betäubung mit Relaxierung
(B) Spinalanästhesie
(C) Kurznarkose

Liste 2
1. Cholezystektomie
2. Osteosynthese
3. Radiusreposition

(A) A1, B2, C3
(B) A3, B2, C1
(C) A2, B3, C1
(D) A2, B1, C3

4.12.4 Nennen Sie 5 Formen der Lokalanästhesie.

4.12.5 Erklären Sie das Prinzip der Leitungsanästhesie und nennen Sie 2 Beispiele für die Anwendung.

4.12.6 Nennen Sie mögliche Komplikationen bei der Spinal- und Periduralanaesthesie. (min. 4)

4.11.8 D 4.12.3 A

4 Kommentare zur Krankheitslehre

4.1 Allgemeine Krankheitslehre

4.1.1

Eine Regenerationsheilung liegt vor, wenn das normale Gewebe wieder völlig hergestellt wird (dies ist z.B. bei der primären Knochenheilung der Fall). Bei einer Degenerationsheilung oder Reparationsheilung wird das normale ortsständige Gewebe durch Bindegewebe ersetzt, z.B. bei der Narbenbildung.

4.1.2

Eine Nekrose ist ein Gebiet, in dem die ortsständigen Zellen abgestorben sind. Die Schädigung ist möglich durch:

- Sauerstoffmangel im Gewebe
- thermische Einflüsse: Verbrennung, Erfrierung
- physikalische Einflüsse: ionisierende Strahlung
- chemische Einflüsse: Säuren, Laugen u.a.
- mechanische Einflüsse: Druck, Reibung, Fremdkörper
- Mikroorganismenwirkung im Abzeß u.a.

4.1.3

Eine Thrombose ist eine Blutgerinnselbildung in einem Gefäß, meist sind die tiefen Beinvenen und Beckenvenen betroffen. Begünstigende Faktoren sind:

- verlangsamte Blutströmung
- Gefäßwandschäden
- erhöhte Gerinnbarkeit des Blutes.

Symptome einer Thrombose sind:

- Schwellung bzw. Ödem der Extremität
- livide Verfärbung
- vermehrte Füllung der oberflächlichen Venen (Umgehungskreisläufe!)
- Schmerzen im Venenverlauf, dies v.a. beim Gehen, Druck auf Fußsohle und Wade
- leichtes Fieber
- geringgradige Tachykardie.

Komplikationen

- Lungenarterienembolie
- postthrombotisches Syndrom mit Ulcus cruris.

4.1.4 C ist richtig

4.1.5

Die TNM-Einteilung von Tumoren ist ein Hilfsmittel zur Abschätzung der Prognose einer Tumorerkrankung und hilft bei der Festlegung der günstigsten Therapie. T steht für Tumorgröße, N für Lymphknotenmetastasen (Nocheli), M für Fernmetastasen.

T_0	Primärtumor nicht nachweisbar
T_1	kleiner Tumor
T_2	großer, jedoch auf eine Organ beschränkter Tumor
T_3	Tumor hat Organgrenzen überschritten
T_4	Tumor, welcher die Nachbarorgane infiltriert
N_0	Lymphknotenmetastasen sind nicht nachweisbar
N_1-N_3	zunehmender Befall regionärer Lymphknoten
M_0	keine Fernmetastasen nachweisbar
M_1	Hinweise auf Fernmetastasen

4.1.6

Gutartige Tumoren sind Neubildungen mit folgenden Kennzeichen:

- meist langsames Wachstum
- verdrängendes Wachstum, keine Infiltrationen in Nachbarorgane
- keine Metastasenbildung
- nach Entfernung keine Rezidivneigung
- keine Allgemeinsymptome

Bösartige Tumoren wachsen häufig schnell und können in Nachbarorgane infiltrieren. Sie metastasieren sowohl lymphogen als auch hämatogen und sie neigen auch nach Entfernung zur Rezidivbildung. Typisch sind Allgemeinsymptome wie Nachtschweiß, Fieber, Leistungsknick und Gewichtsabnahme.

4.1.7

Gutartige Tumoren sind Polypen (z.B. Kolonadenom), Lipome, Fibrome, Adenome, Myome (z.B. im Uterus), Hämangiome.

4.1.8

Bei einer *Epidemie* kommt es zu einem räumlich und zeitlich gehäuften Auftreten einer Infektionskrankheit, z.B: Choleraepidemie. Bei einer *Endemie* tritt eine Infektionskrankheit in einem bestimmten Gebiet zeitlich unbegrenzt immer wieder auf. Es besteht ein hoher „Durchseuchungsgrad" der Bevölkerung, z.B. Masern in Europa. Bei einer *Pandemie* breitet sich eine Epidemie räumlich über ganze Kontinente aus.

4.2 Innere Medizin

4.2.1 Herz- Kreislauferkrankungen

4.2.1.1

Lerntext Koronare Herzkrankheit

Die koronare Herzkrankheit ist eine ischämische Herzerkrankung. Hierbei reicht die Durchblutung des Herzmuskels über die Herzkranzgefäße (Koronararterien) nicht aus, um den Sauerstoffbedarf des Muskels zu decken. Die KHK ist in Industrieländern die häufigste Todesursache. Typische Risikofaktoren sind:

- Fettstoffwechselstörungen, v.a. Cholesterinerhöhung
- Zigarettenrauchen
- Bluthochdruck
- Diabetes mellitus

Klinisches Leitsymptom ist die Angina pectoris, außerdem äußert sich die chronische Sauerstoffmangelversorgung des Herzmuskels oft in einer Herzinsuffizienz oder in Herzrhythmusstörungen.
Die **Therapie** besteht aus operativen und aus medikamentösen Verfahren. Bei kurzstreckigen Verengungen der Koronarstämme besteht die Möglichkeit, die Stenosen mittels eines Ballonkatheters (Ballondilatation, PTCA) aufzudehnen. Bei längerstreckigen Stenosen kann eine Bypass-OP sinnvoll sein. Ergänzt werden diese Verfahren durch die medikamentöse Behandlung, die auch bei inoperablen Patienten oder im fortgeschrittenen Stadium die einzige Therapiemethode darstellen kann. **Komplikationen** bzw. Folgen der KHK sind neben dem Herzinfarkt und Rhythmusstörungen die Herzinsuffizienz.

4.2.1.2 ☞ 4.2.1.1

4.2.1.3

Der Angina-pectoris-Anfall ist Symptom einer akuten Minderdurchblutung des Herzmuskels. Bei der KHK besteht chronisch ein vermindertes Sauerstoffangebot durch eine Verengung der Koronarien. Die Beschwerden treten dann auf, wenn es zu einem erhöhten Sauerstoffbedarf kommt, z.B. durch körperliche Arbeit, Tachykardie, Blutdruckkrise oder psychische Belastung. Es kommt zu retrosternalen Schmerzen und Brennen, evtl. mit Ausstrahlung in den Hals, Schultern, Rücken oder Arme (meist in den linken Arm bis in die Fingerspitzen). Gelegentlich findet man vegetative Begleitsymptome wie Schwitzen, Übelkeit, Erbrechen und Schwindel.

4.2.1.4 **B ist richtig**

zu 1) Im Gegensatz zum Herzinfarkt ist die Minderdurchblutung beim Angina-pectoris-Anfall reversibel. Nach Beendigung der auslösenden Ursache sind die Symptome rückläufig, weil das Verhältnis von Sauerstoffangebot und -bedarf wieder in den unkritischen Bereich gelangt. Es kommt hier deshalb zu keiner Nekrose des Herzmuskelgewebes.

zu 2) Im akuten Angina-pectoris-Anfall können (müssen aber nicht unbedingt) EKG-Veränderungen nachgewiesen werden. Diese Veränderungen sind nach dem Anfall häufig rückläufig und haben keinen so typischen phasenhaften Verlauf, wie ihn ein Infarkt zeigt.

zu 3) Nitrolingualspray oder -kapseln erweitern hauptsächlich die venösen Kapazitätsgefäße. Dadurch sinken die Vorlast und die diastolische Wandspannung des Herzens, so daß die Durchblutung im Herzmuskel verbessert wird. Die Symptome verschwinden einige Minuten nach Medikamenteneinnahme vollständig.

zu 4) ☞ 4.2.1.3

4.2.1.5

Lerntext Herzinfarkt

Ein Herzinfarkt ist eine ischämische Herzmuskelnekrose, die meist auf dem Aufbrechen eines arteriosklerotischen Plaques in einer verengten Koronararterie beruht. An die so entstandene rauhe Stelle der Arterien-

wand lagern sich Thrombozyten an, so daß es akut zum fast vollständigen Verschluß eines Koronargefäßes kommt.
Die **Symptomatik** ist durch langanhaltende Angina-pectoris-Schmerzen ohne wesentliche Besserung auf Glyceroltrinitrat (Nitroglyzerin als Nitrolingual®) gekennzeichnet. Außerdem kommt es zu Angst- und Vernichtungsgefühl, Schweißausbruch, Übelkeit, Erbrechen, Herzrhythmusstörungen und evtl. zu einer akuten Herzinsuffizienz mit Schocksymptomatik.
Die **Ursachen** des Infarktes gleichen denen der KHK (☞ 4.2.1.1). Unmittelbar auslösend sind meist starke körperliche Belastung oder Streßsituation, seltener Tachykardien, hohes Fieber oder eine akute Anämie.
Komplikationen: Der Herzinfarkt ist eine akut lebensbedrohliche Erkrankung, die meisten Todesfälle treten in den ersten 72 Stunden auf. Schon kleine Infarkte können zu bedrohlichen Herzrhythmusstörungen wie z.B. Kammerflimmern führen. Bei ausgedehnteren Infarkten mit großen Nekrosearealen kann eine akute Herzinsuffizienz mit kardiogenem Schock (RR-Abfall durch Vorwärtsversagen) oder Lungenödem (Rückwärtsversagen) auftreten. Selten kommt es zur Herzruptur mit Herzbeuteltamponade oder zur akuten Ventrikelseptumruptur. Ebenfalls lebensbedrohlich können die Spätkomplikationen sein: Perikarditis, späte Herzrhythmusstörungen, Herzinsuffizienz, Herzwandaneurysma mit Thrombenbildung und folgenden Embolien.

4.2.1.6 ☞ **4.2.1.5**

4.2.1.7 ☞ **4.2.1.5**

4.2.1.8
Das Typ-A-Verhalten oder die Typ-A-Persönlichkeitsstruktur zeichnet sich durch besonders ausgeprägten Ehrgeiz, (unterschwellige) Aggressivität und hektische Reaktionen auf psychische Beanspruchung aus. „Man schenkt sich und anderen nichts! Man schont sich und andere nicht!“ Ein solches Verhalten kann zum akuten Auslöser eines Infarktes werden.

4.2.1.9 **D ist richtig**
In der akuten Therapie des Herzinfarktes spielen eine Rolle:
- Oberkörper hoch und Beine tief zur Vorlastsenkung
- Sauerstoffzufuhr, z.B. über Nasensonde
- psychische Abschirmung und Sedierung
- Bettruhe zur Entlastung von Herz und Kreislauf
- medikamentöse Therapie
  1. Glyceroltrinitrat (Nitroglyzerin)-Infusion zur Vorlastsenkung
  2. Schmerzbekämpfung mit Opiaten
  3. Antikoagulation mit Heparin i.v., ASS zur Thrombozytenaggregationshemmung, evtl. Lysetherapie
- frühzeitige Therapie von Komplikationen (z.B. Lidocain bei Rhythmusstörungen, Diuretika bei Lungenödemen). Dies setzt das rechtzeitige Erkennen voraus, also intensivmedizinische Überwachung.

zu 1) Überwachung und Monitoring sind streng genommen keine Therapie!
zu 4) Ein ZVD von 8 cm wäre schon *hoch*normal (Normwert 2–12 cm Wassersäule). Ziel ist gerade eine Vorlastsenkung, so daß man anfangs mit der Flüssigkeitszufuhr eher vorsichtig sein sollte.
zu 5) Kontraindikationen für eine Lysetherapie sind solche Erkrankungen und Störungen, die mit einem erhöhten Blutungsrisiko einhergehen: vorbestehende Blutgerinnungsstörungen, Magen-/Duodenalgeschwüre, Ösophagusvarizen, Tumoren, Nierensteine, kurz zurückliegende Operationen oder Schlaganfälle, schwerster arterieller Hypertonus (Hirnblutungsgefahr), Pankreatitis, Schwangerschaft.

4.2.1.10 **C ist richtig**
Die medikamentöse Therapie des akuten Herzinfarktes umfaßt:
zu 1) Schmerzbehandlung. Dies entlastet den Patienten psychisch und führt zum Rückgang des hohen Sympathikotonus, so daß der Patient weniger tachykard und hyperton wird.
zu 3) Streptokinase, Urokinase, rtPA und APSAC werden zur Lysetherapie des Infarktes eingesetzt. Der Plaque und die Stenose in der Herzkranzarterie bleiben zwar

bestehen, aber das aufgelagerte thrombotische Material wird so aufgelöst.

zu 5) Sedativa erreichen ebenso wie Schmerzmittel eine psychische Abschirmung und damit eine indirekte „Ruhigstellung" des Herzens. Weiterhin werden Nitrate, ASS, Heparin und evtl. Diuretika gegeben.

zu 2) und 3) Antihistaminika können zur Behandlung von Allergien (H_1-Blocker) oder zur Ulkustherapie und -prophylaxe (H_2-Blocker) eingesetzt werden. Patienten auf der Intensivstation erhalten oft Antacida (säurebindende Mittel: anti = gegen, acid = Säure) und H_2-Blocker zur Streßulkusprophylaxe. Dies dient jedoch nicht der direkten Infarkttherapie.

4.2.1.11 **E ist richtig**

Lerntext Herzinsuffizienz

Als Herzinsuffizienz bezeichnet man das Unvermögen des Herzens, das zur Versorgung des Körpers notwendige Blutvolumen (bei normalem enddiastolischen Ventrikeldruck) zu fördern. Ursache ist eine Funktionsstörung des Herzens, die zu einer verminderten körperlichen Belastbarkeit führt.
Je nachdem, welche Herzkammer vorwiegend betroffen ist, sind Rechtsherz-, Linksherz- oder auch Globalherzinsuffizienz zu unterscheiden. Außerdem können ein Vorwärtsversagen, bei dem die Peripherie nicht mehr ausreichend mit Blut versorgt wird, z.B. beim kardiogenen Schock, und ein Rückwärtsversagen unterschieden werden. In diesem Fall staut sich das Blut vor dem Herzen und führt zu Ödemen: *Beinödeme, Aszites* oder *Lungenödem*. Mögliche Ursachen einer Herzinsuffizienz sind:

- Direkte Schädigungen des Herzmuskels selbst, z.B. KHK, Herzinfarkt, Kardiomyopathien und Myokarditis. Dadurch ist die systolische Funktion beeinträchtigt.
- Klappenfehler können bei Klappeninsuffizienz durch „Pendelblut", bei Klappenstenose durch Druckbelastung des Herzmuskels zur Herzinsuffizienz führen.
- Beim Panzerherz oder der Herzbeuteltamponade ist die diastolische Füllung der Ventrikel beeinträchtigt, so daß die Auswurfleistung vermindert wird. Hier liegt also eine diastolische Funktionsstörung vor.
- Herzrhythmusstörungen behindern eine ungestörte Funktion sowohl dann, wenn das Herz zu bradykard, als auch wenn es zu tachykard schlägt.

In Frage 4.2.1.11 sind sowohl systolische Funktionsstörungen (Herzinfarkt, Myokarditis, Klappenfehler) als auch diastolische Funktionsstörungen, die die normale Füllung des Herzens behindern (Panzerherz) als auch die Herzrhythmusstörungen als mögliche Ursache der Herzinsuffizienz genannt.

4.2.1.12

Bei der dekompensierten Linksherzinsuffizienz mit *Rückwärtsversagen* kommt es zum Lungenödem. Der Patient ist nicht mehr belastbar, sitzt im Bett, evtl. hört man ein brodelndes Geräusch über der Lunge (Distanzrasseln), er ist tachykard, zyanotisch und oft kaltschweißig.
Beim *Vorwärtsversagen* steht die Leistungsminderung mit Schwächegefühl, niedrigem Blutdruck, evtl. Verwirrtheitszuständen (zerebrale Minderdurchblutung bei älteren Patienten), rückläufige Urinausscheidung und schließlich der kardiogene Schock im Vordergrund der Symptomatik.

4.2.1.13

Wenn möglich, sollte die Ursache der Herzinsuffizienz beseitigt werde, z.B. durch Punktion eines Perikardergusses (Hämoperikards), Operation eines Klappenfehlers oder medikamentöse Einstellung des Herzrhythmus. Die symptomatische Therapie stützt sich auf:

1. körperliche Schonung
2. Diät: ggf. Gewicht reduzieren, Trinkmenge einschränken, kleine Mahlzeiten, salzarme Kost
3. medikamentöse Therapie:
   - positiv inotrope, d.h. herzkraftsteigernde Substanzen (Digitalis)
   - Herzentlastung durch Diuretika, Vorlast- und Nachlastsenker (Nitrate, ACE-Hemmer)
4. bei therapierefraktärer Herzinsuffizienz als letztes Mittel die Transplantation.

4.2.1.14 **B ist richtig**

Digitalis zählt zu den positiv inotropen, d.h. herzkraftsteigernden Medikamenten. Diuretika werden zur Vorlastsenkung in der Dauertherapie und hochdosiert bei akuter dekompensierter Herzinsuffizienz mit Rückwärtsversagen eingesetzt.

zu 1) Körperliche Schonung bildet einen der Hauptpfeiler der Insuffizienzbehandlung. Somit müßte auch diese Antwort richtig sein.

zu 2) Die Flüssigkeitszufuhr wird eingeschränkt, weil durch Erhöhung der Vorlast die Insuffizienzsymptome wie Ödeme noch verschlimmert werden können.

zu 4) Hochlagerung der Beine kann die Rückbildung peripherer Ödeme fördern. Gleichzeitig wird dadurch aber die Vorlast erhöht und damit die Herzleistung verschlechtert.

☑ *Bemerkung:* Bei nicht eindeutigen Antworten sollte man taktisch vorgehen. Das „Richtigste" zuerst auf Kombinationsmöglichkeiten in den Antworten überprüfen. So kann in diesem Fall nur B richtig sein.

4.2.1.15

Digitalis hat eine geringe therapeutische Breite. Deshalb kann es relativ leicht zu Überdosierungen kommen, die sich durch bestimmte Symptome bemerkbar machen. Die Schwerpunkte der Beobachtung dieser Patienten sind deshalb folgende:

- Appetit, Eßverhalten, Übelkeit oder Erbrechen
- Herzfrequenz und Herzrhythmus (Bradykardie, Bigeminus)
- evtl. Farbsehstörungen.

Bei Patienten, die Diuretika erhalten, wird täglich eine Einfuhr-/Ausfuhrbilanz erstellt, das Gewicht regelmäßig kontrolliert und der Hautturgor beurteilt (Ödeme? Exsikkose?). Erhöhte Elektrolytausscheidungen können Elektrolytverschiebungen im Blut verursachen, die zu Herzrhythmusstörungen führen. Deshalb muß auch Herzfrequenz und -rhythmus kontrolliert werden.

4.2.1.16 ☞ **4.2.1.15** **A ist richtig**

Durchfälle kommen sehr selten vor. Tachykardien können bei Vorhofflattern mit 2 : 1-Überleitung auftreten, gelten jedoch auch nicht als typisch. Typisch ist die Bradykardie. Ein retrosternaler Schmerz kann bei extremen Rhythmusstörungen und vorbestehender KHK mitunter auftreten, ist jedoch ebenfalls kein typisches Symptom.

4.2.1.17

Lerntext Herzrhythmusstörungen

Als Herzrhythmusstörungen werden alle Abweichungen vom normalen Herzrhythmus bezeichnet. Physiologischerweise entsteht die Erregung im Sinusknoten (rechter Vorhof), wird durch die Vorhöfe über den AV-Knoten und das His-Bündel zu den Kammern geleitet und löst bei Erreichen des Myokards eine Muskelkontraktion aus.

Man unterscheidet *Reizbildungsstörungen* (z.B. SVES, VES) und *Reizleitungsstörungen* (z.B. AV-Blöcke und Schenkelblöcke). Ursachen für Herzrhythmusstörungen können entweder

- im Herzen selbst liegen
- durch Störungen im Kreislauf oder
- extrakardial bedingt sein.

Ursachen einer Tachykardie (Herzfrequenz > 100/min)

- Herzinsuffizienz, KHK, Infarkt, Myokarditis
- Volumenmangelschock, septischer Schock, Herzklappenfehler, Anämie
- Fieber, körperliche oder psychische Belastung, Elektrolytstörungen, Schilddrüsenüberfunktion, Medikamente und bestimmte Genußmittel wie Kaffee u.a.

Ursachen einer Bradykardie (Herzfrequenz < 60/Min.)

- KHK, Herzinfarkt, Syndrom des kranken Sinusknotens, „Sportlerherz"
- Unterkühlung, Elektrolytstörung, Schilddrüsenunterfunktion, Medikamente, Hirndruck u.a.

4.2.1.18

Lerntext Entzündungen des Herzens

Entzündliche Erkrankungen des Herzens werden in *Perikarditis* (Perimyokarditis), *Myokarditis* und *Endokarditis* differenziert.
Die **Perikarditis** ist eine Entzündung des Herzbeutels, bei der meist angrenzende Muskelschichten mitbefallen sind, deshalb auch Perimyokarditis. Die Entzündung kann infektiös bedingt sein (Viren, seltener Bakterien), immunologisch ausgelöst werden (z.B. rheumatisches Fieber, Lupus erythematodes, allergische Perimyokarditis) im Rahmen eines Herzinfarktes (Dresslersyndrom) oder bei Urämie auftreten. Die wichtigste Komplikation ist die *Herzbeuteltamponade.*
Bei der **Myokarditis** ist vorwiegend der Muskel selbst betroffen. Auch hier sind Viren die häufigsten Auslöser, gelegentlich Bakterien, Pilze oder Parasiten. Wichtigste Komplikationen sind hier Herzrhythmusstörungen und eine akute Herzinsuffizienz.
Mit **Endokarditis** bezeichnet man eine Entzündung der Herzinnenschicht und der Herzklappen, die vom Endokard gebildet werden. Diese Entzündung kann nicht-infektiös (z.B. beim rheumatischen Fieber: allergische Pankarditis) oder infektiös, dann meist bakteriell ausgelöst sein. Durch Re- und Degenerationsprozesse kann es zu Herzklappenfehlern kommen. Das rheumatische Fieber ist die häufigste Endokarditisursache. Hierbei handelt es sich um eine streptokokkenallergische Zweiterkrankung, die ca. 10–20 Tage nach einem Streptokokkeninfekt auftritt. Das rheumatische Fieber befällt das ganze Herz: also Peri-, Myo- und Endokard.
Beim Klappenbefall ist in 80 % der Fälle die Mitralklappe (mit-)betroffen; im Laufe von 10–20 Jahren resultiert eine Mitralinsuffizienz oder Mitralstenose.

4.2.1.19 A ist richtig

zu 1) ☞ 4.2.1.18
zu 2) Bei der Endokarditis polyposa lagert sich auf die entzündlich geschädigte Klappe thrombotisches Material auf. Löst sich das Gerinnsel ab, so verursacht es eine arterielle Embolie.
zu 3) Angina pectoris ist das typische Symptom der KHK.
zu 4) Ein Ventrikelaneurysma ist eine pathologische Ausbuchtung eines umschriebenen Herzmuskelbezirks in einer Herzkammer. Dies kann nach einem Herzinfarkt auftreten.
zu 5) AV-Blockierungen kommen in drei Schweregraden (1.–3. Grades) bei verschiedenen Krankheiten vor, z.B. bei der KHK, dem Infarkt oder der Myokarditis. Die Endokarditis betrifft weder Reizleitungssystem noch Herzmuskel.

4.2.1.20 A ist richtig

Lerntext Herzklappen

Die Herzklappen bestehen aus einer Bindegewebsschicht und sind von beiden Seiten mit einem Epithel, dem Endokard, überkleidet. Die Segelklappen (Trikuspidal- und Mitralklappe) liegen zwischen Vorhöfen und Kammern. Die Taschenklappen (Pulmonal- und Aortenklappe) sitzen am Beginn der Pulmonalarterie und der Aorta. Herzklappenfehler können angeboren oder erworben sein. Es wird eine Schlußunfähigkeit *(Klappeninsuffizienz)* von einer Verengung der Klappen *(Klappenstenose)* unterschieden.
90 % der erworbenen Klappenfehler sind Folge einer Endokarditis, entweder einer abakteriellen (rheumatisches Fieber) oder einer bakteriellen. Erworbene Klappenfehler können außerdem auf einer Herzdilatation mit relativer Mitral- oder Trikuspidalinsuffizienz beruhen oder sehr selten auf einem Sehnenfadenabriß, z.B. beim Herzinfarkt.

zu 2) und 3) ☞ 4.2.1.18
zu D) und E) Die Cholezystitis (Gallenblasenentzündung) und Dermatitis (Hautentzündung) können im schlimmsten Fall zur Sepsis fuhren, in deren Rahmen sich auch Bakterien an den Klappen ansiedeln können. Folge wäre evtl. eine Endokarditis.

4.2.1.21 **A ist richtig**

Lerntext Aortenklappeninsuffizienz

Bei der Aortenklappeninsuffizienz ist ein vollständiger Klappenschluß während der Diastole nicht mehr möglich. Die Taschenklappenränder legen sich nicht mehr dicht aneinander an und durch den verbleibenden Spalt fließt ein Teil des zuvor in der Systole ausgeworfenen Blutvolumens zurück in die linke Herzkammer. Durch dieses Pendelblut resultiert eine Volumenbelastung des linken Ventrikels. Bei einer *Klappenstenose* kommt es dagegen zu einer Druckbelastung, weil der Ventrikel gegen einen erhöhten Widerstand arbeiten muß.

zu 1) Aufgrund ihrer höheren mechanischen Beanspruchung sind sowohl beim rheumatischen Fieber als auch bei der Endokarditis häufiger die Klappen des linken Herzens betroffen. Mitral- und Aortenklappenfehler sind häufig miteinander kombiniert.

zu 2) Durch die Volumenbelastung des linken Ventrikels und eine stark verminderte „Windkesselfunktion" der Aorta (dies setzt nämlich einen guten Klappenschluß voraus) kann bei einer hämodynamisch relevanten Aorteninsuffizienz regelmäßig eine hohe Blutdruckamplitude (z.B. 180/40 mmHg) gemessen werden. Die starken systolisch/diastolisch schwankenden Blutdrücke können äußerlich sichtbar werden:
- sichtbare Karotispulse
- sichtbarer Kapillarpuls, z.B. am Nagelbett
- pulssynchrones Kopfnicken

zu 3) Das Pendelblutvolumen spielt hämodynamisch eine erhebliche Rolle: je größer das zurückfließende Volumen (und später: je geringer die Herzleistung), desto ausgeprägter wird der Grad der Herzinsuffizienz.

zu 4) In der Karotispulskurve bezeichnet die sog. Inzisur (Einschnitt) die Stelle des Aortenklappenschlusses. Ist der Klappenschluß unvollständig, so ist die Inzisur abgeflacht oder fehlt sogar ganz.

zu 5) Mit kritischem Herzgewicht ist ein Gewicht von ca. 500 g gemeint. Jenseits dieses Gewichtes entwickelt sich eine relative Koronarinsuffizienz und Gefügedilatation des Herzens. Dadurch wird die Herzinsuffizienz noch verstärkt. Im Rahmen der Aorteninsuffizienz kommt es durch die Volumenbelastung zu einer exzentrischen Hypertrophie des linken Ventrikels.

4.2.1.22

Ursachen: Eine Mitralklappeninsuffizienz kann angeboren oder erworben sein. Bei den erworbenen Mitralklappenfehlern liegt entweder häufig ein rheumatisches Fieber, eine bakterielle Endokarditis oder seltener ein Herzinfarkt mit Mitralfadenabriß zugrunde. Außerdem kann es bei dilatierten Herzen zu einer relativen Mitralinsuffizienz kommen.
Symptome: Durch die Schlußunfähigkeit der Mitralklappe kommt es zu Pendelblut zwischen linkem Vorhof und Kammer. Es resultiert eine Volumenbelastung des linken Herzens mit Hypertrophie und Symptomen der Herzinsuffizienz, z.B. Lungenödem, Dyspnoe usw. Bei Überschreiten des kritischen Herzgewichts tritt auch Angina pectoris auf. Der systolische Blutrückfluß in den linken Vorhof führt zu einer Vorhofdilatation mit der Gefahr von Herzrhythmusstörungen, z.B. Vorhofflimmern. Bei Versagen des linken Herzens erzeugt der Blutrückstau in den Lungenkreislauf zusätzlich eine Belastung des rechten Herzens → Rechtsherzinsuffizienz mit peripheren Ödemen.
Komplikationen: In den erweiterten Herzhöhlen können sich Thromben bilden und eine Embolie verursachen. Häufigste Komplikation ist jedoch die Linksherzinsuffizienz mit Lungenödem und kardiogenem Schock.

4.2.1.23 **D ist richtig**

Es kommt auf die mehrfache Messung an. Anderenfalls würde man einen situationsbedingten Streßhochdruck unter Umständen falsch bewerten.

zu A) ☞ Lerntext Hypertonie

zu B) Übergewichtige leiden häufiger an Bluthochdruck als Normalgewichtige, ein *Beweis* für eine Hypertonie ist das Übergewicht aber nicht.

zu C) Bei körperlicher oder psychischer Belastung kann der Blutdruck physiologisch erhöht sein, ohne daß diesem Einzelwert eine Krankheitsbedeutung zukommt.

Krankheitslehre

zu E) Beinödeme kommen u.a. bei Rechtsherzinsuffizienz, bei chronisch venöser Insuffizienz oder bei Leber- und Nierenerkrankungen vor.

Lerntext Hypertonie

Ein Hypertonus liegt dann vor, wenn bei wiederholten Messungen der systolische Wert über 160mmHg oder der diastolische Wert über 95mmHg liegt (WHO-Definition). Bei Werten von 140–160 mmHg systolisch und Werten von 90–95 mmHg diastolisch spricht man von einer Grenzwerthypertonie.
Ursachen eines Hypertonus:

- Essentieller oder primärer Hypertonus (90 % der Hypertoniker): Die Ursachen sind nicht eindeutig geklärt, es spielen aber genetische Veranlagung, Ernährung und hormonelle Faktoren eine Rolle.
- Sekundäre Hypertonieformen (10 % der Hypertoniker): Der Hypertonus ist Folge einer anderen organisch faßbaren Erkrankung. Man unterscheidet
  - renale Hypertonie bei Nieren- und Nierengefäßerkrankungen
  - endokrine Hypertonie, z.B. Phäochromozytom, Hyperthyreose, M. Cushing, M. Conn
  - vaskuläre Hypertonie der oberen Extremität, z.B bei Aortenisthmusstenose
  - schwangerschaftsinduzierter Hypertonus, z.B. bei EPH-Gestose (E = Edema, engl. für Ödeme, P = Proteinurie, H = Hypertonie).

4.2.1.24 A ist richtig

Ursachen der sekundären Hypertonie s.o.

zu 4) Beim Volumenmangelschock ist der Blutdruck erniedrigt, weil das HZV wegen einer mangelhaften Herzfüllung vermindert ist.

zu 5) Die Nebenniereninsuffizienz (M. Addison) führt zu erniedrigten Blutdruckwerten. Bei einer Nebennierenüberfunktion (M. Cushing) dagegen ist der Blutdruck erhöht.

4.2.1.25 D ist richtig

zu 1) Bei der Aortenstenose ist der Blutdruck normal (kompensierte Aortenstenose) oder erniedrigt. Anders ist das bei der Aortenisthmusstenose: hier liegt die Verengung im Aortenbogen *hinter* dem Abgang der Carotiden und der Armarterien. *Vor* der Stenose ist der Blutdruck erhöht, also an den Armarterien, wo normalerweise der Druck gemessen wird. *Hinter* der Stenose ist der Blutdruck erniedrigt: Bein- und Fußpulse sind nicht tastbar.

zu 5) Eine intrazerebrale Massenblutung kann Folge eines exzessiv gesteigerten Blutdruckes sein. Unter der ständig zu hohen mechanischen Beanspruchung der Gefäße können diese reißen. Andererseits kann die Massenblutung selbst im Verlauf zu gesteigerten Blutdrücken führen, weil die zentralnervöse Blutdruckregulation durch den Hirndruck beeinträchtigt wird.

☑ Die Frage ist unglücklich gestellt: Sowohl B als auch D könnten richtig sein.

4.2.1.26 F ist richtig

Der arterielle Hypertonus ist ein wesentlicher Risikofaktor für die Arteriosklerose. Damit sind Schlaganfall, KHK und Herzinfarkt Folgekrankheiten des Bluthochdrucks.

zu 2) Varizen sind erweiterte Venen, meist der Beine und liegen im „Niederdrucksystem“ des Blutkreislaufes.

zu 4) Eine Hepatitis kann viral, bakteriell, autoimmun oder toxisch bedingt sein und hat mit einem arteriellen Hypertonus nichts zu tun.

4.2.1.27

Die Behandlung des arteriellen Hypertonus ist bei der primären und sekundären Form unterschiedlich. Bei den sekundären Formen sollte die renale, endokrine oder vaskuläre Grundkrankheit behandelt werden. Meist verschwindet dann auch der arterielle Hypertonus. Beim essentiellen oder primären Hypertonus steht die Umstellung von Ernährungs- und Bewegungsverhalten im Vordergrund:

- Gewichtsabnahme
- salzarme Ernährung
- ausreichende körperliche Betätigung
- Nikotin, Kaffee und Alkohol meiden

Die Medikamente zur Behandlung des Hypotonus können einzeln oder in Kombination eingesetzt werden: β-Blocker, Diuretika, Kalziumantagonisten, ACE-Hemmer, α_1-Blocker und zentral wirkende Antihypertonika.

4.2.1.28 **A ist richtig**

1) Der Herzinfarkt führt zum Vernichtungsschmerz, der auf Glyceroltrinitrat (Nitroglyzerin als Nitrolingual®) nicht rückläufig ist.
2) Das Lungenödem ist ein Symptom der akuten Linksherzinsuffizienz mit Rückwärtsversagen.
3) Kammerflimmern führt zu einem „hyperdynamen“ Kreislaufstillstand. Die Behandlung besteht immer in der Defibrillation.
4) ☞ 4.2.1.3

4.2.3 Blutkrankheiten

4.2.3.1

Lerntext Anämie

Als Anämie bezeichnet man unabhängig von der Ursache eine Verminderung der Erythrozyten im Verhältnis zum gesamten Blutvolumen, d.h., die Erythrozytenzahl pro mm^3, der Hämoglobingehalt des Blutes oder der Hämatokrit liegen unterhalb der Normwerte. Normwerte:

	Frauen	Männer
Erys in Mio./mm^3	4,2–5,5	4,5–6,3
Hb in g/dl	12–16	13–17
Hkt in %	38–48	40–50

Ursachen von Anämien:

1) *Bildungsstörungen:* Bei normaler Erythrozyten-Überlebens- und -Zirkulationszeit werden zu wenig Erythrozyten gebildet, z.B. bei Knochenmarkskrankheiten, Eisen- und Vitamin- oder Folsäuremangel, Erythropoetinmangel bei Nierenerkrankungen.
2) Akute und chronische *Blutungsanämien:* Erythrozyten gehen aufgrund von akuten oder chronischen Blutungen schneller verloren als sie ersetzt werden können.
3) *Hämolytische Anämien:* Die Bildung der Erys ist normal oder sogar gesteigert, sie sind jedoch durch Erkrankungen der Zellen selbst oder andere Krankheiten in ihrer Überlebenszeit vermindert.

Symptome einer Anämie:

- Blässe von Haut und Schleimhäuten
- Müdigkeit, Abgeschlagenheit, verminderte Leistungsfähigkeit
- evtl. Luftnot bei Belastung
- Tachykardie bei normalem oder leicht vermindertem Blutdruck

4.2.3.2 ☞ **4.2.3.1**

4.2.3.3 **C ist richtig**

Die Eisenmangelanämie gehört zu den Anämien, die auf einer Erythrozytenbildungsstörung beruhen. Dabei sind die Erys kleiner (mikrozytär) und enthalten weniger Hämoglobin als normal (hypochrom).

zu A) Der Intrinsic factor wird in der Magenschleimhaut gebildet und ermöglicht die Resorption von Vitamin B_{12} im terminalen Ileum. Bei Mangel an Intrinsic factor resultiert deshalb – wie bei der Vitamin B_{12} -Mangelanämie – eine hyperchrome makrozytäre Anämie.

zu B) Der Hb E ist der Hämoglobingehalt pro Erythrozyt. Dieser Wert ist bei hypochromen Anämien erniedrigt.

zu D) Eine parenterale Eisengabe ist nur in absoluten Ausnahmefällen nötig! In den allermeisten Fällen ist die orale Eisensubstitution mit 100–200 mg Fe II pro Tag ausreichend und sinnvoller (weniger Nebenwirkungen!).

4.2.3.4 **B ist richtig**

Eine Eisenmangelanämie kann durch ungenügende Eisenaufnahme (Fehlernährung oder Resorptionsstörungen) oder einen gesteigerten Eisenverlust (chronische Blutungen) verursacht sein. Der Eisenbedarf beträgt 1–2 mg pro Tag und kann bei Schwangeren, in der Stillperiode oder während des Wachstums erhöht sein.

zu 3) Störungen der Erythropoese (Ery-Bildung) sind Folge und nicht Ursache der Eisenmangelanämie! Andere Erythrozytenbildungsstörungen liegen vor bei

- Vit.-B_{12}-Mangel, Folsäuremangel, Intrinsic-factor-Mangel
- Erythropoetinmangel bei Nierenerkrankungen
- Knochenmarkkrankheiten, z.B. Osteomyelofibrose.

zu 5) Bei der Thalassämie ist die Hämoglobinsynthese qualitativ gestört. Auch hier kommt es zu einer mikrozytären hypochromen Anämie, obwohl der Serumeisenspiegel normal ist.

4.2.3.5 ☞ 4.2.3.3

4.2.3.6 **B ist richtig**

☞ 4.2.3.3 und 4.2.3.4. Bei der akuten Blutungsanämie sind die Erythrozyten unverändert. Sie sind normochrom, weil sich Veränderungen in der Erythrozytengröße und im Hb-Gehalt erst bei länger dauernden Störungen in der Neuproduktion manifestieren.

4.2.3.7 **B ist richtig**

Anämie heißt für sich genommen, daß die Erythrozytenzahl vermindert ist. Hypochrom heißt, daß der absolute Hb-Gehalt pro Erythrozyt vermindert ist.

zu A) verminderte Erythrozytenzahl bei normalem Hb-Gehalt des Blutes ist nur bei hyperchromen Erythrozyten theoretisch möglich, z.B. megaloblastäre hyperchrome Anämie.

zu C) Das ist keine Anämie, sondern eine Hypoxämie.

D) und E) sind verwirrend und irreführend: Verminderte Erythrozytenzahl und entsprechend *verminderter Hb-Gehalt* soll wohl eine normochrome Anämie, z.B. bei akuter Blutung, bezeichnen.

4.2.3.8 **B ist richtig**

Eselsbrücke: Die Bezeichnung direktes und indirektes Bilirubin geht auf die laborchemische Bestimmung der Bilirubinfraktionen des Gesamtbilirubins zurück. Das Bilirubin ist ein Abbauprodukt des Hämoglobins und bei Hämolysen sowie Lebererkrankungen erhöht. Das indirekte Bilirubin entsteht bei Abbau oder Zerstörung von Erythrozyten, wird in der Leber chemisch an Glukuronsäure gebunden (Konjugation) und so *direkt* als direktes Bilirubin ausgeschieden.

Eine Erhöhung des indirekten Bilirubins ist ausschließlich bei Hämolysen, gleich welcher Ursache, zu finden. Bei Leberparenchymkrankheiten, z.B. Hepatitis, sind sowohl direktes als auch indirektes Bilirubin erhöht. Beim posthepatischen Gallenabflußstau (z.B. extrahepatischer Gallengangsverschluß durch Pankreastumor oder Steine) ist v.a. das direkte, also bereits in der Leber konjugierte Bilirubin erhöht.

4.2.3.9

Lerntext Agranulozytose

Eine Agranulozytose ist eine immunallergisch ausgelöste Erkrankung, bei der nach Zufuhr eines Medikamentes (fast) alle Granulozyten zerstört werden. Im peripheren Blutausstrich ist die Zahl der Granulozyten erheblich (z.T. bis auf 0) vermindert. Erythrozyten und Thrombozyten sind normal. Durch das Fehlen der Granulozyten ist die zelluläre Immunantwort des Körpers auf eindringende Keime erheblich gestört, so daß es zu schweren Infektionen bis hin zur Sepsis kommen kann. Nach Absetzen des auslösenden Medikamentes kann sich die Granulozytenpopulation durch Neubildung innerhalb einer Woche erholen.

4.2.3.10 ☞ 4.2.3.9

4.2.3.11

Lerntext Leukämie

Leukämien sind bösartige Erkrankungen, die auf einer Entartung der leukozytenbildenden Vorläuferzellen des Knochenmarks oder des lymphatischen Systems beruhen. Je nachdem, welche Leukozyten betroffen sind, werden *myeloische Leukämien* (Bildungsort Knochenmark) und *lymphatische Leukämien* (Bildungsort lymphatische Organe: Lymphknoten, Milz, Leber) unterschieden. Nach ihrem klinischen Verlauf werden die Leukämien in *akute* und *chronische* **Leukämien** unterteilt. Darüber hinaus gibt es eine Vielzahl von histologischen und klinischen Unterscheidungen und Stadien.

Die akute Leukämie tritt mit zwei Erkrankungsaltersgipfeln als akute lymphatische Leukämie (ALL) im Kindesalter und als akute myeloische Leukämie (AML) im Erwachsenenalter auf.
Das klinische Bild der akuten Leukämie ist von rasch auftretenden allgemeinen Symptomen wie Fieber, Nachtschweiß und Abgeschlagenheit gekennzeichnet. Außerdem kommt es gehäuft zu bakteriellen Infekten, weil funktionsfähige Leukozyten von den entarteten Zellen verdrängt werden. Diese Verdrängung kann auch die Bildung von Erythrozyten und Thrombozyten beeinträchtigen, so daß es zur Anämie (Blässe, Tachykardie, Hypotonie, Leistungsknick) und Thrombopenie (gehäufte petechiale, d.h. punktförmige Blutungen) kommen kann. Gelegentlich treten Lymphknotenschwellungen, Leber- und Milzvergrößerung oder Knochenschmerzen auf.

4.2.3.12 ☞ Lerntext Leukämie

4.2.3.13

- Bei der **Hämophilie A,** die weit häufiger ist (85 %), fehlt der Blutgerinnungsfaktor VIII ganz oder ist zumindest in der Plasmakonzentration erheblich vermindert. Sie ist eine X-chromosomal rezessiv vererbte Krankheit, an der praktisch nur männliche Individuen erkranken, weil Frauen zwei X-Chromosome haben. Bei Frauen kompensiert das gesunde X-Chromosom die fehlende Erbanlage des kranken X-Chromosoms.
- Bei der **Hämophilie B** ist der Faktor IX (Christmas-Faktor) in der Aktivität erheblich vermindert.

Beide Formen werden mit der parenteralen Substitution der fehlenden Gerinnungsfaktoren behandelt. Diese müssen je nach Schweregrad nur vor operativen Eingriffen oder in schweren Fällen regelmäßig zugeführt werden.

4.2.3.14 **D ist richtig**

Morbus Hodgkin ist eine anfangs auf die Lymphknoten beschränkte und später generalisierende Erkrankung, die einen stadienhaften Verlauf nimmt. Es erkranken vorwiegend Menschen des dritten und siebten Lebensjahrzehntes.
zu D) Die Prognose ist je nach Krankheitsstadium für bösartige Erkrankungen noch relativ günstig (50–90 % Heilung!).
zu B) und C) In den Anfangsstadien (I-II) wird überwiegend eine Bestrahlungstherapie, in den späten Stadien (III und IV) eine kombinierte Strahlen- und Chemo- oder nur Chemotherapie durchgeführt.
zu A) Eine Neckdissection, d.h. möglichst vollständige Entfernung sämtlicher Halslymphknoten, ist bei Kehlkopftumoren indiziert. Bei Hodgkin-Lymphomen werden lediglich zur histologischen Diagnosesicherung einzelne Lymphknoten entfernt.

4.2.3.15 **E ist richtig**

Das Plasmozytom zählt zu den Non-Hodgkin-Lymphomen. Es beruht auf einer ungehemmten Vermehrung eines B-Zellklons, der vollständige oder auch nur Teile von Immunglobulinen (Antikörpern) produziert. Plasmozytomzellen verdrängen das normale Knochenmark und führen so zu Anämie und erhöhter Infektanfälligkeit.
zu 3) Die Tumorzellen aktivieren die Osteoklasten, so daß es zu lokalen Osteolysen oder auch zur generalisierten Osteoporose kommt. Beides birgt die Gefahr von Frakturen (oft spontan) in sich.
zu 5) Die Immunglobuline und Leichtketten (Antikörperteile) sind nephrotoxisch, d.h. mit der Zeit schädigen sie die Niere bis hin zur chronischen Niereninsuffizienz.
zu 1–3) Leberzirrhose, Ulkus und Herzinfarkt gehören nicht zu den typischen Komplikationen eines Plasmozytoms.

4.2.4 Lunge

4.2.4.1

Definitionsgemäß liegt eine chronische Bronchitis vor, wenn während zweier aufeinanderfolgender Jahre für mindestens drei Monate pro Jahr produktiver Husten bestand. Symptom einer chronischen Bronchitis ist im wesentlichen das oft morgendliche Abhusten von Sputum. Bei bakterieller Infektion ist das Sputum gelb-grünlich, sonst klar oder gräulich. Eine lang bestehende chronische Bronchitis kann in eine chronisch obstruktive Bronchitis übergehen. Spätkomplikationen sind die chronisch obstruktive Lungenerkrankung (COLD) mit Emphysem, respiratorischer Insuffizienz und Cor pulmonale (Rechtsherzbelastung).

4.2.4.2

Lerntext Pneumonie

Eine Pneumonie ist eine Entzündung der Lunge, die entweder vorwiegend den Alveolarraum, das Interstitium oder beides betrifft. Pneumonien können nach Verlauf (akute und chronische), nach Ausdehnung (Lobär- oder Bronchopneumonie), nach der Ursache oder unter Berücksichtigung von Vorerkrankungen eingeteilt werden. Meist versteht man unter Pneumonie eine *infektiös* bedingte Lungenentzündung. Als **Erreger** kommen in Betracht:

1. Bakterien, z.B. Pneumokokken, Hämophilus influenza, Mykoplasmen, Tbc
2. Pilze (Pneumozystis carinii, Hefen)
3. Viren (RS-Viren, Zytomegalie- oder Herpesviren)
4. Parasiten (Würmer und andere).

Eine Pneumonie kann auch chemisch (z.B. Reizgase, Magensäure), physikalisch (Bestrahlung) oder bei Kreislaufstörungen (Infarktpneumonie bei Lungenembolie) ausgelöst werden.

4.2.4.3 — A ist richtig

Primäre Pneumonien treten spontan, ohne vorherige Lungenerkrankung auf, sekundäre Pneumonien hingegen als Folge einer Herz- oder Lungenerkrankung, z.B.

- Pneumonien nach Lungenembolie oder Lungenödem
- poststenotische Pneumonien bei Bronchial-Karzinom
- Pneumonie bei Bronchiektasen.

Von den angebotenen Begriffen paßt das am ehesten zur Aspirationspneumonie. Die Aspiration von keimfreiem, aber saurem Magensaft führt zu einer chemischen Schädigung der Alveolen (sog. Mendelson-Syndrom). Hierauf pfropft sich dann eine bakterielle Infektion in den vorgeschädigten Bezirken auf.

zu B) Eine Pleuritis sicca ist eine trockene Rippenfellentzündung.
zu C) Bakterielle Pneumonien sind meist „primär"
zu D) Eine Pneumokoniose ist eine durch chronische Staubinhalation ausgelöste Lungenerkrankung, z.B. Silikose als Werkarbeiterlunge.
zu E) Eine Lungen-Tbc ist auch eher eine Sonderform der primären Pneumonien.

4.2.4.4 — C ist richtig

zu 1) Asthma bronchiale ist eine anfangs anfallsartig auftretende Verengung der tieferen Atemwege durch erhöhte Erregbarkeit (Hyperreagibilität) des Bronchialsystems und/oder Entzündung der Bronchien. Die Verengung der Bronchien ist durch 3 Ursachen bedingt:
a) Hypersekretion eines zähen Schleims
b) Kontraktion der Bronchialmuskulatur
c) entzündliches Ödem der Bronchialschleimhaut.

Die Ursachen des Asthma bronchiale sind vielfältig: Hauptsächlich werden allergisch und nicht allergisch bedingtes Asthma unterschieden. Asthma kann zur akuten Ateminsuffizienz führen, wobei CO_2 nicht ausreichend abgeatmet und O_2 in zu geringer Menge ins Blut aufgenommen wird (globale Ateminsuffizienz).

zu 2) Nicht die Ateminsuffizienz, sondern die im späteren Krankheitsverlauf ständige Bronchialobstruktion, ist die Ursache der Lungenüberblähung (Emphysem).

4.2.4.5 ☞ 4.2.4.4

4.2.4.6 — C ist richtig

Das Leitsymptom des Asthma bronchiale ist die anfangs anfallsartig auftretende Luftnot, später, bei Ausbildung eines Emphysems und globaler Ateminsuffizienz, kann die Luftnot auch permanent bestehen. Dabei ist v.a. die Ausatmungsphase erschwert und deshalb verlängert.

zu A) Die „große und tiefe" Atmung ist die Kußmaul-Atmung, die z.B. beim ketoazidotischen Koma eines Diabetikers auftritt.
zu B) Eine Verlängerung der Einatmungsphase tritt bei Verengung der oberen Luftwe-

ge, z.B. beim Krupp-Syndrom oder Epiglottitis auf.

zu D) Blutungsneigung kann viele Ursachen haben, Asthma gehört nicht dazu.

zu E) Bei Bronchialinfekten ist die Gefahr eines Asthmaanfalls entsprechend disponierter Patienten erhöht. Die Leukozytose ist jedoch kein Symptom!

4.2.4.7 **C ist richtig**

Lerntext Lungenemphysem

Ein Lungenemphysem ist eine irreversible, ständige Erweiterung der Lufträume jenseits der kleinsten Bronchien durch Zerstörung von Alveolarwänden. Dadurch wird die zum Gasaustausch zur Verfügung stehende Atemfläche verkleinert. Man unterscheidet das primäre – sog. atrophische Altersemphysem – vom sekundären Emphysem. Beim sekundären Emphysem ist die Lungenüberblähung Folge einer chronisch obstruktiven Bronchitis, eines Asthma bronchiale oder narbiger Veränderungen. Der Patient versucht durch Verschiebung der Atemmittellage in den tiefen Inspirationsbereich die Gasaustauschfläche zu vergrößern. Folge ist ein sog. Faßthorax. Auf dem Röntgenbild sieht man unter anderem tiefstehende Zwerchfelle.

4.2.4.8 ☞ **4.2.4.7** **D ist richtig**

zu 2) Weit häufiger als das normale Altersemphysem ist das sekundäre Emphysem infolge chronisch obstruktiver Bronchitis und Asthma bronchiale.

zu 4) und 5) Durch die Verkleinerung der Alveolaraustauschfläche steigt auch der Druck im kleinen Kreislauf an. Folge ist ein Cor pulmonale mit Rechtsherzbelastung.

zu 6) Die Prognose hängt natürlich wesentlich von der Therapie der Grundkrankheit ab. Da das Emphysem jedoch auf einer irreversiblen Zerstörung der Alveolarwände beruht, kann man die Prognose nicht als günstig bezeichnen.

4.2.4.9

Lerntext Lungenembolie

Unter einer Lungenembolie versteht man den akuten Verschluß einer Pulmonalarterie oder eines Pulmonalarterienastes. Meist wird das Gefäß durch einen Thrombus aus dem Stromgebiet der unteren Hohlvene verschlossen. Je nach Größe der verschlossenen Pulmonalarterie werden verschiedene Schweregrade unterschieden. Akute **Symptome** sind:

- Luftnot, Tachypnoe
- (atemabhängige) thorakale Schmerzen
- Blutdruckabfall, Tachykardie
- Zyanose
- Husten (später evtl. blutiger Auswurf)
- obere Einflußstauung
- Angst, Schweißausbruch, Synkope.

Die Symptome nach Überleben der Akutphase leiten sich aus den möglichen **Komplikationen** her:

1. Infarktpneumonie mit Fieber etc.
2. Rippenfellentzündung, evtl. mit Pleuraerguß: Dyspnoe
3. Rechtsherzversagen
4. Lungeninfarkt mit blutigem Auswurf.

4.2.4.10

Eine wesentliche Voraussetzung für die Entstehung einer Lungenembolie ist eine Venenthrombose, meist in den tiefen Beinvenen. Deshalb sind alle Risiko-Patienten für Thrombosen auch für Lungenembolien prädestiniert:

- immobile Patienten
- postoperative Patienten, v.a. nach Eingriffen im kleinen Becken und an den unteren Extremitäten
- Frauen, die Antikonzeptiva einnehmen, post partum oder ältere Patienten
- übergewichtige Patienten
- Patienten mit Varizen
- Patienten mit bösartigen Erkrankungen
- Patienten mit erhöhter Blutgerinnbarkeit

4.2.4.11 **C ist richtig**

zu 1) ☞ 4.2.4.9

zu 2) In der Akutbehandlung wird für sieben bis zehn Tage eine Vollheparinisierung zur Prophylaxe und Therapie von weiteren Lungenembolien durchgeführt. Danach für ca. 1/2 Jahr eine Markumar-Einstellung.

zu 3) Bei Verschluß einer Pulmonalarterie gelangt ein Teil des Blutes über arteriovenöse Shunts direkt zum linken Herzen, ohne am Gasaustausch teilzunehmen. Deshalb kann der pCO_2 ansteigen und der pO_2 abfallen.

zu 4) Eigentlich ist auch das richtig: Bei einer Lungenembolie größeren Ausmaßes sind im EKG Zeichen der akuten Rechtsherzbelastung zu sehen. Ohne Vergleich mit einem Vor-EKG sind diese Veränderungen jedoch nicht so charakteristisch, daß hieraus eine Diagnose gestellt werden könnte.

4.2.4.12

Die Mukoviszidose ist eine der häufigsten Erbkrankheiten Europas. Durch einen Gendefekt wird in allen exokrinen Drüsen ein zu zähes Sekret abgesondert. Davon sind v.a. die Bronchien, Pankreas, Dünndarm und Gallenwege betroffen. Der Sektretstau in den Atemwegen führt zu gehäuften Infekten, Bronchiektasen (Aussackungen der Bronchien), einem Lungenemphysem, Cor pulmonale und Ateminsuffizienz. Die symptomatische Behandlung zielt auf eine Verflüssigung des Schleims durch Inhalationstherapie, Mukolyse und Drainage des Schleims (z.B. Draineinlage, Knie-Ellenbogenlage etc.).

4.2.4.13

Das Bronchialkarzinom ist der häufigste Tumor bei Männern. Hauptrisikofaktor und für ca. 85 % der Bronchialkarzinome verantwortlich ist das Zigarettenrauchen. Andere Risikofaktoren sind karzinogene (d.h. krebserzeugende) Arbeitsstoffe wie Asbest oder radioaktive Stoffe. Im Frühstadium sind die Symptome eher unspezifisch: Husten, evtl. Luftnot oder thorakale Schmerzen. Später treten je nach Lokalisation des Tumors auf:

- Bluthusten (Hämoptysen)
- Pleuraerguß
- rezidivierende Pneumonien
- Phrenikuslähmung mit Zwerchfellhochstand
- Symptome der Metastasen, z.B. Knochenschmerzen, Frakturen, Krampfanfälle.

4.2.4.14

Hauptsächlich ist der röntgenologische Lungenrundherd verdächtig auf ein Bronchialkarzinom. Außerdem kommen in Betracht:

- Metastase
- Abszeß
- Pneumonie
- Tuberkulose
- gekammerter Erguß.

4.2.4.15 **D ist richtig**

Alle genannten Krankheitsbilder können zu einem produktiven Husten führen. Das dreischichtige Sputum setzt größere Mengen voraus. Es ist typisch für Bronchiektasen. Bronchiektasen sind zylindrische oder sackförmige irreversible Ausweitungen der Bronchien. Sie können zur Verengung des Bronchiallumens (Obstruktion) führen und fallen oft durch gehäufte Bronchitiden auf.

4.2.4.16 **A ist richtig**

Ein Chylothorax ist eine seltene Sonderform des Pleuraergusses. Die Lymphe der unteren Körperhälfte (also auch des Abdominalraumes) gelangt über den Ductus thoracicus in die linke Vena subclavia. Bei Verletzung des D. thoracicus oder bei malignen Lymphknotenprozessen in diesem Bereich kann mit Fetten gesättigte Lymphe in den Pleuraspalt austreten (Chylothorax).

zu B) Der Faßthorax ist typisch für ein Lungenemphysem.

zu D) Der Röntgen-Thorax mit Breischluck wird zur Beurteilung von Speiseröhre und Magen oder zur Größenbestimmung des linken Vorhofes durchgeführt.

4.2.5 Verdauungssystem

4.2.5.1

Unter Dysphagie versteht man das Empfinden einer schmerzlosen Schluckstörung bei Passagebehinderung der Speisen. Mögliche Ursachen sind:

- Ösophaguskarzinom
- entzündliche Stenose des Ösophagus, z.B. bei Refluxkrankheit
- Achalasie, d.h. fehlende untere Ösophagussphinktererschlaffung

- Verengung des Ösophagus durch Druck von außen, z.B. retrosternale Struma, Mediastinaltumoren.

4.2.5.2 **A ist richtig**

Lerntext Ulcus duodeni und Ulcus ventriculi

Das Ulcus duodeni ist ca. dreimal häufiger als das Ulcus ventriculi. Ein *Ulkus* ist ein Substanzdefekt, der tiefer als in die Muscularis mucosae reicht. Im Gegensatz dazu die *Erosion:* Hier ist nur die Schleimhaut selbst betroffen. **Ursächlich** liegt ein Ungleichgewicht zwischen Schutzmechanismen der Schleimhaut und aggressiven Faktoren vor, wie z.B. bei:

- Streß (psychisch wie körperlich)
- genetischer Disposition
- Befall der Magenschleimhaut mit Helicobacter pylori
- Nikotin- und Alkoholmißbrauch
- Medikamenten, z.B. Kortikoide und NSAR.

Protektive Faktoren sind die normale Schleimhautregeneration, Schleim- und Bikarbonatsekretion. **Symptomatik:**
Typischerweise findet man beim *Ulcus duodeni* einen Nüchternschmerz, der bei Nahrungsaufnahme (durch Bindung bzw. Neutralisierung der Magensäure) verschwindet. Beim *Ulcus ventriculi* besteht meist ein Dauerschmerz, der sich evtl. nach Nahrungsaufnahme noch verstärkt (Anregung der Säureproduktion). Für das U. ventriculi ist die Möglichkeit einer Entartung gegeben. Dies ist für das U. duodeni nicht beschrieben. Es wird aber auch diskutiert, ob das Ulkus nicht evtl. eher *Folge* eines Mikrokarzinoms ist. Das Magenkarzinom verursacht – wie leider alle bösartigen Erkrankungen – wenn überhaupt, erst sehr spät Schmerzen.
Mögliche **Komplikationen** des Magen- und Duodenalulkus:

- Blutungen
- Perforation in die freie Bauchhöhle oder in Nachbarorgane (Penetration)
- narbige Verziehung des Ulkus mit Stenose und Passagebehinderung
- beim Magenulkus: Entartung.

4.2.5.3 ☞ auch 4.2.5.2 **D ist richtig**
Kolikartige Schmerzen, v.a. nach dem Essen fetter Speisen, Ausstrahlung in den Rücken und in die rechte Schulter sind typisch für eine Gallenkolik.

4.2.5.4 ☞ 4.2.5.2

4.2.5.5 ☞ 4.2.5.2 **E ist richtig**
zu 3) *Kolikartige* Schmerzen sind keine Komplikation sondern ein Symptom. Der Schmerzcharakter (Kolik) würde auch eher zur Gallenblase passen!

4.2.5.6 ☞ 4.2.5.2 **E ist richtig**

4.2.5.7 **D ist richtig**
Bei Verdacht auf ein Magenkarzinom (und dieser Verdacht besteht bei allen Magenbeschwerden, die trotz medikamentöser Therapie länger als drei Wochen anhalten!) ist eine Gastroskopie indiziert. Aus allen verdächtigen Bezirken müssen mehrfache Biopsien zur histologischen Untersuchung entnommen werden.
zu A) Ultraschall ist für das „Staging“, d.h. Suche und Lokalisation von Metastasen in Lymphknoten und Leber im Vorfeld einer Operation unerläßlich. Dadurch wird aber keine Diagnose gesichert.
zu B) Vor Einführung der Gastroskopie (anfang der 70er Jahre und früher) wurde die Röntgen-Magen-Darm-Passage zur Diagnosestellung herangezogen. Es war aber oft schwierig, ein kleines Karzinom überhaupt zu erkennen oder von einem Ulkus zu unterscheiden. Heute gehört das Magenröntgen nicht mehr zu den gängigen Diagnoseverfahren, weil die Fehlerquellen zu gravierend sind.
zu C) und E) Durch ein Klysma oder Stuhluntersuchungen auf pathologische Zellen ist eine Diagnosesicherung nicht möglich.

4.2.5.8 **A ist richtig**
Zu den Risikoerkrankungen, die die Wahrscheinlichkeit eines bösartigen Tumors im Magen-Darm-Trakt erhöhen, gehören:
Magen:

- atrophische Gastritis (autoimmun)
- HP-Gastritis mit Metaplasie des Epithels
- Riesenfaltenmagen (Morbus Ménétrier)

- adenomatöse Magenpolypen

Darm:
- Colitis ulcerosa
- Polyposis des Kolons, z.B. Peutz-Jeghers-Syndrom
- selten Morbus Crohn
- familiäre adenomatöse Polyposis

Divertikulose, erosive Gastritis und chronische Pankreatitis können auch unerfreuliche Komplikationen auslösen. Eine Entartung kommt hierbei jedoch nicht vor!

4.2.5.9

Lerntext Gastritis

Man unterscheidet die akute von der chronischen Gastritis (Magenschleimhautentzündung). Die *akute Gastritis* wird meist durch äußere Noxen, z.B. Alkoholexzess, Nikotin, Medikamente wie ASS, Kortison oder Zytostatika, ausgelöst. Auch Streß (z.B. Intensivstation, Polytrauma, Schock) kann neben einer Helicobacterinfektion des Magens zur akuten Gastritis führen. Der Patient ist dann appetitlos, hat (epigastrische) Oberbauchschmerzen, die sich nach Nahrungsaufnahme noch verstärken, gelegentlich leidet er unter Übelkeit und Erbrechen. Gefährlich kann die akute Gastritis dann werden, wenn es bei Schleimhauterosionen zu Magenblutungen kommt. Die **Therapie** besteht in den meisten Fällen im Vermeiden der Auslöser, evtl. Gabe von Antazida, H_2-Blockern oder Protonenpumpenhemmern.
Bei der *chronischen Gastritis* werden drei Formen unterschieden:
- Die A-Form ist eine Autoimmunkrankheit.
- Die B-Form ist durch Bakterien (Helicobacter pylori) bedingt.
- Die C-Form ist chemisch induziert.

4.2.5.10 **C ist richtig**

Sodbrennen ist ein Symptom, das bei Reflux von saurem Mageninhalt in die Speiseröhre ausgelöst wird. Der Rückfluß tritt meist nach umfangreichen Mahlzeiten, im Liegen oder bei Hiatushernien auf. Durch Gabe von Antazida, H_2-Blockern und Protonenpumpenhemmern wird das Symptom gebessert, obwohl der Reflux fortbesteht. Hier können motilitätssteigernde Medikamente wie Paspertin, Propulsin und andere evtl. Abhilfe schaffen. Gelegentlich ist eine Operation notwendig.

zu A) Zu Symptomen des Magenkarzinoms ☞ 4.3.6.14

zu B) Magenpolypen machen meist keine Symptome. Lediglich große Polypen, die den Magenein- oder -ausgang verlegen, können zu „Füllungs-“ oder Entleerungsstörungen führen. Gelegentlich führen Magenpolypen zu Blutungen.

zu D) Ösophagusdivertikel (z.B. Zenker-Divertikel) können dazu führen, daß ein Teil der geschluckten Speisen im Divertikel liegen bleibt, gärt und fault. Die Folge können Mundgeruch, Fremdkörpergefühl im Hals oder Erbrechen von unverdauten Speisen sein.

zu E) Bei Anazidität, also fehlendem Säuregehalt des Magens, kann Sodbrennen nicht auftreten. Anazidiät macht meistens keine Symptome.

4.2.5.11 **C ist richtig**

Anazidität heißt Fehlen von freier Salzsäure im Magensaft. Dies ist in der Regel Folge einer chronisch atrophischen Gastritis vom Typ A (wie autoimmun). Durch Zerstörung der Belegzellen wird zunehmend weniger, schließlich gar keine Salzsäure mehr abgegeben. Die chronisch atrophische Gastritis ist eine Präkanzerose und außerdem mit einer perniziösen Anämie (Mangel an Intrinsic factor zur Vitamin-B12-Resorption) vergesellschaftet.

zu A) Eine Erhöhung der Gesamtazidität des Magensaftes kommt beim Zollinger-Ellison-Syndrom (tumoröse Überproduktion von Gastrin) vor.

zu B) Ein *verminderter* Gehalt an freier Salzsäure heißt Hypoazidität oder Hypochlorhydrie.

4.2.5.12 **A ist richtig**

Eine Magenblutung kommt bei erosiver Gastritis, Ulcus ventriculi und Magenkarzinom vor. Typisches Symptom ist Bluterbrechen (Hämatemesis). Je nachdem, wie lange das Blut im Magen war, ist es hellrot (kurzer Kontakt zur Salzsäure) oder kaffeesatzartig (angedautes Blut mit langer Einwirkungszeit der Salzsäure).

Zweites Kardinalsymptom ist Teerstuhl. Bei starken, akuten Blutungen sind die Patienten normochrom normozytär anämisch. Bei chronischen Sickerblutungen bildet sich eine hypochrome mikrozytäre Eisenmangelanämie aus (☞ Fragen zu 4.2.3).

zu B) Druckschmerz am McBurney-Punkt tritt bei der Appendizitis auf.

zu C) Hämaturie (Blut im Urin) kann bei entzündlichen oder tumorösen Erkrankungen des Harntraktes, sowie bei Steinen, Blutgerinnungsstörungen usw. auftreten.

zu D) Eine Leukozytopenie hat vielfältige Ursachen, z.B. (Virus-) Infektionen, (toxische) Knochenmarkschädigung, Leukämie.

4.2.5.13

Lerntext Kolonkarzinom

Das Kolonkarzinom ist das zweithäufigste Karzinom bei Männern wie bei Frauen. Meist handelt es sich um ein Adenokarzinom, das zu über 75 % der Fälle im Rektum oder Sigma lokalisiert ist. **Warnsymptome** sind:

- Blutbeimengungen zum Stuhlgang
- Änderung der „Stuhlgewohnheiten", Wechsel von Obstipation und Diarrhoe, Symptom des „falschen Freundes", d.h. gleichzeitiger Stuhl- und Windabgang
- chronische Blutungsanämie – hypochrom, mikrozytär, v.a. bei Coecum- und Colon-asdendens-Tumoren
- unspezifische Symptome wie Leistungsknick, Fieber, Gewichtsverlust
- Spätsymptom: tiefsitzender Ileus.

Zur **Diagnostik** gehört neben der klinischen Untersuchung

- rektal-digitale Untersuchung
- Hämokkult-Test
- Koloskopie mit Biopsie
- Kolondoppelkontrasteinlauf
- Sonographie des Abdomens, CT (v.a. zur Metastasensuche!).

Die **Metastasierung** erfolgt frühzeitig lymphogen, sowie hämatogen in Leber, Lunge und später in andere Organe.

4.2.5.14 ☞ 4.2.5.13 — C ist richtig

zu A) und B) Auch entzündliche Dickdarmerkrankungen wie Morbus Crohn und Colitis ulcerosa können zu Blut im Stuhl und Diarrhoen führen. Das Erkrankungsalter von 65 Jahren wäre aber für diese Krankheiten *sehr* untypisch.

zu D) Eine Sigmadivertikulitis (Entzündung von Ausstülpungen der Kolonschleimhaut im Sigma) kann ähnliche Symptome hervorrufen. Umso besser für den Patienten, wenn sich herausstellt, daß es „nur" eine Divertikulitis war.

4.2.5.15

Morbus Crohn und Colitis ulcerosa sind entzündliche Darmerkrankungen, deren Ursache noch weitgehend ungeklärt ist. Die Colitis betrifft nur das Kolon und breitet sich meist kontinuierlich vom Rektum nach oben aus. Der Morbus Crohn wird auch Ileitis terminalis genannt, weil er das Kolon vom ileozökalen Übergang segmental, d.h. mit freien Intervallen, befällt. Die Symptomatik ist bei beiden Krankheiten von blutigen bis schleimigen Durchfällen gekennzeichnet, die auch sehr schmerzhaft sein können.

Typische Komplikationen der Colitis ulcerosa sind:

- maligne Entartung
- massive Blutung
- toxisches Megakolon
- Malabsorptionssyndrom mit Wachstumsstörungen.

Komplikationen des Morbus Crohn:

- Malabsorption mit megaloblastärer Anämie
- Darmstenosen, Ileus
- Darmfisteln mit Abszeßbildung
- Fisteln in Blase oder Vagina

4.2.5.16 ☞ 4.2.5.15

4.2.5.17

Ein Ileus ist ein Darmverschluß, der entweder 1) mechanisch sein kann, z.B. Bridenileus oder durch Polypen, Würmer, Kotmassen, Kotsteine, Tumoren, Obstkerne, Gallensteine etc. ausgelöst wird, oder
2) paralytisch sein kann, z.B. bei Peritonitis oder Mesenterialgefäßverschluß.

Ein *mechanischer Ileus* führt typischerweise zu akut auftretenden, heftigen Schmerzen, hochgestellten Darmgeräuschen aufgrund vermehrter Peristaltik, Meteorismus und Stuhlverhalt, später zu Miserere. Schmerzen sind beim mechanischen Ileus meist stärker ausgeprägt als beim paralytischen Ileus.

Ein *paralytischer Ileus* geht meist mit sich langsam entwickelnden Schmerzen, ebenfalls Meteorismus und Stuhlverhalt einher. Die Darmgeräusche fehlen: Totenstille im Bauchraum.

Gelegentlich tritt frühzeitig Erbrechen auf. Die Hauptgefahren bestehen in einer Perforation des Darmes oder einer Durchwanderungsperitonitis. Bei der Auskultation des Abdomens sind beim mechanischen Ileus hochgestellte, metallisch klingende Darmgeräusche zu hören, beim paralytischen Ileus herrscht die sog. „Totenstille" im Bauchraum. Das Röntgenbild zeigt Spiegelbildungen.

4.2.5.18 ☞ **4.2.5.17**

4.2.5.19 ☞ **4.2.5.17**

4.2.5.20 **B ist richtig**

4.2.5.21 ☞ **4.2.5.17**

4.2.5.22 **C ist richtig**

zu 1) und 2) ☞ 4.2.5.17

zu 3) und 4) Symptome sind Totenstille im Bauchraum (der Darm ist ja gelähmt), Meteorismus, bei Durchwanderungsperitonitis später ein bretttharter Bauch.

zu 5) Teerstuhl ist das typische Symptom der oberen gastrointestinalen Blutung.

4.2.5.23 **D ist richtig**

Bei chronischen Leberkrankheiten, gleich welcher Ursache, können sog. Leberhautzeichen beobachtet werden:

- Palmarerythem
- Spider naevi
- Bauchglatze
- evtl. Ikterus der Haut.

Durch verminderte Proteinsynthese sinkt der Eiweißgehalt des Blutes und damit der onkotische Druck: Folge sind Wasseransammlungen im Gewebe, z.B. Ödeme, Anasarka und Aszites.

zu 2) und 4) Dies sind typische Zeichen chronischer Lungenerkrankungen!

4.2.5.24

Lerntext Leberzirrhose

Die Leberzirrhose ist ein bindegewebiger Umbau des Lebergewebes mit Folge einer Funktionseinschränkung des Organs und eines portalen Hypertonus. Die häufigste Ursache ist in Mitteleuropa der chronische Alkoholmißbrauch (ca. 50 % aller Leberzirrhosen sind hierauf zurückzuführen). Weitere **Ursachen:**

- chronische Virushepatitis (B, C, D, E); ca. 40 %
- Autoimmunhepatitis
- kardiale Zirrhose bei schwerster Rechtsherzinsuffizienz
- Eisen- und Kupferspeicherkrankheiten: Siderosen, Morbus Wilson
- Tropenkrankheiten.

Komplikationen sind:

- portaler Hypertonus mit Ösophagus- oder Fundusvarizenblutung, Aszites
- Syntheseleistungsstörung mit Anasarka, Ödemen, Blutgerinnungsstörungen
- Entgiftungsstörungen mit hepatischer Enzephalopathie und Leberausfallskoma
- Leberzellkarzinom.

4.2.5.25

Eine Fettleber ist durch eine diffuse Ablagerung von Fetttröpfchen in den Leberzellen gekennzeichnet. Ursachen sind:

- Alkohol
- toxische und medikamentöse Ursachen
- Adipositas
- Eiweißmangelernährung
- Diabetes mellitus
- Hyperlipidämien (Fettstoffwechselstörungen).

4.2.5.26 **E ist richtig**

Cholelithiasis bezeichnet das Vorhandensein von Steinen in der Gallenblase oder in den Gallenwegen. Eine mit Gallensteinen gefüllte Gallenblase kann in die freie Bauchhöhle oder in den Darm perforieren, v.a. wenn sie entzündet ist. Bei wandernden Gallensteinen können diese den Ausführungsgang des Pankreas verlegen, so daß es zur Pankreatitis kommt. Der chronische Reiz an der Gallenblasenwand begünstigt die Entstehung eines Gallenblasenkarzinoms.

4.2.5.27 **C ist richtig**

Typisches Symptom des Gallenblasen- oder Gallengangtumors ist der schmerzlose Ikterus. Ein durch Steine oder Entzündungen verursachter Gallestau ist dagegen meist schmerzhaft und mit Koliken verbunden. Die Schmerzlosigkeit der Tumorleiden birgt leider oft ein (zu) spätes Erkennen der Erkrankung in sich, das gilt besonders für Gallenwegstumoren. Die Prognose ist außerordentlich schlecht, die Fünfjahresüberlebensrate beträgt weniger als 5 %.

Gallenkoliken treten meist dann auf, wenn ein Stein zu wandern beginnt. Da dies mit Komplikationen verbunden ist, sollte bei wiederholten Koliken die Gallenblase entfernt werden, zumal es sich um einen relativ ungefährlichen Eingriff mit geringer Letalität handelt.

Wenn die Gallenblase perforiert, kann dies in die freie Bauchhöhle geschehen: Folge ist eine gallige Peritonitis, die lebensbedrohlich ist. Oder sie perforiert in den Darm, so daß eine chologene Fistel entsteht. Auch dies führt zu Entzündungen, die sehr gefährlich werden können.

4.2.5.28 **D ist richtig**

Bei einer extrahepatischen Cholestase sind die großen Gallenwege erweitert, was in der Sonographie des Oberbauchs darstellbar ist. Bei der intrahepatischen Cholestase liegt der Stop in den kleinsten Gallenwegen, die sonographisch nicht darstellbar sind. Das Bild ist dann unauffällig.
Ursachen der *intrahepatischen Cholestase* sind Leberzirrhose und sklerosierende Cholangitis.
Ursachen der *extrahepatischen Cholestase* sind Steine, Tumoren und entzündliche Stenosen. Zur Unterscheidung wird als gängigste Untersuchung das direkte und indirekte Bilirubin bestimmt. Bei der extrahepatischen Cholestase ist v.a. das direkte Bilirubin erhöht, bei der intrahepatischen Cholestase sind beide Fraktionen gleichermaßen erhöht.

4.2.5.29

Es gilt die (englische) Regel der „fünf F's"
- Fett = fett
- Female = weiblich
- Fair = blond
- Fertile = fruchtbar; mehrgebärend
- Forty = 40 oder älter

Bei Patienten mit Hämolyse fällt naturgemäß mehr Bilirubin an, so daß das empfindliche Gleichgewicht in der Gallenflüssigkeit gestört wird. Die Gallenflüssigkeit besteht aus Cholesterinen, Bilirubinen und Gallensäuren. Eine aus dem Gleichgewicht geratene Gallenflüssigkeit kristallisiert zu Steinen.

4.2.5.30

Gallenkoliken treten meist ca. eine halbe bis vier Stunden nach einer fettreichen Mahlzeit auf, weil das Fett der Nahrung einen Reiz auf die Gallenblase ausübt, die sich zusammenzieht. Dadurch können kleinere Gallensteine in Bewegung geraten. Die Muskelkontraktionen, die die Steine weiterbewegen sollen, verursachen den typischen wellenförmigen Schmerzcharakter der Koliken.

4.2.5.31 ☞ **4.2.5.32** **C ist richtig**

4.2.5.32 **B ist richtig**

Zum Verschlußikterus kommt es bei stenosierenden Prozessen im Gallengangsbereich, z.B. bei Steinen, bei entzündlichen Verengungen, Gallenblasen-, Gallengangs- oder Pankreastumoren. Da Bilirubin dann nicht mehr mit dem Stuhl ausgeschieden werden kann, wird dieser hell (zementfarben, acholisch). Der steigende Bilirubingehalt des Blutes führt durch Ablagerung in der Haut zu der gelben Skleren- und Hautfärbung (Ikterus) und zu vermehrtem Juckreiz. Da Bilirubin vermehrt renal ausgeschieden wird, resultiert ein sog. „bierbrauner", dunkler Urin.

Zu A) und C): Aszites und Ödeme sind Symptome eines portalen Hypertonus z.B. bei Leberzirrhose oder eines Eiweißmangels.

4.2.5.33

Lerntext Pankreas

Das Pankreas liegt quer im Oberbauch, der Pankreaskopf wird vom Zwölffingerdarm umschlossen, der Pankreasschwanz reicht bis an die Milzpforte. Die Bauchspeicheldrüse hat zwei wesentliche Funktionen:

- exokrine Funktion mit Sezernierung von Verdauungsenzymen, Ionen und Wasser
- endokrine Funktion mit Abgabe von Insulin und Glukagon.

Ursachen einer akuten Pankreatitis sind:

- übermäßiger Alkoholkonsum
- Gallengangssteine und Stenose des Ausführungsganges
- Trauma
- virale Pankreatitis
- medikamentöse Pankreatitis.

Man kann eine Pankreatitis als Selbstverdauung des Organs begreifen. Es kommt zu

- akut auftretenden, oft gürtelförmigen Schmerzen
- Übelkeit und Erbrechen
- Meteorismus bis zum paralytischen Ileus
- Hypotonie und Tachykardie → Schock
- Fieber
- Aszites
- Anstieg der Lipase und Amylase im Serum und Urin
- Pleuraergüssen.

4.2.5.34 ☞ 4.2.5.33

4.2.5.35 A ist richtig

Die Therapie der akuten Pankreatitis zielt auf eine „Ruhigstellung" des Organs ab, d.h. daß das Organ nicht zur Abgabe von Enzymen stimuliert werden darf, d.h.

- Nulldiät und Magensonde
- Säureblockade, z.B. H_2-Blocker
- parenterale Ernährung mit hoher Flüssigkeitszufuhr (ZVD-Kontrolle!)
- Schmerztherapie, z.B. Prokain i.v.
- evtl. Antibiose bei biliärer Pankreatitis
- intensivmedizinische Überwachung
- Therapie von Komplikationen.

4.2.5.36

Öl- und salbenartige Fettstühle treten auf, wenn das Fett der Nahrung nicht resorbiert wird. Dies kann an einer Minderfunktion der Darmschleimhaut liegen (z.B. Sprue), oder an einem Mangel der an der Fettverdauung beteiligten Enzyme:

- Mangel an Gallensäuren, z.B. bei Gallenwegsverschluß
- Mangel an Lipase, z.B. bei exokriner Pankreasinsuffizienz.

Eine endogene Pankreasinsuffizienz kann sich als Diabetes mellitus äußern.

4.2.5.37 A ist richtig

Kaffesatzartiges Erbrechen (Hämatemesis) ist ein Symptom für eine obere gastrointestinale Blutung, z.B.:

- Ösophaguskrankheiten, z.B. Varizenblutung
- Magengeschwür, erosive Gastritis, Magenkarzinom
- Duodenalgeschwüre, Tumoren.

Das Blut wird durch die Magensäure angedaut und erscheint deshalb schwarz. Bei massivsten oberen gastrointestinalen Blutungen (z.B. Ösophagusvarizen) kann das erbrochene Blut auch hellrot sein, die Einwirkungszeit der Magensäure war dann kurz.

4.2.5.38 D ist richtig

Mit Miserere bezeichnet man Koterbrechen. Dies kommt beim Ileus mit retrograder (rückwärts gerichteter) Peristaltik vor und ist ein sehr ernstzunehmendes Symptom.

zu C) Kaffeesatzerbechen entspricht Hämatemesis.

4.2.5.39

Eine chronische Obstipation kann bei Darmträgheit, z.B. als Folge von Abführmittelmißbrauch auftreten oder Folge einer Engstellung des Dickdarms sein. Als Ursache kommen dafür Tumoren oder entzündliche Stenosen bei Divertikulitis oder nach Bestrahlung in Betracht.

4.2.7 Stoffwechselerkrankungen

4.2.7.1
Vitamin-C-Mangel führt zu Skorbut mit den Symptomen:
- Abgeschlagenheit
- Abwehrschwäche
- Zahnfleischbluten und Zahnausfall
- Haarausfall
- petechiale Hautblutungen.

4.2.7.2 **E ist richtig**
Vitamin K ist ein fettlösliches Vitamin, welches hauptsächlich über grünes Gemüse, Kohl aufgenommen wird. Bei Vitamin-K - Mangel werden in der Leber einige Gerinnungsfaktoren nur in funktionsunfähigen Vorstufen gebildet, was zur erhöhten Blutungsneigung führt.

4.2.7.3 **B ist richtig**
Vitamin D ist wesentlich am Kalzium- und Knochenstoffwechsel beteiligt. Es wird in Vorstufen mit der Nahrung aufgenommen und durch Sonnenbestrahlung (UV-Licht) in der Haut in die aktive Form umgewandelt. Vitamin-D-Mangel führt zu unzureichender Mineralisierung des Knochens, er wird weich und verbiegbar, an den Epiphysenfugen wird das Knochenwachstum gehemmt (Rachitis). Die Rachitisprophylaxe sollte deshalb schon kurz nach der Geburt beginnen.

4.2.7.4 ☞ 4.2.7.5 **B ist richtig**

4.2.7.5
Die perniziöse Anämie ist eine megaloblastäre hyperchrome Anämie, die auf einem Vitamin-B_{12}-Mangel beruht ☞ 4.2.3.3). Vitamin-B_{12}-Mangel kann außerdem zentralnervöse Störungen mit Gangataxie und anderen neurologischen Ausfällen nach sich ziehen.
- Vitamin-A-Mangel führt zu Nachtblindheit.
- Vitamin-K-Mangel führt zu Gerinnungsstörungen.
- Vitamin-D-Mangel führt zu Rachitis.
- Vitamin-C-Mangel führt zu Skorbut.

4.2.7.6
- Allgemein verminderte muskuläre Erregbarkeit
- Schwäche bis zur Lähmung
- Adynamie bis Koma
- Obstipation bis Ileus
- Reduzierte Reflexe
- Herzrhythmusstörungen

4.2.7.7
Ursache der Gicht: Purinstoffwechselstörung mit Ablagerung von Harnsäurekristallen und -salzen in den Gelenken. Typische Symptome sind plötzlich einsetzende heftige Schmerzen (häufig nachts) in den kleinen Gelenken (meist Großzehengrundgelenk). Dabei sind die Gelenke teigig geschwollen, gerötet und überwärmt. Es können allgemeine Symptome wie Fieber, Tachykardie, Kopfschmerzen und Erbrechen hinzutreten.

4.2.8 Endokrines System

4.2.8.1 ☞ 4.2.8.2

4.2.8.2

Lerntext Diabetes mellitus

Unter der Bezeichnung Diabetes mellitus sind verschiedene Erkrankungen zusammengefaßt, bei denen eine Störung des Kohlenhydratstoffwechsels zu erhöhten (postprandialen) Blutzuckerspiegeln führt.
Beim *Typ-I-Diabetes* liegt ein absoluter Insulinmangel zugrunde, weil durch Degeneration der Langerhans-Zellen im Pankreas Insulin nicht mehr in ausreichender Menge produziert wird. Beim *Typ-II-Diabetes* ist die Insulinproduktion zunächst normal oder sogar erhöht. Es liegen jedoch Rezeptordefekte an den glukoseaufnehmenden Zellen vor, so daß das Insulin nicht mehr ausreichend *wirken* kann. Diese Rezeptordefekte entstehen meist bei älteren und adipösen Menschen. Der Krankheitsbeginn ist im Gegensatz zum Typ-I-Diabetiker langsam und schleichend. Die Klinik des Typ-II-Diabetes ist anfangs recht unspezifisch und hängt vom Schweregrad der Erkrankung ab, z.B. Durst, Polyurie, Gewichtsverlust, Sehstörungen, Wadenkrämpfe, vermehrte Hautinfektionen und vieles andere mehr.

Folgeschäden eines langjährigen Diabetes mellitus:

- Mikro- und Makroangiopathie mit KHK, pAVK, Schlaganfall
- diabetische Nephropathie mit Niereninsuffizienz
- diabetische Retinopathie und Katarakt
- diabetische Polyneuropathie mit Sensibilitätsstörungen, motorischen Störungen, sowie Störungen der Kreislaufregulation und der Magen-Darm-Funktion.

4.2.8.3 **A ist richtig**

Die Therapie des Diabetes mellitus ist vom jeweiligen Typ des Diabetes abhängig. Der Typ-I-Diabetiker wird mit Insulin behandelt und sollte allgemein auf seine Gesundheit achten, z.B. indem er sich gesund ernährt und für ausreichend Bewegung sorgt.
Der Typ-II-Diabetiker sollte möglichst sein Gewicht normalisieren (oft erübrigt sich dann eine weitere Behandlung!), für ausreichend Bewegung sorgen (das erhöht den Zuckerverbrauch!) und je nach Begleiterkrankungen und Krankheitsstadium orale Antidiabetika einnehmen oder (zusätzlich) Insulin spritzen. Außerdem werden, falls nötig, die Komplikationen behandelt.

4.2.8.4 ☞ 4.2.8.5 **E ist richtig**

4.2.8.5

Eine Hypoglykämie kann spontan im Anfangsstadium des Typ-II-Diabetes oder als Folge einer Übertherapie bzw. starker körperlicher Belastung bei Diabetikern auftreten, die mit Antidiabetika oder Insulin therapiert werden. Symptome:

- Heißhunger, Übelkeit
- schweißige Haut
- Tachykardie
- Zittern, Unruhe
- Agressivität, Verwirrtheit
- Somnolenz, Koma, Krämpfe

Die Therapie besteht in sofortiger Glukosezufuhr, solange dies möglich ist oral, sonst intravenös. Ist der Patient komatös und hat keinen venöse Zugang, ist auch eine Glukagon-i.m. -Gabe sinnvoll.

4.2.8.6

☞ 4.2.8.2. Außerdem leiden Diabetiker oft unter einer Arteriosklerose der großen zuführenden Nierengefäße und unter gehäuften Harnwegsinfekten mit Pyelonephritis. Bakterien vermehren sich im „zuckersüßen Urin" gut!

4.2.8.7

Eine Hyperthyreose äußert sich klinisch so, als ob der Mensch auf „Hochtouren" liefe:

- Schwitzen, Tremor, Wärmeintoleranz
- Tachykardie, Vorhofflimmern
- Haarausfall und dünnes Haar
- Unruhe, evtl. Jähzorn
- Diarrhoe
- Gewichtsabnahme.

4.2.8.8 **C ist richtig**

Der primäre Hyperparathyreoidismus ist eine primäre Erkrankung der Nebenschilddrüsen mit vermehrter Parathormonbildung. Ursachen sind hauptsächlich Adenome der Nebenschilddrüsen. Zum klinischen Bild gehören:

- Nierenmanifestation (40–50 %) mit Nephrolithiasis und Polyurie
- Knochenmanifestationen mit Osteopenie
- gastrointestinale Manifestationen mit Appetitlosigkeit, Übelkeit, seltener Ulcera ventriculi oder duodeni.

Von der klassischen Symptomentrias „Stein-, Bein-, Magenpein" spielt die renale Form mit Neprolithiasis die dominierende Rolle.

4.2.8.9 **E ist richtig**

Die Hormonüberproduktion kann auf einer diffusen Autonomie oder einem dekompensierten autonomen Adenom beruhen. In seltenen Fällen kann auch in der übergeordneten Hypophyse durch TSH-Überproduktion die Ursache liegen.

zu A) Bei der Hyperthyreose muß die Schilddrüse nicht vergrößert sein. Umgekehrt gibt es viele Strumen (vergrößerte Schilddrüsen), die normale Hormonmengen produzieren, also euthyreot sind.

zu B) Eine Struma kommt endemisch in Jodmangelgebieten vor, sog. Jodmangelstruma.

zu C) Der TRH-Test ist in diesem Fall supprimiert, d.h. nach TRH-Gabe steigt das TSH *nicht* an.

zu D) Im Anfangsstadium, also einer *akuten* Hashimoto-Thyreoiditis kann auch eine Hyperthyreose vorliegen. Bei chronischer Thyreoiditis resultiert oft eine Hypothyreose. In einigen Fällen heilt sie folgenlos aus.

4.2.8.10 C ist richtig

Ein *kalter Knoten* ist ein im Szintigramm nicht speichernder Bezirk, der hochgradig verdächtig auf ein Karzinom ist. Ein *heißer Knoten* dagegen entspricht meist einem autonomen Adenom. Beim *Schilddrüsenkarzinom* muß die gesamte Schilddrüse operativ entfernt werden. Schilddrüsenkarzinome metastasieren früh!

4.2.8.11 D ist richtig

Bei der Struma maligna durchbricht das Karzinomgewebe die Schilddrüsenkapsel und wächst in benachbarte Strukturen ein: z.B. in den Nervus phrenicus mit folgender Heiserkeit oder in die Halsvenen (obere Einflußstauung). Deshalb ist die Struma maligna nicht mehr schluckverschieblich. Die Stoffwechsellage selbst kann jedoch noch lange Zeit normal sein.

4.2.8.12

Lerntext Nebenniere

Die Nebenniere ist ein paarweise angelegtes kleines, den Nieren mützenartig aufsitzendes, Organ, welches aus Mark und Rinde besteht. Im Nebennierenmark werden Adrenalin und Noradrenalin gebildet. In der *Nebennierenrinde* werden Kortisol, Aldosteron sowie Geschlechtshormone (Testosteron und Östrogene) gebildet.

Ein Nebennierenmarktumor, der Hormone produziert, wird **Phäochromozytom** genannt. Ein Nebennierenrindentumor mit Überproduktion von Kortisol führt zum **Morbus Cushing** mit folgenden Symptomen:

- Übergewicht, Vollmondgesicht, Stammfettsucht
- Diabetes mellitus
- Striae distensae
- Abwehrschwäche/Infektionen
- Osteoporose
- Hypertonie.

Ein Nebennierenrindentumor mit Überproduktion von Aldosteron führt zum **Conn-Syndrom**. Symptome sind:

- Hypertonie
- Polyurie und Polydipsie
- Hypokaliämie und Hypernatriämie.

Eine Unterproduktion von Nebennierenrindenhormonen führt zum **Addison-Syndrom.**

4.2.8.13

Lerntext Hypophyse

Die Hypophyse nimmt als Steuerungsorgan eine übergeordnete Stellung in der Regulation des Hormonhaushalts ein. Hier werden Steuerhormone für Geschlechtsdrüsen, die Schilddrüse, Nebennieren, Wachstums- und Milchproduktion produziert. Verschiedene Tumoren können zum Ausfall der Hormonbildung ebenso wie zu gesteigerter Hormonproduktion führen. Bei überschießender Bildung des Wachstumshormons STH (GH) kommt es zur **Akromegalie:**

- verstärktes Wachstum von Händen, Füßen, Zunge und Schädel, auch inneren Organen, z.B. Herz
- diabetogene Stoffwechsellage
- evtl. Karpaltunnelsyndrom
- Einschränkung des Gesichtsfeldes.

Die **Therapie** besteht in operativer Tumorentfernung, evtl. Bestrahlung oder medikamentöser GH-Hemmung.

4.2.9 Autoimmunkrankheiten und Allergien

4.2.9.1

Bei *Autoimmunkrankheiten* richtet sich die körpereigene Abwehr gegen Organe oder Bestandteile des eigenen Organismus, z.B. systemischer Lupus erythematodes, multiple Sklerose, Typ-I-Diabetes, Sklerodermie.
Bei einer *Immunschwäche* reicht die körpereigene Abwehr nicht aus, um mit normalen Bagatellinfektionen fertig zu werden, z.B. Agranulozytose, AIDS, Leukämien.
Maligne Erkrankungen des Immunsystems betreffen entweder vorwiegend die Lymphozyten oder die Granulozyten, z.B. Morbus Hodgkin, akute und chronische lymphatische Leukämie, akute und chronische myeloische Leukämie (☞ auch 4.2.3).

4.2.10 Infektionskrankheiten

4.2.10.1 **D ist richtig**

Erreger der Gürtelrose bzw. des Herpes zoster ist das Varizella-Zoster-Virus. Dieses Virus gehört zur Gruppe der Herpesviren und kann bei Erstkontakt Windpocken auslösen. Persistierende Viren führen bei ungünstiger Abwehrlage des Wirtes dann zur Gürtelrose.
zu A) Scharlach wird durch Streptokokken ausgelöst.
zu B) Erreger der Malaria sind verschiedene Plasmodien (Einzeller).
zu C) und E) Die Erreger von Tbc und Lepra sind verwandt, es handelt sich um säurefeste Stäbchen: Mykobakterium tuberkulosis und Mykobakterium leprae.

4.2.10.2 **B ist richtig**

Zum Nachweis von Virusinfektionen sind serologische Verfahren gebräuchlich. Virusisolierung, Kultur oder mikroskopische Nachweise spielen praktisch keine Rolle.
zu C) Jede der genannten Hepatitisformen kann leicht oder schwer verlaufen, so daß die Höhe der Transaminasen über den Erreger nichts aussagt.

4.2.10.3

Der typische Infektionsweg der Hepatitis A verläuft oral durch Aufnahme von lebensfähigen Viren mit Lebensmitteln, die über Stuhl- oder Urin-Schmierinfektion kontaminiert sind. Prinzipiell ist auch eine parenterale Infektion, z.B. durch Blutprodukte oder Geschlechtsverkehr möglich, stellt jedoch einen seltenen Übertragungsweg dar.

4.2.10.4

Opportunistische Infekte treten bei einer geschwächten Immunabwehr auf und werden duch Erreger hervorgerufen, die ansonsten keinen Krankheitswert besitzen (apathogen sind). Zu den fakultativ pathogenen Erregern, die bei Abwehrschwäche (z.B. AIDS) am häufigsten zu opportunistischen Infektionen führen, gehören:

- Pneumocystis carinii → Pneumonie
- Candida albicans → Candidose
- Toxoplasma gandii → Toxoplasmose (→ ZNS-Infektion)
- Pseudomonas aeruginosa → Pneumonie
- Zytomegalievirus → Leberbefall.

4.2.10.5 **D ist richtig**

Hepatitis B- und HIV-Viren werden häufig durch Blutprodukte oder Geschlechtsverkehr übertragen; dies gilt auch für Hepatitis C (non-A-non-B) wie auch für die typischen Geschlechtskrankheiten (Tripper, Lues etc.). Hepatitis A und Salmonellen werden auf fäkal-oralem Infektionsweg durch Schmierinfektion verbreitet.

4.2.10.6 **A ist richtig**

Der grippale Infekt ist eine Virusinfektion, die vorwiegend den oberen Respirationstrakt betrifft. Mit den echten Influenzaviren haben die Erreger des grippalen Infektes nichts zu tun. Die Symptome sind Husten, Schnupfen, Heiserkeit, Fieber, gelegentlich Durchfälle und Erbrechen, sowie Gliederschmerzen.
Wie bei allen viralen Infekten sind Antibiotika hier nicht wirksam.

4.2.10.7 **D ist richtig**

Scharlachexanthem: feinfleckiges Exanthem mit Beginn am Stamm, weißes Munddreieck (kein Exanthem), Himbeerzunge, später evtl. Schuppung von Hand- und Fußflächen
Masernexanthem: beginnend an der Mundschleimhaut (Koplikflecken), dann hinter den Ohren über Hals, Gesicht und Rumpf auf den ganzen Körper sich ausbreitend; meist großfleckig konfluierend

Rötelnexanthem: Schwellung der Nackenlymphknoten, mittel- bis hellrötliche Flecken an Kopf, Hals und Rumpf
Windpocken: linsengroße, hellrote Flecken mit zentralem Bläschen, stark juckend, „Sternkartenbild".

4.2.10.8

Erreger der Gürtelrose ist das Varizella-Zoster-Virus. Im Kindesalter führt das Virus zu Windpocken. Die Symptome einer Gürtelrose sind:

- gruppiert auftretende Bläschen gürtelförmig entlang der Hautsegmente des Rumpfes (seltener im Gesicht)
- starker Juckreiz und Schmerzen mit Sensibilitätsstörungen verbunden
- leichtes Fieber.

4.2.10.9 ☞ **4.2.10.10** **A ist richtig**

4.2.10.10 **A ist richtig**

Scharlach ist eine Infektion mit Streptokokken der Gruppe A. Die Inkubationszeit beträgt zwei bis sieben Tage. Wie bei allen Streptokokkeninfekten sind nach einem symptomfreien Intervall Folgekrankheiten möglich, im Sinne einer allergischen Reaktion auf körpereigenes Gewebe: rheumatisches Fieber mit Pankarditis (Myo-, Epi- und Endokarditis) oder Glomerulonephritis.

4.2.10.11 **D ist richtig**

Typhös heißt „benebelt", die an Typhus abdominalis erkrankten Patienten sind benommen. Erreger ist Salmonella typhi, die Übertragung erfolgt über Schmierinfektion anooral direkt oder über Trinkwasser und Lebensmittel. Die Inkubationszeit beträgt 1–3 Wochen, meist ca. 14 Tage. Der Krankheitsbeginn ist schleichend mit Fieberanstieg. Erst ab der 2. Krankheitswoche treten erbsbreiartige Durchfälle auf.

4.2.10.12 **A ist richtig**

Gasbrand ist eine Wundinfektion durch Clostridium perfringens. Es kommt zu einem lokalen Ödem, starken Wundschmerzen, Austritt von trüber und übelriechender Flüssigkeit, auf Druck entweichen Gasblasen → Knistern der Wunde. Es kommt zu Gangrän und toxischen Allgemeinsymptomen.

zu B) und C) Dies wären Symptome einer Tetanusinfektion (Clostridium tetani).
zu E) Charakteristische Hustenanfälle treten z.B. bei Keuchhusten (Bordetella pertussis) auf.

4.2.10.13 **B ist richtig**

Erreger der Tbc ist das Mycobakterium tuberculosis. Es handelt sich um eine Infektionskrankheit, die in den meisten Fällen zunächst die Lunge befällt. Es sind aber Erstinfektionen des Darmes (Darm-Tbc) oder der Haut möglich. Bei Lungenbefall kann man zunächst einen Primärkomplex (Lungenherd und Hiluslymphknoten) beobachten. Später kommt es meist zur Ausbreitung auf die übrige Lunge, Pleura oder andere Organe. Eine hämatogene Streuung der Erreger nennt man Miliar-Tbc. Mikroskopisch findet man typische sog. „verkäsende" Granulome.

4.2.10.14 ☞ **4.2.10.16** **A ist richtig**

4.2.10.15 ☞ **4.2.10.16** **C ist richtig**

4.2.10.16 **C ist richtig**

Lerntext Tetanus

Tetanus oder Wundstarrkrampf ist eine akute, schwer verlaufende Infektionskrankheit, die durch das Toxin des Clostridium tetani hervorgerufen wird. Der Erreger gelangt über Bagatellwunden in den Körper. Das von ihm produzierte Toxin führt zu einer massiv gesteigerten Erregbarkeit der Muskulatur. Inkubationszeit: ca. 4–14 Tage.

Symptomatik:

- tonische Krämpfe der Kiefer- und Zungenmuskulatur: Trismus, mit typischem Gesichtsausdruck, sog. Risus sardonicus
- später Krämpfe der Nacken- und Rückenmuskulatur: Opistotonus
- Krämpfe der Bauchmuskeln und des Zwerchfells: Ateminsuffizienz

Therapie:

Eine passive Immunisierung ist mit Gammaglobulinen (Tetagam®) möglich. Zur aktiven Immunisierung wird das Toxin in geringer Dosis zugeführt (Tetanol®). Bei Trauma ohne Impfschutz wird eine Simultanimpfung mit beiden Impfstoffen gleichzeitig durchgeführt. Die aktive Immunisierung muß nach dem Durchimpfen mit dreimaliger Toxingabe alle zehn Jahre aufgefrischt werden. Vom Wundstarrkrampf muß die ungefährliche *Tetanie*, z.B. bei Hyperventilation, unterschieden werden. Ursache der Tetanie ist ein relativer Mangel an *ungebundenem* Kalzium.

4.2.10.17 **B ist richtig**

Lerntext Entzündung

Abszeß: eitrige abgekapselte Gewebeeinschmelzung, wodurch es zur Ausbildung einer pathologischen neuen Körperhöhle kommt, z.B. Schweißdrüsenabszeß, Spritzenabszeß, Leberabszeß. Die Therapie besteht in der operativen Spaltung des Abszesses.

Empyem: eine Eiteransammlung in einer Körperhöhle, z.B. in Gelenk oder Pleurahöhle.

Phlegmone: eine durch Streptokokken ausgelöste, sich flächenhaft diffus ausbreitende eitrige Entzündung. Auch hier besteht die Therapie in chirurgischer Inzision.

Erysipel: durch Streptokokken hervorgerufene, nicht eitrige Entzündung der Haut mit flächenhafter, scharf begrenzter Rötung; Eintrittspforte meist Bagatellverletzung. Die Therapie besteht in Ruhigstellung der betroffenen Extremität und Gabe von Antibiotika.

Furunkel: Durch Staphylokokken ausgelöste, meist von einem Haarbalg ausgehende eitrige Entzündung. Verschmelzen mehrere benachbarte Furunkel zu einer großflächigen abzedierenden Entzündung, so spricht man von einem *Karbunkel.*

zu 4) Die eitrige Kniegelenksentzündung nennt man Knieempyem oder Gonitis. Eine Coxitis ist eine Entzündung des Hüftgelenks.

4.2.10.18 **D ist richtig**

Influenza und Tetanus sind weltweit vorkommende Infektionskrankheiten ohne besondere regionale Häufung. Poliomyelitis, Hepatitis A und Cholera sind dagegen Infektionskrankheiten, die bei schlechten hygienischen Verhältnissen leichter auftreten und sich ausbreiten.

4.2.11 Rheumatische Erkrankungen

4.2.11.1

Lerntext rheumatisches Fieber und rheumatoide Arthritis

a) Das *rheumatische Fieber* ist eine Zweit- oder Folgekrankheit nach einem Streptokokkeninfekt. Nach ca. 10–20 Tagen kommt es durch Kreuzantigenität mit körpereigenen Geweben zu einer allergischen Systemerkrankung mit:

- Fieber
- Gelenkbeschwerden *einzelner, großer Gelenke*
- Hauterscheinungen (Erythema nodosum)
- Herzbeteiligung mit Peri-, Myo- und Endokarditis
- Bewegungsstörungen: Chorea minor.

b) Die *rheumatoide Arthritis* ist eine autoimmun ausgelöste, chronische Gelenkerkrankung. Zunächst ist die Gelenkschleimhaut (Synovia) betroffen, sie verdickt sich und überwuchert später den Gelenkknorpel mit Folge einer Arthritis, Bursitis und Tendovaginitis. Meist sind anfangs die *kleinen Finger- und Fußgelenke* betroffen. Andere Organmanifestationen sind eher selten.

4.2.11.2 ☞ **4.2.11.3** **C ist richtig**

4.2.11.3 **C ist richtig**

Lerntext Morbus Bechterew

Der Morbus Bechterew zählt zum rheumatischen Formenkreis. Bei der **Entstehung** spielt eine genetische Disposition (HLA-B-27) eine Rolle. Typisch sind nächtliche und morgendliche Rückenschmerzen durch Entzündung der Sakroiliakalgelenke und der kleinen Wirbelgelenke. Im Verlauf wird die Wirbelsäule durch die chronische Entzündung verknöchert und versteift. Der Versteifungsprozeß beginnt im Sacroiliacalbereich und schreitet von dort nach cranial fort. Im Röntgenbild erkennt man in diesem Spätstadium eine sog. Bambusstabwirbelsäule.

4.2.12 Alterskrankheiten

4.2.12.1
Das Durstgefühl wird vom zentralen Nervensystem gesteuert. Bei alten Patienten ist die Erregbarkeit dieses Zentrums deutlich vermindert, so daß sie zu wenig trinken, während der Wasserverlust über Schweiß- und Urinproduktion zunächst noch normal bleibt.

4.2.12.2
- Arteriosklerose mit Herz- und Kreislauferkrankungen, Hypertonus
- Typ-II-Diabetes
- Osteoporose
- Morbus Parkinson
- Morbus Alzheimer
- Katarakt
- rheumatoide Erkrankungen und chronisch degenerative Erkrankungen des Bewegungsapparates

4.2.12.3
- hypertensive Krise
- TIA und Apoplex bei zerebralen Durchblutungsstörungen
- Linksherzinsuffizienz
- Morbus Alzheimer
- schwere Infektionen
- psychiatrische Erkrankungen

4.2.13 Pharmakologie

4.2.13.1 **A ist richtig**
Nebenwirkungen einer Kortisonbehandlung sind:
- Abwehrschwäche
- Blutzuckerentgleisung
- Osteoporose
- Ulcus ventriculi und duodeni
- Wundheilungsstörungen
- Blutbildveränderungen
- evtl. Hypertonus.

zu 3) Asthma bronchiale gehört gerade zu den Krankheiten, die durch Kortisonmedikation günstig beeinflußt werden können.

4.2.13.2
- Herzinfarkt
- Thromboseprophylaxe
- tiefe Venenthrombose
- Lungenembolie
- arterielle Embolie, z.B. bei Vorhofflimmern mit Vorhofthromben

4.3 Chirurgie, Orthopädie, Urologie

4.3.1 Allgemeine Chirurgie

4.3.1.1
Bei einer kurativen Behandlung (curare = heilen) ist die Zielsetzung eine *Heilung* des Patienten, z.B. operative Entfernung eines Tumors und aller Metastasen.
Bei einer palliativen Operation ist die Zielsetzung die *Linderung* von Beschwerden, z.B. Operation eines Magenkarzinoms, welches eine Ausgangsstenose aufweist, ohne gleichzeitig die nachgewiesenen Leber- und Lymphknotenmetastasen zu entfernen oder Anlage eines Kolostomas bei Kolonkarzinom, ohne den Tumor zu entfernen.

4.3.1.2
Möglichkeiten einer chirurgischen Blutstillung sind:
- Ligatur
- Umstechung
- Gefäßclip
- Elektrokoagulation
- Laserkoagulation
- Tamponade.

4.3.1.3
Allgemeines Operationsrisiko: Wundinfektion, Fieber, Nachblutung, Heilungsstörung, Nahtinsuffizienz
Risiko durch Immobilisation: Thrombose, Lungenembolie, Pneumonie, Ateminsuffizienz
Vegetative Entgleisung: Miktionssperre, Darmatonie.

4.3.1.4 **B ist richtig**
Wird ein Fremdkörper, z.B. eine Endoprothese, operativ in den Körper eingebracht, so spricht man von *Implantation.*
Bei Einpflanzung eines Organs oder Gewebes von anderen Spenderpersonen oder eigenen anderen Körperstellen spricht man von *Transplantation.*

Eine *Extirpation* ist die Entfernung eines Organs oder Organ- bzw. Gewebeteils, z.B. Lymphknotenextirpation.
Eine *Extension* ist eine mechanische Streckung, z.B. nach einer Fraktur.

4.3.1.5 **C ist richtig**
Ein primärer Wundverschluß ist möglich, wenn es sich um eine frische, nicht stark verschmutzte Wunde mit möglichst glatten Wundrändern handelt. Die Größe der Wunde oder das Vorliegen weiterer Verletzungen, z.B. Frakturen, hat auf diese Entscheidung keinen großen Einfluß. Eine Tetanusprophylaxe sollte bei allen offenen Verletzungen erfolgen, wenn kein ausreichender Impfschutz besteht.

4.3.1.6 **A ist richtig**
Von primärer Wundheilung spricht man, wenn die Wundränder glatt und dicht aneinanderliegen, so daß unter geringster Bindegewebsauffüllung die Wunde geschlossen wird. Dies ist bei Schnitt- oder OP-Wunden der Fall. Bei der sekundären Wundheilung werden die größeren Defekte durch Bindegewebe aufgefüllt, so daß eine breitere Narbe entsteht. Dies ist bei Riß-, Biß-, Quetsch- und Schußwunden der Fall.

4.3.1.7 ☞ auch 4.3.1.9 **D ist richtig**

4.3.1.8
Normale Wundheilung
1. Exsudationsphase: Der Wundraum füllt sich mit Fibrinkoageln, Leukozyten und Erythrozyten, Dauer ca. 2 Tage.
2. Proliferationsphase (2.–4. Tag): Kapillaren sprossen in die Wundhöhle ein und Makrophagen und Fibroblasten vermehren sich.
3. Reparations- oder Regenerationsphase (4.–20. Tag): Kollagenfaserbildung, der Defekt wird mit Epithel von den Seiten aus bedeckt.

4.3.1.9
Allgemeine Faktoren sind:
- Alter und damit verbundene schlechte Durchblutung
- Eiweißmangel
- Stoffwechselerkrankungen, z.B. Diabetes mellitus
- Anämie
- Vitaminmangel (z.B. Vitamin C)
- chronische Infektionen (z.B. Tbc, Lues)
- Medikamente (z.B. Kortison, Antibiotika, Zytostatika).

Lokale Faktoren sind:
- Fremdkörper in der Wunde
- Hohlräume und Taschenbildung
- Hämatom und Ödemansammlung im Wundbereich
- mangelhafte Ruhigstellung.

4.3.1.10 **B ist richtig**
Ein primärer Wundverschluß ist bei nichtinfizierten Wunden möglich, die innerhalb von 6–8 Stunden versorgt werden. Bißwunden gelten immer als infiziert, sie dürfen nie primär verschlossen werden! Schürfwunden werden in der Regel offen behandelt, ggf. werden desinfizierende (Jod) oder austrocknende Substanzen aufgetragen.

4.3.1.11 **B ist richtig**
Bißwunden stellen eine Mischung aus Riß- und Quetschwunden dar. Mit dem Speichel dringen massenhaft Bakterien ins Gewebe ein, die im ödematös verquollenen Quetschgewebe optimale Vermehrungsmöglichkeiten vorfinden. Bißwunden werden deshalb nie primär verschlossen.
zu 3.) Als Ausnahme gelten Bißwunden im Gesicht. Wegen der guten Durchblutung wird hier ein primärer Verschluß angestrebt mit einem besserem kosmetischen Ergebnis.
zu 5.) Ein Keloid ist eine über das Hautniveau erhabene Narbe. Es beruht auf einer überschießenden Bindegewebsbildung. Mit einer Infektion hat das nichts zu tun.

4.3.1.12 **A ist richtig**

4.3.1.13
Falls vorhanden, werden sichtbare Fremdkörper (Knochenstückchen, Sand) entfernt. Die gequetschten Wundränder werden ausgeschnitten („aufgefrischt"), dann *offene Wundbehandlung* (Ausnahme: Gesicht). Tetanusprophylaxe ist obligat, bei Wildtieren evtl. Tollwutimpfung, Antibiotikagabe. Bei größeren Defekten später ggf. Sekundärnaht oder Hauttransplantat.

4.3.1.14

Bei Quetschwunden handelt es sich meist um komplexe Verletzungen, die die Schädigung von Knochen, Bändern, Sehnen, Gefäßen und Nerven einschließen. Typisch sind:

- unregelmäßig begrenzte Wundränder
- Schädigung des umgebenden Gewebes
- Ödem und Hämatome führen zu schlechter Durchblutung des Wundgewebes
- die Blutung ist meist gering
- meist sekundäre Wundheilung.

4.3.1.15

Offen behandelt werden Wunden, die älter als 6–8 Stunden sind, verschmutzte Wunden (z.B. Schußwunden, mit Erde verschmutzte); wahrscheinlich infizierte Wunden (Metzgerverletzungen, Bißwunden, Stichverletzungen).

4.3.1.16 **C ist richtig**

Bei Verbrennungen kann die geschädigte Haut ihre Funktionen – insbesondere die Schutzbarrierenfunktion gegen von außen eindringende Keime – nicht mehr wahrnehmen. Gleichzeitig bildet das nekrotische Gewebe einen idealen Nährboden für Bakterien. Daher kommt es bei Verbrennungspatienten häufig zu Infektionen, die zu einem tödlichen Ausgang führen können. Tetanus, Erysipel oder Sepsis sind gefürchtete Verbrennungskomplikationen.
Ein Ulcus cruris ist ein Unterschenkelgeschwür, welches meist Folge einer chronisch venösen Insuffizienz, z.B. nach Thrombosen, ist.

4.3.1.17

Je nach Höhe der Temperatur und Dauer der Einwirkung kommt es zu Verbrennungen ersten bis vierten Grades. Als Verbrennungskrankheit wird die Reaktion des Gesamtorganismus auf ein größeres Verbrennungstrauma bezeichnet:

- massiver Flüssigkeits- und Eiweißverlust über die geschädigte Haut → Volumenmangelschock
- aus den zerstörten Geweben werden Toxine frei und gelangen in die Blutbahn
- Blutgerinnungsstörungen, Nierenversagen, bakterielle Infektion.

4.3.1.18 **E ist richtig**

Die Größe einer Verbrennungsfläche läßt sich mit der Neuner-Regel nach Wallis abschätzen. Sie gilt nur für Erwachsene, weil Kinder andere Körperproportionen haben. Beim Kind wäre bei dieser Frage ca. 30 % die richtige Antwort gewesen!

4.3.1.19 **B ist richtig**

Eine Verbrennung *1. Grades* stellt nur eine Hautrötung ohne Hautzerstörung dar. Eine Verbrennung *2. Grades* geht mit Blasenbildung einher, so daß eine Tetanusprophylaxe indiziert ist. Verbrennung *3. Grades:* Zerstörung von Epidermis und tieferen Hautschichten; Narbenbildung. Verbrennung *4. Grades:* Verkohlung.

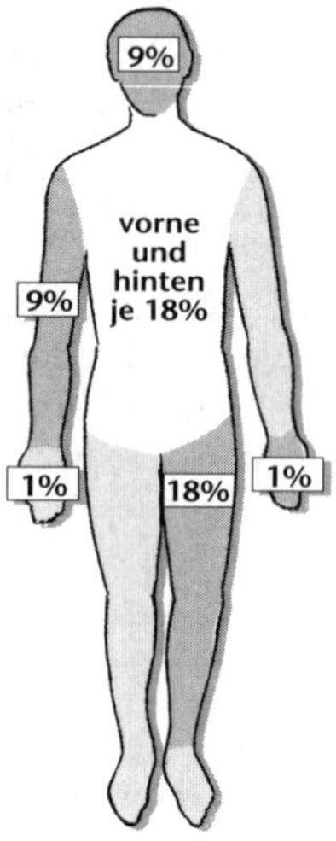

Neuner-Regel beim Erwachsenen

4.3.1.20 ☞ **4.2.10.17**

4.3.1.21 ☞ **4.2.10.17**

4.3.1.22 **E ist richtig**

Wenn Bakterien bei einer Verletzung ins Gewebe eintreten und sich dort vermehren, können sich die Erreger auch über die Lymphbahnen ausbreiten (= Lymphangitis).

4.3.1.23 **B ist richtig**

4.3.2 Traumatologie

4.3.2.1
Sichere Frakturzeichen sind:
- Achsenfehlstellung (außerhalb eines Gelenks)
- abnorme Beweglichkeit
- Crepitatio (hörbares Knochenreiben)
- sichtbare Knochenfragmente bei offenen Brüchen.

Unsichere Frakturzeichen sind:
- Schmerzen
- Schwellung, evtl. mit Hämatom
- Schonhaltung
- Bewegungseinschränkung.

4.3.2.2
Eine Spontanfraktur ist ein Knochenbruch ohne adäquates Trauma, z.B. Oberschenkelfraktur beim Aufstehen aus dem Sessel. Die Spontanfraktur tritt nur bei primären Erkrankungen des Knochens auf, z.B.:
- primäre Knochentumoren
- Knochenmetastasen
- Osteoporose
- Glasknochenkrankheit
- Morbus Paget.

4.3.2.3
Osteosyntheseverfahren sind:
- Fixateur externe
- Plattenosteosynthese
- Marknagelung
- Schraubenosteosynthese
- Zuggurtung.

4.3.2.4 **C ist richtig**
Im allgemeinen wird heute den *belastungsstabilen* Osteosynthesen der Vorzug vor den reinen Adaptationsosteosynthesen gegeben. Diese sind aber nicht bei allen Frakturen anwendbar! Zuggurtung, Plattenosteosynthese und Winkelplatte sind *übungsstabile* Osteosyntheseverfahren.

4.3.2.5 **A ist richtig**
Bei der traumatischen Fraktur unterscheidet man zwischen dem direkten Bruch an der Stelle der Gewalteinwirkung und dem indirekten Bruch, der durch fortgeleitete Gewalt entsteht, z.B. Schenkelhalsfraktur bei Aufprall des Knies gegen das Amaturenbrett beim Autounfall.
Eine Ermüdungsfraktur tritt meist an den Metatarsalia II oder III (Mittelfußknochen) auf, wenn untrainierte Rekruten Gewaltmärsche unternehmen müssen.

4.3.2.6 **C ist richtig**
Beweisend sind nur sichere Frakturzeichen und natürlich das Röntgenbild! Nervenstörungen treten auch bei Frakturen auf, sind aber nicht beweisend. Eine federnde Fixation ist für eine Luxation typisch.

4.3.2.7 **A ist richtig**
Die subkapitale Humerusfraktur ist eine der häufigsten Frakturen des älteren Menschen. Die Behandlung besteht in der Regel in der Ruhigstellung für ca. vier Tage mit einem Desaultverband, danach schließt sich die krankengymnastische Pendelbehandlung an. Bei längerer Ruhigstellung kommt es rasch zur Kapselschrumpfung im Schultergelenk mit bleibender Bewegungseinschränkung. Wichtig ist außerdem die Schmerztherapie. Eine Operation ist nur bei begleitenden Nerven- oder Gefäßverletzungen, grober Fehlstellung oder Trümmerbrüchen indiziert.

4.3.2.8 **E ist richtig**
Die Kahnbeinfraktur wird meist konservativ mit Ruhigstellung über 12 Wochen behandelt. Häufigste Komplikation ist die Pseudarthrose, weil die Gefäßversorgung des Kahnbeins meist nur von einer Seite aus erfolgt. Eine *Krallenhand* resultiert bei Verletzung des Nervus ulnaris. Eine *Fallhand* tritt bei Verletzung des Nervus radialis auf, weil die Extensoren dann ausfallen.
Eine Versteifung des Daumengrundgelenkes kann bei einer Bennet- oder Rolando-Fraktur des Metacarpale I auftreten.

4.3.2.9 **D ist richtig**
Bei stufenloser Gelenkfläche kann eine Tibiakopffraktur konservativ behandelt werden. Meist findet man aber eine zumindest kleine Stufe. Operativ wird die Fraktur reponiert, evtl. wird mit autologer Spongiosa vom Beckenkamm unterfüttert.

4.3.2.10

Nur eingekeilte stabile Schenkelhalsfrakturen werden konservativ mit Bettruhe behandelt. Bei inoperablen Patienten und bei Kontraindikationen für eine sofortige operative Therapie ist ggf. eine Extensionsbehandlung indiziert. Die meisten Schenkelhalsfrakturen werden jedoch operiert:

- Zugschraubung, dynamische Hüftschraube (DHS)
- Winkelplattenosteosynthese
- totale Hüftendoprothese (TEP)
- Duokopfprothese.

4.3.2.11 **C ist richtig**

Geschlossene Frakturen werden konservativ mit Rucksackverband therapiert; dieser muß alle zwei Tage nachgespannt werden.
Bei Gefäß- und Nervenverletzungen oder Beteiligung des Akromialgelenkes wird operiert, z.B. mit Plattenosteosynthese oder Zuggurtung.

4.3.2.12 **A ist richtig**

Alle genannten Begleitverletzungen sind bei Beckenringfrakturen möglich. Die häufigste Komplikation bei der *vorderen* Beckenringfraktur ist die Verletzung von Blase und Harnröhre.

4.3.2.13 ☞ 4.2.3.14 **C ist richtig**

4.3.2.14 **B ist richtig**

Lerntext Rippenserienfraktur

Bei einer Rippenserienfraktur sind auf einer Thoraxseite mindestens drei Rippen gebrochen. Ist die Fraktur instabil, kommt es in der Inspiration zur Senkung und Einziehung der Thoraxwand auf der betroffenen Seite, weil durch die Zwerchfellbewegung ein Unterdruck im Thorax entsteht, sog. paradoxe Atmung.
Durch die paradoxe Atmung und schmerzbedingte Schonatmung wird die Lunge auf der betreffenden Seite minderbelüftet. Es besteht erhöhte Gefahr einer Pneumonie. In schweren Fällen mit Ateminsuffizienz muß der Patient bis zur Frakturheilung beatmet werden, sog. innere Thoraxschienung. Eine Thoraxdrainage wird bei Pneumothorax oder Hämatothorax gelegt.

4.3.2.15 **B ist richtig**

Lerntext Pneumothorax

Physiologischerweise liegen beide Pleurablätter dicht aneinander. Gelangt in den Pleuraspalt Luft, liegt ein Pneumothorax vor. Ein Hämatothorax liegt vor, wenn Blut in den Pleuraspalt gelangt. Man unterscheidet einen inneren und einen äußeren Pneumothorax, je nachdem, von wo aus die Luft in den Spalt gelangt ist.

1.) Der *Spontanpneumothorax* ist ein innerer Pneumothorax, tritt meist bei jüngeren Männern auf und beruht meistens auf dem Platzen einer Emphysemblase. Asthma bronchiale und Lungenemphysem erhöhen dabei das Risiko.
2.) Der *traumatische Pneumothorax* kann z.B. iatrogen durch eine Pleurapunktion, Katheteranlage über die V. subclavia, Interkostalblock oder durch eine Rippenfraktur oder ein offenes Thoraxtrauma verursacht sein.
3.) Lebensbedrohlich ist der *Spannungspneumothorax*. Durch eine Art Ventilmechanismus tritt in der Inspiration Luft in den Pleuraspalt ein, die in der Exspiration nicht mehr entweicht. Dadurch kommt es zu einer zunehmenden Verdrängung der Lunge und schließlich des Mediastinums.
Die **Therapie** eines Pneumothorax richtet sich nach seiner Größe:

- Kleine Mantel- oder Spitzenpneus werden konservativ therapiert.
- Beim Spannungspneu muß *sofort* eine Entlastung mit Kanüle, am besten mit Bülau-Saugdrainage erfolgen.
- Ein offener Pneu wird am Unfallort *nie* luftdicht abgedeckt, weil die Gefahr besteht, daß sich ein Spannungspneu entwickelt.

4.3.2.16 **C ist richtig**

4.3.2.17 **C ist richtig**

4.3.2.18 **A ist richtig**

Alle genannten Erkrankungen führen zu Schmerzen im Kniegelenk, eine mechanische Gelenksperre kommt aber nur beim Meniskusriß mit freiem Gelenkkörper vor. Der

Morbus Osgood-Schlatter ist eine aseptische Knochennekrose des Tibiakopfes. Er tritt meist bei männlichen Jugendlichen um das 12. Lebensjahr auf.

4.3.2.19 **B ist richtig**

Am häufigsten ist die Distorsion des oberen Sprunggelenkes. Es handelt sich um eine Überdehnung des Kapselbandapparates *ohne* Fraktur und *ohne* Bandruptur. Therapie: Ruhigstellung im Salbenverband mit elastischer Binde.

4.3.2.20

Leistenhernie: oberhalb des Leistenbandes
Schenkelhernie: unterhalb des Leistenbandes
Nabelhernie: Nabel
Narbenhernie: Bereich einer Operationsnarbe
Epigastrische Hernie: Linea alba zwischen Sternum und Nabel
Hiatushernie: Durchtrittstelle des Ösophagus durch das Zwerchfell
Obturatoriushernie: kleines Becken

4.3.2.21 ☞ **4.3.2.22** **B ist richtig**

4.3.2.22 **B ist richtig**

Inkarzerierte, d.h. eingeklemmte Hernien müssen sofort operativ reponiert werden. Anderenfalls besteht die Gefahr einer Darmnekrose mit nachfolgender Durchwanderungsperitonitis.

Lerntext Hernie

Als Hernie wird das Heraustreten von Baucheingeweiden in eine pathologische Ausstülpung des äußeren Bauchfells bezeichnet. Hernien bestehen also aus:

1) Bruchpforte
2) Bruchsack
3) Bruchinhalt, z.B. Darm, Netz, aber auch Eierstock oder Blase.

Die Hernie ist meist erworben und kann
a) zurückdrängbar, d.h. reponibel
b) nicht zurückdrängbar, d.h. irreponibel
c) sogar eingeklemmt, d.h. inkarzeriert sein.

Hernien können in jedem Lebensalter auftreten. Bei den Leistenhernien, die immer oberhalb des Leistenbandes liegen, unterscheidet man *indirekte Leistenhernien* (auch laterale oder äußere Leistenbrüche) von *direkten Leistenhernien* (auch mediale oder innere Leistenhernien). Die indirekte Leistenhernie hat ihre innere Bruchpforte eher seitlich (lateral der epigastrischen Gefäße – daher der Name) und folgt in ihrer Ausdehnung dem Verlauf des Leistenkanals, in dem sich der Samenstrang oder das runde Mutterband befindet. Deshalb kann bei der Operation einer indirekten Leistenhernie der Samenstrang verletzt werden. Die direkte Leistenhernie hat ihre Bruchpforte mehr mittig (medial der epigastrischen Gefäße) und durchquert die Bauchwand direkt, d.h. auf geradem, kürzestem Wege.

4.3.2.23

Indikationen zur Amputation sind

- arterielle Durchblutungsstörungen, Nekrose oder Gangrän (pAVK IV)
- maligne Knochentumoren, z.B. Osteosarkom
- lebensbedrohliche Wundinfektion, z.B. Gasbrand
- schwerste Quetsch-/Trümmerfraktur.

4.3.2.24

Der Schockindex ist ein grobes Maß, um den Schweregrad eines Schocks abzuschätzen. Er ist Quotient aus Puls und systolischem Blutdruck; z.B. 120 : 80 = 1,5. Ist er größer als 1, liegt ein Schock vor.

4.3.2.25 **C ist richtig**

Der hämorrhagische Schock ist eine Form des hypovolämischen Schocks. Man unterscheidet je nach Ursache verschiedene Schockformen:

- kardiogener Schock, z.B. bei Herzinfarkt
- hypovolämischer Schock, z.B. bei akuter Blutung
- anaphylaktischer Schock, z.B. bei Kontrastmittelallergie
- septischer Schock, z.B. bei schwersten Infektionen.

Gemeinsam ist ihnen, daß durch eine kritische Verminderung der Gewebsdurchblutung metabolische Störungen auftreten. Ziel der Therapie ist die Wiederherstellung eines adäquaten Kreislaufs, u.a. durch ausgewogene Infusionstherapie. Diese wird am besten durch den ZVD (oder noch besser: Pulmonaliskatheter) überwacht.

4.3.2.26
Beim anaphylaktischen Schock liegt eine allergische Reaktion vom Soforttyp vor. Das Allergen löst dabei eine Freisetzung von Zellmediatoren (z.B. Histamin) aus den weißen Blutzellen aus. Diese Mediatoren bewirken eine Weitstellung peripherer Gefäße und Erhöhung der Kapillarpermeabilität. Durch die daraus resultierende Ödembildung wird das zirkulierende Blutvolumen vermindert. Auslöser können Insektenstiche, Medikamente, Kontrastmittel oder Transfusionszwischenfall sein. Typische Symptome sind:

- Tachykardie mit Blutdruckabfall
- Urtikaria
- Bronchospasmus, Dyspnoe und Ateminsuffizienz
- Übelkeit und Erbrechen
- periphere Zyanose.

4.3.3 Orthopädie

4.3.3.1
Als Osteoporose bezeichnet man einen Verlust von Knochenmasse mit gleichzeitiger Minderung der Knochenfunktion oder -qualität. Deshalb kann es zu Spontanfrakturen kommen, außerdem kommt es zu Knochenschmerzen und Rundrückenbildung.

4.3.3.2 **B ist richtig**
Unterscheide: *hämatogene Osteomyelitis* und *Osteitis*. Die *hämatogene Osteomyelitis* ist eine vorwiegend im Markraum lokalisierte Knocheninfektion durch Erreger (meist Strepto- oder Staphylokokken), die den Knochen auf dem Blutweg erreichen. Bei Kindern und Jugendlichen stellt die Wachstumsfuge zwischen Epiphyse (gelenknah) und Metaphyse (Mittelteil) eine für Bakterien unüberwindliche Barriere dar. Bei Säuglingen wird dieser Bereich durch Gefäße überbrückt.

Bei Erwachsenen ist die Wachstumsfuge nicht mehr vorhanden. Deshalb können bei Säuglingen und Erwachsenen auch die Epiphysen betroffen sein. Eine Knocheninfektion von außen, z.B. bei offenen Frakturen, wird *Osteitis* genannt. Eine systemische, evtl. auch lokale Antibiotikagabe (Gentamycinketten) ist Therapie der Wahl.

4.3.3.3 ☞ 4.3.3.4 **B ist richtig**

4.3.3.4 **D ist richtig**

Lerntext Morbus Pertes

Morbus Pertes nennt man eine aseptische Knochennekrose des Hüftkopfes, die auf einer Störung der Durchblutung beruht. Häufigstes Erkrankungsalter ist um das 7. Lj. herum. **Symptome:** typisches Erkrankungsalter, meist Jungen, Hinken, 50 % der Patienten haben Hüftschmerzen, Bewegungseinschränkung. **Therapie:** Entlastung des Hüftgelenkes, z.B. mit Thomasschiene, selten operative Therapie.
Aseptische Knochennekrose der Wirbelsäule = Morbus Scheuermann.
Aseptische Knochennekrose des Tibiakopfes = Morbus Osgood-Schlatter.
Eine aseptische Knochennekrose des Os naviculare kann z.B. nach Frakturen auftreten (auch Pseudarthrose).

4.3.3.5 **C ist richtig**
Bei Valgusfehlstellung (X-Beine) im Kniegelenk wird der äußere Gelenkspalt besonders stark belastet. Deshalb kommt es dort frühzeitig zu Abnutzungserscheinungen: Arthrose; später auch Arthrosis deformans durch Reparationsvorgänge.
Kinder haben im Laufe ihrer Entwicklung um das 8. Lebensjahr oft X-Beine; wenn die Fehlstellung nicht zu ausgeprägt ist, normalisiert sie sich später wieder. Die operative Therapie besteht bei jungen Patienten in einer varisierenden Umstellungsosteotomie, um eine gleichmäßige Gelenkbelastung zu erzielen. Eine Kniegelenksprothese sollte, wie alle Formen des Gelenkersatzes, nur im höheren Lebensalter erfolgen (Prothesenwechsel nach ca. 15 Jahren).

4.3.3.6 **D ist richtig**
Die Arthrosis deformans ist eine degenerative Gelenkerkrankung, die langsam verläuft. Die Ursache liegt in einem Mißverhältnis aus Belastung und Belastungsfähigkeit eines Gelenkes. Zunächst kommt es zur Knorpeldegeneration mit sekundärer Schädigung des darunterliegenden Knochens. Durch Entzündungsprozesse kommt es zu Kapselschrumpfungen und verstärktem Knochenumbau in den gelenknahen Bereichen. Auslöser können

neben Über- und Fehlbelastung auch Traumen, Entzündungen und metabolische Störungen sein.

4.3.3.7 **C ist richtig**

Die Coxarthrose ist eine degenerative Erkrankung des Hüftgelenkes; kommt auch bei jüngeren Patienten vor, z.B. auf dem Boden einer Hüftdysplasie. Der M. Schlatter ist eine aseptische Knochennekrose der Apophyse der Tuberositas tibiae. Eine Leukozytose mit Linksverschiebung tritt bei entzündlichen Gelenkerkrankungen auf.

4.3.3.8 **D ist richtig**

Die Dupuytren-Kontraktur ist eine Beugekontraktur der Finger. Sie beruht auf einer Verdickung und Schrumpfung der Palmaraponeurose der Hand. Meist sind zunächst der vierte und fünfte Strahl betroffen. Am häufigsten erkranken Männer des fünften und sechsten Lebensjahrzehntes. Therapie der Wahl ist die operative (Teil-) Entfernung der Palmaraponeurose.

4.3.3.9

Eine Kontraktur ist eine Bewegungseinschränkung eines Gelenkes durch Schrumpfung umgebender Weichteile: Haut, Muskeln, Sehnen, Bänder, Gelenkkapsel.

4.3.3.10

Die Bandscheibe als Zwischenwirbelscheibe besteht aus Faserknorpel und gallertartigem Kern. Beim Bandscheibenvorfall stülpt sich ein Teil der Bandscheibe nach außen. Damit drückt er auf Rückenmark oder Spinalwurzeln, so daß es zu neurologischen Ausfallserscheinungen mit folgenden Symptomen kommen kann: Reflexausfälle, motorische und sensorische Ausfalle, Blasen und Mastdarmatonie. Weitere Symptome sind plötzliche Schmerzen (Hexenschuß!), schmerzhafte Bewegungseinschränkung, Zwangshaltung.

4.3.3.11

Therapiemöglichkeiten bei HWS-Verletzungen:
- Schanzkrawatte
- Extension im Halo-Apparat
- Glissonschlinge
- Crutschfield-Extension
- Operation
- Brust-Hals-Kopf-Gips (Diademgips).

4.3.3.12 **B ist richtig**

Kyphose: nach hinten konvexe, physiologische Krümmung der Wirbelsäule im Brustbereich.
Lordose: nach hinten konkave Krümmung der Wirbelsäule im Hals- und Lendenwirbelbereich.
Gibbus: pathologische spitzwinklige Knickung der Wirbelsäule, z.B. durch einen Zusammenbruch der Wirbelkörper bei Osteoporose oder Knochentuberkulose.
Skoliose: pathologische seitliche Verbiegung der Wirbelsäule führt im Brustbereich zum „Rippenbuckel".

4.3.3.13 **A ist richtig**

Der Klumpfuß ist eine der häufigsten angeborenen Fehlstellungen (ca. 1 : 1000). Die Fehlstellung hat vier Komponenten: Pes equinovarus excavatus et adductus, d.h. es besteht:
1. Spitzfußstellung
2. Supinations-, d.h. Varusstellung
3. Adduktionsstellung des Vorfußes
4. Hohlfußstellung, d.h. Excavatus. Behandlung: Reposition und Gipsbehandlung, Gipswechsel anfangs alle 2–3 Tage, evtl. später operative Achillessehnenverlängerung.

4.3.4 Gefäßchirurgie

4.3.4.1

Lerntext pAVK

Die periphere arterielle Verschlußkrankheit (pAVK) ist eine chronische Erkrankung, die auf einer chronischen und zunehmenden Verengung peripherer Arterien beruht. **Risikofaktoren:**
- Zigarettenrauchen
- Diabetes mellitus
- Hypercholesterinämie
- Hypertonus
- familiäre Disposition.

Stadium I: Beschwerdefreiheit, die Durchblutungsreserve reicht trotz verengter Gefäße noch für volle Belastung aus.
Stadium II: Schaufensterkrankheit = Claudicatio intermittens: Bei Belastung macht sich der Sauerstoff- und Nährstoffmangel durch Schmerzen bemerkbar → eingeschränkte Geh-

strecke (II a: Gehstrecke über 200 m;
II b: Gehstrecke unter 200 m)
Stadium III: Ruheschmerz, weil selbst in Ruhe die Restdurchblutung den Sauerstoffbedarf nicht decken kann.
Stadium IV: Gewebetod mit Nekrosen und Gangrän.

4.3.4.2
Therapiemöglichkeiten bei pAVK der unteren Extremität:
1. konservativ, Ausbildung von Kollateralgefäßen durch Gehtraining
2. Gefäßerweiterung durch Patch-Plastik bei kurzstreckigen Verschlüssen
3. Bypass-OP, z.B. femuro-femuraler Bypass
4. Thrombarteriektomie mit Fogarty-Katheter.

4.3.4.3 ☞ 4.3.4.1 **D ist richtig**

4.3.4.4

Lerntext Akuter Gefäßverschluß

Der akute Gefäßverschluß einer Extremität ist ein gefäßchirurgischer Notfall und entweder Folge einer Embolie (z.B. Vorhofthrombus) oder eines rasch gebildeten Abscheidungsthrombus. Symptomatik der „5 P's" (englisch):
- Pain: Schmerz
- Pailness: Blässe
- Pulslessness: Pulslosigkeit
- Paralysis: motorische Lähmung
- Parestesia: sensorische Ausfälle

4.3.4.5 ☞ 4.3.4.4

4.3.4.6 ☞ 4.3.4.7

4.3.4.7
Ein Aneurysma ist eine krankhafte Aussackung oder Aufweitung eines Blutgefäßes. Aneurysmaformen:
- Aneurysma verum, echtes Aneurysma; hier sind alle Wandschichten von der Aufweitung betroffen.
- Aneurysma spurium, falsches Aneurysma; hier führt ein Riß aller Gefäßwandschichten zu einem pulsierenden Hämatom.
- Aneurysma dissecans: Riß der Gefäßintima mit Ausbildung eines Gefäßlumens.

Je nach Lokalisation unterscheidet man Aneurysmen der Aorta ascendens, des Aortenbogens, der Aorta abdominalis (häufigste Lokalisation) und peripherer Arterien. Gefahren:
- Ruptur mit Verblutung und Tod
- Verengung von Gefäßbgängen im Aneurysma: Herzinfarkt, Nierenversagen, Angina abdominalis.

4.3.4.8
- Beine weiter wickeln oder Kompressionsstrümpfe tragen
- Beine immer wieder hochlagern
- langes Stehen vermeiden
- schweres Tragen und Heben vermeiden
- Gefäß- und Muskeltraining: Radfahren und Schwimmen

4.3.4.9
Unspezifische Maßnahmen zur Thromboseprophylaxe sind:
- Kompressionsstrümpfe und Beine wickeln
- Beine erhöht lagern
- Bewegungsübungen und Fußgymnastik im Liegen
- Frühmobilisation.

4.3.4.10 **B ist richtig**
Eine tiefe Beinvenenthrombose ist der Verschluß einer tiefen Beinvene durch ein Blutgerinnsel. Dadurch wird der venöse Rückstrom des Blutes behindert, und es bildet sich ein Ödem. Der Patient gibt bei Dorsalflexion des Fußes und bei Druck auf die Fußsohle oder die Wadenmuskulatur Schmerzen an.
Die Tachykardie ist hauptsächlich schmerzbedingt, eine Hypovolämie durch Blut- oder Flüssigkeitsverlust in das betroffene Bein spielt eine geringere Rolle.
Eine absolute Arrhythmie bei Vorhofflimmern kann zu Vorhofthromben führen, die als arterielle Embolien arterielle Gefäßverschlüsse zur Folge haben können.

4.3.4.11 **B ist richtig**
Zur Diagnosesicherung einer Beinvenenthrombose ist die Phlebographie der „Goldstandard". Es ist aber auch möglich, die Diagnose mit Ultraschall-Doppler-Untersuchungen des betreffenden Beines zu sichern!

4.3.5 Urologie

4.3.5.1 **D ist richtig**

Bei Nierenbecken-, Ureter- und Nierensteinen kann es sich chemisch um Kalziumoxalat-, Urat- bzw. Harnsäure-, Zystin-, Xantin- und andere Steine handeln. Die Steinentstehung wird durch eiweißreiche Kost, Hyperurikämie, Abflußbehinderungen, Harnwegsinfekte und Hyperparathyreoidismus begünstigt. Klinische Symptome treten auf, wenn Steine „zu wandern" beginnen und der Harnleiter mit Koliken reagiert. Der Kolikschmerz strahlt oft in die Leiste, ins Skrotum oder die Labien aus.

4.3.5.2

Die *konservative Therapie* setzt sich aus Schmerztherapie (z.B. Diclofenac®, Fortral®, Ibuprofen®), Spasmolyse (Buscopan® i.v.), Flüssigkeitszufuhr (zum Ausschwemmen!) und viel Bewegung zusammen. Die Rezidivprophylaxe besteht aus:

- reichlicher Flüssigkeitszufuhr
- eiweißarmer Diät
- diätetischer und medikamentöser Behandlung einer Hyperurikämie
- konsequenter Infektprophylaxe und -bekämpfung
- Alkalisierung des Urins.

Invasive Therapiemöglichkeiten sind Steinentfernung mit Zeiss-Schlinge, ESWL (Stoßwellenlithotripsie), operative Steinentfernung.

4.3.5.3 **C ist richtig**

Die *akute Pyelonephritis* ist eine bakterielle Nierenentzündung, die auf einer ascendierenden Harnwegsinfektion beruht.
Die *akute Glomerulonephritis* ist eine immunologische Krankheit, die meist auf Antikörperbildung gegen Bestandteile der Nierenglomerula beruht.
Ein *akutes Nierenversagen* tritt bei verschiedenen prä-, intra- und postrenalen Störungen auf. Am häufigsten ist eine akut mangelhafte Durchblutung, z.B. im Schock, die Ursache.

4.3.5.4

Die akute Pyelonephritis ist eine potentiell lebensbedrohliche Erkrankung, weil sie zur Urosepsis führen kann.

Therapie:

- Bettruhe
- Analgetika
- reichlich Flüssigkeitszufuhr (Ausscheidung möglichst > 1,5 l/Tag)
- Antibiotika
- Ursachenforschung: Abflußbehinderung? Steine? Gynäkologische Erkrankung?
- Kontrolle von Blutdruck, Puls und Fieber.

4.3.5.5 **A ist richtig**

Nephrotisches Syndrom ist ein Sammelbegriff für Nierenerkrankungen, die zu
a) Proteinurie
b) Hypoproteinämie
c) dadurch bedingten Ödemen und
d) Fettstoffwechselstörungen führt.

Ursachen können sein:
1) Entzündliche Nierenerkrankungen, z.B. Glomerulonephritiden
2) Stoffwechselerkrankungen, z.B. Diabetes, Gicht
3) Infektionen, z.B. Pyelonephritis (nicht aber Zystitis!)
4) Intoxikationen, z.B. chronisch (Phenacetinniere) oder akut durch nierenschädigende Substanzen.
5) Nierenvenenthrombose u.a.m.

Die Frage ist unglücklich gestellt, denn auch Scharlach kann als Streptokokkeninfekt zu einer akuten Glomerulonephritis und damit – allerdings selten – zu einem nephrotischen Syndrom führen.

4.3.5.6

Das durch Heparin ungerinnbar gemachte Blut des Kranken wird durch ein arterielles Schlauchsystem mit Hilfe einer Pumpe in einen Hämodialysator geleitet. In diesem befindet sich das Dialysat, eine Spüllösung, deren Elektrolytgehalt den Normwerten des Blutes entspricht. Zwischen Blut und Dialysat befindet sich eine semipermeable Membran, durch die harnpflichtige Substanzen und Elektrolyte entsprechend dem Konzentrationsgefälle in die Spüllösung übertreten können. Das auf diese Weise gereinigte Blut wird über eine Vene dem Körper wieder zugeleitet.

4.3.5.7 **B ist richtig**

4.3.5.8
Die Hydronephrose oder Wassersackniere ist eine irreversible Erweiterung des Nierenbekkens mit Nierenparenchymschwund durch Druckatrophie. Ursache ist eine Harnabflußstörung bei angeborenen oder erworbenen Ureterstenosen.

4.3.5.9 **B ist richtig**

4.3.5.10
Hämaturie ist ein Symptom, das bei verschiedenen Erkrankungen auftreten kann:
- Harnwegssteine
- Harnwegsentzündung, Glomerulonephritis
- Harnwegstumoren
- Tbc
- Trauma
- Gerinnungsstörungen.

4.3.5.11 ☞ **4.3.5.1** **B ist richtig**

4.3.5.12 **C ist richtig**
In den Nieren gebildetes Erythropoetin stimuliert die Erythropoese (Erythrozytenbildung). Bei chronischen Nierenerkrankungen kann der Mangel an Erythropoetin in einer normochromen Anämie sichtbar werden. Erythropoetin wird gentechnisch hergestellt und kann parenteral verabreicht werden.

4.3.5.13 **E ist richtig**
Das Prostataadenom ist eine gutartige Vergrößerung der Prostata (eine maligne Entartung ist selten), bei der der innere Teil der Harnröhre eingeengt wird, so daß es zu einem verzögerten Miktionsbeginn und einem dünnen Harnstrahl kommt. Zudem zeigt sich Pollakisurie (häufiges Wasserlassen) und Nykturie (nächtliches Wasserlassen). In schweren Fällen staut sich der Harn über die Ureteren bis ins Nierenbecken mit einer Hydronephrose. Das terminale Nachträufeln hängt mit einem gestörten Zusammenspiel des Blasensphinkters und der Blasenmuskulatur zusammen. Die Überlaufblase ist ein Spätsymptom bei Prostataadenom oder Lähmung der Harnblasenmuskulatur. Hämaturie und Fieber sind z.B. Symptome eines schweren Harnwegsinfektes.

4.3.5.14 **D ist richtig**
Die Pneumaturie ist ein typisches Symptom einer kolovesikalen Fistel.

4.3.5.15 ☞ **4.3.5.13**

4.3.5.16 **C ist richtig**
Die Hodentorsion ist die Drehung eines Hodens um die eigene Achse, wobei der venöse Blutabstrom gestört wird. Es kommt sekundär zur hämorrhagischen Infarzierung. Symptome:
- plötzlich auftretende heftigste Schmerzen im Hoden oder Unterbauch
- Hodenhochstand
- Ödembildung, Schwellung
- Übelkeit und Erbrechen (peritonealer Reizzustand).

Therapie: Not-OP, weil sonst nach 4–6 Stunden die Gefahr einer Nekrose besteht.
Die Epididymitis (Nebenhodenentzündung) kann ähnliche Symptome machen. Meist hat der Patient dabei zusätzlich Fieber. Wird der Hoden angehoben, wird der Schmerz im Gegensatz zur Torsion gelindert.

4.3.5.17
Eine *Hydrozele* ist eine Wasseransammlung in der Peritonealscheide (Tunica vaginalis) des Hodens. Sie kann spontan oder bei venösen Abflußbehinderungen infolge Nierentumor, bei Hodenkarzinom oder bei Entzündungen auftreten. Eine *Varikozele* ist eine Erweiterung des venösen Plexus pampiniformis (Hodenkrampfadern!).

4.3.5.18
Eine Phimose ist eine Vorhautverengung. Die Vorhaut kann nur erschwert oder gar nicht mehr über die Glans penis (Eichel) zurückgeschoben werden, mitunter besteht eine Verklebung mit der Eichel. Man unterscheidet vollständige und unvollständige Phimosen. Komplikationen sind Entzündungen (Ballanitis) und Verletzungen beim Geschlechtsverkehr. Therapie: Operative Entfernung der Vorhaut (Zirkumzision), Versuch einer konservativen Lösung.

4.3.6 Abdominalchirurgie

4.3.6.1

Lerntext Differentialdiagnose akutes Abdomen

Bei Erkrankungen, die zum klinischen Bild des akuten Abdomens führen, kann im Verlauf eine Änderung des Schmerzcharakters beobachtet werden. Zunächst kommt es zum viszeralen Schmerz, später zum parietalen Schmerz. Das liegt daran, daß die beiden Blätter des Bauchfells unterschiedlich sensibel versorgt sind.

a) *viszeraler Schmerz* = Eingeweideschmerz
- diffuser, eher dumpfer und schlecht lokalisierbarer Schmerz
- kolikartiger Schmerzcharakter
- Begleitsymptome: Übelkeit, Erbrechen, Unruhe, Schweißausbrüche

b) *parietaler Schmerz* = somatischer Schmerz
- scharfer, brennender, gut lokalisierbarer Schmerz
- kontinuierliche Schmerzen mit Steigerung der Intensität bei Bewegung und Palpation
- Schonatmung
- Abwehrspannung

4.3.6.2 E ist richtig

Entzündliche Erkrankungen von Bauchorganen (Cholezystitis und Appendizitis), Perforation eines Hohlorgans (Magenperforation), Darmverschluß (Ileus) oder gynäkologische Erkrankungen (Extrauteringravidität) können zum Bild des akuten Abdomens führen. Die Symptomatik ist von heftigen Bauchschmerzen, oft mit Stuhlverhalt, evtl. Erbrechen und im weiteren Verlauf von Schocksymptomatiken gekennzeichnet.

4.3.6.3

Man unterscheidet eine bakteriell infektiöse Peritonitis von einer sterilen (chemisch-toxischen) Peritonitis. Eine bakterielle Peritonitis kann z.B. durch einen perforierten Darm, postoperativ, Nahtinsuffizienz oder eine Durchwanderungsperitonitis verursacht sein, eine chemisch-toxische Peritonitis z.B. bei perforierter Galle, Pankreatitis, Magen- oder Blasenruptur.

4.3.6.4 D ist richtig

Bei einer Peritonitis kommt es zunächst zu Übelkeit und Erbrechen. Im Verlauf tritt ein paralytischer Ileus mit Darmatonie auf. Der Leukozytenanstieg wird sowohl bei der bakteriellen als auch bei der chemisch-toxischen Peritonitis gefunden. Teerstühle sind Symptome einer (oberen) gastrointestinalen Blutung.

4.3.6.5 B ist richtig

Symptome einer Appendizitis:
- Schmerzbeginn in der Magen-Nabel-Gegend, nach Stunden wandert der Schmerz in den rechten Unterbauch
- Druckschmerz am McBurney-Punkt
- Kontralateraler Loslass-Schmerz
- Übelkeit und Erbrechen
- Wind- und Stuhlverhalt oder nicht blutige Diarrhoen
- Fieber, Temperaturdifferenz zwischen rektal und axillär von mehr als 0,8 °C
- Leukozytose
- Tachykardie.

4.3.6.6 B ist richtig

Differentialdiagnostisch kommt am ehesten eine Gallenerkrankung in Betracht. Meist bringen Urinstatus und Sediment (Hämaturie bei Nierensteinen), Temperaturdifferenz, Blutbild (Leukozytose bei Appendizitis) sowie die sonographische Untersuchung Licht ins Dunkel.

4.3.6.7 B ist richtig

Rechtsseitige Oberbauchkoliken, besonders nach fettreichen Mahlzeiten sprechen am ehesten für ein Gallensteinleiden ☞ 4.2.5.26, 4.2.5.27. Das Pankreaskopfkarzinom macht erst sehr spät Symptome, z.B. in Form eines schmerzlosen Ikterus. Die anderen genannten Krankheiten müssen differentialdiagnostisch erwogen werden.

4.3.6.8 A ist richtig

Jede Perforation eines abdominellen Hohlorgans muß sofort chirurgisch versorgt werden, da Gefahr einer Peritonitis besteht. Auch beim mechanischen Ileus kann das Hindernis nur operativ beseitigt werden. Der paralytische Ileus wird dagegen medikamentös behandelt.

4.3.6.9 **B ist richtig**

Die Niere liegt retroperitoneal. Deshalb führt eine Nierenruptur nicht zu einer Blutung in die freie Bauchhöhle, es sei denn, das Peritoneum ist ebenfalls gerissen.

4.3.6.10 **D ist richtig**

Die Leberverletzung ist eine lebensbedrohliche Erkrankung, die z.B. beim stumpfen Bauchtrauma (Verkehrsunfall) auftreten und infolge der hohen inneren Blutverluste zum Tode führen kann. Blutgerinnungshemmende Medikamente würden die Blutung verstärken und sind deshalb kontraindiziert.

4.3.6.11 **C ist richtig**

Bei der zweizeitigen Milzruptur kommt es zunächst zum Riß des Milzparenchyms, so daß sich unter der Kapsel ein Hämatom bildet. Der Blutverlust hält sich dabei noch in Grenzen; der Patient hat Schmerzen, ist aber kreislaufstabil. Erst nach einiger Zeit reißt auch die Milzkapsel unter dem Druck, so daß es zur Blutung in die freie Bauchhöhle kommt und damit zum hypovolämischen Schock.

4.3.6.12 **C ist richtig**

Da sich im Magen immer auch eine geringe Menge Luft befindet, tritt diese bei einer Perforation (Durchbruch) eines Magengeschwürs aus und ist dann im Röntgenbild als schmale Luftsichel unter dem Zwerchfell nachweisbar. Die genaue Lokalisation des Durchbruchs läßt sich so allerdings nicht ermitteln. Freie Luft im Abdomen ist aber immer eine akute Operationsindikation.
Die Gabe von Kontrastmitteln (v.a. des nichtresorbierbaren Bariumbreis) ist bei Verdacht auf Perforation kontraindiziert! Der Bariumbrei würde, wenn er in die Bauchhöhle gelangte, eine schwere Peritonitis verursachen.
zu B) Speisereste lassen sich röntgenologisch nicht nachweisen.
zu D) Die Perforationsstelle kann auf dem Röntgenbild nicht erkannt werden.

4.3.6.13 **C ist richtig**

Die OP-Indikationen haben sich seit Markteinführung der H_2-Blocker und später der Protonenpumpenhemmer (z.B. Antra®) deutlich vermindert. Es können absolute Indikationen (d.h. eine medikamentöse Therapie ist nicht mehr möglich) wie Perforation (1), gastroskopisch unstillbare Blutung oder Pylorusstenose (3) bei narbigen Schrumpfungsprozessen von relativen Operationsindikationen unterschieden werden. Zu den relativen OP-Indikationen gehört z.B. auch die (trotz medikamentöser Dauertherapie) chronisch-rezidivierende obere gastrointestinale Blutung. Operationsverfahren sind: Übernähung eines Ulkus oder einer Perforation, Pylorusplastik, Vagotomie oder Magenteilresektion nach Billroth (nur noch selten).

4.3.6.14

Das Magenkarzinom macht erst relativ spät und oft unspezifische Symptome, z.B:

- Gewichtsverlust und Leistungsknick
- Nachtschweiß
- Magenschmerzen, Appetitlosigkeit
- Abscheu gegen bestimmte Speisen (Fleisch)
- bei Blutung: Hämatemesis oder Teerstuhl, Anämie
- bei Stenosierung: Erbrechen nach Nahrungsaufnahme
- bei Metastasen: Ikterus, Aszites.

4.3.6.15 **C ist richtig**

Bei *kardianahem* Magenkarzinom wird der Magen und der untere Teil des Ösophagus operativ entfernt. Evtl. wird eine Zytostatikabehandlung angeschlossen (E). Magenresektionen nach Billroth sind nur bei *antrumnahen* Karzinomen erfolgversprechend. Die selektivproximale Vagotomie (SPV) ist ein älteres Verfahren zur Verminderung der Magensäureproduktion und wird heute kaum noch durchgeführt.

4.3.6.16

Mögliche Komplikationen sind neben den allgemeinen Operationsrisiken (Blutung, Infektion, Wundheilungsstörung, Thrombosegefahr) v. a. die Nahtinsuffizienz am Duodenalstumpf bei Billroth-II-Resektion oder Magenausgangsstenose bei Billroth-I-Resektion. Außerdem besteht wie bei allen Oberbaucheingriffen eine erhöhte Pneumoniegefahr durch die schmerzbedingte Schonatmung.

4.3.6.17 **C ist richtig**

Da nach einer Gastrektomie die Reservoirfunktion des Magens wegfällt, ist das Essen von großen Portionen gar nicht möglich. Süßspeisen können Blähungen hervorrufen und begünstigen ein Dumping-Syndrom (☞ 4.3.6.20). Der Patient sollte sie deshalb meiden. Vitamin B_{12} muß parenteral ersetzt werden, weil nach Gastrektomie kein Intrinsic factor mehr gebildet werden kann.

4.3.6.18 **B ist richtig**

Die Nahtinsuffizienz führt zur Peritonitis und ist deshalb die gefürchtetste Komplikation.

4.3.6.19 **B ist richtig**

Beim Billroth-I-Magen wird eine Gastro-Duodenostomie durchgeführt; beim Billroth-II-Magen eine Gastro-Jejunostomie. Das Duodenum endet in diesem Fall stumpf als sog. zuführende Schlinge.

4.3.6.20

Lerntext Dumping-Syndrom

Das *Frühdumping* beruht auf einer Sturzentleerung des Restmagens mit Überdehnung der abführenden Schlinge. Das hat einen vagalen Reflex zur Folge. Durch hyperosmotisch wirksame, leicht lösliche Kohlenhydrate kommt es außerdem zum Wassereinstrom in den Darm und Hypovolämie im Gefäßsystem. Ca. 20–30 Min. nach der Nahrungsaufnahme kommt es zu intestinalen Symptomen wie Bauchschmerz und Brechreiz sowie zu kardiovaskulären Symptomen:

- Tachykardie
- Hypotonie
- Schwitzen, Schwindel.

Das *Spätdumping-Syndrom* tritt ca. 2 Stunden nach dem Essen auf und beruht auf einer vorübergehenden Hypoglykämie. Die zu rasche Kohlenhydratresorption verursacht nämlich eine überschießende Insulinfreisetzung, so daß es reaktiv zur Hypoglykämie mit den typischen Symptomen Tachykardie, Heißhunger und Schweißausbrüchen kommt.

4.3.6.21 ☞ **4.2.5.13**

4.3.6.22 ☞ **4.2.5.13**

4.3.6.23

Das Kolonkarzinom ist ein Adenokarzinom. Über 70 % der Kolonkarzinome sind im Rektum und Sigma lokalisiert. Therapiemöglichkeiten sind:

- Tumorresektion, entweder kontinuitätserhaltend oder mit Stoma-Anlage
- begleitende Chemotherapie
- evtl. Radiatio.

4.3.6.24 **C ist richtig**

Ein Kolostoma ist ein künstlicher Darmausgang über die Bauchdecke, der bei tiefer sitzenden Kolonkarzinomen (Rektum und Sigma) indiziert sein kann, wenn eine Totalresektion mit End-zu-End-Anastomose nicht mehr möglich ist. Sitzt der Tumor im Colon ascendens (D) ist diese End-zu-End-Anastomose meist durchführbar.

zu A) Eine perforierte Galle kann zur Peritonitis (gallig oder eitrig) führen. Diese wiederum kann einen paralytischen (d.h. auf Darmlähmung beruhenden) Ileus zur Folge haben. Ein Anus praeter ist dabei nicht sinnvoll.

zu B) Ein Ileus kann unabhängig von seiner Lokalisation entweder mechanisch durch Stenosierung des Darmlumens oder paralytische Darmlähmung bedingt sein. Grundsätzlich muß die Ursache gesucht und behandelt werden. Ein Kolostoma ist bei Dünndarmileus nicht sinnvoll, „bestenfalls" ein Ileostoma.

4.3.6.25 **D ist richtig**

Der Dünndarm ist (u.a.) das Ileum, der Dickdarm das Kolon. Eine chirurgische Verbindung wird deshalb Ileokolostomie genannt. Stoma bedeutet Öffnung (Mund), z.B. nach außen. So wird ein künstlicher Darmausgang, je nach Darmteil, als Duodeno-, Ileo- oder Kolostoma bezeichnet.

zu C) Eine Witzelfistel ist eine künstliche Öffnung der Bauchwand zum Magen hin zum Zwecke der künstlichen Ernährung, z.B. bei Ösophagustumoren oder Schluckstörungen.

zu F) Eine portokavale Anastomose wird bei Leberzirrhose angelegt, um einen Blutfluß vom Pfortaderstromgebiet in die Vena cava unter Umgehung der Leber zu ermöglichen. Damit soll die Gefahr von Blutungen aus Ösophagus- und Fundusvarizen vermindert werden.

4.3.6.26 **C ist richtig**
Beim mechanischen Ileus muß die Ursache des Darmverschlusses operativ beseitigt werden. Es handelt sich um eine Notfalloperation. Je mehr Zeit zwischen Diagnosestellung und Operation vergeht, um so größer ist die Gefahr, daß sich eine (Durchwanderungs-) Peritonitis entwickelt. Prostigmin, Rizinus und andere Laxantien sind beim mechanischen Ileus kontraindiziert: Sie würden die Symptomatik noch verschlimmern, weil sie den Darm stimulieren, der ohnehin schon auf Hochtouren arbeitet. Beim paralytischen Ileus ist Prostigmin dagegen indiziert.

4.3.6.27 ☞ 4.2.5.17 **C ist richtig**

4.3.6.28 ☞ 4.2.5.29 **D ist richtig**
Die Gallenflüssigkeit besteht im wesentlichen aus drei Komponenten:
- Gallensäuren
- Cholesterinverbindungen
- Bilirubinverbindungen.

Herrscht ein Gleichgewicht zwischen diesen Komponenten, so bleiben die Substanzen in Lösung. Kommt es aufgrund von Fehlernährung, Hämolyse oder Gallensäureverlustsyndrom zu einem Ungleichgewicht, so können sich Gallensteine bilden (auskristallisieren).

4.3.6.29 **C ist richtig**
Choledochotomie heißt die Eröffnung des Ductus choledochus. Der Ductus cysticus ist eine Abzweigung des Ductus hepatocholedochus in die Gallenblase.

4.3.6.30 **D ist richtig**

4.3.6.31 **C ist richtig**
Indikationen für eine Cholezystektomie sind Tumoren oder eitrige Entzündungen der Gallenblase (Empyem: mit Eiter ausgefüllter normaler Körperhohlraum) oder das Gallensteinleiden. Gallensteine als solche sind, wenn sie keinerlei Beschwerden verursachen, keine OP-Indikation. Bilirubinstoffwechselstörungen werden durch die Cholezystektomie nicht gebessert, weil der Bilirubinstoffwechsel in der Leber stattfindet.

4.4 Frauenheilkunde

4.4.1 Menstruationszyklus, Menopause, Störungen

4.4.1.1
Der Zyklus beginnt mit der *Menstruationsphase* (1–5. Tag). In dieser Phase kommt es zur Desquamation. Die Uterusschleimhaut wird abgestoßen. In der *Proliferationsphase* (Follikelphase, 5.–14. Tag) wächst der Follikel heran und die Gebärmutterschleimhaut baut sich auf. Gegen Ende der *Ovulationsphase,* um den 14. Tag herum, kommt es zum Eisprung. Nach dem Eisprung beginnt die *Sekretionsphase* (15.–28. Tag). In dieser Phase produziert der Gelbkörper (daher auch Corpus-luteum-Phase) Progesteron. Im Vordergrund: Die Gebärmutterschleimhaut wandelt sich sekretorisch um und bereitet sich so auf die Einnistung des befruchteten Eis vor.

4.4.1.2 **C ist richtig**
Progesteron nimmt ab und die, in der sekretorischen Phase in der Gebärmutterschleimhaut gebildeten, Spiralarterien ziehen sich zusammen. Es kommt zu einer Mangelernährung, die bewirkt, daß die Zona functionalis des Endometriums abgestoßen wird.
Auch eine Verletzung der Gebärmutter kann eine Blutung hervorrufen. Dabei handelt es sich nicht um eine Menstruationsblutung.
Beim Eisprung kann vereinzelt eine sehr schwache Blutung auftreten, jedoch keine Menstruationsblutung. Bei der Befruchtung tritt keine Blutung auf.

4.4.1.3 **D ist richtig**
FSH und LH sind beides Hormone des Hypophysenvorderlappens (HVL). Sie fördern die Follikelreifung und den Eisprung.
ACTH ist zwar ein Hormon des Hypophysenvorderlappens, stimuliert aber die Ausschüttung von Kortisol aus der Nebennierenrinde.
TSH, ebenfalls ein Hypophysenvorderlappenhormon, erhöht die Sekretion von Schilddrüsenhormon.
LTH ist Prolaktin. Es ist für die Milchbildung in der Brustdrüse zuständig.

MSH ist das Melanozyten-Stimulierende-Hormon. Es wird ebenfalls im HVL gebildet.

4.4.1.4 **D ist richtig**

Das vom Gelbkörper gebildete Progesteron, das nach dem Eisprung stark ansteigt, bewirkt diese Temperaturerhöhung. Unwohlsein ist eher mit der Menstruation oder einer Schwangerschaft in Verbindung zu bringen, das Ausbleiben der Regelblutung und ein positiver Pregnostikontest deuten ebenfalls auf eine Schwangerschaft hin.

4.4.1.5 ☞ 4.4.1.3. **C ist richtig**

Oxytocin bewirkt das Einschießen der Milch beim Saugreiz. Östrogene steigern die LH- und die FSH-Produktion und induzieren in Uterus und Mamma Vorgänge, die eine Schwangerschaft und Einnistung des Eis ermöglichen (Endometriumproliferation, Wachstum der Mamma, Weitstellung des Muttermundes etc.).

4.4.1.6 **B ist richtig**

Es muß histologisch ein Malignom ausgeschlossen werden. Zur Materialgewinnung wird eine fraktionierte Abrasio durchgeführt. Eine Hysterektomie würde erst bei gesichertem Malignom erfolgen.
Eine Östrogenbehandlung kommt bei prämenopausaler Zwischenblutung aufgrund von Östrogenmangel in Betracht.

4.4.1.7 **C ist richtig**

4.4.1.8 **B ist richtig**

4.4.1.9 **C ist richtig**

4.4.1.10.

Eine Dysmenorrhoe ist eine übermäßig schmerzhafte Menstruation, die beispielsweise mit kolikartigen Schmerzen des Unterbauchs, Kreuzschmerzen und Übelkeit einhergeht. *Primäre Ursachen* sind: Lageanomalien des Uterus, Mißbildungen, Uterushyperplasie, gestörte Hormonbildung, psychische Faktoren. *Sekundäre Ursachen* sind: Uterus myomatosus, entzündliche Erkrankungen des Genitale, Endometriosen, Schleimhautpolypen und Stenosierung des Zervikalkanals.

4.4.1.11

Der Östrogenmangel in der Postmenopause kann eine Osteoporose zur Folge haben.

4.4.2 Sterilität und Kontrazeption

4.4.2.1

- Sterilisation der Frau oder des Mannes
- Ovulationshemmer
- Intrauterinpessar (Spirale)
- Okklusivpessar (Portiokappe)
- Kondom
- Scheidendiaphragma
- Basaltemperaturmessung
- Spermienabtötende Gelees, Salben, Tabletten, Ovula, Suppositorien

4.4.2.2 **B ist richtig**

Der Anteil an Östrogenen der hormonalen Kontrazeptiva hemmt die Gonadotropinausschüttung aus dem HVL und unterdrückt so das Heranwachsen eines Follikels. Der Gestagenanteil bewirkt eine vorzeitige Erhöhung der Zähigkeit (Viskosität) des Zervixschleims und verhindert die Ovulation. Es gibt allerdings auch hormonale Kontrazeptiva, die die Einnistung des befruchteten Eis durch Veränderung der Gebärmutterschleimhaut (Nidationshemmung) verhindern. Somit wäre auch Antwort 1–4 zutreffend.

4.4.2.3

Kontraindikationen für die Verschreibung von Ovulationshemmern sind stattgefundene Thrombosen, Bluthochdruck, länger bestehender, insulinabhängiger Diabetes mellitus, starkes Rauchen besonders bei Frauen über 35 Jahren, Adipositas und Varizen.

4.4.3 Mißbildungen und Lageanomalien

4.4.3.1

Bei der Endometriose können sich Uterusschleimhautfleckchen über alle Haut- und Schleimhautflächen außerhalb des Uterus verteilt finden. Diese sog. ektopen Endometriumzellen unterliegen genau wie die Gebärmutterschleimhaut der hormonellen Regulation.

Eine bakterielle Entzündung des Endometriums dagegen nennt sich Endometritis.

4.4.3.2
Die Rektozele im Zusammenhang mit dem Descensus uteri ist ein Vorfall des Rektums in die Scheide. Durch Lockerung des Bandapparates und Bindegewebsschwäche des Beckenbodens sinkt die Gebärmutter ab und verliert ihre Elastizität.

4.4.3.3 **B ist richtig**
Endometriose und Descensus uteri
☞ 4.4.3.1, 4.4.3.2
Myome sind gutartige Tumoren der Uterusmuskulatur. Als Symptome können verstärkte und verlängerte Blutungen auftreten, sowie Zwischenblutungen. Da sie einen „Fremdkörper" im Uterus darstellen, wird die Einnistung des Eis verhindert.

4.4.3.4 **C ist richtig**
Endometriosis externa: Herde im äußeren Genitalbereich: an Ovarien (sog. „Schokoladenzysten"), Vagina, Vulva, Perineum, Lig. rotundum und im Douglas-Raum.
Endometriosis extragenitalis: Herde im gesamten Bauchraum und extraperitoneal (z.B. Lunge, Gehirn, Darm etc.).
Endometriosis genitalis interna: Pathologisches Einwachsen von Uteruszellen in die Uteruswand oder in die Eileiter.
Myom ☞ 4.4.3.3

4.4.4 Infektionen

4.4.4.1
- Schambehaarung
- große und kleine Schamlippen
- Aneinanderliegen der Scheidenwände
- Flüssigkeitsströmung in Tuben und Uterusbereich
- weiter Weg im bakteriziden Milieu
- saurer pH-Wert des Scheideninhalts und alkalischer des Zervixschleims
- Zähigkeit des Zervixschleims
- Peritoneum besitzt hohe Abwehrkraft
- peristaltische Wellen der glatten Muskulatur.

4.4.4.2 **D ist richtig**

4.4.4.3 **A ist richtig**
Die weiblichen Beckenorgane stehen trotz aller Schutzmechanismen über die Vagina in Verbindung mit der Außenwelt, so daß über diesen Weg aufsteigende Infektionen möglich sind. Die Tuben enden frei in der Bauchhöhle.

4.4.4.4 **D ist richtig**
- Trichomonaden verursachen grünlichen, schaumigen, übelriechenden Fluor.
- Bei einer Gonokokkeninfektion entsteht eitriger, schaumiger Fluor.
- Spirochäten verursachen keinen charakteristischen Ausfluß.
- Eine Kolpitis aufgrund einer Staphylokokkeninfektion kann ein toxisches Schock-Syndrom (TSS) hervorrufen. Dabei kommt es nicht nur zu eitrigem Ausfluß, sondern auch zu einem kleinfleckigem Exanthem der gesamten Haut und zu Schocksymptomen.

4.4.4.5 **C ist richtig**
Die Bartholinitis ist eine Entzündung der Bartholini-Drüse oder ihres Ausführungsganges. Diese liegt in der Innenseite der Labia minora. Die anderen Aussagen sind nicht typisch für die Bartholinitis.

4.4.4.6 **D ist richtig**
Häufigste Erreger hierbei sind Gonokokken.

4.4.4.7 **B ist richtig**
Symptome einer Soorkolpitis sind Jucken, Brennen und weißlicher Ausfluß.
Eine hohe BSG, hohes Fieber und Leukozytose sprechen für eine fulminante bakterielle Infektion.
Gelblicher, schaumiger Fluor vaginalis findet sich bei Gonorrhoe.
Vaginalen Blutungen kann ein Gebärmuttertumor zugrunde liegen.

4.4.4.8
Eine Adnexitis ist eine Entzündung der Eileiter, bei weiterer Ausbreitung auch der Ovarien und Parametrien. Sie entsteht am häufigsten durch aufsteigende Keime. Haupterreger sind E. coli, Enterokokken, Klebsiellen und Anaerobier, zunehmend auch Chlamydien. Als Spätfolge droht Sterilität, Verklebung der Tuben.

4.4.4.9
Bei der *Appendizitis* wird der Blinddarm operativ entfernt. Die *Adnexitis* dagegen wird medikamentös mit Antibiotika behandelt.

4.4.4.10
Bei einer Adnexitis stehen starke Unterbauchschmerzen im Vordergrund. Es können auch Meteorismus, Obstipation und Übelkeit bestehen. Schmierblutungen und Fluor sind ebenfalls häufige Symptome bei Adnexitis. Außerdem können Fieber und eine Verschlechterung des Allgemeinzustandes auftreten.

4.4.5 Tumoren

4.4.5.1
Warnsymptome maligner Tumoren im Bereich des Uterus sind v.a. postmenopausale Blutungen, aber auch Kontaktblutungen und Zwischenblutungen, sowie fötider, bräunlichblutiger Fluor.

4.4.5.2
Bei einer Postmenopausenblutung sind ein Korpus-Karzinom sowie ein Östrogen-produzierender Ovarialtumor auszuschließen.

4.4.5.3
Nach der Menopause (= letzte Regelblutung) ist ein Korpus-Karzinom am ehesten an vaginalen Blutungen zu erkennen.

4.4.5.4 **A ist richtig**
Eine Leukämie kommt als Ursache einer uterinen Blutung nicht in Betracht.
Eine Adnexitis ist in diesem Alter eher unwahrscheinlich.
Ein Uterus myomatosus kann eine Blutung verursachen. Er kommt jedoch am häufigsten vor der Menopause (letzte Regelblutung) vor.

4.4.5.5 **A ist richtig**
Myome sind gutartige Tumoren der Uterusmuskulatur. Je nachdem welche Wandschichten betroffen sind liegen sie subserös, submukös oder intramural vor.

4.4.5.6 **C ist richtig**
Hauptsymptome der intramuralen Myome sind verstärkte *(Hypermenorrhoe)*, verlängerte *(Menorrhagie)* und schmerzhafte *(Dysmenorrhoe)* Menstruationsblutung. Druckerscheinungen auf Blase und Rektum können durch subseröse und intraligamentäre Myome entstehen. Starke Schmerzen können bei Stieldrehung subseröser Myome auftreten. Bösartiges Wachstum i.S. einer sarkomatösen Entartung kann selten vorkommen und ist von der Lokalisation unabhängig. Ebenso ist eine Behinderung der Nidation des befruchteten Eis durch Myome generell möglich.

4.4.5.7 **C ist richtig**
Fibromyome bestehen -wie der Name schon sagt- aus Bindegewebe und (Uterus-) Muskulatur. Die bindegewebigen Anteile können aus dem Perimetrium stammen; insofern ist auch 2 richtig.

4.4.5.8 **A ist richtig**
Der Granulosazelltumor gehört zu den Keimstrangtumoren und produziert Östrogene.

4.4.6 Operationen, Untersuchungen

4.4.6.1
Zur gynäkologischen Untersuchung wird die Patientin in die Steinschnittlage gebracht.
Die Steinschnittlage ist eine Rückenlage, in der die Patientin mit gespreizten und in Hüft- und Kniegelenk gebeugten Beinen auf dem gynäkologischen Stuhl liegt.

4.4.6.2
Bevor sie ins Untersuchungszimmer geführt wird, sollte die Patientin zur Toilette geschickt werden. Beim Ausziehen benötigen manche Patientinnen Hilfe. Es muß der Unterkörper von Unterwäsche, Vorlagen und Tampons befreit werden. Anschließend wird der Patientin geholfen, auf dem gynäkologischen Stuhl die Steinschnittlage einzunehmen. Dabei sollte die Patientin über alle Schritte informiert und ihr Schamgefühl berücksichtigt werden. Die Anwesenheit einer weiblichen Pflegeperson bei der gynäkologischen Untersuchung ist nicht nur juristisch

wichtig, sondern trägt auch zur Beruhigung der Patientin bei.

4.4.6.3 **D ist richtig**
Bei der Krebsfrüherkennungsuntersuchung wird ein zytologischer Abstrich von der Portiooberfläche und aus dem Zervikalkanal entnommen. Dieser wird nach Papanicolaou gefärbt und danach in verschiedene Stadien eingeteilt. Dieses Vorgehen dient der frühzeitigen Erkennung eines Zervix-Ca. Durch die bimanuelle Untersuchung des Uterus (bei der mit der einen Hand vaginal, der anderen auf der Bauchdecke getastet wird), können Tumore festgestellt werden. Zusätzlich wird eine rektale Untersuchung durchgeführt, mit deren Hilfe auch die Adnexe und Parametrien beurteilt werden können. Außerdem wird die Brust inspektorisch und palpatorisch zur Erkennung eines Mamma-Ca-Verdächtigen Knotens untersucht.

4.4.6.4
Durch die Steinschnittlage werden eine Entspannung der Bauchdecken, ein leichtes Erreichen der zu untersuchenden Region und gute Beleuchtungs- und Sichtverhältnisse erreicht.

4.4.6.5 **B ist richtig**
Bei einer Metrorrhagie handelt es sich um eine zusätzliche Blutung außerhalb der Periode. Diese kann Symptom einer Neoplasie sein und muß durch eine diagnostische Abrasio abgeklärt werden.

4.4.6.6 **D ist richtig**
Indikation zur Konisation besteht bei Pap III D (= V.a. leichte bis mittelgradige Dysplasie) und bei Pap. IV (= schwere Dysplasie bzw. Ca in situ) nach wiederholten Abstrichen.

4.4.6.7 **C ist richtig**

4.4.6.8 **C ist richtig**
Eine vaginale Hysterektomie ist die operative Entfernung des Uterus durch die Vagina. Wird der Uterus operativ durch die Bauchdecke entfernt, nennt sich die OP abdominelle Hysterektomie. Die vaginale Hysterektomie wird bevorzugt bei kleinen Myomen durchgeführt.

4.4.7 Mamma

4.4.7.1
Warnsymptome maligner Mammatumoren sind Verhärtungen und Knoten, Einziehungen (besonders der Brustwarzen), Ulzera, Sekretabsonderungen aus der Mammille und ekzemartige Veränderungen der Brustwarzen. Bei Metastasierung können außerdem die axillären und/oder die supraklavikulären Lymphknoten geschwollen sein.

4.4.7.2 **B ist richtig**
Das Mamma-Ca ist mit etwa 25 % der malignen Erkrankungen bei Frauen der häufigste Tumor. Es metastasiert hämatogen in Knochen, Leber, Lunge, Pleura, ZNS und in die Ovarien. Die lymphogene Metastasierung erfolgt in die axillären, supraklavikulären und retrosternalen Lymphknoten. Bei allen palpatorisch und inspektorisch verdächtigen Befunden sollte eine Mammographie durchgeführt werden. Eine Probeexzision findet erst bei mammographisch verdächtigem Befund im Rahmen einer OP statt (Schnellschnitt). Nicht immer erfolgt als Nachbehandlung einer operativen Entfernung eines Mamma-Ca eine Zytostatikagabe und Bestrahlung. Eine Chemotherapie kommt v.a. als adjuvante Therapie bei vermuteten, aber nicht nachweisbaren Mikrometastasen in Frage. Indikationen für eine Bestrahlung sind ausgedehnte Befunde, inoperable Patientinnen, Patientinnen mit brusterhaltender OP, sowie die palliative Behandlung.

4.4.7.3
Die wichtigste diagnostische Maßnahme ist die monatliche Selbstuntersuchung der Brust durch jede Frau selbst.

4.4.7.4 **D ist richtig**

4.4.7.5 **A ist richtig**
Das lobuläre Karzinom der Mamma ist ein eher seltenes Karzinom, das von den Drüsenläppchen ausgeht. Ca. 75 % der Ca gehen vom Milchgang aus und sind somit invasivduktale Ca. Ferner kommen noch vor: muzinöse Ca, der M. Paget (intradermale Ausbreitung auf der Mamille), das Komedokarzinom (intraduktales Wachstum mit zentraler Nekrose) und das Carcinoma lobulare in

situ (multizentrischer, häufig auch kontralateraler Befall).

4.4.7.6 **D ist richtig**
Das Fibroadenom stellt den häufigsten benignen Tumor der Mamma dar. Der Altersgipfel liegt bei 20–25 Jahren.

4.4.7.7
Zeichen einer Mastitis können die klassischen Entzündungszeichen Rötung, lokale Überwärmung, Schwellung (Spannung), Druckschmerzhaftigkeit, aber auch zusätzlich Verhärtung und Fieber sein.

4.5 Geburtshilfe

4.5.1 Schwangerschaft

4.5.1.1 **B ist richtig**
Sichere Schwangerschaftszeichen sind das Fühlen von Kindsbewegungen (ab 20. SSW), das Fühlen von Kindsteilen (ab 18. SSW), das Hören kindlicher Herztöne (ab 12. SSW) und der Ultraschallnachweis fetaler Herzaktion (ab 6. SSW). Abnorme Eßgelüste und morgendliches Erbrechen sind unsichere, Amenorrhoe ein wahrscheinliches Schwangerschaftszeichen.

HCG wird von der Plazenta produziert und kommt daher ohne bestehende Schwangerschaft nicht vor. Ein Ausbleiben der Menstruation kann außer einer Schwangerschaft verschiedene andere Ursachen haben, z.B. Mangelernährung, psychische Belastungen usw.

Auch eine Uterusvergrößerung muß nicht unbedingt immer mit einer Schwangerschaft einhergehen, sondern kann auch die Folge von Tumoren, z.B. Myomen sein.

Der Anstieg der Basaltemperatur resultiert aus einem Progesteronanstieg in der 2. Zyklushälfte. Eine dauerhafte Erhöhung der Basaltemperatur tritt zwar während der Schwangerschaft auf, ist aber nicht beweisend, da sie auch durch Infektionen, Alkoholgenuß, unregelmäßigen Schlaf-Wach-Rhythmus etc. bedingt sein kann.

4.5.1.2 **D ist richtig**
Der Blutdruck erhöht sich lediglich im 3. Trimenon. Danach treten leicht erhöhte diastolische Werte auf. Jede andere Blutdruckerhöhung ist als pathologisch anzusehen und deutet auf eine Gestose hin.

4.5.1.3
Berrechnung des Geburtstermines: 1. Tag der letzten Periode + 7 Tage + 3 Monate + 1 Jahr. Die abweichenden Tage von einem 28-Tage-Zyklus werden addiert bzw. subtrahiert. Bei bekanntem Konzeptionstermin (Eisprung) werden von diesem 7 Tage und 3 Monate abgezogen und 1 Jahr addiert.

4.5.1.4 **A ist richtig**

4.5.1.5 **D ist richtig**
- Ende der 20. SSW: 2–3 Querfinger unterhalb des Nabels,
- Ende der 28. SSW: 2–3 Querfinger oberhalb des Nabels,
- Ende der 32. Woche: mitten zwischen Nabel und Prozessus xyphoideus des Sternums.
- In der 36. SSW steht der Fundus am höchsten, am Rippenbogen.
- In der 40. SSW ist er auf 1–2 Querfinger unter den Rippenbogen abgesunken, da das Kind Richtung Geburtskanal „gerutscht“ ist.

4.5.1.6 **E ist richtig**
Das Fruchtwasser wird zu Beginn der Schwangerschaft vom Amnionepithel und später von Niere und Lunge gebildet.

4.5.1.7 **C ist richtig**
In den ersten Tagen nach der Geburt sondert die Brust das sog. Kolostrum, die Vormilch, ab; vom 4.–14. Tag die Übergangsmilch und ab dem 15. Tag die reife Milch. Die Milchdrüsenepithelien proliferieren und differenzieren sich unter dem Einfluß von Prolaktin während der Schwangerschaft. Sie nehmen ihre Sekretion jedoch erst nach der Geburt der Plazenta auf, da diese vorher laktationshemmende Östrogene produziert. Das Saugen des Säuglings bewirkt die Freisetzung von Oxytozin, welches die Kontraktion der Myoepithelzellen auslöst und damit die Entleerung der Milch fördert.

4.5.1.8 **C ist richtig**
Kinder von Raucherinnen sind häufig unterentwickelt: Sie können bis zu 300 g leichter als Kinder nichtrauchender Mütter sein. Gleichzeitig ist die perinatale Sterblichkeit von Kindern rauchender Mütter erhöht. Zusätzlich steigt die Thromboseneigung der Schwangeren. Gegen die anderen aufgeführten Aktivitäten ist in vernünftigen Maßen nichts einzuwenden.

4.5.2 Komplikationen in der Schwangerschaft

4.5.2.1 Eine Zerklage legt man bei vorzeitigen Wehen in der Frühschwangerschaft.

4.5.2.2 **C ist richtig**
β-Sympathomimetika (Partusisten®) hemmen die Wehentätigkeit.

4.5.2.3
Ein vorzeitiger Blasensprung birgt die Gefahr einer kindlichen oder mütterlichen Infektion. Je länger der Zeitraum zwischen Blasensprung und Geburt ist, desto größer ist die Gefahr einer aszendierenden (aufsteigenden) Infektion, sog. Amnioninfektions-Syndrom.

4.5.2.4 **D ist richtig**
Niedrige HPL-Werte können auf eine chronische Plazentainsuffizienz hindeuten. Die Östrogenkonzentration im mütterlichen Serum ist ein Maß für das Wohlergehen des Feten. Aus der Herzfrequenz in der Kardiographie kann ebenfalls das Befinden des Feten abgelesen werden.
Mit Hilfe der Ultraschallfetometrie wird die Größe des Feten und seine, für die Schwangerschaftswoche altersentsprechende, Entwicklung abgeschätzt.
Mit der Amnioskopie wird Farbe und Menge des Fruchtwassers beurteilt. Physiologischerweise ist das Fruchtwasser klar oder milchig. Bei grünlicher Verfärbung kann dem Fötus unter Streß (Sauerstoffmangel) Mekonium abgegangen sein. Fleischfarbenes Fruchtwasser spricht für den Tod des Feten.

4.5.2.5 **D ist richtig**
Aussage A beschreibt eine vorzeitige Plazentalösung. Eine durch eine Placenta praevia ausgelöste Blutung ereignet sich eher im letzten Schwangerschaftsdrittel (bzw. Subpartu). Die Diagnosestellung erfolgt sonographisch. Eine vaginale Tastuntersuchung ist bei unklaren vaginalen Blutungen wegen der erhöhten Blutungs- und Abortgefahr kontraindiziert.

4.5.2.6 **B ist richtig**
Anti-D wird einer rhesus-negativen Mutter prophylaktisch nach einer Geburt, Abort, Interruptio oder Amniozetese injiziert. Anti-D bindet mögliche D-Antigene eines rhesus-positiven Kindes, die bei diesen Vorgängen durch eröffnete Blutgefäße in den mütterlichen Organismus gelangt sein können.
Durch diese Bindung wird die Bildung von Antikörpern gegen D-Antigene durch den mütterlichen Organismus verhindert. Diese wären bei einer weiteren Schwangerschaft mit einem rhesus-positiven Fetus gegen dessen Blut gerichtet und würden es angreifen (Morbus haemolyticus fetalis).

4.5.2.7
Mißbildungen können in der Embryonalzeit, also innerhalb der ersten 3 Schwangerschaftsmonate auftreten, da in dieser Zeit die Organe angelegt werden (sog. Organogenese).

4.5.2.8 **E ist richtig**
Eine aktive Rötelnimpfung ist eine Lebendimpfung und daher während einer Schwangerschaft kontraindiziert.

4.5.2.9
a) Im ersten Trimenon besteht die Gefahr einer Embryopathie mit Herzfehler, Mikrozephalie, Katarakt und Taubheit.
b) Mädchen sollten vor der Pubertät aktiv gegen Röteln geimpft werden, wenn sie die Erkrankung noch nicht durchgemacht haben. Außerdem kann die Schwangere bei vermuteter Infektion, wenn sie keinen Immunschutz hat, sofort nach Exposition passiv gegen Röteln geimpft werden.

4.5.2.10 **C ist richtig**

4.5.2.11 **E ist richtig**

Blutungen im letzten Schwangerschaftsdrittel sind verdächtig auf eine Placenta praevia. Ein Abortus imminens und eine Extrauteringravidität äußern sich durch Blutungen bereits im 1. Schwangerschaftsdrittel. Ein Uterus-Ca kann zwar gleichzeitig mit einer Schwangerschaft vorliegen und somit jederzeit zu Blutungen führen, dieser Fall ist jedoch äußerst selten. Typisch für ein Uterus-Ca sind Blutungen jenseits der Menopause. Eine Eklampsie ist eine Schwangerschaftsgestose, die mit Hypertonie und tonisch-klonischen Krämpfen einhergeht. Blutungen gehören nicht zu diesem Krankheitsbild.

4.5.2.12

Bei einer Eileiterschwangerschaft besteht mit zunehmendem Wachstum des Embryos die Gefahr der Eileiterruptur, die zu starken arteriellen Blutungen in die Bauchhöhle und zum hämorrhagischen Schock führen kann.

4.5.2.13 **C ist richtig**

Es handelt sich um den Abort einer Eileiterschwangerschaft in die Bauchhöhle.

4.5.2.14

a) Abortus imminens = drohender Abort
Abortus incipiens = beginnender Abort
Abortus incompletus = unvollständiger Abort
Abortus completus = vollständiger Abort
Missed abortion (engl: „vermisster Abort") = abgestorbene, verhaltene Fehlgeburt

b) Der Abortus imminens ist der einzige Abort, bei dem durch absolute Bettruhe und ggf. mit Gabe von β-Sympathomimetika versucht wird, die Schwangerschaft zu erhalten.

4.5.2.15 **C ist richtig**

4.5.2.16 **E ist richtig**

4.5.2.17

Die Eklampsie ist eine Spätgestose mit den Kardinalsymptomen Ödeme (E), Proteinurie (P) und Hypertonie (H). Zusätzlich können tonisch-klonische Krampfzustände auftreten. Prodromi (Vorzeichen) eines bevorstehenden eklamptischen Anfalls sind Kopfschmerzen, Ohrensausen, Schwindelgefühl, Sehstörungen, Übelkeit und Erbrechen, Hyperreflexie, motorische Unruhe und Bewußtseinstrübung. Für die Mutter sind die Risiken einer schweren Gestose: Lungenödem, Blutungen in ZNS und Leber, Erblindung, Nierenversagen und Herzversagen. Für das Kind liegt die Gefährdung in der Plazentainsuffizienz oder der vorzeitigen Plazentaablösung deren Folge Frühgeburt oder gar intrauterines Absterben wäre.

4.5.2.18

Bei einer EPH-Gestose müssen RR, Puls und Eiweißgehalt des Urins regelmäßig kontrolliert und auf die Entwicklung von Ödemen geachtet werden. Zusätzlich muß die Bewußtseinslage der Schwangeren beobachtet und Schmerzäußerungen ernst genommen werden. Besonders ist darauf zu achten, ob fibrilläre Zuckungen auftreten. Außerdem muß das Kind mittels Kardiotokographie überwacht werden.

4.5.2.19

Man erwartet eine Tachykardie, da zur Wehenhemmung β-Sympathomimetika gegeben werden.

4.5.3 Geburt

4.5.3.1 **C ist richtig**

Eine Episiotomie kommt erst in der Austreibungsphase, wenn das Köpfchen durch den Geburtskanal tritt, in Frage. Das kindliche Köpfchen ist in der Eröffnungsphase noch nicht in der Vulva zu sehen.

4.5.3.2 **B ist richtig**

Der Blasensprung findet erst am Ende der Eröffnungsperiode statt. Preßwehen beginnen in der Austreibungsphase.

4.5.3.3

Die Eröffnungsphase ist gekennzeichnet durch die Eröffnungswehen (regelmäßige Wehen alle 3–6 Min.), die Eröffnung des Muttermundes, die Dehnung der Scheide und des Beckenbodens und das Tiefertreten des kindlichen Köpfchens.
In der Austreibungsphase tritt das Köpfchen des Kindes durch den Geburtskanal. Preßwe-

hen setzen ein. Während der Nachgeburtsperiode löst sich die Plazenta, und die Nachgeburt wird ausgestoßen.

4.5.3.4 Vordere Hinterhauptslage.

4.5.3.5 **B ist richtig**

4.5.3.6

- Fehlbildung des mütterlichen Beckens
- Fehllagen des Kindes
- Mißbildungen des Kindes (z.B. Wasserkopf)
- Mehrlingsgeburt
- Frühgeburt.

4.5.3.7

- ungewöhnliche Lage des Kindes
- Plazentastörungen
- Nabelschnurkomplikationen
- enges mütterliches Becken
- Ausbleiben der Wehentätigkeit
- zu lang dauernde Geburt

4.5.4 Wochenbett

4.5.4.1 **B ist richtig**

Das Wochenbett beginnt mit der Geburt der Plazenta und dauert 6–8 Wochen. In dieser Zeit bildet sich die Gebärmutter auf ihre ursprüngliche Größe vor der Schwangerschaft zurück. Durch den Gewebeabbau entsteht der Wochenfluß (Lochien), der aufgrund seines Gehaltes an Staphylokokken und Streptokokken als infektiös gilt.

4.5.4.2

a) Unter Puerperalfieber versteht man Fieber im Wochenbett.
b) Ursachen können lokal begrenzte Infektionen wie Puerperalgeschwür oder Endometritis puerperalis sein. Eine Ausbreitung kann über die Schleimhaut, Lymph- und/oder Blutweg erfolgen.

4.5.4.3 **C ist richtig**

Die Lochien sind in den ersten Tagen des Wochenbettes blutig (Lochia rubra), am 4.–8. Tag werden sie bräunlich (Lochia sanguinolenta), dann dunkelgelb, und 2–6 Wochen nach der Entbindung erscheint die Lochia alba als klarer, schleimiger Wochenfluß.

4.5.4.4

Bei einer Wöchnerin tritt eine Polyurie auf, da schwangerschaftsbedingte Wassereinlagerungen im Gewebe ausgeschwemmt werden.

4.6 Kinderheilkunde

4.6.1.

Organogenese bezeichnet die Anlage aller größeren Organe oder Organsysteme. Die Organogenese findet in der 4.–8. Woche statt.

4.6.2 **C ist richtig**

Sofort nach der Geburt wird das Kind auf äußerlich erkennbare Mißbildungen, Verletzungsfolgen und auf seine Vitalität untersucht. Nach dem Vorschlag von Virginia Apgar werden fünf Kriterien zu einem Index der Vitalität zusammengefaßt:

- **A**tmung
- **P**uls
- **G**rundtonus
- **A**ussehen
- **R**eaktion auf Hautreize, Reflexe.

Jedes Kriterium wird mit 0–2 Punkten bewertet, so daß sich im günstigsten Fall 10 Punkte als Summe ergeben.

4.6.3 **A ist richtig**

Die mittlere Atemfrequenz beim schlafenden Neugeborenen beträgt 50 (40–60) Atemzüge/Min., am Ende der Neugeborenenperiode nur noch 30/Min.

4.6.4 **C ist richtig**

Beim Mekoniumileus ist das Mekonium durch die abnorme Zusammensetzung der Drüsensekrete von zäher und kittartiger Konsistenz. Hiebei besteht Verdacht auf Mukoviszidose.

4.6.5 **B ist richtig**

Vermehrte Peristaltik und verminderte Resorptionsleistung führen zu gehäuften Entleerungen flüssigkeitsreicher Stühle. Dabei geht nicht nur nahrungseigene Flüssigkeit, sondern auch körpereigenes Darmsekret verloren. Dazu kommt noch der Flüssigkeitsverlust durch entzündliche Exsudation: Exsikkose und Elektrolytverlust stellen sich ein. Gelingt es nicht, das Fortschreiten der Erkrankung abzuwenden, besteht die Gefahr einer allgemeinen, schweren Stoffwechselstörung, die als„Säuglingsintoxikation" bezeichnet wird. Eigentlich sind hier Antworten B und C richtig.

4.6.6 **C ist richtig**

Hypertrophische Pylorusstenose:
Ätiologie und Pathogenese des Leidens sind nicht hinreichend geklärt. Jungen werden 3–6 mal häufiger betroffen als Mädchen. Pathologisch-anatomisch findet man eine erhebliche Hypertrophie der Pylorusmuskulatur sowie eine Schleimhautschwellung. Obwohl die Muskelhypertrophie schon bei Neugeborenen beobachtet wird, beginnen die klinischen Symptome meist erst in der zweiten oder dritten Lebenswoche, sobald eine Schleimhautverdickung und Spasmen hinzutreten.
Die Erkrankung wird durch zunehmendes Erbrechen charakterisiert, das bald nach jeder Mahlzeit auftritt, explosionsartig und im Strahl erfolgt.

4.6.7 ☞ 1.5.4.54 **B ist richtig**

4.6.8 **A ist richtig**

Nierentumoren gehören zu den häufigsten abdominellen Tumoren im Kindesalter. Hypernephrome, Nierenkarzinome und sarkome sind sehr selten, meist handelt es sich um einen Wilmstumor. Ein Neuroblastom ist ein Hirntumor.

4.6.9 **D ist richtig**

Ein Hoden im Leistenkanal wird als Leistenhoden bezeichnet. Eine Behandlung der Hodenretention ist notwendig, da zur Entwicklung des Samenepithels eine niedrige Umgebungstemperatur notwendig ist. Verbleiben die Hoden zu lange im Bauchraum, kommt es zu irreversiblen Schädigungen. Die Behandlung erfolgt mit Gabe von (weiblichem) Choriongonadotropin.

4.6.10 **B ist richtig**

Bei der häufigen Hypospadie mündet die Urethra an der Ventralseite, bei der seltenen Epispadie an der Dorsalseite des Penis.

4.6.11 **D ist richtig**

Die schweren Formen der Lippen-Kiefer-Gaumenspalte machen das Neugeborene saugunfähig, später steht die Infektanfälligkeit im Vordergrund. Die Phonationsstörungen werden im Kleinkindalter behandelt.

4.7 Neurologie

4.7.1

Beim Grand-mal-Anfall treten folgende Symptome auf:

- Initialschrei
- Sturz aufgrund plötzlich einsetzender Bewußtlosigkeit
- kurzer Atemstillstand
- generalisierter, d.h. den ganzen Körper erfassender, tonischer Krampf für ca. 30 Sek.
- nachfolgende klonische Zuckungen für die Dauer von 30 Sek. bis 5 Min.

In den meisten Fällen kommt es außerdem zu Urinabgang und Zungenbiß. Nach dem Anfall beobachtet man meist einen „Terminalschlaf" oder einen postiktalen Dämmerzustand, manchmal Verwirrtheitszustände. Der Patient hat immer eine Amnesie für das Ereignis.

4.7.2 **B ist richtig**

Man unterscheidet generalisierte Krampfanfälle und partielle Anfallstypen. Zu den generalisierten Krampfanfällen zählen:

- Grand-mal-Anfälle
- Absencen
- Impulsiv-petit-mal
- myoklonische Anfälle.

Partielle Anfälle betreffen nicht den ganzen Körper und verlaufen meist ohne (oder mit sehr kurzem) Bewußtseinsverlust, z.B.:

- Jackson-Anfälle
- psychomotorische Anfälle
- Adversiv-Anfälle.

4.7.3

Ein Status epilepticus ist eine lebensbedrohliche Serie von Grand-mal-Anfällen, bei denen der Patient zwischenzeitlich das Bewußtsein nicht wiedererlangt. Wegen der gehäuften Apnoephasen ist der Patient durch eine Hypoxämie mit Untergang von Hirngewebe gefährdet!

4.7.4 **B ist richtig**

Treten trotz medikamentöser Dauertherapie wiederholt epileptische Anfälle auf, so bedeutet das natürlich eine erhebliche Einschränkung im täglichen Leben: Verletzungs- und Unfallgefahr! Anfallskranke sollten nicht *selbst* Verkehrsmittel führen, es sei denn, sie sind unter medikamentöser Dauertherapie länger als zwei Jahre anfallsfrei. Gegen die Benutzung öffentlicher Verkehrsmittel spricht nichts. Auch ein Beruf kann ausgeübt werden, allerdings sollten dabei Tätigkeiten mit erhöhter Unfallgefährdung (Arbeit an Maschinen) gemieden werden. Eine anfallshemmende Diät gibt es nicht!

4.7.5 ☞ **4.7.1.** **C ist richtig**

Im Anfall sind die Pupillen weit und zeigen keine Lichtreaktion! Halluzinationen sind Zeichen einer psychiatrischen Erkrankung.

4.7.6 **D ist richtig**

4.7.7 **C ist richtig**

Die Hyperventilationstetanie, die Trigeminusneuralgie und der Spannungskopfschmerz treten meist ohne sensorische Prodromi auf. Vor einem Grand-mal-Anfall kann es zur sog. Aura kommen. Die Aura (Aura = Hof) ist durch ein Gefühl der Unwirklichkeit geprägt und kann mit (meist akustischen oder olfaktorischen) Halluzinationen einhergehen. Migräne ist ein anfallsartig, meist halbseitig auftretender Kopfschmerz, der mit Allgemeinsymptomen wie Übelkeit und Erbrechen einhergeht und durch Sehstörungen im Sinne eines Flimmerskotoms eingeleitet werden kann. Auch das Delirium geht mit Halluzinationen einher. Man nennt dies aber nicht Aura.

4.7.8

Eine TIA (transitorische ischämische Attacke) ist eine akute zerebrale Durchblutungsstörung, deren Symptome sich innerhalb der ersten 24 Stunden nach dem Ereignis *vollständig* zurückbilden. Mögliche Symptome:

- Sensibilitätsstörungen
- Sehstörungen (Unterscheide hiervon die Amaurosis fugax durch Durchblutungsstörungen in der Retina!)
- Facialislähmung
- Sprachstörungen
- passagere Lähmung einer Extremität oder sogar Halbseitenlähmung
- akuter Verwirrtheitszustand.

4.7.9

Lerntext Apoplex

Ein Apoplex oder Schlaganfall ist eine akute zerebrale Durchblutungsstörung, die zu einem bleibenden, chronischen neurologischen Defizit führt. Durch den Verschluß einer Arterie oder durch eine intrazerebrale Blutung kommt es zu einer Nekrose von Hirngewebe. **Ursachen:**

1) meistens liegt eine Arteriosklerose der hirnzuführenden und intrazerebralen Gefäße zugrunde
2) Arteriitis mit Gefäßverengung
3) embolische Ereignisse: Embolie aus dem Herzen (meist aus dem linken Vorhof) oder gelöste arteriosklerotische Plaques der hirnzuführenden Gefäße
4) Thrombose der Hirnarterien
5) Blutung.

4.7.10

15 % der Schlaganfälle sind auf eine Hirnblutung (oft hypertone Massenblutung) zurückzuführen, sog. „Roter Insult". 85 % der Apoplexe beruhen auf einer Ischämie durch einen akuten Gefäßverschluß, sog. „Weißer Insult".

4.7.11 **B ist richtig**

4.7.12 **B ist richtig**

4.7.13 **B ist richtig**

Somnolenz (Schläfrigkeit): Der Patient ist kurzzeitig bei Ansprache erweckbar, um gleich darauf wieder „einzuschlafen"; er ist meist desorientiert.

Sopor: Der Patient reagiert auf Ansprache nicht, kann aber durch Schmerzreize kurzzeitig erweckbar sein.

Koma: Der Patient ist tief bewußtlos, reagiert weder auf Ansprache noch auf Schmerzreiz. Die Reflexe sind unter Umständen ganz oder teilweise erloschen. Ursachen eines Koma können sein: Trauma, Intoxikationen oder metabolische Störungen.

4.7.14 **C ist richtig**

Liquor cerebrospinalis (Hirnwasser) wird in den Seitenventrikeln des Gehirns gebildet und fließt über den 3. und 4. Ventrikel zum Rückenmark ab. Dort wird er teilweise resorbiert, der andere Teil „sickert" an den Spinalwurzeln ab. Beim Hydrocephalus internus ist ein Abfluß des Hirnwassers nicht mehr möglich. Durch den daraus folgenden zunehmenden Druck auf das Gehirn kommt es beim unbehandelten Patienten zur Druckatrophie von Hirngewebe. Therapie der Wahl ist die künstliche Ableitung des Liquors mit einem Shunt in den Blutkreislauf oder in die Peritonealhöhle.

4.7.15

Ursache des Morbus Parkinson ist eine verminderte Produktion von Dopamin in der Substantia nigra des Gehirns.

1) Der Parkinsonkranke hat einen erhöhten Muskeltonus gegen Widerstand (*Rigor*). Bei passivem Bewegen der Arme des Patienten sind wächserner Widerstand und Zahnradphänomen feststellbar.
2) Der Patient leidet an einem grobschlägigen *Tremor*, v.a. der Hände, sog. Pillendrehertremor. Bei aktiven Bewegungen bessert dieser sich.
3) Der Patient zeigt eine deutliche Bewegungsarmut aller Muskelgruppen: Hypo- oder Akinese.

4.7.16

Die Hypokinese (Bewegungsarmut) zeigt sich:

- in der Mimik → starr, maskenartig
- in der Haltung → Kopf und Rumpf sind nach vorn geneigt, Knie und Ellenbogengelenke leicht gebeugt
- im Gang → langsam, kleinschrittig, schlurfend, fehlendes Mitschwingen der Arme
- in der Sprache → monotone Satzmelodie, verwaschene Artikulation
- im Schriftbild → klein, krickelig, Sonnenuntergangsphänomen (kleiner werdend).

4.7.17

Motorische Störungen:

- Hypokinese, Akinese: ☞ 4.7.16
- Tremor

Vegetative Störungen:

- verstärkte Schweiß-, und Talgabsonderung der Haut (Salbengesicht)
- verstärkter Speichelfluß

Psychische Störungen:

- Verlangsamung von Wort- und Gedankenfluß, Depression
- evtl. im späten Krankheitsstadium Verwirrtheitszustände

4.7.18

Morbus Alzheimer wird auch als präsenile Demenz bezeichnet. Es liegt eine zunehmende Atrophie des Hirngewebes zugrunde, deren Ursache noch weitgehend unbekannt ist. Im Vordergrund der Symptomatik stehen:

Dementielle Symptome:

- Gedächtnisschwund (inklusive Langzeitgedächtnis)
- Desorientierung (für alle Qualitäten)
- verlangsamtes Denken
- Kommunikationsstörungen: Wortfindungsstörungen
- Affektlabilität bis hin zur Affektinkontinenz

Körperliche Symptome:

- schnelle Ermüdbarkeit
- Schwindel
- Kopfschmerz
- Störungen der Nahrungsaufnahme und der Ausscheidungsfunktionen

4.7.19
Ein SHT 1. Grades ist eine Gehirnerschütterung (Commotio cerebri). Im CT sind dabei keine morphologischen Schäden am Gehirn nachweisbar! Symptome sind:
- kurze Bewußtlosigkeit, danach evtl. Benommenheit
- evtl. retrograde Amnesie
- Übelkeit, Erbrechen
- Kreislaufstörungen
- Kopfschmerzen, Schwindelgefühl.

4.7.20 **C ist richtig**
Da beim SHT (Schädel-Hirn-Trauma) 2. oder 3. Grades auch Hirngewebe geschädigt wird, welches dann durch „Narbengewebe" ersetzt wird, kann ein epileptischer Fokus entstehen: Narbenepilepsie oder hirnorganische Anfälle.
Die Radialislähmung betrifft einen peripheren Nerven und tritt z.B. bei Oberarmbrüchen auf.

4.7.21 **D ist richtig**
Kommt es zu erhöhtem Hirndruck infolge eines intrazerebralen, subduralen oder epiduralen Hämatoms, so treten folgende Symptome auf:
- Kopfschmerzen
- Pupillenerweiterung, evtl. -starre durch Abklemmung des N. occulomotorius auf der Seite des Hämatoms
- Extremitätenlähmungen und Pyramidenbahnzeichen (positiver Babinski-Reflex)
- Koma
- Streckkrämpfe
- Vegetative Entgleisung: zunächst Tachykardie und Hypertonie (Druckpuls), später auch Bradykardie und Blutdruckabfall!
- Atemstörungen bis hin zur Apnoe
- Krampfanfälle.

4.7.22 **C ist richtig**
Typisch für das Vorliegen eines epiduralen Hämatoms ist, daß der Patient nach einer kurzen Bewußtlosigkeit (wie bei der Gehirnerschütterung) zunächst wieder erwacht. Nach einem sog. symptomfreien Intervall von bis zu mehreren Stunden kommt es aufgrund des zunehmenden Hirndruckes zu einer sekundären sich langsam entwickelnden Bewußtlosigkeit.

4.7.23 ☞ 4.7.24 **B ist richtig**

4.7.24 **C ist richtig**
Das *subdurale Hämatom* entsteht durch Zerreißung der Brückenvenen mit Einblutung in den Subduralraum. Es entwickelt sich langsam, evtl. kommt es nach längerem Intervall zur Hirndrucksymptomatik. Die *epidurale Blutung* ist eine arterielle Blutung zwischen Dura mater und Schädelknochen.

Lerntext Hirnhäute

Schichten des Schädels von außen nach innen:
- Schädelknochen
- Dura mater (harte Hirnhaut)
- Arachnoidea (Spinnengewebshaut)
- Liquorraum
- Pia mater (weiche Hirnhaut)
- Hirngewebe.

4.7.25 **C ist richtig**
Gehirn, Hirnhäute, Liquor und Blut sind normalerweise keimfrei. Beim geschlossenen SHT dringen durch die Verletzung selbst keine Erreger ins ZNS ein. Tritt dennoch eine Meningitis auf, so müssen entweder Bakterien durch septische Streuung von einer Begleitverletzung auf dem Blutweg ins ZNS eingedrungen sein, oder es besteht eine Liquorfistel (z.B. in den Nasenraum), die eine aufsteigende Ausbreitung der Erreger ermöglicht hat.

4.7.26
Commotio cerebri: Gehirnerschütterung; Dauerfolgen sind nicht zu erwarten. Symptome ☞ 4.7.19
Contusio cerebri: Hirnprellung, teilweise mit kleinen Blutungen in das Hirngewebe mit Untergang von Hirnzellen. Je nach Lokalisation kommt es zu bestimmten Ausfallserscheinungen: Lähmungen, Aphasien, Sensibilitäts- und Sehstörungen. Die Symptome können aber auch relativ diskret sein und sich kaum von denen einer Gehirnerschütterung unterscheiden.
Compressio cerebri: Die Kompression des Gehirns kann durch intrakranielle, sub- oder epidurale Blutungen, durch Impressionsfrakturen oder durch ein Hirnödem

verursacht sein. Die Symptome reichen von partiellen Funktionsausfällen bis hin zum Hirntod!

4.7.27 ☞ **4.7.22** **B ist richtig**

4.7.28 **D ist richtig**

Operativ werden Impressionsfrakturen des Schädels und größere epidurale oder subdurale Hämatome mit starken Hirndruckzeichen therapiert. Die Schädelbasisfraktur und die Commotio cerebri (Gehirnerschütterung) sowie die Contusio cerebri (Gehirnprellung) werden konservativ behandelt.

Zur Erinnerung:

Eine Commotio cerebri (Gehirnerschütterung) ist ein Schädelhirntrauma ersten Grades, das mit einer kurzdauernden Bewußtseinsstörung einhergeht; im CCT sind keine morphologischen Veränderungen nachweisbar.

4.7.29

Die Meningitis ist eine Entzündung der Hirnhäute. Die Ursache ist in der Regel eine bakterielle oder virale Infektion. Greift die Infektion auf die Hirnsubstanz über, spricht man von Meningoenzephalitis. Symptome können sein: Fieber, Nackensteifigkeit, Lichtscheu, Übelkeit und Erbrechen, Bewußtseinsstörung von Apathie bis Bewußtlosigkeit, Kopfschmerzen, Tachykardie, zerebrale Krampfanfälle und Hirnnervenlähmungen. Beim Säugling können diese Symptome fehlen; wichtigstes klinisches Zeichen ist neben Fieber und Apathie die gespannte, vorgewölbte Fontanelle.

4.7.30 **D ist richtig**

Lerntext Subarachnoidalblutung

Die Subarachnoidalblutung ist eine Blutung in den Subarachnoidalraum. Ursache hierfür ist meistens die Ruptur eines Aneurysmas an den basalen Hirngefäßen.

Symptome:
- plötzlich auftretender heftigster Kopfschmerz, oft haubenförmig vom Nacken nach vorn ausstrahlend
- Übelkeit und Erbrechen
- psychomotorische Unruhe
- Somnolenz, später Koma
- Nackensteifigkeit.

Therapie:
- intensivmedizinische Überwachung
- Blutdruckregulierung
- evtl. Kalziumantagonisten zur Prophylaxe von Gefäßspasmen
- Operation des Aneurysmas und Ausschaltung mit einem Gefäßklip
- evtl. Therapie eines sich entwickelnden Hydrozephalus.

Bei den in dieser Frage genannten Symptomen könnte es sich auch um eine foudrouyant verlaufende Encephalitis oder Meningitis handeln. Entscheidend ist aber die Angabe: „ohne Vorboten“.

4.7.31 **B ist richtig**

☞ **4.7.15, 4.7.29 und 4.7.33**

4.7.32 **B ist richtig**

Die Poliomyelitis (Kinderlähmung) ist eine virale Infektionskrankheit des ZNS, bei der v.a. die graue Substanz befallen ist. Der Infektionsweg ist meist oral über den Magen-Darmtrakt, die Inkubationszeit beträgt 3–14 Tage. Nach einem infektiösen präparalytischen Stadium, das etwa eine Woche dauert, kommt es zum Lähmungsstadium. Es ist gekennzeichnet durch schlaffe Paresen und Reflexlosigkeit. Die Sensibilität ist nicht gestört!

4.7.33 **B ist richtig**

Eine Enzephalomalazie oder Hirnerweichung tritt nach einem ischämischen Apoplex auf. Dabei werden die nekrotischen Hirnzellen abgebaut: das Hirn „wird weich“.
Eine Hirnentzündung heißt Enzephalitis. Sie wird z.B. durch Herpesviren hervorgerufen.

4.7.34 **B ist richtig**

Die *Paraplegie* tritt z.B. beim Querschnittssyndrom nach einer Rückenmarksverletzung auf. Eine Halbseitenlähmung ist eine *Hemiplegie*. Eine Lähmung aller vier Extremitäten ist eine *Tetraplegie*.

4.7.35

Man unterscheidet schlaffe und spastische Lähmungen. Die periphere, schlaffe Lähmung tritt bei der Verletzung eines peripheren Nerven auf: z.B. Fallhand bei Radialislähmung. Die zentrale spastische Lähmung tritt z.B. nach einem Apoplex auf. Der Muskeltonus der betroffenen Muskelgruppen ist erhöht.

4.7.36 **B ist richtig**

Merkspruch: Er fiel vom Rad und schwor beim heiligen Median, sich die Ulna zu krallen!

- Fallhand: N. radialis
- Schwurhand: N. medianus
- Krallenhand: N. ulnaris

4.7.37 **C ist richtig**

Der Karpaltunnel befindet sich auf der Innenseite des Handgelenks. Er wird von den Handwurzelknochen und ihren Bändern einerseits und dem Retinaculum flexorum andererseits gebildet. Durch ihn verlaufen die Sehnen der langen Hand- und Fingerbeugemuskeln, Gefäße und der Nervus medianus. Durch chronischen Druck auf den Nerven kann es zur Nervenschädigung kommen. Dies führt dann zu sensiblen Ausfällen und Muskelatrophien im Bereich der kleinen Handmuskulatur. Die Therapie besteht in einer Operation.
Der Nervus ulnaris ist bei Luxationen und Frakturen des Ellenbogengelenks gefährdet, der Nervus radialis bei Oberarmbrüchen.

4.7.38

Lerntext Polyneuropathie

Bei der Polyneuropathie liegt eine Erkrankung bzw. Funktionsstörung mehrerer peripherer Nerven vor. Dies äußert sich zunächst im sensiblen Bereich:

- Mißempfindungen wie Brennen, Schmerzen
- Sensibilitätsstörungen: strumpfförmige Gefühlsausfälle (im Unterschied zur Schädigung einzelner Nerven, wo sich die Ausfälle auf das Versorgungsgebiet des einzelnen Nerven beschränken!), anfangs sind die Tiefensensibilität und das Temperaturempfinden betroffen, später auch die Oberflächensensibilität.

Bei schwerem Verlauf kommt es dann zu vegetativen Zeichen durch die Fehlfunktion der Gefäßsteuerung: u.a. Hautdurchblutungsstörungen; Pulse sind weiterhin tastbar, weil v.a. die kleineren Gefäße betroffen sind. Zuletzt ist die motorische Funktion der Nerven betroffen. Die Ursachen der Polyneuropathie sind entweder

- toxischer Art, z.B. Alkohol, Medikamente, Blei-und Thalliumvergiftungen
- stoffwechselbedingt, z.B. Diabetes mellitus, Urämie, Porphyrie
- infektionsbedingt, z.B. Diphterie
- karzinombedingt, z.B. paraneoplastische Syndrome
- idiopathisch, hier ist die Ursache unklar.

4.7.39

Bei verschiedenen Erkrankungen des ZNS und der Hirnhäute wird zur Diagnose eine Liquorentnahme durchgeführt. Das günstigste Verfahren ist die Lumbalpunktion zwischen dem 3. und 4. oder 4. und 5. Lendenwirbel. Die Komplikationsrate ist bei streng sterilem Arbeiten gering. Eine alternative Punktionsstelle liegt unmittelbar subokzipital. Da hier das Rückenmark seinen Kanal jedoch noch weitgehend ausfüllt, kann es hierbei leichter verletzt werden.

4.7.40

Das PsychKG (Psychiatrisches Krankengesetz) regelt unter anderem die Voraussetzungen für eine Zwangsunterbringung von psychisch kranken Menschen. Voraussetzung für eine Zwangsunterbringung gegen den Willen des Betroffenen ist, daß eine *akute* Eigen- oder Fremdgefährdung durch den Kranken vorliegt, z.B. Suizidalität oder tätliche Angriffe auf Angehörige im Zustand einer psychotisch bedingten Unzurechnungsgfähigkeit.

4.7.41 **D ist richtig**

Bei frischem, schweren SHT gilt es, daß Ausmaß der Verletzungen an ZNS und Gefäßen abzuschätzen, um so den weiteren Behandlungsplan (konservativ oder operativ) aufstellen zu können. Hierzu eignen sich CCT und zerebrale Angiographie als Untersuchungsmethoden, die Aussagen über die Morphologie zulassen.

4.7.42 **D ist richtig**

Die *Myelographie* ist ein altes Verfahren zur röntgenologischen Darstellung des Liquorraumes im Röntgenbild. Dazu wurde röntgendichtes Kontrastmittel in den Spinalkanal gespritzt. Diese Untersuchung wird seit der Erfindung der Computertomographie und der Kernspintomographie praktisch nicht mehr durchgeführt.
Das *EMG* (Elektromyogramm) dient der Untersuchung peripherer Nerven. Es wird die Latenzzeit, die nötige Reizstärke und das Ausmaß der Muskelantwort gemessen, die nach einem definierten elektrischen Reiz am peripheren Nerven auftritt.
Beim *Queckenstedt-Versuch* wird der Liquordruck im Spinalkanal gemessen. Bei einer freien Liquorpassage steigt der Druck an, wenn der Patient die Bauchpresse einsetzt. Ist die Liquorpassage gestört, bleibt ein Druckanstieg aus.

4.8 Psychiatrie

4.8.1

Psychosomatische Erkrankungen sind körperliche Erkrankungen, bei deren Entstehung und Chronifizierung psychische Faktoren eine wesentliche Rolle spielen, z.B.

- Colitis ulcerosa, M. Crohn
- Asthma bronchiale
- manche Hauterkrankungen wie Neurodermitis
- Ulcus ventriculi und duodeni
- Anorexia nervosa und Bulimie
- Hypertonie.

4.8.2 **C ist richtig**

4.8.3 **B ist richtig**

Projektion ist ein Abwehrmechanismus, der bei der Entstehung von Neurosen eine Rolle spielt. Hierbei werden eigene Konflikte, Wünsche oder Triebe auf andere Menschen „verschoben". Diese als negativ empfundenen Triebe werden bei anderen Menschen dann vermeintlich vermehrt wahrgenommen und meist kritisiert oder sogar bekämpft, weil sie im eigenen Erleben nicht ertragen werden. Andere Abwehrmechanismen sind: Verleugnung, Verdrängung, Reaktionsbildung (Verkehren ins Gegenteil), Regression (Rückzug in frühere Entwicklungsstufen), Verschiebung etc.

4.8.4 **B ist richtig**

Halluzinationen sind Wahrnehmungsstörungen, bei denen ohne objektiven Sinnesreiz Dinge wahrgenommen werden, deren Realität für den Betroffenen nicht in Frage steht. Halluzinationen können optischer (weiße Mäuse), akustischer (Stimmen hören) oder olfaktorischer (seltsame Gerüche) Art sein.
Hiervon sind Illusionen zu unterscheiden, die ebenfalls eine Störung der Wahrnehmung sind. Hierbei wird einer tatsächlichen Wahrnehmung eine besondere Bedeutung zugemessen (illusionäre Verkennung).
Inhaltliche Denkstörungen sind z.B. Wahn, Zwang, Phobien.
Störungen des Affekts sind z.B. Manie, Depression, Angst oder Affektinkontinenz.

4.8.5

- Optische Halluzinationen, z.B. weiße Mäuse sehen
- Akustische Halluzinationen, z.B. Stimmen hören
- Haptische (taktile) Halluzinationen, z.B. sich bestrahlt fühlen
- Geschmackliche Halluzinationen, z.B. ständig Gifte schmecken
- Olfaktorische (geruchliche) Halluzinationen, z.B. giftige Gase riechen

4.8.6 **D ist richtig**

Amnesie kann das Kurzzeit- oder das Langzeitgedächtnis betreffen und kommt bei allen körperlich begründbaren psychischen Störungen vor, z.B. TIA, Commotio, M. Alzheimer.

4.8.7 **C ist richtig**

Bei der Illusion oder illusionären Verkennung wird ein Gegenstand o.ä. wahrgenommen, es wird ihm aber eine völlig andere Bedeutung beigemessen. Beispiel: Ich sehe einen Bademantel am Haken hängen und halte ihn für den Geist meines verstorbenen Onkels.

4.8.8 **C ist richtig**

Ein Durchgangssyndrom ist eine reversible psychische Funktionsstörung, die *ohne* Bewußtseinsverlust einhergeht. In der Regel tritt das Durchgangssyndrom in der Rückbildungsphase von körperlichen Störungen wie SHT oder Intoxikationen auf und dauert wenige Stunden bis einige Tage.

4.8.9

Man unterscheidet formale und inhaltliche Denkstörungen. Bei den formalen Denkstörungen ist der normale Denkvorgang abgewandelt und verändert in Form von:

- Denkhemmung
- Perseveration („Gedankenkleben")
- Denksperre
- Ideenflucht
- Zerfahrenheit.

Bei inhaltlichen Denkstörungen sind die Inhalte des Denkens und die Beurteilung der Realität gestört:

- Zwangsideen, Zwangsgedanken
- Wahnideen
- überwertige Ideen.

4.8.10 **B ist richtig**

Autismus ist eine schwere Störung der Kontaktfähigkeit und evtl. zusätzlich der Wahrnehmung. Beim frühkindlichen Autismus wird durch die Abkapselung in eine eigene Erlebnis- und Gedankenwelt die emotionale, sprachliche und motorische Entwicklung empfindlich gestört. Inhaltliche Wahrnehmungsstörungen (Halluzinationen), Zwangshandlungen und Euphorie gehören nicht zur Symptomatik des Autismus.

4.8.11 **A ist richtig**

Der Intelligenzquotient ist ein Maß für das intellektuelle Leistungsvermögen, daß in einem Intelligenztest gemessen wird. Der Durchschnittswert der Bevölkerung wird als IQ von 100 festgesetzt.

4.8.12 **B ist richtig**

Die Ursachen einer Intelligenzminderung können vielfältig sein: pränatale Entwicklungsschäden (z.B. Alkoholmißbrauch der Mutter in der Schwangerschaft, Rötelninfektion u.a.) und frühkindliche Hirnschäden (Enzephalitis, Trauma etc.).

4.8.13 **A ist richtig**

Endogene Psychosen sind:

- Zyclothymien (affektive Psychosen) = manisch-depressive Psychosen
- Psychosen des schizophrenen Formenkreises.

Bei den endogenen Psychosen sind im Rahmen körperlicher und apparativer Untersuchungen einschließlich der postmortalen Sektion keine pathologischen Befunde am ZNS zu erheben!
Das Delirium tremens gehört zu den exogenen Psychosen. Es tritt akut auf, ist reversibel und geht mit einer Bewußtseinstrübung sowie Sinnestäuschungen (meist optische Halluzinationen) einher. Außerdem kann es zu Verwirrtheit, Desorientierung und einer sympathikotonen Überregulation (Schwitzen, Tachykardie, Tremor, Unruhe) kommen. Es tritt meist bei plötzlichem Alkoholentzug, aber auch bei Intoxikationen oder bei Urämie auf.

4.8.14

Affektive Psychose ist ein Oberbegriff für depressive und manische Zustandsbilder. Die affektiven Psychosen verlaufen meistens in Phasen: entweder kommt es nur zu depressiven, nur zu manischen (sehr selten!) oder zu beiden Phasen im Wechsel.

Schizophrene Psychosen können akut oder schleichend beginnen und dann einen chronisch progredienten oder schubweisen Verlauf nehmen. In einem Drittel der Fälle heilt die Schizophrenie folgenlos aus.

4.8.15 **A ist richtig**

Die körperlich begründbaren Psychosen können nach Verlaufsform eingeteilt werden:
a) exogene Psychosen mit mehr akutem Beginn, z.B. Delir oder
b) hirnorganische Psychosyndrome mit mehr chronisch progredientem Verlauf, z.B. beim M. Alzheimer, Arteriosklerose.

Eine gewisse erbliche Disposition ist für einige psychische Erkrankungen nachgewiesen worden, z.B. für Schizophrenien. Von erblichen Ursachen kann man aber nicht sprechen.

4.8.16 **C ist richtig**

Mit der Bezeichnung hirnorganisches Psychosyndrom (HOPS) wird eine Gruppe von psychischen Erkrankungen zusammengefaßt, deren Ursache in einer lokalen oder diffusen Schädigung des Gehirns zu sehen ist. Der Krankheitsverlauf kann akut oder chronisch, reversibel oder irreversibel sein. Die Symptomatik kann von Halluzinationen, Wahn, Unruhe, Desorientierung, Merkschwäche, Affektstörungen oder Denkstörungen geprägt sein.
Durch Ermahnungen und Schimpfen sind HOPS genauso wenig wie irgendeine andere psychische Erkrankung zu bessern!

4.8.17

Der katatone Stupor ist eine Erscheinungsform schizophrener Psychosen ohne Bewußtseinsverlust. Er tritt meist im jüngeren Erwachsenenalter auf mit folgenden Symptomen:

- der Kranke reagiert nicht auf äußere Reize
- der Kranke liegt unbeweglich im Bett
- der Kranke erstarrt in einmal eingenommenen Haltungen
- der Antrieb ist auf ein Minimum reduziert, Nahrung wird verweigert
- der Patient versteht zwar, was ihm gesagt wird, er hat auch keine Amnesie, er nimmt jedoch keinerlei Kontakt zur „Außenwelt" auf.

Die Dauer dieses Zustandes kann Stunden bis Tage, unbehandelt sogar Monate bis Jahre betragen!

4.8.18

Mögliche Symptome einer Schizophrenie sind:

- formale und inhaltliche Denkstörungen (Gedankenjagen, Gedankenabriß, Zerfahrenheit; verschiedene Wahnvorstellungen)
- Sinnestäuschungen, z.B. Halluzinationen
- Störungen des Affektes, z.B. Verstimmungen, Gefühlsverödung und -leere
- Störungen des Antriebs, z.B. Autismus, Antriebslosigkeit, Erregungszustände, Stereotypien
- Persönlichkeitsstörungen, z.B. Depersonalisation, Ich-Störungen, Wesensveränderung.

☑ *Anmerkung:* Bei der Beantwortung dieser Frage sind lediglich drei Symptome aus möglichst drei Oberbereichen gefordert, z.B. Wahnvorstellungen, Halluzinationen, Erregungszustände.

4.8.19 **B ist richtig**

Formale Denkstörungen sind z.B. Zerfall der Denkzusammenhänge (Zerfahrenheit), sich überstürzende Gedanken (Gedankenjagen), plötzliche Blockierung des Gedankenablaufes (Gedankenabriß).

Nach jahrelanger (unbehandelter) Schizophrenie kommt es auch zu Intelligenzstörungen; man nennt dies einen Residualzustand. Es überwiegen sog. Minussymptome; die Psychose ist nicht mehr produktiv.

4.8.20 **B ist richtig**

Die schizophrenen Psychosen sind endogene Psychosen: Sie werden weder durch körperliche Störungen (schweres SHT) ausgelöst, noch können im CT pathologische Befunde erhoben werden! Ein seelisches Kindheitstrauma kann bei Fehlverarbeitungen später evtl. zu einer Neurose führen, nicht aber zu einer Psychose.

4.8.21 **B ist richtig**

Die paranoid-halluzinatorische Form ist die häufigste Form der Schizophrenie. Sie beginnt meist in etwas späterem Lebensalter als die hebephrene oder katatone Form. Bei der Schizophrenia simplex stehen nicht die produktiven Plussymptome im Vordergrund; vielmehr ist diese Form durch ein Antriebsdefizit, Mangel an Vitalität und Initiative geprägt. Die Prognose ist schlechter als bei den anderen Schizophrenien.

4.8.22 **B ist richtig**

Augenmuskellähmungen kommen u.a. bei der Wernicke-Enzephalopathie im Rahmen eines chronischen Alkoholmißbrauchs vor.

4.8.23

Die häufigsten Formen der Schizophrenie sind (in dieser Reihenfolge):

- paranoid-halluzinatorische Form
- Hebephrenie
- Katatonie
- Schizophrenia simplex.

Behandlungsmethoden sind:
- Psychopharmaka, meist hochpotente Neuroleptika
- Gesprächstherapie zur Persönlichkeitsstützung
- Beschäftigungs-, Arbeits- und Musiktherapie
- Rehabilitationsmaßnahmen zur (Wieder-) Eingliederung in das Alltagsleben, z.B. Tageskliniken, therapeutische Wohngemeinschaften
- Elektrokrampftherapie bei Versagen sämtlicher übriger Maßnahmen, v.a. bei katatonen Formen.

4.8.24 **C ist richtig**

Eine Neurose beruht auf einer krankhaften Störung der Erlebnisverarbeitung. Die Symptomatik kann oft aus psychoanalytischer Sicht oder aus lerntheoretischer Sicht erklärt werden.

4.8.25 **B ist richtig**

Aus psychoanalytischer Sicht ist die Neurose wie folgt definiert: Die Neurose ist ein Fehlverhalten durch Reaktivierung eines in der Kindheitsentwicklung ungelösten, unbewußten Konfliktes. Je nach vorherrschenden Symptomen werden Angst- und Zwangsneurose, neurotische Depression und Konversionsneurose unterschieden. In Aussage A ist die Neurosenentstehung aus lerntheoretischer Sicht beschrieben. Ein unbewußter Rückzug auf frühkindliche Verhaltensmuster wird Regression genannt.

4.8.26

Bei der Zwangsneurose leidet der Patient unter verschiedenen Zwangsimpulsen, gegen die er sich kaum - oder nur mit größten Anstrengungen - wehren kann:
z.B. Waschzwang, Zwangsgedanken. Er strebt nach Perfektionismus, nach Ordnung, hat die Neigung, alles kontrollieren zu müssen, und Angst vor Wandlungen aller Art. Therapieansätze liegen in der Verhaltenstherapie oder der Psychoanalyse.

4.8.27

Phobien sind auf bestimmte Objekte ausgerichtete Angstzustände sehr starker Ausprägung. Die Angst kann dabei situations- oder objektgebunden sein: Höhenangst, Agoraphobie (Angst vor weiten Plätzen), Klaustrophobie (Angst vor geschlossenen Räumen), Spinnenphobie etc. Die Phobie führt zu einem Vermeidungsverhalten, das die Lebensqualität stark einschränken kann. Die besten Erfolge werden mit verhaltenstherapeutischen Maßnahmen erzielt.

4.8.28

Sucht ist ein übermäßiges Verlangen nach fortgesetztem Gebrauch von natürlichen oder synthetischen Substanzen, die zu einer körperlichen und/oder seelischen Abhängigkeit führen. Wird das Suchtmittel abgesetzt, so treten Entzugserscheinungen auf. Es besteht:
- Kontrollverlust des Süchtigen
- Tendenz zur Dosissteigerung aufgrund von Gewöhnung
- körperliche und/oder seelische Schäden.

Klassische Suchtmittel sind: Alkohol, Opiate (z.B. Heroin), Cannabinoide (Hasch, Marihuana), Sedativa, Hypnotika (Barbiturate, Benzodiazepine), Kokain, Halluzinogene, Tabak, Lösungsmittel.

4.8.29

An der Entstehung einer Suchtkrankheit sind beteiligt:
1.) die Persönlichkeitsstruktur: z.B. Neugier, Labilität, niedrige Frustrationstoleranz, psychische oder physische Probleme
2.) die Umwelt: z.B. Gelegenheit, Gruppenzwang, Nachahmung, gesellschaftliche „Zwänge“
3.) die Interaktion mit der Droge: leichte Verfügbarkeit, Wirkungsprofil, z.B. Erlebnissteigerung, Entspannung.

4.8.30 ☞ 2.8.31

4.8.31

Lerntext Delirium tremens

Das Delirium tremens tritt einige Tage nach einem akuten Alkoholentzug auf und dauert etwa 3–20 Tage. Unbehandelt kommt es oft zum tödlichen Verlauf. Im Prodromalstadium überwiegt ein vegetatives Entzugssyndrom mit Tachykardie, Schwitzen und Tremor. Zudem treten Angst, Unruhe, Schlafstörungen und Reizbarkeit auf. Im Vollbild findet man:

- zeitliche und örtliche Desorientiertheit
- Bewußtseinseintrübung (Somnolenz), aber ohne Bewußtseinsverlust
- motorische Unruhe (Nesteln)
- Halluzinationen, meist optischer Art: weiße Mäuse, gelegentlich Wahnideen
- gesteigerte Suggestibilität, z.B. liest der Kranke Texte von einem unbeschriebenen Blatt
- körperliche Symptome wie im Prodromalstadium.

4.8.32 **B ist richtig**

4.8.33 **B ist richtig**

Das KORSAKOW-Syndrom wird zu den exogenen Psychosen gezählt. Meist geht dem Korsakow-Syndrom eine mehrjährige Alkoholabhängigkeit voraus. Neben dem Alkohol spielt ein Vitamin-B_1-Mangel bei der Entstehung eine wesentliche Rolle. Es zeigt eine typische Symptomentrias:

- Merkfähigkeitsstörungen (amnestisches Syndrom)
- Desorientierung
- Konfabulationen (zufällige Einfälle, die als Pseudoerinnerungen in die Gedächtnislücken eingebaut werden).

4.8.34 **A ist richtig**

Demenz ist eine erworbene Minderfunktion geistiger Fähigkeiten.

4.8.35

Zur Behandlung einer Depression werden meist tri- oder tetrazyklische Antidepressiva eingesetzt. Diese Medikamente wirken sowohl antriebssteigernd als auch stimmungsaufhellend. Die antriebssteigernde Wirkkomponente geht dabei der stimmungsaufhellen den Komponente zeitlich voraus. Deshalb ist bei Beginn einer antidepressiven Behandlung die Suizidgefahr am größten. Bei schweren Depressionen sollte ein medikamentöser Therapiebeginn aus diesem Grund nur unter stationären Bedingungen erfolgen!

4.8.36 **B ist richtig**

Der erweiterte Suizid ist ein sog. „Mitnahmeselbstmord", bei dem unmittelbar vor der Selbsttötung nahe Angehörige von der betreffenden Person umgebracht wurden. Der erweiterte Suizid ist im Gegensatz zum einfachen Suizid gesetzlich verboten. Überlebt der Täter also den Selbstmordversuch, wird ein Gerichtsverfahren eingeleitet.

4.8.37

„Risikofaktoren" für einen Suizid sind:

- psychische Krankheiten wie endogene Depression, Schizophrenie
- Neurosen mit depressiven Verstimmungen
- Alkoholmißbrauch
- höheres Lebensalter
- männliches Geschlecht.

Suizid*versuche* werden dagegen häufiger bei weiblichen Patienten, im jüngeren Erwachsenenalter sowie in psychischen Konfliktsituationen beobachtet.

4.8.38 **A ist richtig**

V.a. Suizidversuche, die oft einen „Hilfeschrei" oder den Wunsch nach einer „Verschnaufpause" in unlösbar erscheinenden Konfliktsituationen repräsentieren, werden vorher nahen Angehörigen oder Freunden gegenüber angekündigt. Dies muß immer ernst genommen werden. Psychische Krankheiten gehören mit zu den häufigsten Suizidursachen!

4.8.39 ☞ 4.8.40

4.8.40

Lerntext Endogene Depression

Die endogene Depression wird zu den affektiven Psychosen gezählt. Im Vordergrund stehen also die

Störungen des *Affekts:*

- Gefühl der Gefühllosigkeit, schlimmer als Traurigkeit
- Morgentief der Stimmungen
- Verzweiflung, Schuldgefühle
- mangelndes Selbstwertgefühl mit Suizidgefahr.

Störungen des *Antriebs:*
- Antriebshemmung, Aktivitäts- und Initiativeverlust
- selten Antriebssteigerung (agitierte Depression)

Störungen des *Vegetativums*, Vitalstörungen:
- Durchschlafstörungen
- Appetitverlust
- Obstipation
- Verlust von Libido und Potenz

Außerdem treten *Denkstörungen* auf:
- formale Denkstörungen: Denkhemmung und Denkverlangsamung
- inhaltliche Denkstörungen: Verarmungs-, Versündigungs-, Schuldwahn; hypochondrischer Wahn.

4.8.41 ☞ **4.8.40** **C ist richtig**

Leibliche Mißempfindungen gehören zu den vegetativen Störungen und sind kein obligates Symptom! Manische Patienten fühlen sich aber beispielsweise immer „prima". Bei psychosomatischen Erkrankungen und Neurosen können ebenfalls leibliche Mißempfindungen auftreten.

4.8.42 **B ist richtig**

Involution heißt „Rückbildung". Die Involutionsdepression tritt erstmals zwischen dem 45. und 65. Lebensjahr auf. Auslöser sind meistens psychische oder körperliche Probleme, die mit dem Altern zusammenhängen. Damit zählt die Involutionsdepression zu den exogenen Depressionen.

4.8.43 ☞ **4.8.44** **C ist richtig**

4.8.44

Lerntext Manie

Die Manie ist eine Form der affektiven Psychosen. Meistens tritt sie als manische Phase in den sog. bipolaren Zyklothymien im Wechsel mit depressiven Phasen auf: manisch-depressive Psychosen.
Die *Affektivität* ist durch eine euphorisch gehobene Stimmung gekennzeichnet; man findet außerdem Selbstüberschätzung und Distanzlosigkeit.
Der *Antrieb* ist gesteigert: Rede- und Tatendrang, starke psychomotorische Antriebssteigerung.
Vitalsymptome sind Schlafstörungen, gesteigerte Libido und Potenz.
Das *Denken* ist formal gestört: Gedankenjagen, Ideenflucht. Es treten auch inhaltliche Denkstörungen auf, z.B. Größenwahn.
Durch die Betriebsamkeit, Reizbarkeit und die sexuelle Hyperaktivität entstehen erhebliche soziale Schwierigkeiten. Die Patienten neigen auch zu existenzgefährdenden finanziellen oder geschäftlichen Aktionen, die nicht selten zum wirtschaftlichen Ruin führen.

4.8.45 **A ist richtig**

4.8.46 **B ist richtig**

Schizophrene Psychosen können, müssen aber nicht, in Phasen verlaufen. Bei den affektiven Psychosen (zu denen auch die endogene Depression gehört) können monophasische (einmalige depressive oder manische Phase) und polyphasische (mehrere Phasen mit freien, symptomarmen Intervallen) unterschieden werden. Die Phasen können monopolar (nur manisch oder nur depressiv) oder bipolar (mal depressiv, mal manisch) sein.

4.8.47 ☞ vorhergehende Kommentare!

4.8.48 **B ist richtig**

Schlafentzug kann die Depressionssymptomatik günstig beeinflussen und bei einer vorbestehenden Krampfneigung epileptische Anfälle auslösen. Depressive Menschen können nicht schlafen (Durchschlafstörungen), obwohl sie wollen. Patienten in einer manischen Phase haben ein vermindertes Schlafbedürfnis: Sie wollen oder brauchen nicht zu schlafen. Angstzustände und aggressives Verhalten würde durch Schlafentzug eher ungünstig beeinflußt.
Andere Auslöser von Krampfanfällen bei Menschen mit einer erhöhten Krampfneigung sind Alkohol und Alkoholentzug, bestimmte Medikamente (z.B. Neuroleptika), Lichtblitze (z.B. Fernsehen, Fahrt durch eine Allee bei tiefstehender Sonne, Diskothek).

4.8.49

- Alkoholentzugsdelir
- Erregungszustände (Raptus)
- körperliche Starre, z.B. katatoner Stupor
- Katalepsie, insbesondere die perniziöse febrile Katalepsie
- Anorexia nervosa
- Suizidgefährdung bei zahlreichen psych. Krankheiten
- malignes Neuroleptikasyndrom (Nebenwirkung von Medikamenten)

4.8.50 **E ist richtig**

Die Adoleszentenkrise (Krise des Heranwachsens) ist durch eine als quälend empfundene Suche nach der eigenen persönlichen Identität gekennzeichnet. Diese Schwierigkeiten werden durch äußere Einflüsse (z.B. Schulversagen, Partnerkonflikte und Berufsfindungsprobleme) noch zugespitzt.

4.8.51 **C ist richtig**

SIGMUND FREUD (1856–1936) war Begründer der Psychoanalyse und hat ein bis heute gültiges Entstehungsmodell der Neurosen geliefert.
ALBRECHT ADLER (1870–1937) war Schüler Freuds und begründete nach seiner Abkehr von den Lehren Freuds die sog. „Individualpsychologie“. In der Individualpsychologie wird der Haupttrieb des menschlichen Handelns nicht wie bei Freud im Sexualtrieb, sondern im Macht- und Geltungstrieb gesehen.
EMIL VON BEHRING (1854–1917) war Mikrobiologe. Er stellte als erster ein Serum gegen die Diphterie und den Tetanus her, nachdem er die Fähigkeit des Organismus zur Antikörperbildung entdeckt hatte.
FERDINAND SAUERBRUCH (1875–1951) erfand die Operation am offenen Thorax in einer Unterdruckkammer sowie neuartige Hand- und Unterarmprothesen.
RUDOLF VIRCHOW (1821–1902) ist Begründer der Zellularpathologie.

4.8.52 **C ist richtig**

Eine Therapie soll selten dem „Zeitvertreib“ dienen. Daß sie es gelegentlich tut, ist ein relativ angenehmer Nebeneffekt. Eine Demenz als Spät- oder Residualstadium einer Schizophrenie (Name der Schizophrenie war: Dementia präcox = vorzeitige Demenz) kann durch die Beschäftigungs- und Arbeitstherapie vielleicht verzögert, nicht aber verhindert werden.

4.8.53

Die Auswahl der richtigen Therapieform richtet sich nach Krankheitsbild und Ziel der Behandlung.

- Arbeitstherapie
- Beschäftigungstherapie
- Reittherapie
- Mal- und Musiktherapie
- Soziotherapie
- Gesprächstherapie
- Verhaltenstherapie

4.8.54

Frühdyskinesien sind typische Nebenwirkungen, die bei einer Behandlung mit (höherpotenten) Neuroleptika auftreten können. Es handelt sich um extra-pyramidal-motorische Symptome vom hyperkinetisch - dystonen Typ:

- Zungenschlundkrämpfe
- Augenmuskelkrämpfe
- Trismus oder Opisthotonus
- Torsionskrämpfe, z.B. Torticollis (Schiefhals)
- Sprechstörungen.

Frühdyskinesien können schon nach einmaliger Medikamentengabe auftreten und sind für die Patienten, die dies bei vollem Bewußtsein erleben, extrem quälend.

4.8.55 **B ist richtig**

4.8.56 **D ist richtig**

4.9 Haut- und Geschlechtskrankheiten

4.9.1
Erreger des Erysipels sind hämolysierende Streptokokken der Gruppe A (nur selten B- oder C-Streptokokken). Die Erreger gelangen durch kleine Bagatellverletzungen oder chronisch infizierte alte Wunden (Ulcus cruris, Nabelwunde) in den Organismus. Die Inkubationszeit beträgt 1–3 Tage. Im Gegensatz zur Phlegmone handelt es sich beim Erysipel um eine *nichteitrige* Infektion der Lymphbahnen der Haut. Der Entzündungsbezirk ist flammend rot bis livide verfärbt, leicht erhaben und scharf begrenzt. Man findet ein Ödem und eine glänzende Oberfläche. Der Patient hat starke Schmerzen, hohes Fieber, oft Schüttelfrost, fühlt sich subjektive stark krank mit Übelkeit und Kopfschmerzen.

4.9.2 ☞ **4.2.10.17** **C ist richtig**
Lerntext Entzündungen
zu B) Eine Candidainfektion der Mundschleimhaut wird Soor genannt.

4.9.3 ☞ **4.2.10.8.**

4.9.4
Das *Basaliom* ist ein von den Basalzellen ausgehender maligner Hauttumor. Es wächst lokal infiltrierend und destruierend, setzt jedoch fast nie Metastasen. Das *maligne Melanom* kann dagegen schon im frühen Stadium hämatogene Metastasen setzen. Mitunter werden zuerst die Metastasen klinisch auffällig, und das Melanom später bei der Primärtumorsuche entdeckt! Kennzeichen eines malignes Melanoms:
- schwarzbraune, rauhe Oberfläche
- unregelmäßig begrenzt
- gelegentlich kontaktblutend
- manchmal erweiterte Hautgefäße in der Umgebung.

4.9.5 ☞ **4.9.6**

4.9.6 **C ist richtig**

Lerntext Psoriasis

Die Psoriasis ist eine der häufigsten Hautkrankheiten Europas. Es kommt vorwiegend an den Streckseiten der Extremitäten (Ellenbogen und Kniebereich) sowie am Kopf zu scharf begrenzten, unterschiedlich großen, leicht erhabenen Hautrötungen. Diese weisen eine feine, silberweiße Schuppung auf. Extradermale Manifestationen kommen an den Nägeln vor, ca. 5 % der betroffenen Patienten leiden außerdem an Gelenkbeschwerden. Die Hautherde können (müssen aber nicht!) jucken. Bei der Entstehung spielen genetische Faktoren eine Rolle, als unmittelbare Auslöser für einen Schub gelten psychischer und körperlicher Streß.

4.9.7 **B ist richtig**
Ein Hautemphysem entsteht, wenn Luft aus der Lunge durch Verletzungen der Pleura visceralis und parietalis in die Subkutis gelangt. Dies kann bei einer Rippenfraktur mit Verletzung beider Pleurablätter der Fall sein. Eine geplatzte Emphysemblase bei Lungenemphysem führt zunächst zum Pneumothorax: Hier findet sich Luft *zwischen* beiden Pleurablättern.

4.9.8 **B ist richtig**
Eine Unterfunktion der Nebennierenrinde wird als Morbus Addison bezeichnet. Die stärkere Pigmentierung der Haut beruht auf einer reaktiv gesteigerten MSH (Melanozyten-stimulierendes-Hormon) -Produktion. Eine Hepatitis jedweder Genese führt zum Ikterus durch einen Anstieg des Bilirubins. Bei Lungen- und Herzerkrankungen kommt es zu peripheren oder zentralen Zyanosen. Ursache ist eine primär verminderte Sauerstoffsättigung bei Lungenkrankheiten oder eine vermehrte Sauerstoffausschöpfung in der Peripherie bei vermindertem Herzzeitvolumen (bei Herzerkrankungen).

4.9.9 **E ist richtig**

Lerntext Syphilis

Die Syphilis (Lues) ist eine stadienhaft verlaufende Geschlechtskrankheit mit gesetzlicher Meldepflicht!
Übertragungsweg: Geschlechtsverkehr, Eintrittspforte sind kleinste Hautverletzungen:
Stadium I: Nach einer Inkubationszeit von ca. 3 Wo. entsteht ein markstückgroßes, hartes, schmerzloses Primärulkus (sog. harter Schanker) mit Ödem und Befall regionaler Lymphknoten.
Stadium II: Dauer ca. 2 Jahre. Hautausschläge, generalisierte Lymphknotenschwellung, Alopezie, breitbasig aufsitzende Kondylome, evtl. subfebrile Temperaturen, Meningoenzephalitis.
Stadium III: Nach einer Latenz von ca. 10–20 Jahren tritt die Neurosyphilis auf: Tabes dorsalis mit Schmerzkrisen, später Gefühllosigkeit; progressive Paralyse (Muskellähmungen, reflektorische Pupillenstarre, Demens); Mesaortitis luica (Aortenaneurysma); Gummen an Knochen und Haut.
Therapie: Penicillin i.v.

4.10 HNO

4.10.1

In der Nasenschleimhaut verlaufen zahlreiche Gefäße, als Netz oder Locus Kieselbachii bezeichnet. Mögliche Ursachen des Nasenblutens sind:

- Verletzung durch Trauma (Unfall, Schlag, Nasenbohren)
- Gefäßanomalie der Nasenschleimhaut
- chronischer Schnupfen (Rhinitis sicca)
- Blutgerinnungsstörungen
- hypertensive Krise
- Tumoren (gutartige wie bösartige).

4.10.2

Nasenpolypen bestehen aus ödematös aufgequollener Nasenschleimhaut. Sie treten besonders bei chronischen Reizzuständen auf und sind am häufigsten an der inneren Nasenhinterwand, mittleren Nasenmuschel und am Siebbein lokalisiert.

4.10.3

Eine akute Otitis media kann „per continuitatem" als aufsteigende Infektion über die Tuba Eustachii, z.B. bei Schnupfen entstehen. Auch eine hämatogene Streuung bei Bakteriämien ist möglich. Symptome sind: starke Ohrenschmerzen, Fieber, Schwerhörigkeit (akut), Rötung und Vorwölbung des Trommelfells durch Mittelohrerguß.
Therapie: abschwellende Nasentropfen zum Offenhalten der Tuba Eustachii, Antibiotika, evtl. Ohrentropfen mit einem Lokalanästhetikum zur Schmerzbehandlung, bei starker Vorwölbung des Trommelfells und Gefahr der Perforation evtl. Parazentese.

4.10.4 — A ist richtig

A) Die Otitis media ist eine Entzündung des Mittelohres, also des Bereiches, in dem sich auch die Gehörknöchelchen befinden.
B) Der Morbus Menière ist eine akute Erkrankung des Innenohrs mit den Symptomen Drehschwindel, Tinnitus,Übelkeit und Erbrechen.
C) Cerumen ist „Ohrenschmalz".

4.10.5

Die Parazentese bezeichnet einen kleinen Schnitt ins Trommelfell. In manchen Fällen wird eine kleines Kunststoffröhrchen (Paukenröhrchen) eingelegt, um einen zu schnellen Verschluß des Einschnitts zu verhindern. Bei akuter Otitis media sollen durch die Eiterentleerung Schmerzen gelindert werden. Bei chronischen Mittelohrergüssen soll über das Röhrchen ein ständiger Abfluß der serösen Flüssigkeit ermöglicht werden.

4.10.6 — D ist richtig

zu E) Die Parazentese *befällt* nicht, sondern wird durchgeführt.

4.10.7

Äußere Ursachen einer akuten Hörminderung betreffen den Gehörgang und das Mittelohr: Schmalzpfropf, Fremdkörper, akute Otitis media, Trommelfellperforation. *Innere Ursachen* einer akuten Schwerhörigkeit betreffen das Innenohr: Hörsturz, akute Durchblutungsstörungen des Innenohrs, Knalltrauma.

4.10.8 **D ist richtig**

Die Bogengänge sind der Schnecke, dem inneren Gehörorgan, unmittelbar benachbart. Sie dienen der Orientierung im Raum: Gleichgewichtsorgan.

zu A) Die Wahrnehmung von Geräuschen erfolgt in der Schnecke mit Hilfe des Mittelohrs. Das Mittelohr dient gleichermaßen als Verstärker der Schallwellen.

4.10.9 **D ist richtig**

zu B) Die Koordination von Bewegungsabläufen wird im Kleinhirn vorgenommen.

4.10.10 **C ist richtig**

In der Audiometrie wird das Hörvermögen für verschiedene Tönhöhen (Frequenzbereiche) geprüft.

zu A) Hier ist eine Otoskopie gemeint.

zu B) Retinoskopie ist die Augenhintergrundspiegelung.

4.10.11 **C ist richtig**

Bei der Laryngoskopie wird über eine flexible Fieberglasoptik mit Beleuchtungsquelle oder mit dem Spiegel der Kehlkopf mit seinen Stimmbändern und dem Recessus betrachtet.

4.10.12 **A ist richtig**

4.10.13 **B ist richtig**

zu C) Die akute Sinusitis führt zu Kopfschmerzen. Beim Bücken kommt es zu einer Schmerzverstärkung, weil über den Bluteinstrom der Druck in den Stirn- und Kieferhöhlen zunimmt.

zu D) Die Diphterie ist eine in Westeuropa selten gewordene Infektionskrankheit, die durch das Corynebacterium diphteriae ausgelöst wird. Die Toxine der Bakterien führen zu sog. Pseudomembranen. Das sind gräulich-weißliche Beläge aus Fibrin, Leukozyten und Bakterien, die beim Ablösen von der Rachenhinterwand und den Mandeln zu Blutungen führen. Übertragungsweg: Tröpfcheninfektion; Inkubationszeit: 2–7 Tage; Komplikationen: Erstickungsanfälle durch Schleimhautschwellung der Trachea, Nerven- und Herzschädigung durch Bakterium-Toxin.

4.10.14

Die akute Tonsillitis ist eine Streptokokkeninfektion mit den Symptomen:

- Eiterstippchen auf hochrot geschwollenen Mandeln
- hohes Fieber
- Brennen und Schmerzen im Oropharynx, v.a. beim Schlucken, u. U. mit Ausstrahlung ins Ohr
- erschwerte Mundöffnung
- Lymphknotenschwellung im Halsbereich
- starkes subjektives Krankheitsgefühl.

Bei einer chronischen Tonsillitis ist es durch mehrere akute rezidivierende Tonsillitiden zu narbigen Veränderungen an den Mandeln gekommen. Dadurch verengen sich die Ausführungsgänge der Krypten. Nun können sich Bakterien in der Tiefe vermehren. Diese Bakterienvermehrung führt zu umschriebenen, oft nicht bemerkten Entzündungen, durch die die Abwehrkräfte gemindert werden.

4.10.15

Bei jeder erneuten Angina tonsillaris (Streptokokkeninfekt) kann es zu sekundären Erkrankungen kommen, wie z.B.:

- rheumatisches Fieber
- Nierenerkrankungen (Poststreptokokkenglomerulonephritis)
- Herzerkrankungen (Endokarditis, Myo- und Perikarditis)
- Hauterkrankungen
- Augenerkrankungen.

Aus diesem Grunde wird bei häufig rezidivierenden Mandelentzündungen eine Tonsillektomie empfohlen.

4.10.16 **B ist richtig**

Stimmbandpolypen sind gefäßreiche, polypöse Schwellungen, die chirurgisch entfernt werden müssen, weil sie bluten oder entarten können. *Sängerknötchen* bilden sich bei Überlastung der Stimme. Es sind symmetrische Knötchen, die bei Stimmschonung und logopädischer Therapie wieder verschwinden. Das *Stimmbandödem* ist meist ein allergisches Ödem, das bei zunehmender Schwellung die Atemwege verlegen kann und deshalb medikamentös behandelt wird.

4.10.17

Komplikationen einer Angina tonsillaris sind:
a) lokale Komplikationen wie Atemwegsverlegung durch zu große Mandeln, Abszeßbildung, Sepsis mit Bakterienabsiedelung in anderen Organen, z.B. Endokarditis lenta.
b) Poststreptokokkeninfektkrankheiten wie rheumatisches Fieber (Pankarditis, Corea minor, Gelenkbeschwerden), akute Glomerulonephritis.

4.11 Augenheilkunde

4.11.1 **B ist richtig**

Bei *Kurzsichtigkeit* ist der Augapfel zu lang, so daß das Bild vor der Netzhaut entsteht. Durch eine Zerstreuungslinse kann dieser Umstand ausgeglichen werden. Bei *Weitsichtigkeit* ist der Augapfel *zu kurz:* Das Bild entsteht hinter der Netzhaut. Hier kann eine Sammellinse helfen.
zu C) und D) Dies sind beides völlig unsinnige Antworten.

4.11.2

Ein Hagelkorn (Chalazion) entsteht durch eine chronische Entzündung einer oder mehrerer Meibom-Talgdrüsen mit Sekretstau. Die Therapie besteht in der operativen Ausschälung, ggf. histologischen Untersuchung zum Ausschluß einer bösartigen Erkrankung.

4.11.3

1. Ein Gerstenkorn ist eine Staphylokokkeninfektion der Haarbalgdrüsen oder Meibom-Drüsen und der Moll-Drüsen im Bereich der Augenlider (H. internum und H. externum).
2. Diese Entzündung verläuft akut, eitrig und ist sehr schmerzhaft.

4.11.4 **A ist richtig**

Ein Basaliom ist ein Hauttumor, der von Zellen des Basalzelltyps ausgeht. Dieser Tumor wächst meist langsam, lokal destruierend und setzt keine oder erst sehr spät Metastasen. Typisch ist das kraterförmige Wachstum, gelegentlich (!) sieht man zentrale Blutkrusten, der Tumor ist derb. Aussagen 1, 2, 3 und 6 treffen eher auf ein Melanom zu.

4.11.5

Das Glaukom (grüner Star) ist eine Erkrankung, die zu einem erhöhten Augeninnendruck führt, dies beruht auf einem Mißverhältnis von Produktion und Abfluß des Kammerwassers. Symptome:

- Schmerzen des Auges
- Kopfschmerzen, Übelkeit und Erbrechen
- harter Augapfel
- Sehstörungen bis hin zur Erblindung.

4.11.6

Als Katarakt wird eine Trübung der Augenlinse bezeichnet. Die Therapie besteht in einer operativen Entfernung der Linse.
Das Glaukom (grüner Star), beruht auf einer Augeninnendruckerhöhung. Das chronische Glaukom wird meist konservativ mit Augentropfen behandelt, die die Pupillen verengen. Dadurch wird der Abflußweg des Kammerwassers erweitert, und der Augeninnendruck sinkt auf normale Werte. Eine Operation ist nur selten nötig.

4.11.7

Mögliche Symptome im akuten Glaukomanfall sind:

- hochrotes Auge (venöse Stauung infolge Abklemmung der Winkelvenen)
- geschwollene Lider
- trübe Hornhaut (mangelnde Ernährung durch Druck)
- erweiterte, lichtstarre Pupille
- herabgesetztes Sehvermögen
- lichtscheues Auge
- Tränenfluß
- steinharter Augapfel
- Allgemeinsymptome: Übelkeit, Erbrechen, Kopfschmerzen.

Eine mögliche Folge eines nicht erkannten und nicht ausreichend behandelten akuten Glaukomanfalls ist die Erblindung.

4.11.8 **D ist richtig**

Eine Hornhautverletzung durch Trauma, Fremdkörper oder chemische Substanzen führt zu starken Schmerzen mit Blepharospasmus (Lidkrampf), Lichtscheu und Fremdkörpergefühl. Durch starkes Augentränen versucht der Organismus, den Fremdkörper „abzuwaschen" oder die chemische Substanz zu verdünnen. Gelingt dies nicht, so kann es zur Narbenbildung an der Hornhaut mit Bindegewebseinlagerungen kommen. Dies führt zur Hornhauttrübung mit Sehstörungen bis hin zur Erblindung.

4.12 Anästhesie

4.12.1
Drei Formen von Anästhesieverfahren werden unterschieden:
- Vollnarkose: Intubations- und Maskennarkose
- rückenmarksnahe Narkose: Spinal- und Periduralanästhesie
- periphere Nervenblockade: Plexus-, Leitungsanästhesie und Lokalanästhesie.

4.12.2
Die Einteilung der Narkosetiefen ist eine alte, v.a. auf der Äthermononarkose beruhende Unterteilung. Bei der heute gebräuchlichen, balancierten Anästhesie mit verschiedenen Substanzen sind die Grenzen der Narkosestadien „verwischt".
- Stadium I: Analgesie
- Stadium II: Exzitationsstadium
- Stadium III: Toleranzstadium
- Stadium IV: prämortales Überdosierungsstadium

Beim Aufwachen werden die Narkosestadien in rückwärtsgerichteter Reihenfolge wieder durchlaufen. Im Stadium II setzen Reflexe, Atmung und Muskelbewegungen wieder ein. Der Patient ist hier durch Laryngospasmen und Erbrechen mit Aspiration besonders gefährdet.

4.12.3 **A ist richtig**
- Für größere Baucheingriffe ist eine Vollnarkose mit Muskelrelaxierung notwendig.
- Für periphere Eingriffe, besonders der unteren Extremität sind rückenmarksnahe Verfahren und Leitungsanästhesien geeignet
- Für Probeexzistionen, Abrasiones, Kardioversionen und Fraktur- bzw. Luxationsrepositionen ist eine Kurznarkose (meist mit Maskenbeatmung) am besten geeignet.

4.12.4
Lokalanästhesien sind alle Narkosen, die keine Vollnarkosen sind, also:
- Oberflächenanästhesie
- Infiltrationsanästhesie
- Leitungsanästhesie einzelner Nerven
- Plexusanästhesie von Nervenbündeln
- Periduralanästhesie und Spinalanästhesie.

4.12.5
Für eine periphere Leitungsanästhesie wird das Lokalanästhetikum perkutan in unmittelbarer Nähe des betreffenden Nerven oder Plexus injiziert. Das Lokalanästhetikum unterbricht die Erregungsweiterleitung im Nerven. So können weder Schmerzreize weitergeleitet werden, noch können von betreffenden Nerven versorgte Muskeln bewegt werden.
Beispiele:
- Oberst-Leitungsanästhesie an Fingern oder Zehen, z.B. für Nagelextraktionen
- Zahnheilkunde: Blockade von Ästen des N. Trigeminus, z.B. für Zahnextraktionen
- Plexusanästhesie, z.B. für Operationen an Hand und Arm.

4.12.6
Bei den rückenmarksnahen Narkoseverfahren wird das Lokalanästhetikum in den Periduralraum oder in den Subarachnoidalraum injiziert. Dadurch wird die Nervenleitung an den Spinalwurzeln blockiert. Komplikationen:
1. Bei zu großer Menge von Lokalanästhetika oder falscher Lagerung ist eine zu weite Ausdehnung der Anästhesie mit Blutdruckabfall, Atemstillstand und Bradykardie möglich.
2. Bei versehentlicher intravasaler Injektion kann es zu Krämpfen, Atemdepression und Herz-Kreislaufstillstand kommen.
3. Kopfschmerzen durch Liquorverlust
4. Rückenschmerzen
5. Infektion mit neurologischen Schäden
6. Hämatom
7. Blasenentleerungsstörung.

5 Examen 1997

1 Berufs-, Gesetzes- und Staatsbürgerkunde

1.1 Zu den Vorteilen, die eine Pflegedokumentation bietet, gehören

1. Leistungsdarstellung und -nachweis der Pflege
2. Kostendämpfung
3. Qualitätsverbesserung und -nachweis der Pflege
4. Wegfallen der mündlichen Übergangsberichte
5. eine für alle Mitarbeiter jederzeit zugängliche Informationssammlung

(A) 1 + 3 + 5
(B) 1 + 2 + 3 + 5
(C) 1 + 2 + 4 + 5
(D) 1 + 4 + 5

1.2 Die Aufgaben der Betriebsleitung eines Krankenhauses

(A) werden von den Mitgliedern der Betriebsleitung in Abstimmung miteinander festgelegt
(B) werden jeweils von den Krankenhausträgern geregelt
(C) werden vom Krankenhausfinanzierungsgesetz vorgegeben
(D) sind im einzelnen im Krankenhausgesetz NRW festgelegt
(E) werden bei den Budgetverhandlungen mit den Krankenkassen abgestimmt

1.3 Die internationalen Grundregeln zur Berufsethik in der Krankenpflege wurden festgelegt von

(A) der Weltgesundheitsorganisation
(B) dem Weltbund der Krankenschwestern
(C) dem Internationalen Roten Kreuz
(D) dem Caritasverband

1.4 Welche Aussage zur Gruppenpflege ist richtig?

1. Die Gruppenpflege ist heute in Akutkrankenhäusern das gängige Pflegesystem
2. Die Gruppenpflege erleichtert die ganzheitliche Pflege
3. Im Gegensatz zur Funktionspflege verlangt die Gruppenpflege viel Flexibilität von den Teammitgliedern
4. Gruppenpflege und Individualpflege kann man gleich setzen

(A) 1 + 2 + 3
(B) 2 + 3
(C) 2 + 4
(D) 2 + 3 + 4

1.5 Ordnen Sie die Begriffe beider Listen einander zu, und kreuzen Sie bitte die richtige Kombination an!

Liste 1

(A) Entdecker des ABO-Systems
(B) Begründer der Antisepsis
(C) Entwickelte die Schutzimpfung gegen Kinderlähmung

Liste 2

1. Salk
2. Landsteiner
3. Lister

(A) A2, B1, C3
(B) A2, B3, C1
(C) A3, B1, C2
(D) A1, B3, C2

1.6 Wer führte in geburtshilflichen Kliniken die Waschung der Hände mit Chlorkalk ein?

(A) Pasteur
(B) R. Koch
(C) Semmelweis
(D) Lister
(E) Löffler

1.7 Welche berufsrelevante Zielsetzung für die Krankenpflege wurde 1906/7 maßgeblich von Agnes Karll erreicht?

1.8 Als Begründer des Roten Kreuzes gilt:

(A) Theodor Fliedner
(B) Vincence de Paul
(C) Henry Dunant
(D) Franz Anton Mai
(E) Max von Pettenkofer

1.1 A 1.2 B 1.3 B 1.4 B 1.5 B 1.6 C 1.8 C

1.9 Ordnen Sie die Entdecker zu, und kreuzen Sie die richtige Kombination an!

Liste 1
A) Insulin
B) Tuberkelbakterien
C) Blutgruppen
D) Blutkreislauf

Liste 2
1. Harvey
2. Landsteiner
3. Banting und Best
4. Koch

(A) A1, B2, C3, D4
(B) A4, B1, C2, D3
(C) A3, B4, C1, D2
(D) A3, B4, C2, D1

1.10 Merkmale der Pflegeplanung sind:

1. Pflegeplanung kann als Organisationsmittel helfen, Pflegetätigkeiten zu koordinieren
2. Die Erfassung von Pflegeleistungen im Pflegebereich bildet eine Argumentationshilfe u.a. für Budgetverhandlungen
3. Durch die Ermittlung individueller Pflegeprobleme beschränken sich die Pflegemaßnahmen auf das für den Patienten notwendige Maß
4. Die Effektivität von Pflegemaßnahmen läßt sich durch den Vergleich mit anderen Pflegeberichten steigern
5. Die Pflegeplanung berücksichtigt den ganzen Menschen und nicht nur seine körperlichen Erkrankungen

(A) 2 + 5
(B) 1 + 2 + 5
(C) 2 + 3 + 5
(D) 3 + 4 + 5

1.11 Welche Bedeutung hatte das Wirken von Theodor Fliedner für den Fortgang der Krankenpflege? Nennen Sie 2 Bereiche.

1.12 Personen, die bei einer gesetzlichen Krankenkasse versichert sind, können unter 2 Bedingungen häusliche Krankenpflege erhalten:

1.13 Nennen Sie 4 Anforderungen, die an ein Pflegedokumentationssystem zu stellen sind!

1.14 Welche der aufgeführten Antworten sind richtig?

1. Für eine Krankenschwester kann sich die Ausbildung in der Kinderkrankenpflege um 12 Monate verkürzen
2. Für eine Kinderkrankenschwester kann sich die Ausbildung in der Krankenpflege um 18 Monate verkürzen
3. Für eine Hebamme kann sich die Ausbildung in der Krankenpflege um 12 Monate verkürzen
4. Für eine Hebamme kann sich die Ausbildung in der Krankenpflege um 18 Monate verkürzen

(A) 1 + 2
(B) 2 + 3
(C) 2 + 4
(D) 1 + 3

1.15 Ordnen Sie die Begriffe der beiden Listen einander zu und kreuzen Sie die richtige Kombinationsaussage an:

Liste 1
(A) Berufsgenossenschaften
(B) Landesversicherungsanstalt
(C) Krankenkasse

Liste 2
1. Krankengeld
2. Verletztenrente
3. Erwerbsunfähigkeitsrente

(A) A3, B1, C2
(B) A3, 82, C1
(C) A2, B1, C3
(D) A2, B3, C1

1.16 Vorschriften zur Verhütung übertragbarer Krankheiten nach dem Bundes-Seuchengesetz betreffen:

1. Hygienekontrollen in Krankenhäusern
2. Absonderung
3. Berufsverbot für Personen in lebensmittelverarbeitenden Betrieben
4. Untersuchungspflicht für Personen in lebensmittelverarbeitenden Betrieben
5. Schutzimpfungen

(A) 1 + 3 + 4
(B) 2 + 3 + 5
(C) 3 + 4
(D) alle Antworten sind richtig

1.9 D 1.10 B 1.14 B 1.15 D 1.16 D

1.17 Für die Verschreibung von Betäubungsmitteln wird ein amtliches Formblatt verwandt. Es wird herausgegeben:

(A) vom Bundesamt für Arzneimittel und Medizinprodukte
(B) vom Gesundheitsamt der Stadt oder des Kreises
(C) von der Bundeszentrale für gesundheitliche Aufklärung
(D) vom Bundesgesundheitsminister

1.18 Welche Aufgaben hat das Gesundheitsamt u.a.?

(A) Registrierung von Arzneimitteln
(B) Führung der Bundesgesundheitsstatistik
(C) Führung von Amtspflegschaften
(D) Gesundheitsaufsicht

1.19 Was ist eine juristische Person?

(A) Sie ist Träger von Rechten und Pflichten und handelt durch ihre dazu berufenen Organe
(B) Sie ist eine natürliche Person
(C) Sie ist eine achtzehnjährige Person
(D) Sie ist eine testierfähige Person

1.20 Was gehört zur Mutterschaftshilfe?

1. Mutterschaftsgeld
2. Sterbegeld
3. Versorgung mit Arzneimitteln
4. Behandlung in Kureinrichtungen
5. Ärztliche Betreuung und Hilfe während und nach der Schwangerschaft
6. Rehabilitationsleistungen

(A) 1 + 2 + 3
(B) 1 + 3 + 4 + 5
(C) 2 + 3 + 5
(D) 1 + 4 + 6
(E) 1 + 3 + 5

1.21 Ordnen Sie die Begriffe beider Listen einander zu und kreuzen Sie die richtige Kombination an!

Liste 1

(A) Bis zur Vollendung des 7. Lebensjahres
(B) Bis zur Vollendung des 14. Lebensjahres
(C) Von der Vollendung des 7. Lebensjahres bis zur Vollendung des 18. Lebensjahres

Liste 2

1. Schuldunfähigkeit
2. Beschränkte Deliktsfähigkeit
3. Geschäftsunfähigkeit

(A) A2, B3, C1
(B) A2, B1, C3
(C) A1, B3, C2
(D) A3, B1, C2

1.22 Arzneimittel sind Stoffe und Zubereitungen von Stoffen, die dazu bestimmt sind:

1. Krankheiten zu heilen, zu lindern, zu verhüten oder zu erkennen
2. Stoffe, die dazu bestimmt sind, äußerlich am Tier zur Reinigung, Pflege oder zur Beeinflussung des Aussehens oder des Körpergeruchs angewendet zu werden, soweit ihnen keine Stoffe zugesetzt sind, die vom Verkehr außerhalb der Apotheke ausgeschlossen sind
3. Vom menschlichen oder tierischen Körper erzeugte Wirkstoffe oder Körperflüssigkeiten zu ersetzen
4. Verbandstoffe und chirurgisches Nahtmaterial
5. Bedarfsgegenstände zur Herstellung von Arzneimitteln

(A) 1 + 2 + 4
(B) 1 + 3 + 5
(C) 2 + 3 + 4
(D) 1 + 3 + 4
(E) alle Aussagen sind richtig

1.23 Was ist Tarifrecht?

(A) Arbeitsverträge zwischen einzelnen Arbeitgebern und Arbeitnehmern
(B) Vereinbarungen über Lohnerhöhungen
(C) Vertraglich geschaffene Rechtsnormen zwischen organisierten Arbeitgebern und organisierten Arbeitnehmern
(D) Staatlich geschriebenes Recht

1.24 Laut Bundesseuchengesetz ist vorrangig zur Meldung übertragbarer Krankheiten verpflichtet:

(A) Der Patient, der an einer übertragbaren Krankheit leidet
(B) Der behandelnde Arzt
(C) Die mit der Pflege beauftragte Krankenschwester
(D) Der Hygienebeauftragte des Krankenhauses

1.17 A 1.18 D 1.19 A 1.20 E 1.21 D 1.22 D 1.23 C 1.24 B

1.25 Die Krankenschwester kann vor dem Strafrichter die Aussage verweigern, wenn

(A) der Arzt durch den Patienten von der Schweigepflicht entbunden ist
(B) der Arzt gegenüber der Schwester nicht der Aussage zugestimmt hat
(C) das Krankenhaus die Aussage der Schwester verbietet
(D) die Schwester grundsätzlich nicht aussagen will
(E) sich die Schwester durch die Aussage selbst belastet

1.26 Bei welchem der aufgeführten Fälle ist es zulässig, Informationen über einen Patienten weiterzugeben?

(A) Wenn der behandelnde Arzt den Personalarzt eines Unternehmens verständigt
(B) Wenn die benachbarten Patienten im Krankenzimmer über die soziale Situation des Patienten aufgeklärt werden
(C) Wenn der Patient sein Einverständnis gibt
(D) Wenn eine Versicherungsgesellschaft um die Ausfüllung eines Befundformulares bittet
(E) Wenn der Arbeitgeber sich telefonisch über die voraussichtliche Krankheitsdauer erkundigt

1.27 Nach den Bestimmungen des Mutterschutzgesetzes soll eine werdende Mutter die Schwangerschaft dem Arbeitgeber

(A) unverzüglich bei Beschäftigung mit gefährlichen Arbeitsstoffen melden
(B) 6 Wochen vor Beginn der Schutzfrist melden
(C) unverzüglich unter Beifügung eines ärztlichen Attestes melden
(D) unverzüglich bei Beschäftigung mit gefährlichen Arbeitsstoffen melden
(E) unverzüglich melden

1.28 Eine rechtswirksame Einwilligung des Patienten in einen operativen Eingriff

1. kann nur schriftlich erfolgen
2. kann auch mündlich erfolgen
3. ist nur wirksam nach ausreichender Aufklärung über die Risiken
4. braucht bei vitaler Indikation und gleichzeitig nicht einwilligungsfähigem Patienten nicht eingeholt zu werden
5. deckt nur die Operation, die nach den sog. Regeln der ärztlichen Kunst durchgeführt wird

(A) 1 + 4 + 5
(B) 2 + 3 + 4 + 5
(C) 1 + 3 + 4
(D) 1 + 4 + 5

1.29 Ordnen Sie die aufgeführten Gesetze dem jeweils richtig dargestellten Sachverhalt zu, und kreuzen Sie die richtige Kombination an!

Liste 1

(A) Strafgesetzbuch
(B) Bürgerliches Gesetzbuch
(C) Krankenpflegegesetz
(D) Grundgesetz

Liste 2

1. Schützt bestimmte Berufsbezeichnungen
2. Stellt u.a. Verletzung von Brief- und Privatgeheimnissen unter Strafe
3. Stellt Familie und Ehe unter den besonderen Schutz der staatlichen Ordnung
4. Regelt die Rechtsbeziehungen der Bürger untereinander

(A) A1, B2, C3, D4
(B) A3, B1, C4, D2
(C) A2, B4, C1, D3
(D) A4, B3, C2, D1

1.30 Folgende Aussagen zur Kündigung eines Arbeitsverhältnisses sind korrekt

1. Die Fristen einer ordentlichen Kündigung sind für beide Vertragspartner gleich
2. Der Arbeitgeber muß die ordentliche Kündigung begründen
3. Der Arbeitgeber muß die außerordentliche Kündigung begründen
4. Betriebsratsmitglieder genießen Kündigungsschutz
5. Die betriebsbedingte Kündigung ist nur mit Zustimmung des Arbeitsamtes gestattet

(A) 1 + 2 + 3
(B) 1 + 3 + 4
(C) 2 + 4 + 5
(D) 1 + 2 + 3 + 5
(E) alle Aussagen sind richtig

1.25 E 1.26 C 1.27 E 1.28 B 1.29 C 1.30 B

1.31 Die Gleichberechtigung von Mann und Frau verbietet, daß

1. in grundsätzlichen Erziehungsfragen dem Vater die letzte Entscheidung zusteht
2. öffentliche Dienstpflichten nur für Männer, nicht aber für Frauen bestehen
3. sich der Familienname allein nach dem Namen des Mannes richtet
4. sich die Staatsangehörigkeit der Kinder allein nach dem Vater bestimmt
5. für nichteheliche Kinder nur deren Mütter sorgeberechtigt sind

(A) 1 + 2 + 3
(B) 1 + 3 + 4
(C) 2 + 3 + 4
(D) 1 + 4 + 5

1.32 Unter den Genfer Konventionen versteht man

(A) internationale Schutzbestimmungen für das Krankenpflegepersonal
(B) internationale Abkommen zum Schutz von verwundeten und schiffbrüchigen Soldaten, Kriegsgefangenen und der Zivilbevölkerung in Kriegszeiten
(C) internationale Richtlinien für das Gesundheitswesen, herausgegeben von der WHO
(D) ein regelmäßiges Treffen von Rotkreuzmitgliedern in Genf
(E) den Zusammenschluß aller nationalen Rotkreuzgesellschaften

1.33 Nach Artikel 76 des Grundgesetzes haben das Recht zur Einbringung von Gesetzesvorlagen:

1. die Bundesregierung
2. der Bundesrat
3. der Bundespräsident
4. jeder einzelne Abgeordnete des Bundestages
5. eine Gruppe von Abgeordneten des Bundestages, deren Mindestzahl in der Geschäftsordnung des Bundestages festgelegt wird

(A) 1 + 2 + 4
(B) 1 + 2 + 5
(C) 1 + 3 + 5
(D) 1 + 2 + 3
(E) 3 + 4 + 5

1.34 Der Bundespräsident

1. wird von der Bundesversammlung gewählt
2. bestimmt die Richtlinien der Politik
3. hat eine Amtsperiode von 6 Jahren
4. vertritt völkerrechtlich die Bundesrepublik Deutschland
5. unterschreibt neue oder geänderte Bundesgesetze

(A) 2 + 4 + 5
(B) 1 + 3 + 5
(C) 1 + 4 + 5
(D) 1 + 2 + 5
(E) 3 + 4 + 5

1.35 Zu den ständigen UN-Hilfsorganisationen zählen:

1. UNICEF, Weltkinderhilfswerk
2. AI, Amnesty International
3. WHO, Weltgesundheitsorganisation
4. NATO, Nordatlantikpakt
5. UNESCO, Organisation für Erziehung, Wissenschaft und Kultur

(A) 1 + 2 + 3 + 5
(B) 1 + 3 + 5
(C) 3 + 4 + 5
(D) 1 + 4 + 5
(E) alle Aussagen sind richtig

1.36 Der Staatsaufbau der Bundesrepublik wird bezeichnet als

(A) monarchistisch
(B) föderalistisch
(C) zentralistisch
(D) marktwirtschaftlich

1.37 Die Vertreter der Landesregierungen bilden

(A) den Bundestag
(B) das Kabinett
(C) den Bundesrat
(D) eine Fraktion
(E) den Ältestenrat

1.38 Der Bundestag kann dem Bundeskanzler das Mißtrauen nur dadurch aussprechen, daß er

(A) den Bundeskanzler zum Rücktritt auffordert
(B) den Bundesrat bittet, der Entlassung des Bundeskanzlers zuzustimmen
(C) mit der absoluten Mehrheit seiner Mitglieder einen Nachfolger wählt

Examen 1997

1.31 B 1.32 B 1.33 B 1.34 C 1.35 B 1.36 B 1.37 C

(D) den Bundeskanzler vor dem Bundesverfassungsgericht wegen Verletzung des Grundgesetzes anklagt

1.39 Das Grundgesetz der Bundesrepublik Deutschland

(A) ist in allen Teilen unveränderlich
(B) kann nur aufgrund einer absoluten Mehrheit des Bundesrates verändert werden
(C) ist die Grundlage der Demokratie in unserem Lande
(D) trat am 03. Oktober 1990 außer Kraft

1.40 Ordnen Sie die aufgeführten Begriffe der beiden Listen einander zu, und kreuzen Sie die richtige Kombination an!

Liste 1
(A) Angelegenheiten des Bundes
(B) Angelegenheiten des Landes
(C) Angelegenheiten der Kommunen

Liste 2
1. Organisation des öffentlichen Gesundheitswesens, Schulrecht
2. Festlegung des Rentenalters, Bau einer Autobahn
3. Maßnahmen zur Durchführung des BSeuchG, Festlegung der Müllabfuhrgebühren, Parkgebühren

(A) A2, B3, C1
(B) A3, B2, C1
(C) A1, B3, C2
(D) A2, B1, C3

1.41 Ordnen Sie die aufgeführten Begriffe einander zu, und kreuzen Sie die richtige Kombination an!

Liste 1
(A) Nationalität
(B) Indemnität
(C) Immunität
(D) Souveränität

Liste 2
1. Unabhängigkeit
2. Staatszugehörigkeit
3. Schutz vor Strafverfolgung
4. Verantwortungsfreiheit bei Abstimmung

(A) A3, B4, C1, D2
(B) A2, B4, C3, D1
(C) A4, B3, C2, D1
(D) A2, B1, C4, D3

1.42 Es soll festgestellt werden, ob eine politische Partei darauf ausgeht, die freiheitlich demokratische Grundordnung zu beeinträchtigen. Welche Institution stellt dies fest?

(A) Das Amt für Verfassungsschutz
(B) Das Bundesverwaltungsgericht
(C) Der Bundesgerichtshof
(D) Das Bundeskriminalamt
(E) Das Bundesverfassungsgericht

1.43 Die Gewaltenteilung schützt den Bürger vor Zusammenballung staatlicher Macht in einer Hand. Jede der 3 Gewalten ist besonderen Organen anvertraut. Welche Aussage ist richtig?

(A) Der Bundesrat übt die exekutive Gewalt aus
(B) Das Parlament übt die legislative Gewalt aus
(C) Die Polizei übt die judikative Gewalt aus
(D) Das Bundesverfassungsgericht übt die exekutive Gewalt aus

1.44 Kreuzen Sie die richtigen Antworten an. Was versteht man unter dem Begriff „Exekutive"?

(A) Die gesetzgebende Gewalt
(B) Die rechtsprechende Gewalt
(C) Die gesetzesausführende Gewalt
(D) Die Zustimmungspflicht des Bundesrates

1.45 Was versteht man im parlamentarischen Bereich unter dem Begriff „Opposition"?

(A) Die Ablehnung eines Gesetzesvorschlages durch den Bundesrat
(B) Die Ablehnung aller Bundestagseingaben durch eine Partei
(C) Die Gruppe der Abgeordneten, der an der Regierungsbildung nicht beteiligten Parteien
(D) Alle Abgeordneten, die einer Fraktion angehören

1.46 Das Prinzip der Sozialstaatlichkeit der Bundesrepublik Deutschland ist verankert im

(A) Artikel 1 Grundgesetz
(B) Bürgerlichen Gesetzbuch
(C) Sozialgesetzbuch (SGB)
(D) Artikel 20 Grundgesetz
(E) Bundessozialhilfegesetz (BSHG)

1.38 C 1.39 C 1.40 D 1.41 B 1.42 E 1.43 B 1.44 C 1.45 C 1.46 D

1.47 Wie kommen die Bundesminister in ihr Amt?

(A) Sie werden von der Bundesversammlung gewählt
(B) Sie werden auf Vorschlag des Bundeskanzlers vom Bundespräsidenten ernannt
(C) Die Wahl erfolgt auf Vorschlag des Bundespräsidenten ohne Aussprache durch den Bundestag
(D) Sie werden auf Vorschlag des Bundeskanzlers von der Bundesregierung gewählt.

2 Anatomie und Physiologie

2.1 Zu den Aufgaben der Leber gehören unter anderem:

1. Konjugation von Bilirubin
2. Umbau von pharmakologischen Substanzen
3. Bildung von Gerinnungsfaktoren und Thrombozyten
4. Ausscheidung von Galle
5. Ausgleich einer Acidose

(A) 1 + 2 + 5
(B) 1 + 2 + 4
(C) 2 + 3 + 4
(D) 2 + 3 + 5

2.2 Gegenspieler des Insulins sind

1. Glukokortikoide
2. Interferon
3. Glucagon
4. Adiuretin
5. Luteinisierungshormon

A) 1 + 2
B) 2 + 4
C) 2 + 3 + 4
D) 1 + 3
E) 1 + 5

2.3 In welchem Teil gelangt Galle und Pankreasekret in den Magen-/Darmtrakt?

(A) Im Antrum des Magens
(B) Im Mittelteil des Duodenums
(C) Am Übergang von Duodenum zu Jejunum
(D) Im Mittelteil des Jejunums
(E) Im Caecum

2.4 Als Bulbus duodeni bezeichnet man die Region

(A) nach dem Pylorus
(B) vor dem Pylorus
(C) entlang der Magenstraße
(D) nach der Cardia
(E) vor der Cardia

2.5 Die enorme Resorptionsfläche des Dünndarms wird erreicht durch

1. eine starke Fältelung der Schleimhaut
2. Taenien und Haustren
3. Zottenbildung
4. die Peyerschen Plaques
5. die Mikrovilli der Zylinderepithelzellen

(A) 1 + 2 + 3
(B) 2 + 3 + 5
(C) 1 + 3 + 5
(D) 3 + 4 + 5

2.6 Wie heißen die Abschnitte des Dünndarms?

1. Colon
2. Jejunum
3. Ileum
4. Rektum
5. Duodenum

(A) 1 + 2 + 3
(B) 1 + 4
(C) 2 + 3 + 5
(D) 3 + 4
(E) alle Antworten sind richtig

2.7 Welche Aussagen über den Magen sind zutreffend?

1. Er stellt eine Erweiterung des Verdauungsrohres dar
2. Er wird aus quergestreifter Muskulatur gebildet
3. Er liegt retroperitoneal
4. Er ist vom Bauchfell überzogen
5. Die Schleimhaut enthält amylasebildende Drüsen
6. Im Antrum finden sich vermehrt HCl-bildende Zellen
7. Er produziert täglich 1,5–2,0 l Magensaft

(A) 1 + 4 + 6 + 7
(B) 2 + 3 + 5
(C) 2 + 4 + 6 + 7
(D) 1 + 4 + 7
(E) 3 + 5 + 7

1.47 B 2.1 B 2.2 D 2.3 B 2.4 A 2.5 C 2.6 C 2.7 D

2.8 Kreuzen Sie bitte die richtige Kombinationsaussage an.

1. Der Serosaüberzug des Bauchraums wird Peritoneum genannt
2. Die Serosa versorgt die darunterliegenden Gewebe mit Nährsubstraten
3. Die Serosa kann die sezernierende Gleitflüssigkeit wieder resorbieren
4. Bei der Bauchwassersucht kommt es zu einer Flüssigkeitsansammlung in der freien Bauchhöhle

(A) 1 + 2 + 4
(B) 2 + 3 + 4
(C) 1 + 3 + 4
(D) 1 + 2 + 3

2.9 Verdauungsfermente kommen vor

1. im Mundspeichel
2. in der Gallenflüssigkeit
3. im Magensaft
4. im Bauchspeichel

(A) 2 + 3 + 4
(B) 1 + 2
(C) 1 + 3 + 4
(D) 3 + 4
(E) 1 + 2 + 4

2.10 Bitte zuordnen und die richtige Kombination ankreuzen.

Liste 1
(A) Herzkrone
(B) Herzspitze
(C) Herzskelett

Liste 2
1. 5. ICR-Medioclavicularlinie
2. Ein- und Austritt der Gefäße
3. Im Bereich der Ventilebene

(A) B1, A3, C2
(B) C1, B2, A3
(C) B1, A2, C3
(D) A1, B2, C3

2.11 Ordnen Sie die aufgeführten Begriffe der beiden Listen einander zu und kreuzen Sie die richtige Kombinationsaussage an:

Liste 1
A) Mitralklappe
B) AV-Knoten
C) Pulmonalklappe
D) Myocard

Liste 2
1. läßt O_2-armes Blut in Richtung Lunge passieren
2. verhindert Blutrückfluß ins Atrium
3. wird durch Nervenreize zur Arbeit angeregt
4. erbringt sekundäre Erregungsbildung

(A) A2, B4, C1, D3
(B) A4, B1, C2, D3
(C) A2, B3, C4, D1
(D) A3, B4, C1, D2

2.12 Was wird beim Blutdruck gemessen?

(A) Druck des Blutstroms auf die Gefäßwand
(B) Druckwelle, die sich über die Gefäßwand ausbreitet
(C) Elastizität der herznahen Gefäße
(D) Blutflußgeschwindigkeit
(E) Regelmäßigkeit der Herzaktion

2.13 Beim Eintauchen des Körpers in ein Vollbad

(A) sinkt der Druck im rechten Vorhof
(B) sinkt der Druck in der Pulmonalarterie
(C) steigt der venöse Zufluß zum Herzen
(D) sinkt der venöse Zufluß zum Herzen
(E) steigt der Druck in der Aorta

2.14 Folgende Gefäße führen sauerstoffreiches Blut:

1. Arteria pulmonalis
2. Vena pulmonalis
3. Vena cava superior
4. Vena jugularis interna
5. Aorta abdominalis

(A) 1 + 3
(B) 2 + 5
(C) 1 + 4
(D) 2 + 3

2.15 Die Atmung durch die Nase dient hauptsächlich

1. der Kühlung der Luft
2. der Säuberung der Luft
3. dem Gasaustausch
4. der Riechfunktion
5. der Durchblutung der Schleimhaut

(A) 1 + 3 + 4
(B) 2 + 4
(C) 2 + 4 + 5
(D) 1 + 2
(E) 4 + 5

2.8 C 2.9 C 2.10 C 2.11 A 2.12 A 2.13 C 2.14 B 2.15 B

2.16 Am Lungenhilus (-wurzel) treten folgende Strukturen in die Lungenflügel ein bzw. aus:

(A) Lymphgefäße, Bronchien treten ein; Nerven, Venen treten aus
(B) Bronchien, Arterien, vegetative Nerven treten ein; Venen und Lymphgefäße treten aus
(C) Die Trachea, Venen (arterielles Blut) und Nerven treten ein, Lymphgefäße, Arterien (venöses Blut) treten aus
(D) Am Lungenhilus treten keine der genannten anatomischen Strukturen ein bzw. aus
(E) Arteria pulmonalis und Lymphgefäße treten ein; Vena pulmonalis und Trachea treten aus

2.17 Welche der folgenden Aussagen sind richtig?

(A) Bei der Zusammenziehung der Muskelfasern des Zwerchfells steigen die Zwerchfellkuppen in die Höhe
(B) Die linke Zwerchfellkuppe steht normalerweise höher als die rechte
(C) Die Intercostalmuskeln (Zwischenrippenmuskeln) zählen zur Atemmuskulatur
(D) Das Zwerchfell trennt die Brust- von der Bauchhöhle, so daß perforierende Verletzungen der Brustwand niemals die im Bauchraum gelegenen Organe mitbetreffen können
(E) Die Bauchatmung ist eine vollkommen unphysiologische Atmung und stellt stets ein Krankheitssymptom dar

2.18 Die Hormone der Adenohypophyse beeinflussen

1. das Nebennierenmark
2. die Nebennierenrinde
3. die Schilddrüse
4. die Nebenschilddrüse

(A) 1 + 3 + 4
(B) 2 + 3 + 4
(C) 2 + 3
(D) 3 + 4
(E) alle Antworten sind richtig.

2.19 Welche Aussagen über das Aldosteron treffen zu:

1. Es bewirkt eine Retention des Kaliums
2. Es wird in der Hypophyse gebildet
3. Es handelt sich um ein männliches Geschlechtshormon
4. Es wird in der Nebennierenrinde gebildet
5. Es bewirkt die Retention des Natriums und eine Ausscheidung des Kaliums
6. Es ist ein Mineralokortikoid

(A) 1 + 3 + 6
(B) 4 + 5 + 6
(C) 4 + 5
(D) 4 + 6
(E) 2 + 5 + 6

2.20 Glukokortikoide

1. werden in der Nebennierenrinde gebildet
2. fördern den Glykogenabbau
3. fördern den Proteinabbau
4. wirken blutdrucksteigernd
5. unterliegen in ihrer Ausschüttung dem Hormon ACTH

(A) 1 + 3 + 4 + 5
(B) 1 + 2 + 4
(C) 1 + 2 + 5
(D) alle

2.21 Insulinmangel führt zu

1. gesteigerter Lipolyse
2. Ketonkörperbildung
3. Hyperglykämie
4. Hypoglykämie
5. Hemmung der Lipolyse

(A) 1 + 3
(B) 2 + 3 + 5
(C) 1 + 2 + 3
(D) 2 + 4 + 5
(E) 1 + 5

2.22 Welche Aussagen treffen für endokrine Drüsen zu?

1. Sie geben ihre Produkte direkt an das Erfolgsorgan ab
2. Sie produzieren Hormone
3. Sie produzieren Enzyme
4. Sie geben ihre Produkte ins Blut ab
5. Sie arbeiten alle autonom und unabhängig voneinander

(A) 1 + 2
(B) 2 + 4
(C) 3 + 4
(D) 1 + 5
(E) 1 + 3

2.16 B 2.17 C 2.18 C 2.19 B 2.20 A 2.21 C 2.22 B

2.23 Kreuzen Sie die richtige Aussage an.

1. Als Ovulation bezeichnet man die Monatsblutung
2. Der Tertiärfollikel ist im Innern mit Flüssigkeit gefüllt
3. Gelbkörperhormon wird im Tertiärfollikel gebildet
4. In der Schwangerschaft wird ca. ab dem 3. Schwangerschaftsmonat die Funktion des Corpus luteum von der Plazenta übernommen
5. Das Corpus luteum steht nicht unter dem Einfluß von Releasing-Hormonen

(A) 1 + 2
(B) 2 + 3
(C) 3 + 4
(D) 4 + 5
(E) 2 + 4

2.24 Welche der genannten Zellen im menschlichen Körper ist die größte Zelle?

(A) Muskelzelle
(B) Eizelle
(C) Epithelzelle
(D) Samenzelle
(E) Fettzelle

2.25 Die Aufnahme fester Stoffe in die Zelle nennt man

(A) Pinozytose
(B) Phagozytose
(C) Diffusion
(D) Osmose
(E) Permeabilität

2.26 Flimmerepithel findet man

1. im Dünndarm
2. im Bronchialbaum
3. in den Gallengängen
4. in den Eileitern
5. in den Harnleitern

(A) 1 + 2 + 3
(B) 2 + 5
(C) 1 + 4
(D) 2 + 4
(E) 1 + 2 + 3 + 5

2.27 Der Knochen ist ein Produkt verschiedener Bestandteile. Welche der unten aufgeführten Bestandteile sind für die Härte des Knochens verantwortlich?

(A) Osteozyten
(B) Anorganische Salze
(C) Kollagene Fibrillen
(D) Blutgefäße

2.28 Ordnen Sie die Knochenzellen ihrer Funktion zu.

Liste 1

(A) Osteozyten
(B) Osteoblasten
(C) Osteoklasten

Liste 2

1. Sie überwachen den Stoffwechsel des Knochens, liegen in Knochenhöhlen, in denen sie durch Protoplasmafortsätze untereinander verbunden sind
2. Sie sind vielkernige Riesenzellen, die die Knochensubstanz abbauen
3. Sie sind Knochenbildner; sie bauen die Knochenmatrix auf

(A) A1, B2, C3
(B) A3, B2, C1
(C) A1, B3, C2

2.29 Ordnen Sie bitte die Knorpelarten dem jeweiligen Vorkommen zu und kreuzen Sie die richtige Kombination an:

Liste 1

(A) Schambeinfuge, Disken, Menisken
(B) Rippenknorpel, Nasenknorpel, Gelenkknorpel
(C) Ohrmuschel, Kehldeckel, äußerer Gehörgang

Liste 2

1. Hyaliner Knorpel
2. Elastischer Knorpel
3. Faserknorpel

(A) A3, B2, C1
(B) A2, B1, C3
(C) A1, B3, C2
(D) A3, B1, C2

2.30 Was sind Osteoklasten?

(A) Knochenbildungszellen
(B) Muskelzellen
(C) Lymphocyten
(D) Knochenabbauzellen

2.23 E 2.24 B 2.25 B 2.26 D 2.27 B 2.28 C 2.29 D 2.30 D

2.31 Zu den Kugelgelenken gehören:

1. Daumengelenk
2. Hüftgelenk
3. Ellenbogengelenk
4. Schultergelenk

(A) 2 + 3
(B) 1 + 3 + 4
(C) 3 + 4
(D) 2 + 4

2.32 Welcher der folgenden Muskel ist ein Beuger des Hüftgelenkes?

(A) M. biceps brachii
(B) M. glutaeus maximus
(C) M. iliopsoas
(D) M. biceps femoris
(E) M. semitendinosus

2.33 Der Deltamuskel (M. deltoideus) erfüllt welche Aufgabe?

(A) Abduktion bis zur Horizontalen
(B) Adduktion des Armes
(C) Supination des Armes
(D) Pronation des Armes
(E) Abduziert Arm nach dorsal

2.34 Die Quadricepsgruppe der ventralen Oberschenkelmuskulatur

(A) beugt den Unterschenkel im Kniegelenk
(B) streckt den Oberschenkel im Hüftgelenk
(C) beugt den Oberschenkel im Hüftgelenk und rollt ihn nach außen
(D) beugt den Oberschenkel im Hüftgelenk und streckt den Unterschenkel im Kniegelenk

2.35 Welche der aufgeführten Stoffe bezeichnet man als Gerinnungseiweiße?

1. Prothrombin
2. Thrombokinase
3. Vitamin K
4. Fibrinogen

(A) 1 + 2 + 3
(B) 2 + 3 + 4
(C) 1 + 3 + 4
(D) 1 + 2 + 4

2.36 Welche Wirkung hat das Heparin?

(A) Ausfall von Ca-Ionen
(B) Hemmung der Thrombinbildung
(C) Hemmung der Fibrinolysinbildung
(D) keine Antwort ist richtig

2.37 Ordnen Sie die aufgeführten Begriffe der beiden Listen einander zu und kreuzen Sie die richtige Kombination an.

Liste 1

(A) Erythrozyten
(B) Leukozyten
(C) Thrombozyten

Liste 2

1. 150 000–300 000 mm^3 Blut
2. Granula
3. stab- und segmentkernig
4. Transportfunktion
5. Infektionsabwehr
6. Blutgerinnung
7. kernlos
8. 4,5–5,5 Mio. pro mm^3 Blut
9. 6 000–8 000 pro mm^3 Blut

(A) A: 1 + 6
B: 4 + 7 + 8
C: 4 + 3 + 5 + 9
(B) A: 3 + 6 + 9
B: 1 + 4 + 8
C: 2 + 5 + 7
(C) A: 4 + 7 + 8
B: 2 + 3 + 5 + 9
C: 1 + 6

2.38 Neben dem Blutgefäßsystem besitzt der Organismus das Lymphgefäßsystem. Die Lymphe selbst

(A) ist eine rötliche, wäßrige Flüssigkeit
(B) ist das Filtrat der Blut- und Zellflüssigkeit
(C) hat einen wesentlich höheren Eiweißanteil als das Blut
(D) wird auf eine tägliche Gesamtmenge von 3–5 Litern geschätzt

2.39 Wo mündet der Milchbrustgang (Ductus thoracicus)?

(A) In der oberen Hohlvene
(B) Im rechten Venenwinkel
(C) Im linken Venenwinkel
(D) In der unteren Hohlvene
(E) Im rechten Vorhof

Examen 1997

2.31 D 2.32 C 2.33 A 2.34 D 2.35 D 2.36 B 2.37 C 2.38 B 2.39 C

2.40 Bezeichnen Sie die gekennzeichneten anatomischen Strukturen.

Die Aufgabe gilt als vollständig gelöst, wenn alle Strukturen richtig benannt sind; als teilweise gelöst, wenn mind. 3 Strukturen richtig benannt sind.

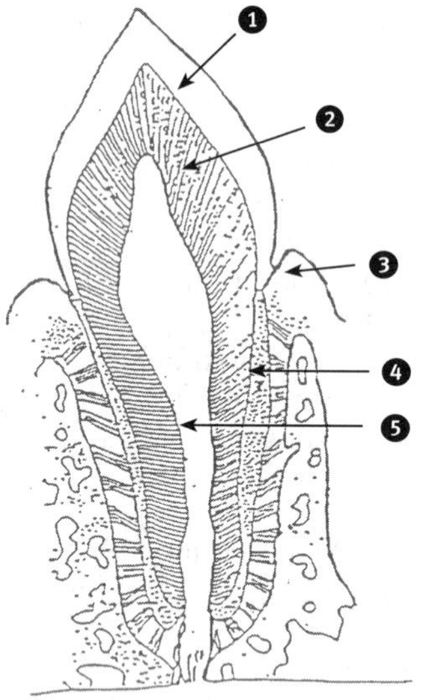

2.41 Die folgende Abbildung zeigt eine Ansicht des Schädels schräg von vorn. Bezeichnen Sie bitte namentlich die markierten Schädelknochen!

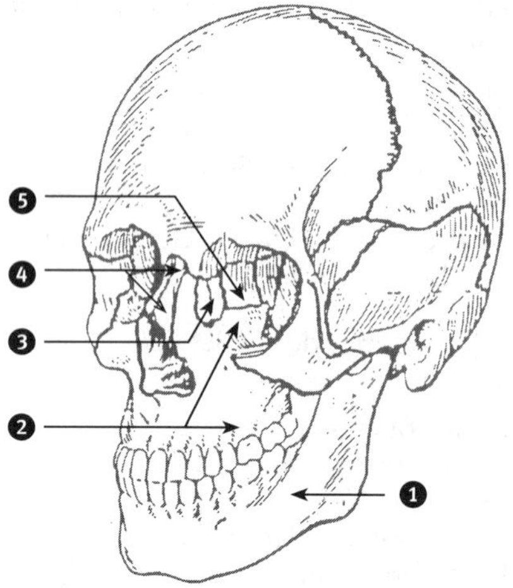

2.42 Bezeichnen Sie die gekennzeichneten anatomischen Strukturen.
Die Aufgabe gilt als vollständig gelöst, wenn alle Strukturen richtig benannt sind; als teilweise gelöst, wenn mind. 3 Strukturen richtig benannt sind.

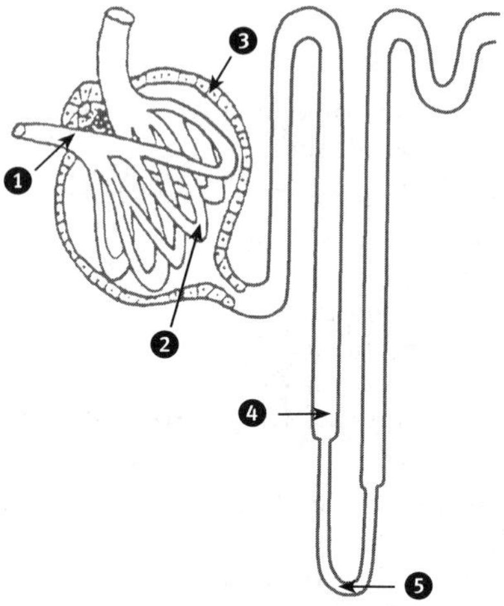

2.43 Bezeichnen Sie die gekennzeichneten anatomischen Strukturen.
Die Aufgabe gilt als vollständig gelöst, wenn alle Strukturen richtig benannt sind; als teilweise gelöst, wenn mind. 3 Strukturen richtig benannt sind.

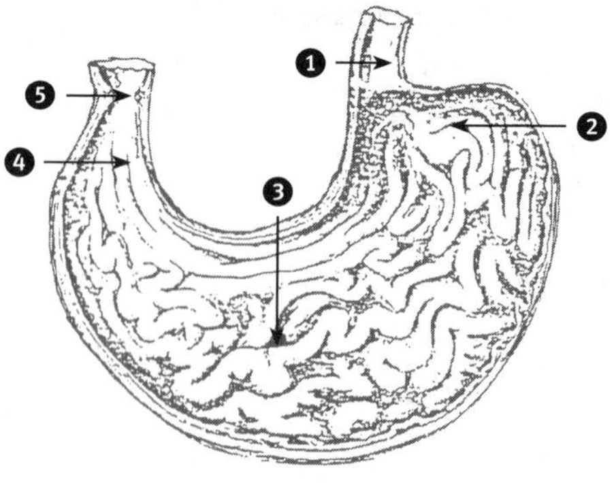

Examen 1997

siehe Kommentarteil

2.44 In der Abbildung sehen Sie die schematische Darstellung des Beckens und der unteren Wirbelsäule. Ordnen Sie den Ziffern die entsprechenden Begriffe zu!

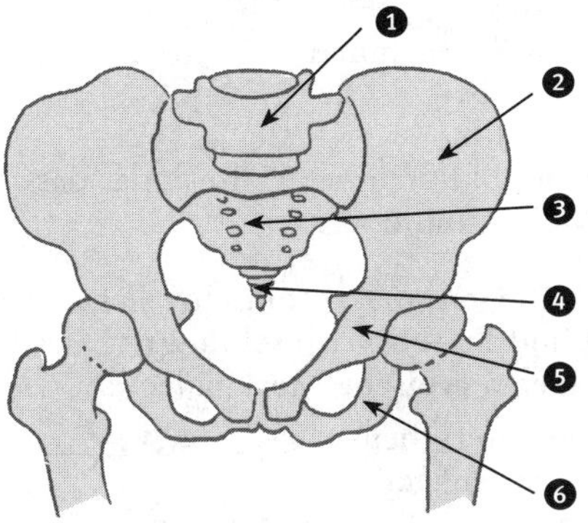

3 Krankheitslehre

3.1 Welche Aussagen zur Pankreatitis treffen zu?

1. Die Patienten sollten nur Schonkost erhalten
2. Intensive Überwachung des Patienten ist wichtig
3. Der Schock ist eine gefährliche Komplikation
4. Die nekrotisierende Pankreatitis ist eine Op-Indikation

(A) alle Antworten sind richtig
(B) 1 + 2 + 4
(C) 2 + 3 + 4
(D) 1 + 3

3.2 Betäubungsmittel dürfen verschreiben:

1. Ärzte
2. Apotheker
3. Tierärzte
4. Zahnärzte
5. Heilpraktiker mit gültiger Erlaubnis

(A) 1 + 2 + 3 + 4
(B) 1 + 3 + 4
(C) 1 + 4
(D) 1 + 3 + 5
(E) 1 + 3 + 4 + 5

3.3 In welcher Zeit tritt der Neugeborenen-Ikterus physiologisch auf?

(A) Vor der Geburt
(B) Unmittelbar nach der Geburt
(C) Am 2.–5. Lebenstag
(D) Am 5.–6. Lebenstag

3.4 Auf welche Lokalisation im Verdauungstrakt läßt Teerstuhl schließen?

1. Colon
2. Bulbus duodeni
3. Magen
4. Ileum (terminal)
5. Ösophagus

(A) 1 + 2 + 4
(B) 3 + 5
(C) 2 + 3
(D) 1 + 4
(E) 2 + 3 + 5

3.5 Leukozyten und Bakterien im Urin sind Kennzeichen

(A) der diffusen Glomerulonephritis
(B) der Nephrose
(C) der Pyelonephritis
(D) einer Nierencyste
(E) von Nierensteinen

3.6 Zu den Folgekrankheiten einer arteriellen Hypertonie gehören

1. Schlaganfall
2. Varizen
3. Herzinfarkt
4. Leberentzündung

(A) 1 + 2 + 3
(B) 2 + 3 + 4
(C) 1 + 4
(D) 2 + 3
(E) 2 + 4
(F) 1 + 3

3.7 Eine mechanisch bedingte Herzinsuffizienz ist möglich durch:

1. Erhöhten Widerstand im kleinen oder großen Kreislauf
2. Ausfall von Myocardfasern bei Herzmuskelentzündung oder Herzinfarkt
3. Gestörte Diffusion von Sauerstoff von den Kapillaren in die Muskulatur
4. Langandauernde Volumenbelastung durch Herzklappenfehler

(A) 1 + 3
(B) 1 + 4
(C) 2 + 3
(D) 2 + 4
(E) 1 + 2

3.8 Welche Ödemlokalisation ist charakteristisch für die akute Glomerulonephritis?

(A) An den Unterschenkeln
(B) Auf dem Handrücken
(C) lockeren Bindegewebe um die Augen
(D) Über dem Kreuzbein
(E) Im Pleuraspalt

3.9 Für einen extrahepatischen Gallenwegsverschluß spricht/sprechen:

(A) Kolikartige Schmerzen im Oberbauch und Ikterus mit stark erhöhter Phosphatase und erhöhtem γ-GT
(B) Eine infektiöse Hepatitis
(C) Gürtelförmig nach links ausstrahlende Schmerzen im Oberbauch
(D) Ein unkompliziertes Gallensteinleiden

3.10 Der Morbus Hodgkin nimmt seinen Ausgang in der Regel von

(A) dem Knochenmark
(B) der Leber
(C) der Milz
(D) Lymphknoten des Halses oder des Mediastinums

3.11 Patienten mit chronischer Lebererkrankung und Funktionseinschränkung des Organs bieten typische Merkmale:

1. Palmarerythem
2. Uhrglasnägel
3. Spider naevi (Gefäßspinnen)
4. Trommelschlegelfinger
5. Anasarka

(A) 1 + 3
(B) 2 + 4
(C) 2 + 4 + 5
(D) 1 + 3 + 5
(E) alle Aussagen sind richtig

3.12 Lungenemphysem

1. heißt Entzündung der Lunge
2. führt zu einer Verkleinerung der Atemfläche
3. entsteht durch Schwund der Alveolar-Scheidewände und durch Elastizitätsverlust
4. tritt im Alter sehr häufig auf
5. führt zu einem sog. Faßthorax

(A) 1 + 2
(B) 1 + 3 + 4
(C) 2 + 3 + 4 + 5
(D) 4 + 5
(E) alle Aussagen sind richtig

3.13 Welche der nachfolgenden Enzyme sind nach einem Myocardinfarkt in der Regel im Serum erhöht nachweisbar?

1. GOT
2. γ-GT
3. LDH
4. CK
5. Amylase

(A) 1 + 2 + 3
(B) 1 + 3 + 4
(C) 3 + 4

Examen 1997

3.5 C 3.6 F 3.7 B 3.8 C 3.9 A 3.10 D 3.11 A 3.12 C

(D) 2 + 4 + 5
(E) alle Aussagen sind richtig

3.14 Das akute rheumatische Fieber beruht auf einer

(A) Lungenstauung
(B) Streptokokkeninfektion
(C) chronischen Lungenerkrankung
(D) Pneumokokkeninfektion

3.15 Die wichtigste Untersuchung, um eine Pneumonie zu diagnostizieren, ist:

(A) Auskultation des Thorax
(B) Beurteilung der Atemqualität
(C) Röntgenaufnahme des Thorax
(D) Erregernachweis im Sputum

3.16 Bei einem Patienten mit Blutgruppe A, Rhesusfaktor positiv, soll eine Transfusion durchgeführt werden. Was muß unbedingt vor der Bluttransfusion gemacht werden?

(A) Kühlung des Blutes
(B) Gabe von Vitamin K
(C) Gabe von Heparin
(D) Kreuzprobe
(E) Kräftiges Schütteln des Blutes

3.17 Welche Merkmale treffen für den M. Crohn zu?

1. Segmentaler Befall
2. Fissuren
3. Häufig Fistelbildung
4. Selten Blutungen
5. Keine wesentliche Karzinomdisposition

(A) 1 + 3
(B) 3 + 4 + 5
(C) 2 + 3 + 5
(D) 2 + 5
(E) alle Aussagen sind richtig

3.18 Symptome der Hyperthyreose sind:

1. Temperaturerhöhung
2. Verquellen des Unterhautbindegewebes
3. Tachycardie
4. Abmagerung
5. Kretinismus

(A) 2 + 4 + 5
(B) 2 + 5
(C) 1 + 3 + 4
(D) 1 + 2 + 3 + 5
(E) alle Aussagen sind richtig

3.19 Zu den typischen Symptomen einer akuten diffusen Glomerulonephritis gehören:

1. Mikrohämaturie
2. Hyperlipidämie
3. Hypertonie
4. Leukozyturie
5. Proteinurie

(A) 1 + 2
(B) 2 + 4 + 5
(C) 2 + 3
(D) 1 + 3 + 5

3.20 Welche der genannten Ursachen können zu einem akuten Nierenversagen führen?

1. Eine Peritonitis
2. Eine Blasenlähmung
3. Eine Sepsis
4. Ein hoher Blutverlust

(A) 1 + 2 + 4
(B) 1 + 3 + 4
(C) 2 + 4
(D) 3 + 4
(E) alle Aussagen sind richtig

3.21 Massenhaft Erythrozytenzylinder im Urinsediment verbunden mit diffusen Ödemen bei einer 38-jährigen Patientin sind verdächtig auf:

(A) Eine Herzinsuffizienz
(B) Eine chronische Niereninsuffizienz
(C) Einen allgemeinen Harnweginfekt
(D) Eine Glomerulonephritis
(E) Eine Gastritis

3.22 Bei welchen der folgenden Krankheitsbilder hört man am häufigsten perikarditisches Reiben:

(A) Aortenaneurysma
(B) Hiatushernie
(C) Herzinfarkt
(D) Mitralklappenfehler
(E) Lungenentzündung

3.23 Welche Erkrankungen führen häufig zu Ödemen?

1. entgleister Diabetes mellitus
2. Herzinsuffizienz
3. Hypoproteinämie (Eiweißmangel)
4. Beinvenenthrombose
5. arterielle Embolie

(A) 1 + 2 + 3 + 5

3.13 B 3.14 B 3.15 D 3.16 D 3.17 E 3.18 C 3.19 D 3.20 B 3.21 D 3.22 C

(B) 2 + 3
(C) 1 + 2 + 4
(D) 2 + 3 + 4
(E) alle Aussagen sind richtig

3.24 Folge einer Endocarditis ist oft

(A) eine Herzmuskelnarbe
(B) ein Herzklappenfehler
(C) ein Ventrikelseptumdefekt
(D) ein Panzerherz
(E) ein AV-Block

3.25 Das Risiko, einen Herzinfarkt zu bekommen, ist überdurchschnittlich hoch bei chronischem Mißbrauch von

(A) Schlafmitteln
(B) Kaffee
(C) Tabak
(D) Aethylalkohol
(E) Schmerzmitteln

3.26 Was versteht man unter einer zweizeitigen Milzruptur?

(A) Eine doppelte Milzruptur
(B) Eine Verletzung der Milz während eines operativen Eingriffs
(C) Ein subkapsuläres Hämatom, wobei es nach einem symptomfreien Intervall zum Kapselriß kommt
(D) Eine Ruptur auf der Dorsal- und Ventralfläche der Milz

3.27 Der Schock bei einer frischen Verbrennung 3. Grades ist aufzufassen als:

(A) Hämorrhagischer Schock
(B) Anaphylaktischer Schock
(C) Endotoxinschock
(D) Volumenmangelschock

3.28 Die 2 häufigsten Ursachen eines Dünndarmileus sind:

1. Hernien
2. Große Speisebrocken, Fremdkörper
3. Entzündungen
4. Briden

(A) 1 + 4
(B) 1 + 3
(C) 2 + 4
(D) 3 + 4

3.29 Analfissuren sind

(A) Hämorrhoiden
(B) Analfisteln
(C) Erweiterung der Mastdarmvenen
(D) Einrisse in der Analringschleimhaut

3.30 Was ist ein Zenker-Divertikel?

(A) Eine Aussackung am Übergang des Pharynx in den Ösophagus
(B) Eine Aussackung am Colon sigmoideum
(C) Eine Vorwölbung des Peritoneums durch den Hiatus oesophagei in den Thoraxraum
(D) Eine Erweiterung der Bauchaorta

3.31 Welche Aussagen zum Meckel-Divertikel treffen zu?

1. Es handelt sich um einen Rest des embryonalen Dotterganges
2. Es liegt im Jejunum
3. Es liegt im Ileum
4. Die Symptomatik der Entzündung des Meckel-Divertikels ähnelt stark derjenigen der Appendizitis
5. Außer der Entzündung sind keine weiteren Komplikationen des Meckel-Divertikels bekannt

(A) 1 + 2
(B) 2 + 4
(C) 1 + 2 + 5
(D) 1 + 3 + 4
(E) 3 + 4 + 5

3.32 Ein Karbunkel ist

(A) eine aseptische Nekrose
(B) eine Fingereiterung
(C) eine eitrige Infektion im subcutanen Gewebe
(D) ein lymphatisches Ödem

3.33 Zu einer Verzögerung der Wundheilung tragen bei:

1. Infektion des Wundgebietes
2. Minderdurchblutung
3. Bewegungen
4. Eiweißmangel

(A) 1 + 2
(B) 1 + 4
(C) 1 + 3
(D) 1 + 3 + 4
(E) alle

3.23 D 3.24 B 3.25 C 3.26 C 3.27 D 3.28 A 3.29 D 3.30 A 3.31 D 3.32 C 3.33 E

3.34 Eine operative Behandlung ist unerläßlich bei:

(A) Contusio cerebri
(B) Schädelbasisfraktur
(C) Gehirnerschütterung
(D) Impressionsfraktur des Schädels

3.35 Das Schubladenphänomen ist ein charakteristisches Zeichen für:

(A) Eine Pseudarthrose des Schienbeines
(B) Einen Bandscheibenvorfall
(C) Eine Meniskusschädigung
(D) Eine Schädigung der Kreuzbänder des Kniegelenkes

3.36 Als Schock bezeichnet man:

(A) Das Mißverhältnis zwischen angebotenem und benötigtem Stromzeitvolumen
(B) Einen Zustand der Bewußtlosigkeit
(C) Eine Tachykardie mit Blutdruckerhöhung
(D) Eine Erinnerungslücke an den Unfall
(E) Eine große Blutung in eine der Körperhöhlen

3.37 Welches Operationsverfahren ist bei Ösophagusvarizen und abgelaufener Blutung erfolgversprechend?

(A) Cimino-Shunt
(B) Arteriovenöser Shunt
(C) Porto-cavaler Shunt
(D) Scribner-Shunt
(E) Buselmeier-Shunt

3.38 Der akute arterielle Verschluß

(A) ist immer symptomlos
(B) bedarf einer konservativen Therapie
(C) stellt eine Operationsindikation dar
(D) die betroffene Extremität muß immer amputiert werden
(E) wird durch eine Hochlagerung und Hypothermie durch Eispackungen am sinnvollsten behandelt

3.39 Tetanol-Impfstoff enthält

(A) abgeschwächte Erreger
(B) abgetötete Erreger
(C) entgiftete Bakterien-Ektotoxine
(D) Antigenkonzentrat
(E) vermehrungsfähige Viren

3.40 Die zeitlich oder inhaltlich begrenzte Gedächtnislücke nach traumatischen Ereignissen nennt man:

(A) Somnolenz
(B) Demenz
(C) Koma
(D) Amnesie

3.41 Die fulminante Lungenembolie

1. führt zur akuten Rechtsherzbelastung
2. entsteht oft am 7.–12. postoperativen Tag
3. entstammt oft aus den Beckenvenen
4. kann in wenigen Fällen durch die „Trendelenburg-Operation" geheilt werden
5. wird gelegentlich durch kleinere Embolien angekündigt

(A) 1 + 2
(B) 1 + 2 + 3
(C) 1 + 2 + 3 + 4
(D) 2 + 3 + 4
(E) alle Antworten sind richtig

3.42 Warum wird zur Wiederbelebung bei Atem- und Herzstillstand mit der Beatmung begonnen?

(A) Weil die Beatmung nicht so leicht durchzuführen ist wie bei Brustdruck-Herzmassage
(B) Weil das in der Lunge befindliche Blut zuerst mit Sauerstoff angereichert werden muß, bevor es durch die Herzmassage in die Peripherie gepumpt wird
(C) Weil es bei der Brustdruck-Herzmassage evtl. zu Rippenbrüchen kommt und die Beatmung dadurch unwirksam wird
(D) Weil die Herzmassage nur von einem Arzt vorgenommen werden darf

3.43 Der Schockindex wird berechnet aus

1. dem systolischen Blutdruck
2. dem diastolischen Blutdruck
3. der Differenz von systolischem und diastolischem Blutdruck
4. der Pulsfrequenz
5. dem Blutverlust

(A) 1 + 4 + 5
(B) 1 + 4
(C) 3 + 4
(D) 2 + 4
(E) 3 + 5

3.34 D 3.35 D 3.36 A 3.37 C 3.38 C 3.39 C 3.40 D 3.41 E 3.42 B 3.43 B

3.44 Welche Aussagen über chirurgische Infektionen sind richtig?

1. Bei „Dolor“ handelt es sich um das Symptom Schmerz
2. Sie gehen immer von einer Wunde aus
3. Streptokokkeninfektionen erkennt man an dem typisch blau-grünlichen und süßlich riechenden Eiter
4. Es sind solche Infektionen, die aufgrund einer Wunde entstehen, bzw. der chirurgischen Therapie bedürfen
5. Sie sind gut mit Antibiotika zu behandeln

(A) 1 + 2
(B) 1 + 2 + 3
(C) 1 + 4
(D) 3 + 4
(E) 2 + 5

3.45 Welche Aussage trifft zu? Rote Streifen an der Beugeseite des Unterarmes bei einem bestehenden Panaritium sind Zeichen für:

(A) Sepsis
(B) Lymphangitis
(C) Phlegmone
(D) Thrombophlebitis
(E) Beginnende Bakteriämie

3.46 Eine Phlegmone

1. ist eine flächenhafte infiltrative eitrige Entzündung
2. ist gekennzeichnet durch einen verdickten roten Striemen in der Haut
3. ist eine Fingervereiterung
4. wird auch als Wundrose bezeichnet
5. breitet sich in den Spalten des Subcutan- und Muskelgewebes aus
6. sondert einen schmutzig-wäßrigen Eiter ab

(A) 1 + 2 + 3 + 5
(B) 1 + 5 + 6
(C) 3 + 4 + 5
(D) 4 + 5 + 6
(E) alle Antworten sind richtig

3.47 Welche Veränderungen erwarten Sie bei einem Patienten mit verlegten Gallengängen?

1. Koterbrechen
2. Teerstuhl
3. Dunkelbraunen Urin
4. Acholischen, hellen Stuhl
5. Uhrglasnägel

(A) 1 + 3
(B) 1 + 4
(C) 2 + 3
(D) 2 + 4
(E) 3 + 4

3.48 Die Zeichen einer Bauchfellentzündung (Peritonitis) sind:

1. Brettharte Bauchdecke
2. Paradoxe Atmung
3. Tachykardie
4. Fieber
5. Anasarka

(A) 1 + 2 + 3
(B) 1 + 3 + 4
(C) 1 + 3 + 5
(D) 2 + 3 + 5
(E) 3 + 4 + 5

3.49 Ordnen Sie den aufgeführten operativen Eingriffen das entsprechende Organ zu

Liste 1

(A) Cholezystektomie
(B) Strumektomie
(C) Thrombarteriektomie

Liste 2

1. Schilddrüse
2. Arterie
3. Gallenblase

(A) A2, B3, C1
(B) A1, B3, C2
(C) A1, B2, C3
(D) A2, B1, C3
(E) A3, B1, C2

3.50 Die Therapie des mechanischen Ileus besteht aus:

(A) Schwenkeinläufen
(B) Gabe von Prostigmin i.v. und Darmrohr
(C) Operativer Beseitigung der Ileusursache
(D) Oraler Zufuhr von Rhizinusöl und anderen Abführmitteln
(E) Abdomenübersichtsaufnahme im Stehen

3.51 Auf eine freie Perforation eines Ulcus ventriculi lassen bei entsprechender Anamnese schließen

1. plötzliche, stechende Schmerzen im Oberbauch
2. Bradykardie mit Schocksymptomatik
3. Schmerzen im linken Unterbauch

4. freie Luftsicheln unter den Zwerchfellkuppeln in der Abdomen-Übersichtsaufnahme
5. „bretthartes Abdomen"

(A) 1 + 2 + 3
(B) 1 + 2 + 4
(C) 1 + 3 + 4
(D) 1 + 4 + 5
(E) 2 + 3 + 4

3.52 Folgende Punkte haben entscheidenden Einfluß darauf, ob ein Knochenbruch fest verheilt:

1. Ruhigstellung
2. Durchblutung
3. Infektion
4. Lokalisation des Bruches

(A) 1 + 2 + 3
(B) 1 + 3
(C) 2 + 4
(D) 3 + 4
(E) alle Antworten sind richtig

3.53 Wann ist die Anti-D-Prophylaxe erforderlich?

1. Nach der Geburt, wenn Mutter Rh-pos und Kind Rh-neg ist
2. Nach der Geburt, wenn Mutter Rh-neg und Kind Rh-pos ist
3. Nach jedem Abort bzw. nach einer Extrauteringravidität bei einer Rh-neg Mutter
4. Erst, wenn bei der Rh-neg Mutter Rhesusantikörper nachgewiesen wurden

(A) 2 + 4
(B) 2 + 3 + 4
(C) 1 + 4
(D) 1 + 3
(E) 2 + 3

3.54 Der erste Tag der letzten Regel war der 11.05.86, die Zyklusdauer betrug 31 Tage. Welcher Entbindungstermin ergibt sich mit Hilfe der erweiterten Naegelschen-Regel?

(A) 11.02.87
(B) 18.02.87
(C) 21.02.87
(D) 14.02.87
(E) 15.02.87

3.55 Ordnen Sie die Stadien des Kollumkarzinoms dem Organbefall zu, und kreuzen Sie die richtige Kombination an.

Liste 1

(A) Karzinom ist auf die Zervix beschränkt
(B) Anfangsteil der Parametrien und obere 2/3 der Vagina sind befallen, ohne daß die Beckenwand erreicht wird
(C) Carzinoma in situ
(D) Unteres Drittel der Vagina ist befallen, Wachstum bis zur Beckenwand
(E) Karzinom wächst in Blase oder Rektum, Ausbreitung außerhalb des kleinen Beckens

Liste 2

1. Stadium 0
2. Stadium I
3. Stadium II
4. Stadium III
5. Stadium IV

(A) A1, B3, C2, D5, E4
(B) A2, B3, C1, D4, E5
(C) A5, B4, C2, 03, E1
(D) A3, B2, C5, D4, E1
(E) A2, B1, C4, D3, E5

3.56 Ordnen Sie die diagnostischen Maßnahmen den jeweiligen Untersuchungsmethoden zu!

Liste 1

A) Zytologie
B) Histologie

Liste 2

1. Abrasio
2. Krebsvorsorgeabstrich
3. Konisation
4. Knipsbiopsie

(A) A1, B2, B3, A4
(B) B1, A2, A3, A4
(C) B1, A2, B3, B4
(D) A1, B2, A3, B4

3.57 Die Früherkennung eines Collum-Carcinoms

(A) erfordert regelmäßige zytologische Abstrichkontrollen vom 50. Lebensjahr an
(B) gehört nur bei Risikogruppen zur Routinediagnostik
(C) ist nicht möglich, weil das Collum-Carcinom meist schmerzlos ist und selten blutet

3.51 D 3.52 A 3.53 E 3.54 C 3.55 B 3.56 C 3.57 D

(D) wird ab dem 20. Lebensjahr durch zytologische Abstrichkontrollen durchgeführt
(E) läßt sich routinemäßig anhand eines Blutausstrichs leicht und schnell durchführen

3.58 An der hormonellen Steuerung des Zyklus sind folgende Hormone beteiligt:

1. LTH
2. T4
3. FSH
4. LH
5. TSH

(A) 1 + 5
(B) 2 + 4 + 5
(C) 1 + 3 + 4
(D) 2 + 4

3.59 Welche Ursachen können für eine Eileiterschwangerschaft in Betracht kommen?

1. Chronische Eileiterentzündung
2. Endometriose der Eileiter
3. Retroflexio uteri
4. Anomalien des Eileiters

(A) 1 + 2 + 3
(B) 2 + 4
(C) alle Antworten sind richtig
(D) 1 + 3 + 4
(E) 1 + 2 + 4

3.60 Der Apgar-Index enthält unter anderem folgende Kriterien zur Bewertung der Vitalität des Neugeborenen:

1. Herzaktion
2. Körpertemperatur
3. Füllung der Nabelschnurgefäße
4. Hautfarbe

(A) 1 + 2 + 3
(B) 2 + 3 + 4
(C) 1 + 4
(D) 2 + 4
(E) 1 + 2 + 4

3.61 Die Naegelsche Regel lautet?

(A) 1. Tag der letzten Regel + 7 Tage – 3 Monate + 1 Jahr
(B) letzter Tag der letzten Regel – 3 Monate + 1 Jahr
(C) Monat der ersten ausfallenden Regel + 7 Tage – 3 Monate + 1 Jahr
(D) letzter Tag der letzten Regel + 7 Tage – 3 Monate + 1 Jahr
(E) 1. Tag der letzten Regel – 7 Tage – 3 Monate + 1 Jahr

3.62 Unter dem Begriff „Senkwehe“ versteht man

(A) regelmäßige Geburtswehen
(B) Austreibungswehen nach Eröffnung des Muttermundes
(C) unkoordinierte Wehen in den letzten 4 Wochen vor der Geburt
(D) Uteruskontraktionen, die zur Geburt der Placenta führen
(E) Wehen bei Öffnung des Muttermundes vor der 36. Schwangerschaftswoche

3.63 Eine akute Mastitis ist

1. eine bösartige Erkrankung der Brustdrüse
2. eine vorwiegend in der Stillzeit auftretende Erkrankung der Brustdrüse
3. eine durch Bakterien hervorgerufene Entzündung der Brustdrüse (meist Streptokokken oder Staphylokokken)
4. eine gutartige Vergrößerung der Brustdrüse
5. eine bindegewebige Umwandlung der Brustdrüse im Alter

(A) 1 + 2 + 3
(B) 1 + 5
(C) 2
(D) 2 + 3
(E) 4

3.64 Von einer Frühgeburt wird gesprochen bei

1. einer Tragzeit von 42 Wo. oder weniger
2. einer Tragzeit von 37 Wo. oder weniger
3. einem Gewicht von 2500 g oder weniger
4. einem Gewicht von 2800 g oder weniger
5. einer Scheitel/Fersenlänge von 48 cm oder weniger
6. einer Scheitel/Fersenlänge von 50 cm oder weniger

(A) 1 + 3 + 6
(B) 2 + 4 + 5
(C) 2 + 3
(D) 1 + 4 + 6
(E) 2 + 4

3.65 Extrauterine Schwangerschaften können vorkommen

1. im freien Teil der Tube
2. in der Bauchhöhle
3. in der Muskelschicht des Uterus
4. im Eierstock
5. in der Scheide

(A) 1 + 5
(B) 4 + 5
(C) 2 + 4
(D) 1 + 2
(E) 3 + 5

3.66 Bei einer Frau mit 22-tägigem Zyklus war die letzte Menstruation am 3. März. Welcher Geburtstermin errechnet sich bei Anwendung der Naegelschen Regel?

(A) 10. Januar
(B) 10. Dezember
(C) 16. Dezember
(D) 04. Januar
(E) 04. Dezember

3.67 Welche typischen Symptome kennen Sie bei neurotischen Störungen?

1. Ängste
2. Phobien
3. Zwänge
4. Konversionssymptome

(A) 1 + 2 + 3
(B) 1 + 3
(C) 2 + 4
(D) 3 + 4
(E) alle Antworten sind richtig

3.68 Wie lange kann ein Patient nach einer Zwangseinweisung ohne erneutes psychiatrisches Gutachten gegen seinen Willen in der psychiatrischen Klinik festgehalten werden?

(A) 3 Tage
(B) 1 Woche
(C) 48 Stunden
(D) 10 Tage
(E) 12 Stunden

3.69 Welche der folgenden Aussagen über Neurosen trifft zu?

(A) Neurotische Symptome bedürfen i.d.R. stationärer psychiatrischer Behandlung
(B) Neurosen sind eines der Hauptanwendungsgebiete von Psychopharmaka
(C) Bei neurotischen Störungen kann Verhaltenstherapie, tiefenpsychologische Psychotherapie, Gruppentherapie und Familientherapie wirksam sein
(D) Neurosen gehen häufig mit Halluzinationen einher
(E) Zur Prophylaxe neurotischer Phasen werden Lithiumpräparate eingesetzt

3.70 Was betrifft die katatone Form der Schizophrenie?

1. Tritt vorwiegend im jugendlichen Alter auf
2. Zeigt ausgeprägte Störungen der Psychomotorik (Stupor, Erregung)
3. Zeichnet sich durch kataleptische Starre aus (Fähigkeit, unnatürliche Krampfstellungen lange Zeit beizubehalten)
4. Schleichender Verlauf mit Absonderlichkeiten im Verhalten (Unfähigkeit, den Anforderungen der Gesellschaft zu entsprechen)
5. Katatone Symptome kommen nicht bei exogenen Psychosen vor

(A) 1 + 2
(B) 2 + 3
(C) 2 + 4
(D) 3 + 5
(E) 2 + 3 + 5

3.71 Bei der Anorexia nervosa

1. sind besonders Mädchen in der Pubertät betroffen
2. sind besonders Jungen in der Pubertät betroffen
3. liegt oft eine Identitätskrise vor
4. sind die Patienten meist bewegungsarm
5. beobachtet man oft eine Hyperaktivität

(A) 2 + 3
(B) 1 + 3 + 5
(C) 2 + 3 + 5
(D) 1 + 3 + 4
(E) 2 + 5

3.72 Typische Symptome einer Manie sind:

1. Euphorische Grundstimmung
2. Vermindertes Selbstwertgefühl
3. Antriebsvermehrung
4. Gesteigertes körperliches Wohlbefinden
5. Ideenflucht mit starkem Rededrang
6. Verflachung des Gefühlslebens (Affektivität)

3.65 D 3.66 B 3.67 E 3.68 C 3.69 C 3.70 B 3.71 B

(A) 1 + 4 + 5 + 6
(B) 1 + 3 + 4 + 5 + 6
(C) alle Aussagen sind richtig
(D) 3 + 4 + 5 + 6
(E) 1 + 2 + 3 + 5

3.73 Welche Aussagen über Neuroleptika sind richtig?

1. Neuroleptika sind zur medikamentösen Therapie akuter manischer Syndrome geeignet
2. Neuroleptika spielen in der medikamentösen Schizophrenie-Behandlung eine wichtige Rolle
3. Eine langdauernde Neuroleptika-Gabe ist die Methode der Wahl zur Manie-Prophylaxe
4. Eine neuroleptische Langzeitbehandlung ist bei Schizophrenien nicht angezeigt

(A) 1 + 2
(B) 1 + 2 + 3
(C) 1 + 4
(D) 2 + 3 + 4
(E) Alle Aussagen sind richtig

3.74 Typische Nebenwirkungen bei der Neuroleptika-Therapie sind

1. Mundtrockenheit
2. Euphorie
3. vermehrtes Schwitzen
4. Parkinson-ähnliche Symptome
5. Blutdrucksteigerung
6. Obstipation

(A) 1 + 4 + 5
(B) 2 + 5
(C) 3 + 5 + 6
(D) 1 + 3 + 4 + 6
(E) alle Antworten sind richtig

3.75 Kennzeichen des präsuizidalen Syndroms sind

1. die ständige Suiziddrohung
2. eine psychische Einengung in allen Lebensbereichen
3. eine Aggressionshemmung, wobei Aggressionen gegen die eigene Person gerichtet werden
4. Suizidphantasien und Todeswünsche
5. eine familiäre Belastung mit endogener Depression

(A) 1 + 2 + 3
(B) 2 + 3 + 4
(C) 3 + 4 + 5
(D) 2 + 3 + 5
(E) alle Antworten sind richtig

3.76 Was sind hysterische Symptome?

1. Kritiklosigkeit
2. Angst
3. Anfälle
4. Lähmungen
5. Sprachstörungen

(A) 1 + 2 + 3
(B) 3 + 4 + 5
(C) 1 + 2
(D) 3 + 4
(E) 1 + 5

3.77 Welche Komplikationen können nach einem Schädelhirntrauma auftreten?

1. Epidurales Hämatom
2. Parkinsonsyndrom
3. Liquorfistel
4. Hirnorganische Anfälle
5. Radialislähmung

(A) 1 + 2
(B) 1 + 3
(C) 1 + 3 + 4
(D) 4 + 5
(E) alle Antworten sind richtig

3.78 Eine Pustel ist eine/ein

(A) umschriebene Verdickung der Haut
(B) Gefäßknäuel
(C) Bläschen, mit Eiter gefüllt
(D) Bläschen mit serösem Inhalt

3.79 Welche Aussagen zu den angegebenen neurologischen Untersuchungsmethoden sind richtig?

1. Das EEG ist besonders geeignet, um Krampfpotentiale des Gehirns nachzuweisen
2. Die Computertomographie des Kopfes ist bei Verdacht auf einen Hirntumor eine aussagekräftige Untersuchungsmethode
3. Die Echoencephalographie ist besonders geeignet zur Diagnose einer Epilepsie
4. Die Lumbalpunktion dient zur Bestimmung des Blutvolumens des Kopfes
5. Auch bei der richtig durchgeführten Lumbalpunktion besteht für das Rückenmark

immer eine große Verletzungsgefahr durch Stichverletzungen mit der Punktionsnadel

(A) 1 + 2
(B) 2 + 3
(C) 3 + 4
(D) 4 + 5
(E) 1 + 5

3.80 Typisches Symptom der Psoriasis ist

(A) der starke Juckreiz
(B) Rötung und Schwellung
(C) die silberweiße Schuppung
(D) die umschriebene Pigmentierung

3.81 Bei einer Pupillendifferenz:

(A) muß am folgenden Tag ein Augenarzt benachrichtigt werden
(B) handelt es sich in der Regel um einen angeborenen Defekt
(C) kann ein intrakranieller raumfordernder Prozeß vorliegen
(D) handelt es sich um eine harmlose Störung, wenn die Sehkraft sich nicht verändert
(E) kann eine Netzhautablösung an einem Auge vorliegen

3.82 Für den Morbus Parkinson treffen zu:

1. Er beruht auf einer slow-virus-Infektion
2. Das extrapyramidal-motorische System ist betroffen
3. Durch Nervenschmerzen kommt es zu Akinese
4. Er geht mit starkem Intentionstremor einher
5. Er geht oft mit Ruhetremor einher
6. Auffällig ist ein „Salbengesicht"
7. Zur Therapie wird Dopamin eingesetzt
8. Zur Therapie wird L-Dopa eingesetzt

(A) 1 + 2 + 3 + 5
(B) 2 + 4 + 5 + 7
(C) 2 + 4 + 6 + 8
(D) 2 + 5 + 6 + 7
(E) 2 + 5 + 6 + 8

3.83 Zu welchen Komplikationen kann die Verschleppung einer unbeachtet gebliebenen Gonorrhoe (Tripper) führen?

1. Unfruchtbarkeit
2. Gummen
3. Entzündung der Adnexen/Nebenhoden
4. Funktionsausfall sensibler Rückenmarksnerven
5. Bindehautentzündung Neugeborener

(A) 1 + 3 + 5
(B) 1 + 3
(C) 1 + 2 + 3
(D) 1 + 2 + 3 + 4
(E) alle Antworten sind richtig

3.84 Ordnen Sie zu und kreuzen Sie die richtige Kombinationsaussage an.

Liste 1

(A) Hinteres Schubladenphänomen
(B) Einklemmungserscheinungen (Gelenksperre)
(C) Vermehrte Aufklappbarkeit des äußeren Gelenkspaltes
(D) Adduktionsschmerz am inneren Gelenkspalt

Liste 2

1. Innenmeniskusschaden
2. Riß oder Lockerung des hinteren Kreuzbandes
3. Riß oder Lockerung des äußeren Seitenbandes
4. Meniskusriß oder freier Gelenkkörper

(A) A2, B4, C3, D1
(B) A2, B1, C3, D4
(C) A1, B2, C4, D3
(D) A3, B4, C2, D1
(E) A4, B2, C3, D1

3.85 Bei einem akuten Glaukomanfall

(A) hat der Patient starke Schmerzen
(B) verspürt der Patient zwar keine Schmerzen, aber eine erhebliche Sehverschlechterung
(C) bleibt das Auge im Gegensatz zur Bindehautentzündung blaß
(D) fühlt sich der Augapfel abnorm weich an

3.86 Zu den möglichen Folgen einer starken Kalkverätzung des Auges gehören:

1. Störungen des Säure-Basen-Gleichgewichts
2. Tränenträufeln
3. Hornhautnarbe
4. Sekundärglaukom
5. Netzhautblutungen
6. Lidverwachsung mit dem Augapfel

(A) 1 + 2 + 5

3.79 A 3.80 C 3.81 C 3.82 E 3.83 A 3.84 A 3.85 A

(B) 3 + 4 + 6
(C) alle Antworten sind richtig
(D) 2 + 4
(E) 1 + 6

3.87 Eine Augenhintergrundspiegelung sollte durchgeführt werden bei Verdacht auf

1. essentielle Hypertonie
2. Anämie
3. Diabetes mellitus
4. Hypovolämie
5. renale Hypertonie

(A) 1 + 2 + 3
(B) 2 + 4 + 5
(C) 1 + 4 + 5
(D) 1 + 3 + 5
(E) alle Antworten sind richtig

3.88 Mit welcher Maßnahme kann man die Diagnose des Prostatakrebses sichern?

(A) Feinnadelbiopsie
(B) Urogramm
(C) Rektale Untersuchung
(D) Ultraschalldiagnostik

3.89 Die Hodentorsion

(A) hat immer eine traumatische Ursache
(B) ist eine spontane Verlagerung des Hodens in den Leistenkanal
(C) verlangt sofortige chirurgische Intervention
(D) hat eine entzündliche Ursache
(E) löst man mit krampflösenden Mitteln

3.90 Die Entfernung der Rachenmandeln nennt man

(A) Adenotomie
(B) Tonsillektomie
(C) Gaumenmandelentfernung
(D) Polypektomie

3.91 Die medikamentöse Rachitisprophylaxe

(A) besteht in Vitamin C-Gaben
(B) besteht in Vitamin D-Gaben
(C) darf im 1. Lebensjahr noch nicht durchgeführt werden
(D) soll eine Hemmung der vorzeitigen Verkalkung an der Epidiaphysengrenze bewirken

3.92 Welche Aussagen zur angeborenen Hüftluxation treffen zu?

1. Sie betrifft männliche Patienten häufiger als weibliche
2. Die Behandlung sollte frühestens bei der Einschulung beginnen
3. Sie führt unbehandelt oft zu frühzeitigem Verschleiß
4. Die Abspreizbehandlung ist eine sinnvolle Therapiemaßnahme

(A) 1 + 2 + 4
(B) 1 + 3 + 4
(C) 1 + 4
(D) 3 + 4
(E) alle Antworten sind richtig

3.93 Folgende Aussagen zur akuten Otitis media sind richtig

1. Es besteht eine Schallempfindungsschwerhörigkeit
2. Es können Trommelfelldefekte auftreten
3. Sie entsteht meist durch aufsteigende Infekte aus dem Nasen-Rachen-Raum
4. Ohrgeräusche treten nicht auf
5. Der Krankheitsverlauf ist normalerweise schmerzlos

(A) 1 + 2
(B) 2 + 5
(C) 2 + 3 + 4
(D) 2 + 3
(E) 1 + 2 + 3

3.94 Wann wird die Veloplastik bei der Lippen-Kiefer-Gaumenspalte durchgeführt?

(A) mit 0–6 Monaten
(B) mit 7–12 Monaten
(C) mit 13–18 Monaten
(D) mit 19–24 Monaten
(E) nach Vollendung des 2. Lebensjahres

3.86 B 3.87 D 3.88 A 3.89 C 3.90 B 3.91 B 3.92 D 3.93 D 3.94 C

4 Krankenpflege

4.1 Nennen Sie 5 Kriterien für eine rückenschonende Arbeitsweise bei Hebe- und Tragearbeiten in der Krankenpflege.

4.2 Welche Lagerung ist bei arteriellen Durchblutungsstörungen für die betroffene Extremität die einzig richtige?

4.3 Bei welchen Patienten können Sie eine Nykturie beobachten?

(A) bei Patienten mit einer Pankreatitis
(B) bei Patienten mit Diabetes mellitus
(C) bei Patienten mit Herzinsuffizienz
(D) bei akuter Glomerulonephritis

4.4 Welche pflegerische Maßnahme wird zur Erhaltung der Gelenkbeweglichkeit bei Polyarthritis häufig angewandt?

4.5 Dekubitusgefährdet ist

1. ein immobiler Patient mit Durchblutungsstörungen
2. ein gelähmter Patient mit gesunder Haut und normalem Körpergewicht
3. ein mobiler Patient, der unter Durchblutungsstörungen leidet und inkontinent ist
4. ein Patient, der weniger als 3 Spontanbewegungen pro Stunde im Schlaf aufweist

(A) 1 + 3
(B) 1 + 2 + 3
(C) 1 + 2
(D) 1 + 2 + 4
(E) 1 + 3 + 4

4.6 Einen Patienten mit einseitigem Pleuraerguß nach Pneumektomie lagert man

(A) auf der gesunden Körperseite
(B) in Oberkörperhochlagerung
(C) auf der kranken Körperseite
(D) nach Trendelenburg

4.7 Die primären pflegerischen Aufgaben bei der Versorgung eines Patienten mit Herzinfarkt sind:

1. Verabreichen von Sedativa
2. Sorge für eine ruhige Umgebung
3. Überwachung des Patienten
4. Verabreichen von Analgetika
5. Häufige Herzenzymkontrollen

(A) 1 + 3
(B) 1 + 4
(C) 2 + 3
(D) 3 + 4
(E) 4 + 5

4.8 Bei einem Patienten wurde bei einer Gastroskopie eine Probeexcision durchgeführt. Was müssen Sie bei der Nachsorge des Patienten beachten?

1. Gefahr des Bluterbrechens
2. Nahrungskarenz für 4 Stunden
3. Kreislaufüberwachung für 3–4 Stunden
4. Ein- und Ausfuhrkontrolle

(A) 1 + 2 + 3
(B) 1 + 2 + 4
(C) 1 + 3 + 4
(D) 2 + 4
(E) 1 + 2

4.9 Bei einem akuten arteriellen Gefäßverschluß im linken Bein:

1. wird die betroffene Extremität tiefgelagert, um die art. Versorgung zu verbessern
2. wird die betroffene Extremität hochgelagert, um den venösen Rückfluß zu gewährleisten
3. wird die Extremität weichgelagert, um einer Druckschädigung vorzubeugen
4. kann ein lockerer Watteverband angelegt werden, um die Restwärme zu erhalten

(A) 1 + 3
(B) 2 + 3
(C) 1 + 3 + 4
(D) 2 + 3 + 4
(E) 1 + 4

4.10 Welche Ratschläge geben Sie einem Patienten mit Antikoagulatientherapie (Marcumar) bei seiner Entlassung?
Nennen Sie bitte 5.

4.11 Nennen Sie 5 pflegerische Maßnahmen zur Verhütung von katheterbedingten Harnwegsinfekten bei transurethralem Katheter.

4.12 Welche Schmerzbeschreibung finden Sie als Hinweis auf die genannten Krankheitsbilder:

Liste 1
(A) Perforation eines Magenulkus
(B) Herzinfarkt

(C) Von einem inneren Organ ausgehender Eingeweideschmerz

Liste 2

1. Viszeraler Schmerz
2. Plötzlicher, punktförmiger stechender Schmerz
3. Vernichtungsschmerz im Thorax, retrosternaler Schmerz

(A) A1, B2, C3
(B) A2, B1, C3
(C) A2, B3, C1
(D) A1, B3, C2
(E) A3, B2, C1

4.13 Beim Einführen einer Magenverweilsonde ist darauf zu achten, daß

1. der Patient vorher die Nase schneuzt
2. die Zahnprothese zuvor entfernt wird
3. sich die Magensonde nicht aufrollt
4. der Patient tief Luft holt und während des Einführens den Atem anhält
5. bei Erreichen der Marke 35–40 cm die korrekte Sondenlage überprüft wird
6. die Magensonde in der Phase des Schluckaktes bei orientierten Patienten vorgeschoben wird
7. sich der Patient in flacher Rückenlage befinden muß
8. die linke Seitenlage eingenommen werden sollte

(A) 1 + 3 + 4 + 8
(B) 2 + 3 + 5 + 6 + 8
(C) 1 + 2 + 3 + 6
(D) 2 + 5 + 6 + 7
(E) 1 + 3 + 5 + 6

4.14 Eine spastische Lähmung bei Hemiplegie wird durch folgende Faktoren verstärkt bzw. ausgelöst:

(A) Falsche Lagerung
(B) Psychische Anspannung, Angst
(C) Aufregung
(D) Schnelle Bewegung
(E) Lagerung auf der hemiplegischen Seite

(A) 1 + 2
(B) 2 + 3
(C) 3 + 5
(D) 1 + 2 + 3 + 4
(E) 1 + 3 + 4 + 5

4.15 Nennen Sie 5 Pflege- und Überwachungskriterien für einen Patienten, der über einen Nasenkatheter eine Sauerstoffinsufflation erhält.

4.16 Beim intermittierenden Fieberverlauf

1. erfolgt der Fieberanstieg oft mit Schüttelfrost
2. ist die Körpertemperatur anhaltend hoch
3. wechselt Fieber mit fieberfreien Intervallen
4. beträgt die Tagesdifferenz weniger als 1 °C
5. bestehen für den Patienten keine Gefahren

(A) 1 + 2
(B) 2 + 4
(C) 1 + 4
(D) 1 + 3
(E) 2 + 5

4.17 Die Rehabilitation eines Patienten mit Apoplexie kann grundsätzlich nach 2 Mustern geschehen. Einmal durch ein Kompensationstraining der gesunden Körperseite oder durch die Anwendung des Bobath-Konzeptes. Welche Aussagen sind zutreffend für das Bobath-Konzept? Ziel ist

1. die rasche Umgewöhnung auf die gesunde Seite
2. die Förderung und Verbesserung der hemiplegischen Seite in Koordination mit der gesunden Seite
3. die Stimulation der Sensibilität
4. die Hemmung der abnormen Haltungs- und Bewegungsmuster
5. eine Verbesserung der räumlichen Wahrnehmung

(A) 1 + 3 + 4
(B) 3 + 4 + 5
(C) 1 + 2 + 3 + 5
(D) 2 + 3 + 4 + 5
(E) alle Anworten sind richtig

4.18 Welche Vorteile hat bei einem Patienten mit apoplektischem Insult die therapeutische Lagerung auf der hemiplegischen Seite? Nennen Sie bitte 4.

4.12 C 4.13 C 4.14 D 4.16 D 4.17 D

4.19 Welche Aussage ist zutreffend?
Verwirrte, desorientierte Patienten

(A) müssen wegen der Gefahr selbstgefährdender Handlungen stets sorgfältig überwacht werden
(B) sollen wegen der Gefahr des ungezielten Herumirrens im Bett bleiben
(C) bekommen zu ihrem Eigenschutz Bettgitter vor das Bett
(D) sollten zu ihrem eigenen Schutz im Bett fixiert werden
(E) sollten die Nahrung nicht selbständig zu sich nehmen

4.20 Bei einer Bluttransfusion

1. darf das Pflegepersonal die Konserve nach sorgfältiger Flaschenkontrolle anschließen
2. muß in der Regel das Einverständnis des Patienten vorliegen
3. muß ein spezielles Infusionsbesteck verwendet werden
4. kann nur bei vorliegender Kreuzprobe auf den „Bed-Side-Test" verzichtet werden
5. muß der Patient intensiv überwacht werden

(A) 1 + 4
(B) 2 + 4 + 5
(C) 2 + 3 + 5
(D) 1 + 3 + 5
(E) 2 + 5

4.21 Bei einem Patienten ist eine Magenresektion nach Billroth II durchgeführt worden. Auf welche der evtl. nachfolgenden Komplikationen ist ab dem 3. bis 4.Tag besonders zu achten?

1. Embolie
2. Magenatonie
3. Pneumonie
4. Nachblutung
5. schwallartiges Erbrechen

(A) 1 + 5
(B) 2 + 3
(C) 3 + 4
(D) 2 + 5
(E) 4 + 5

4.22 Bei Verdacht auf eine Wirbelfraktur soll der Patient

(A) in die stabile Seitenlage gebracht werden
(B) in die Schocklage gebracht
(C) nach Möglichkeit keinerlei Lageveränderung erfahren
(D) auf einem Schaumstoffkissen mit hochgelagertem Oberkörper versorgt werden
(E) nach Wunsch gelagert werden

4.23 Bei Patienten mit LWK-Fraktur ist **besonders** wichtig die Beobachtung

1. der Darmtätigkeit
2. des Blutdrucks
3. der Motorik der Beine
4. der Sensibilität der unteren Extremitäten

(A) 1 + 4
(B) 1 + 2 + 3
(C) 1 + 3 + 4
(D) 1 + 2
(E) 1 + 2 + 4

4.24 Nach Ersatz des Hüftgelenks durch eine Totalendoprothese ist in den ersten postoperativen Tagen folgendes zu beachten:

1. Unbedingte Flachlagerung des Patienten
2. Keine Adduktion des Hüftgelenkes
3. Keine Abduktion des Hüftgelenkes
4. Kopfteil des Bettes nicht über 45 Grad hochstellen
5. Keine Außenrotation des Fußes

(A) 1 + 2 + 5
(B) 1 + 3 + 5
(C) 2 + 4 + 5
(D) 2 + 3 + 4
(E) 1 + 3 + 4

4.25 Nennen Sie bitte 5 Beobachtungskriterien, an denen ein postoperativer Blutverlust durch Sie (nicht durch labortechnische Untersuchung) erkannt bzw. vermutet werden kann.

4.26 Nennen Sie 5 präoperative Maßnahmen, die Sie, neben der Kontrolle der Vitalzeichen, am Operationstag zu veranlassen oder durchzuführen haben.

4.27 Bei einem Patienten mit Hörsturz sollten folgende Dinge beachtet werden:

1. Der Patient darf Radio und Fernsehen etc. über Kopfhörer hören

4.19 A 4.20 C 4.21 D 4.22 C 4.23 C 4.24 C

2. Der Patient sollte möglichst viel Ruhe und Erholung haben
3. Der Patient bedarf keiner besonderen psychischen Betreuung, da der Hörverlust durch die Infusion behoben wird
4. Aufregungen sollten möglichst vom Patienten ferngehalten werden
5. Die Patienten können gleichzeitig auch unter Schwindel leiden

(A) 1 + 3
(B) 2 + 5
(C) 1 + 3 + 4
(D) 1 + 2 + 5
(E) 2 + 4 + 5

4.28 Der Beutel eines Ileostomiepatienten ist mit Luft gebläht. Was tun Sie?

(A) ein Loch in die Beutelfolie zur Entlastung stechen
(B) die Klammer öffnen und Luft ablassen
(C) das nächste Mal einen geschlossenen Beutel mit Filter verwenden
(D) die Luft kann nach und nach durch die poröse Beutelfolie entweichen
(E) der Beutel muß sofort gewechselt werden

4.29 Welche der folgenden Aussagen zur Pflege und Überwachung von Patienten mit einer Beckenringfraktur sind zutreffend?

1. Die Bettruhe dauert mehrere Wochen
2. Zur Dekubitusprophylaxe muß der Patient oft umgelagert werden
3. Zur Pneumonieprophylaxe soll der Oberkörper des Patienten hochgelagert werden
4. Es besteht erhöhte Thrombosegefahr
5. Wichtig ist die Beobachtung der Urinfarbe sowie der -menge

(A) 1 + 3 + 4
(B) 1 + 2 + 4
(C) 1 + 2 + 5
(D) 1 + 4 + 5
(E) 2 + 4 + 5

4.30 Die postoperative Pflege und Überwachung von Patienten nach einer Magenoperation beinhaltet u.a.:

1. Feststellen von Blutgruppe, Gerinnungsstatus und Blutbild
2. Anregen der Darmtätigkeit ab dem 3. -postoperativen Tag
3. Kontrolle des über die Magensonde ablaufenden Magensaftes auf Menge und Aussehen
4. Mobilisation frühestens ab dem 2. postoperativen Tag
5. Entfernen der Magensonde unmittelbar nach dem Abführen

(A) 1 + 5
(B) 2 + 3
(C) 3 + 5
(D) 1 + 4
(E) 3 + 4

4.31 Zu den pflegerischen Maßnahmen nach einer Schädel-Trepanation gehören innerhalb der ersten 3–5 Tage u.a.:

1. Hochlagerung des Oberkörpers zur Förderung des venösen Rückflusses aus dem Kopf
2. Abknicken des Halses vermeiden
3. Sorgfältiges Abklopfen des Thorax zur Vermeidung einer Sekretansammlung
4. Ein- bis zweistündiger Lagewechsel (Seiten-, Rücken-, Bauchlage)
5. Für weichen Stuhlgang sorgen

(A) 3 + 4 + 5
(B) 1 + 2 + 4
(C) 1 + 2 + 5
(D) alle Aussagen sind richtig
(E) 1 + 3 + 5

4.32 Im Umgang mit Drainagen ist folgendes zu beachten:

(A) Die Redonflasche muß zweimal am Tag gewechselt werden, um einen optimalen Sog zu gewährleisten
(B) Die Redonflaschen müssen nicht steril sein, da durch das Heber-Prinzip eine aufsteigende Infektion verhindert wird
(C) Bei Verstopfung der Drainageleitung muß die Pflegeperson die Drainage mit 50 ml 0,9 % Kochsalzlösung anspülen

(D) Das Pflegepersonal sollte den Patienten im Umgang mit der Drainage richtig einweisen, um eine völlige Unbeweglichkeit des Patienten zu vermeiden
(E) Beim Wechsel einer Redonflasche muß immer zuerst die körperferne und dann die körpernahe Abklemmung gelöst werden

4.33 Welches charakteristische Symptom beobachten Sie bei Gasbrand?

(A) „Knistern" der Wunde
(B) Lähmung der Muskulatur
(C) Atemnot
(D) Pustelbildung der Haut
(E) charakteristische Hustenanfälle

4.34 Nennen Sie bitte 2 pflegerische Maßnahmen bei Patientinnen mit drohendem Abort.

4.35 Im Rahmen einer postoperativen Strahlentherapie nach Ovarialkarzinom

1. soll während der gesamten Therapie die Ganzkörperpflege vom Pflegepersonal vorgenommen werden
2. ist eine fettarme und eiweißreiche Diät erforderlich
3. darf von Strahlen betroffene Haut nur gepudert und evtl. geölt werden
4. ist eine Miteinbeziehung der Patientin in die Pflege erforderlich

(A) 1 + 4
(B) 2 + 3 + 4
(C) 3 + 4
(D) 1 + 2
(E) alle sind richtig

4.36 Pflegerische Maßnahmen bei Mastitis sind

(A) Antibiotikaverabreichung
(B) Rotlicht
(C) Eisblase und Hochbinden der Brust
(D) Durchblutungsfördernde Salben auftragen
(E) tägliche Bäder

4.37 Zu den pflegerischen Maßnahmen nach einer erfolgten Mamma-Ablatio sollten gehören:

1. Unterstützung der Patientin bei der Auseinandersetzung mit ihrer Krankheit
2. Verhinderung der Ausbildung eines Lymphödems durch entsprechende Maßnahmen
3. Die Aufklärung der Patientin über ihre Lebenserwartung
4. Patientin nach Möglichkeit früh in die Pflege einbeziehen

(A) 1 + 2 + 4
(B) 1 + 2
(C) 1 + 3 + 4
(D) 2 + 3 + 4
(E) 2 + 3

4.38 Nennen Sie bitte eine Indikation für eine Vaginalspülung.

4.39 Basaltemperaturmessung wird folgendermaßen durchgeführt:

1. Morgens vor dem ersten Aufstehen
2. Zweimal täglich
3. Rectal/vaginal
4. Abends vor dem Einschlafen
5. Axillar

(A) 1 + 5
(B) 1 + 3
(C) 1 + 2 + 4
(D) 2 + 5
(E) 1 + 4 + 5

4.40 Während eines eklamptischen Anfalls werden folgende Maßnahmen eingeleitet bzw.

1. Schutz vor Verletzungen
2. Kontrolle der kindlichen Herztöne
3. Hochsetzen der Patientin
4. Sauerstoffgabe
5. Beobachten des Krampfablaufes
6. Verabreichung von Wehenmitteln

(A) 1 + 5
(B) 2 + 3 + 4
(C) 2 + 5
(D) 2 + 5 + 6
(E) 1 + 2

4.32 D 4.33 A 4.35 C 4.36 C 4.37 A 4.39 B 4.40 A

4.41 In den ersten Stunden nach der Entbindung müssen von Ihnen sofort durchgeführt werden:

1. die Wöchnerin zur Atemerleichterung in Oberkörperhochlagerung lagern
2. die Wöchnerin mit gekreuzten Beinen lagern, um eine Nachblutung besser erkennen zu können
3. die Vitalzeichen kontrollieren
4. einen Dauerkatheter legen
5. Ganzkörperwäsche für die Wöchnerin

(A) 1 + 3 + 5
(B) 2 + 4
(C) 2 + 3 + 5
(D) 2 + 5

4.42 Worüber geben die Lochien Auskunft?

4.43 Eine Wöchnerin wird vom Kreißsaal auf die Station übernommen. Nennen Sie 5 Informationen, die für die weitere Pflege notwendig sind.

4.44 Nennen Sie 2 Vorteile des Rooming-in.

4.45 Es gibt einen Aspekt, der den Krankenhausaufenthalt aus der Sicht eines manisch Kranken besonders erschwert. Nennen Sie diesen.

4.46 Was ist beim Umgang mit geistig Behinderten zu beachten?

(A) Möglichst viele Kontakte zu stärker Behinderten herstellen, um das Gefühl der Überlegenheit zu vermitteln
(B) Möglichst normale Wohn- und Arbeitsverhältnisse schaffen unter Berücksichtigung personenspezifischer Möglichkeiten und Grenzen
(C) Möglichst große Arbeitsleistungen verlangen, um durch die körperliche Erschöpfung die Aggressivität zu mindern
(D) Möglichst große Entlastung der geistig Behinderten durch das Personal, damit dies zu mehr Zufriedenheit führt
(E) Den Tagesablauf möglichst eng durchstrukturieren

4.47 Bei einem Patienten mit bekannter Alkoholabhängigkeit muß in der postoperativen Phase der Nahrungskarenz besonders geachtet werden auf

(A) eine beginnende Pfötchenstellung der Hände (beginnendes Entzugssymptom)
(B) beginnendes Zittern (Tremor), damit sofort Wärme zugeführt wird
(C) tachycarde, hypertone Kreislaufwerte in Kombination mit Schweißausbrüchen und Unruhezuständen
(D) beginnende Entzugssymptomatik, damit der Patient eine ausreichende Menge Alkohol erhält
(E) sich akut bildende spider naevi, die auf ein beginnendes Leberkoma hinweisen

4.48 Bei der Pflege eines an Depression Erkrankten muß das Pflegepersonal in verschiedenen Krankheitsphasen mit erhöhter Suizidgefahr rechnen. Nennen Sie diese Phasen.

4.49 Milieutherapie soll in der Psychiatrie dem Hospitalismus vorbeugen. Welche der aufgeführten Punkte *begünstigen* den Hospitalismus?

1. Kontakt mit der Außenwelt
2. Umfassende Sicherungs- und Bewahrungsmaßnahmen
3. Beteiligung des Patienten an Entscheidungen
4. Schaffung klarer Richtlinien durch autoritären Umgangsstil
5. Förderung von Interessen und Selbsthilfe

(A) 2 + 3
(B) 1 + 3
(C) 2 + 5
(D) 1 + 5
(E) 2 + 4

4.50 Welche Maßnahmen der Milieutherapie in der Psychiatrie wirken dem Hospitalismus **entgegen?**

1. Unterbringung in wohnlichen Ein-/Zweibettzimmern
2. Vor Belastungen schützen und Entscheidungen abnehmen
3. Partnerschaftlicher Umgang mit dem Personal (beidseitig)
4. Reduzierung der Kommunikation auf knappe Sätze und Zeichen
5. Wert legen auf Aussehen der Patienten (Frisur, Kosmetik)

4.41 A 4.46 B 4.47 C 4.49 E

(A) 1 + 3 + 5
(B) 1 + 4 + 5
(C) 2 + 4 + 5
(D) 1 + 2 + 3
(E) 3 + 4 + 5

4.51 Ordnen Sie Krankheitsbildern die typische Krankenbeobachtung und kreuzen Sie die richtige Kombination an!

Liste 1
(A) Hirnorganisches Psychosyndrom
(B) Manie
(C) Paranoid-halluzinatorische Schizophrenie
(D) Depression
(E) Phobische Neurose

Liste 2
1. Akustische Halluzination in Form von: „Das Tun kommentierende Stimmen"
2. Angst in geschlossenen Räumen
3. Antriebssteigerungen und Größenideen
4. Orientierungs- und Gedächtnisstörungen
5. Schlafstörungen und Niedergeschlagenheit

(A) A4, B3, C1, D5, E2
(B) A2, B3, C1, D5, E4
(C) A4, B2, C1, D5, E3
(D) A1, B2, C4, D3, ES
(E) A3, B2, C1, D5, E4

4.52 Welche Symptome der Depression machen am häufigsten eine stationäre Aufnahme notwendig?

1. gesteigerte sexuelle Aktivität
2. Patient kann schlecht mit Geld umgehen (große Einkäufe)
3. Suizidgedanken
4. schwere Schlafstörungen
5. Unfähigkeit, für sich und andere zu sorgen
6. überhöhtes Selbstwertgefühl

(A) 1 + 2 + 3
(B) 3 + 4 + 5
(C) 4 + 5 + 6
(D) 1 ı 5 ı 6
(E) alle Antworten sind richtig

4.53 Bei der Pflege von Patienten mit Zwangsneurosen ist zu beachten:

(A) Die Zwangsideen/-handlungen können aufgrund logischer Argumentation unterlassen werden
(B) Die Betroffenen empfinden ihre Gedanken/Handlungen als unsinnig/quälend, können sie aber nicht abstellen
(C) Die Patienten führen diese Handlungen absichtlich/gezielt aus, um damit ihre Umwelt auf ihre Probleme aufmerksam zu machen
(D) Es handelt sich hierbei um nicht abstellbare Zwänge, die folglich auch nicht therapierbar sind
(E) Es handelt sich um eine Geisteskrankheit mit primär organischer Ursache

4.54 Fallbeispiel: Postoperative Versorgung nach Oberschenkelamputation

Informationssammlung: Herr Friedhelm W. ist 52 Jahre alt und von Beruf Maurermeister. Bei einer Körpergröße von 179 cm wiegt er 102 kg. Er ist ein sehr offener, kontaktfreudiger Mensch. Im Verlauf des Klinikaufenthaltes zeigt er sich sehr kooperativ. Nach seiner Scheidung vor 3 Jahren wohnt Herr W. mit seinem Sohn, der gerade das Gymnasium beendet, zusammen. Herr W. arbeitet bei einem größeren Bauunternehmer als Bauleiter, eine Tätigkeit, die ihn sehr stark in Anspruch nimmt. Durch seine längere Krankheit sieht er der beruflichen Zukunft allerdings sorgenvoll entgegen.

Herr W. leidet seit ca. 4 Jahren an einer peripheren arteriellen Verschlußkrankheit. In der letzten Zeit bestanden Ruheschmerzen und eine ausgeprägte Gangrän am rechten Unterschenkel. In mehreren Klinikaufenthalten wurden konservative Therapieversuche unternommen, die jedoch zu keinem Erfolg führten. Herr. W. willigte schließlich in eine Amputation ein.

Herr W. hat seit seiner Jugend stark geraucht, seit 8 Jahren leidet er an einer chronischen Bronchitis. Unter dem Krankheitserleben hat er das Rauchen sehr eingeschränkt, kann es jedoch nicht ganz lassen. Herr W. hat immer gut und gerne gegessen, da er auch körperlich viel gearbeitet hat. Eine Fettstoffwechselstörung ist bei ihm bekannt. Eine spezielle Diät hält er aber nicht konsequent ein.

Gestern ist eine Oberschenkelamputation rechts durchgeführt worden. Die Op-Wunde wurde primär verschlossen. Eine Redon-drainage liegt im Wundgebiet. Durch seine chronische Bronchitis stellten sich in der postoperativen Phase Atemprobleme ein (oberflächl. Atmung, starke Verschleimung), so daß Herr W. für einen Tag zur Beobachtung auf der Intensivstation blieb.

Sie übernehmen Herrn W. am 2. postoperativen Tag von der Intensivstation. Er ist ansprechbar und hat spontan Urin gelassen. Ein peripherer Venenzugang wurde belassen, ein Schmerztherapieplan liegt vor. Zur Schmerztherapie liegt ein Periduralkatheter, über den von der Anästhesieabteilung Analgetika gegeben werden. Es besteht keine Nahrungsrenz, eine Frühmobilisation ist angeordnet.

Aufgaben

1. Nennen Sie bitte je 2 Pflegeprobleme von Herrn W. aus 3 verschiedenen Lebensaktivitäten/Aktivitäten des täglichen Lebens. Begründen Sie bitte entweder durchgängig Ihre Aussagen oder formulieren Sie durchgängig Ihre Pflegeziele.
2. Planen Sie bitte zu jedem der von Ihnen genannten Pflegeprobleme 3 Maßnahmen und begründen Sie diese.

Gebrauchen Sie bitte für jede LA/ATL ein separates Blatt.

zu 1: Die Lösungen können sich aus allen LA's und ATL's ergeben.

zu 2: Die Lösungen sollen

- individuelle Möglichkeiten zur Reduzierung der Probleme beinhalten
- Maßnahmen sein, die das Wohlbefinden fördern und Schutz vor weiteren Gefahren mit der jeweiligen Begründung beinhalten.

5 Kommentare zum Examen 1997

Bewertung

Berufs-, Gesetzes- und Staatsbürgerkunde

50–45 = sehr gut
44–38 = gut
37–30 = befriedigend
29–26 = ausreichend
25–18 = mangelhaft
17–0 = ungenügend

Anatomie und Physiologie

49–44 = sehr gut
43–37 = gut
36–29 = befriedigend
28–25 = ausreichend
24–17 = mangelhaft
16– 0 = ungenügend

Krankheitslehre

94–85 = sehr gut
84–71 = gut
70–56 = befriedigend
55–47 = ausreichend
46–33 = mangelhaft
32– 0 = ungenügend

Krankenpflege

88–79 = sehr gut
78–66 = gut
65–53 = befriedigend
52–44 = ausreichend
43–31 = mangelhaft
30– 0 = ungenügend

1 Berufs-, Gesetzes- und Staatsbürgerkunde

1.1 ☞ 1.1.9 A ist richtig

1.2 B ist richtig

Der Krankenhausträger ist die für das Krankenhaus verantwortliche natürliche oder juristische Person.

1.3 ☞ 2.1.22. B ist richtig

1.4 B ist richtig

Definition Gruppenpflege

Eine Mitarbeitergruppe (Team) sorgt gemeinsam für eine begrenzte Zahl von Patienten. Die Arbeitszuteilung orientiert sich an der Pflegebedürftigkeit des Patienten und der Qualifikationsvoraussetzung der Pflegepersonen.
Vorteile: Patientenorientierte Arbeit, hohe Personalzufriedenheit, Mitarbeiter besprechen gemeinsam die anfallenden Probleme und teilen die Arbeit entsprechend auf.
Nachteile: Für Diskussionen kann viel Zeit verloren gehen, Gruppenleitung kann durch die Doppelbelastung überfordert sein; durch geänderte Zuordnung von Patienten und Pflegepersonen können Frustrationen entstehen.

1.5 ☞ 2.1.23, 2.1.25 B ist richtig

1.6 ☞ 2.1.29 C ist richtig

1.7

Die gesetzliche Regelung für die Ausbildung der Krankenschwestern (☞ auch 2.1.19)

1.8 ☞ 2.3.20. C ist richtig

1.9 D ist richtig

1.10 B ist richtig

Grundlagen des Pflegeprozesses sind Pflegeanamnese, -diagnose und -dokumentation. In der Praxis spricht man von Pflegeplanung. Die Pflegeanamnese als Informationssammlung ist erster Schritt des Pflegeprozesses. Der Patient selbst ist der wichtigste Informationsträger.

Die Pflegediagnose resultiert aus dem Prozeß sorgfältiger Informationssammlung und Analyse der Fakten. Pflegende brauchen dazu eine ganzheitliche Sichtweise. Es gilt die psychischen, physischen und sozialen Begebenheiten des Patienten zu berücksichtigen. Die Pflegediagnose muß sich klar von der medizinischen Diagnose abheben. Beide miteinander dienen der Verbesserung der Lebensqualität des Patienten.
Die Pflegedokumentation dient dem Festhalten der gesammelten Daten, der Verlaufskontrolle (Pflegebericht) und der Beurteilung der gegebenen Pflege. Sie ist also auch ein wichtiges Instrument der Qualitätssicherung bzw. der Qualitätsverbesserung.
Die **praktische Umsetzung** der Pflegeplanung

- ermöglicht eine laufende Einschätzung der Situation des Patienten;
- gewährleistet Kontinuität in der Pflege
- ist ein wesentlicher Bestandteil der Qualitätsüberprüfung.

1.11

1. Gründung der Diakonie (1. Diakonissenhaus in Kaiserswerth)
2. Ausbildung in der Krankenpflege

1.12

1. Wenn eine Krankenhauspflege geboten, aber nicht ausführbar ist
2. Wenn durch die häusliche Pflege eine Krankenhauspflege vermieden wird

1.13

- Aufzeigen von Pflegesystematik des chronologischen Verlaufs der Pflege
- Darlegen eines Rechenschaftsberichtes über das Handeln der Pflegenden
- Nutzen als Kommunikationsmittel im Team
- Nutzen als Informationsquelle für den Arzt
- Beleg als Rechtsdokument zur Sicherheit für den Patienten bzw. für die Pflegenden
- Nutzen als Datenquelle für die Pflegeforschung
- Nutzen als didaktisches Mittel für die Aus- und Fortbildung

Bewertung:
4 richtige Antworten: 2 Punkte
2–3 richtige Antworten: 1 Punkt
weniger Antworten: 0 Punkte

1.14 **B ist richtig**

Verkürzung der dreijährigen Ausbildung:
1. für eine Krankenschwester der Lehrgang in der Kinderkrankenpflege um 18 Monate,
2. für eine Kinderkrankenschwester der Lehrgang in der Krankenpflege um 18 Monate,
3. für eine Hebamme der Lehrgang in der Kinderkrankenpflege oder der Lehrgang in der Krankenpflege um 12 Monate,
4. für eine Krankenpflegehelferin (einen Krankenpflegehelfer) der Lehrgang in der Krankenpflege um 6 Monate, nach 3jähriger Bewährung im Beruf nach Erwerb der Erlaubnis 12 Monate. Die zuständige Verwaltungsbehörde kann im übrigen eine Ausbildung in der Krankenpflege oder in der Kinderkrankenpflege, die nicht den Vorschriften des KrPflG entspricht, bis zu 2 Jahren auf den Lehrgang anrechnen.

1.15 **D ist richtig**

Die Berufsgenossenschaften sind Träger der Unfallversicherung. Der Versicherte erhält eine Rente, wenn die Minderung der Erwerbsfähigkeit über die 13. Woche nach einem Arbeitsunfall andauert (Verletztenrente). Krankengeld erhält ein Versicherter von der Krankenkasse, wenn er aufgrund einer Krankheit arbeitsunfähig geworden ist.
Die Landesversicherungsanstalten sind einer der Träger der Rentenversicherung. Zur Leistung der Rentenversicherung gehört u.a. auch die Erwerbsunfähigkeitsrente.

1.16 **D ist richtig**

Nachdem das Gesundheitsamt von einer übertragbaren Krankheit erfahren hat, kann es eine Vielzahl von Maßnahmen ergreifen, um eine bereits erfolgte Ansteckung zu ermitteln und die Weiterverbreitung der Krankheit zu verhindern. So dürfen z.B. Räume, Fahrzeuge usw. betreten, Kontaktpersonen untersucht, Entseuchungsmaßnahmen durchgeführt, Krankenhauseinweisung und sogar Absonderungen durchgeführt werden.
Weitere wichtige Maßnahmen sind z.B.:

- Überwachung des Trinkwassers, Abwassers, Wassers in Badeanstalten u.ä.
- Bekämpfung von tierischen Schädlingen
- Durchführung von Schutzimpfungen
- Untersuchung von Personal in Lebensmittelbetrieben.

1.17 **A ist richtig**

Betäubungsmittelrezepte werden nur vom Bundesamt für Arzneimittel des Bundesgesundheitsamtes herausgegeben und sind durchnummeriert.

1.18 ☞ **2.2.1.** **D ist richtig**

1.19 **A ist richtig**

Im Gegensatz zu natürlichen Personen (Menschen) versteht man unter einer juristischen Person eine Menschenvereinigung oder auch Vermögensmaße, der durch Verleihung Rechts- und Handlungsfähigkeit beigelegt ist. Die juristische Person ist Träger von Rechten und Pflichten; sie handelt durch ihre dazu berufenen Organe.

1.20 **E ist richtig**

Zu den gewährten Leistungen der Krankenkassen bei Schwangerschaft und Mutterschaft gehören u.a. die Schwangerenvorsorge, Entbindungskosten, häusliche Pflege, Haushaltshilfe, Mutterschaftsgeld und Entbindungsgeld.

1.21 **D ist richtig**

Strafrechtlich *schuldunfähig* sind Kinder bis zur Vollendung des 14. Lebensjahres.
Unter *Geschäftsfähigkeit* versteht man die Fähigkeit, wirksame Rechtsgeschäfte vorzunehmen. Kinder bis zur Vollendung des 7. Lebensjahres sind geschäftsunfähig (Minderjährige, die das 7. Lebensjahr vollendet haben, sind beschränkt geschäftsfähig, sie können z.B. im Rahmen ihres Taschengeldes Geschäfte abschließen.)
Deliktfähigkeit ist die Fähigkeit, durch eine unerlaubte Handlung (Delikt) schadensersatzpflichtig zu werden. Kinder vom vollendeten 7. Lebensjahr an und Jugendliche bis zum vollendeten 18. Lebensjahr sind beschränkt deliktsfähig. D.h. sie müssen einen Schaden nur ersetzen, wenn sie bei der schädigenden Handlung Einsicht hatten.

1.22 **D ist richtig**

Der Begriff Arzneimittel ist im Arzneimittelgesetz definiert:

- Arzneimittel sind demzufolge Stoffe, die im wesentlichen dazu bestimmt sind, durch Anwendung im oder am menschlichen oder tierischen Körper Krankheiten zu heilen, zu lindern, zu verhüten oder zu erkennen
- die Beschaffenheit des Körpers erkennen zu lassen (z.B. Kontrastmittel),
- vom menschlichen oder tierischen Körper erzeugte Wirkstoffe oder Körperflüssigkeiten zu ersetzen (z.B. Blutkonserven, Hormone)
- Krankheitserreger abzuwehren (z.B. Antibiotika)
- die Beschaffenheit des Körpers oder seelische Zustände zu beeinflussen (z.B. Psychopharmaka, Anabolika).

Des weiteren zählen zu den Arzneimitteln bestimmte Gegenstände wie Verbandmittel, Prothesen, Herzschrittmacher u.s.w. Ausdrücklich nicht dazu gehören Kosmetika.

1.23 ☞ **2.4.10.** **C ist richtig**

1.24 **B ist richtig**

Meldepflichtige Personen sind in folgender Reihenfolge vor allem:

- der behandelnde oder hinzugezogene Arzt
- jede sonst mit der Behandlung oder der Pflege des Betroffenen berufsmäßig beschäftigte Person
- die hinzugezogene Hebamme
- die Leiter von Pflegeanstalten, Justizvollzugsanstalten, Heimen, Schulen, Kindergärten.

Vorrangig ist also der behandelnde Arzt zur Meldung verpflichtet.

1.25 **E ist richtig**

1.26 **C ist richtig**

Befugnis bzw. Pflicht zur Offenbarung besteht in folgenden Fällen:
1. Befugnis zur Offenbarung

- Entbindung von Schweigepflicht
- Pflichtenkollision
- Hilfspersonen, die an der Behandlung beteiligt sind (Schüler, Studenten)
- Nach dem Tod des Patienten (mutmaßlicher Wille, Pflichtenkollision)
- Sozialversicherungen (beschränkt)
- Arbeitgeber (nur Tatsache der Erkrankung und voraussichtliche Dauer)

2. Pflicht zur Offenbarung
- Bundesseuchengesetz
- Geschlechtskrankheiten (Name nur in Sonderfällen)
- Geburt und Tod (in Sonderfällen)
- Berufskrankheiten der Versicherten
- Bei Entbindung als Zeuge (oder Sachverständiger) vor Gericht.

1.27 **E ist richtig**

Sobald eine werdende Mutter Gewißheit über ihre Schwangerschaft und den voraussichtlichen Tag der Entbindung hat, soll sie ihren Arbeitgeber unverzüglich unterrichten.

1.28 **B ist richtig**

1.29 **C ist richtig**

1.30 **B ist richtig**

Ordentliche Kündigung

Wird ein Arbeitsverhältnis gekündigt, so ist grundsätzlich eine Kündigungsfrist einzuhalten. Diese Frist beträgt bei der Kündigung durch den Arbeitgeber sowie durch den Arbeitnehmer grundsätzlich 4 Wochen zum 15. oder zum Ende eines Monates. Die Kündigungsfristen sind für Angestellte und Arbeiter gleich lang.

Außerordentliche Kündigung

Gemäß § 626 BGB kann das Arbeitsverhältnis sowohl vom Arbeitgeber als auch vom Arbeitnehmer ohne Einhaltung einer Frist gekündigt werden, wenn ein wichtiger Grund hierfür vorliegt.

Kündigungsschutz

gegenüber Betriebsrat- und Personalratsmitgliedern, Schwangeren, Schwerbehinderten.

Betriebsbedingte Kündigung

Bei einer betriebsbedingten Kündigung liegen die Gründe für eine Entlassung im Betrieb selbst. Dies ist der Fall, wenn der Arbeitsplatz des Arbeitnehmers weggefallen ist, sei es aufgrund Auftragsmangels oder Rationalisierung. Fällt ein Arbeitsplatz weg, muß der Arbeitgeber demjenigen kündigen, der nach seinen Sozialdaten des geringsten Schutzes bedarf. Eine betriebsbedingte Kündigung bedarf keiner Zustimmung durch Arbeitsamt oder Betriebsrat.

1.31 **B ist richtig**

Die Antwortmöglichkeiten sind selbsterklärend.

1.32 **B ist richtig**

Die Genfer Konventionen, denen die BRD mit Gesetz über den Beitritt zu den vier Genfer Rotkreuz-Abkommen vom 12.8.1949 vom 21.8.1954 (BGBl. II S 781) beigetreten ist, befassen sich insbesondere mit der Verbesserung des Loses der Verwundeten und Kranken im Krieg.

1.33 **B ist richtig**

Nicht jeder, der ein Bundesgesetz ändern oder ein neues erlassen will, kann dies wirksam vorschlagen. Nur die 3 Staatsorgane können nach Art. 76 1 GG einen Gesetzesentwurf einbringen: Gesetzesvorlagen werden beim Bundestag durch die Bundesregierung, aus der Mitte des Bundestages oder durch den Bundesrat eingebracht. Somit kann die Gesetzesinitiative nur von der Bundesregierung, der „Mitte“ des Bundestages oder durch den Bundesrat ergriffen werden.

1.34 ☞ **2.10.53.** **C ist richtig**

1.35 **B ist richtig**

1.36 **B ist richtig**

Die Bundesrepublik Deutschland ist ein Bundesstaat. Der Bundesstaat ist eine Gemeinschaft mehrerer eigenständiger Länder (Bundesländer). Diese bilden einen Bund, die Bundesrepublik Deutschland. Das politische Prinzip des Zusammenschlusses mehrerer gleichberechtigter Staaten bezeichnet man als Föderalismus.

1.37 **C ist richtig**

Durch den Bundesrat wirken die Länder bei der Gesetzgebung und Verwaltung des Bundes mit. Der Bundesrat setzt sich aus Mitgliedern der Länder, die sie bestellen und abberufen, zusammen.

1.38 **C ist richtig**

Ist der Bundestag mit dem Bundeskanzler oder seiner Politik nicht mehr zufrieden, kann er ihm sein Vertrauen entziehen (Mißtrauen aussprechen). Dazu genügt es aber nicht, wenn eine – noch so breite – Mehrheit ihn „abwählt“. Der Bundestag muß gleichzeitig einen neuen Kanzler mit absoluter Mehrheit wählen (=konstruktiv).

1.39 **C ist richtig**
Eine Änderung des Grundgesetzes ist (nur) durch ein Gesetz möglich, das den Wortlaut des Grundgesetzes ausdrücklich ändert oder ergänzt. Ein grundgesetzänderndes Gesetz bedarf der Zustimmung von 2/3 der MdB und 2/3 der Stimmen des Bundesrates.
Am 3.10.1990 trat der Einigungsvertrag in Kraft.

1.40 **D ist richtig**

1.41 **B ist richtig**

1.42 **E ist richtig**
Das Bundesverfassungsgericht ist der „Oberste Hüter der Verfassung“. In vielen Fällen kann es zur Entscheidung der Frage angerufen werden, ob eine bestimmte Maßnahme gegen das Grundgesetz verstößt. Der Sitz des Bundesverfassungsgerichtes ist in Karlsruhe.

1.43 ☞ **2.10.14 und 2.10.15** **B ist richtig**

1.44 ☞ **2.10.14 und 2.10.15** **C ist richtig**

1.45 **C ist richtig**

1.46 **D ist richtig**
„Die Bundesrepublik Deutschland ist ein demokratischer und sozialer Bundesstaat.“ (Auszug aus Art.20 GG)

1.47 **B ist richtig**
Art. 64 1 GG: Die Bundesminister werden auf Vorschlag des Bundeskanzlers vom Bundespräsidenten ernannt und entlassen.

2 Anatomie

2.1 ☞ **3.7.12** **B ist richtig**
Am Ausgleich einer Azidose sind die Lunge (Abatmung von CO_2) und die Niere (Ausscheidung von H^+-Ionen) beteiligt. In der Leber werden Gerinnungsfaktoren gebildet, jedoch keine Thrombozyten.

2.2 **D ist richtig**
Insulin senkt als einziges Hormon den Blutzuckerspiegel. Gegenspieler des Insulins sind Hormone, die den Blutzuckerspiegel erhöhen. Dazu gehören: Glucagon, die Glukokortikoide der NNR, Adrenalin, das Wachstumshormon STH und die Schilddrüsenhormone.

2.3 **B ist richtig**
Der Ductus choledochus und der Pankreasgang münden (häufig gemeinsam) im mittleren Drittel des absteigenden Duodenums auf der Papilla duodeni.

2.4 **A ist richtig**
Der erste Abschnitt des Duodenums hinter dem Pylorus ist am Anfang erweitert und wird als Bulbus duodeni bezeichnet.

2.5 **C ist richtig**
Die starke Vergrößerung der Schleimhautoberfläche durch Falten, Zotten und, im elektronenmikroskopischen Bereich, durch Mikrovilli, begünstigt Verdauung und Resorption.
Taenien und *Haustren* sind Kennzeichen des Dickdarmes.
Peyersche Plaques sind Lymphfollikel in der Dünndarmwand.

2.6 **C ist richtig**
Colon und Rektum gehören zum Dickdarm.

2.7 ☞ **3.7.7** **D ist richtig**

2.8 **C ist richtig**
Der Serosaüberzug des Bauchraumes (Peritoneum) gewährleistet eine gute Verschieblichkeit intraabdomineller Organe. Durch ein dichtes Netz von Kapillar- und Lymphgefäßen besitzt es hohe Resorptionskraft und Exsudationsvermögen.
Eine Flüssigkeitsansammlung in der freien Bauchhöhle nennt man Aszites.

2.9 **C ist richtig**

Im Mund beginnt die Verdauung eines Teils der Polysaccharide durch eine *stärkespaltende Amylase* des Speichels.
Magensaft enthält *eiweißspaltende Enzyme* (Pepsine).
Pankreasenzyme zur Proteinspaltung (Proteasen) werden in ihrer inaktiven Form (Proenzyme) sezerniert. Ihre Aktivierung erfolgt erst im Duodenum.
Die Galle enthält Gallesäuren, die eine sehr feine Verteilung der Fettmoleküle im Dünndarm ermöglicht. Die eigentliche Fett-Verdauung erfolgt über *Lipasen* im Dünndarm.

2.10 **C ist richtig**

Die *Herzklappen* liegen etwa in einer Ebene (Ventilebene). Sie entspringen vom Herzskelett, einer Bindegewebsschicht, die die Muskulatur der Vorhöfe von der Kammermuskulatur trennt. Die *Herzzpitze* projeziert sich etwa auf den 5. ICR in der Medioclavicularlinie. Die *Herzbasis* oder *Herzkrone* liegt der Herzspitze gegenüber und zeigt nach hinten rechts oben. Hier treten die großen Gefäße ein und aus.

2.11 ☞ **3.4.9** **A ist richtig**

2.12 **A ist richtig**

Gemessen wird der Druck, der nötig ist, um das Gefäß zu komprimieren. Damit ist der Blutdruck ein Maß für den Druck des Blutes auf die Gefäßwand.

2.13 **C ist richtig**

Beim Eintauchen des Körpers in ein Bad wird durch den erhöhten Druck von außen auf die Venen mehr Blut dem Herzen zugeführt, der Druck im rechten Vorhof steigt.

2.14 **B ist richtig**

Die Vena pulmonalis ist definitionsgemäß eine Vene, weil sie Blut zum Herzen hinführt. Sie führt aber, von der Lunge kommend, arterialisiertes Blut.

2.15 **B ist richtig**

Neben der Riechfunktion dient die Nasenatmung der Reinigung und Anwärmung der Atemluft.

2.16 **B ist richtig**

Der Lungenstiel (Lungenwurzel) kommt durch die an der Lungenpforte (Hilus) ein- und austretenden Hauptbronchien, durch die Hauptäste der A. pulmonalis, der Vv. pulmonales, Lymphgefäße und Nerven zustande.
Die eintretenden Arterien führen venöses Blut vom Herzen zur Lunge, die austretenden Lungenvenen führen das arterialisierte Blut zum Herzen zurück.

2.17 **C ist richtig**

Bei Kontraktion des Zwerchfells werden die Zwerchfellkuppeln abgeflacht und damit der Thoraxraum und die Lungen für die Einatmung vergrößert.
Normalerweise steht die *rechte* Zwerchfellkuppel mit der darunter liegenden Leber höher.
Das Zwerchfell trennt Brust- und Bauchhöhle, bei penetrierenden Verletzungen kann aber durchaus auch das Zwerchfell perforiert und dann auch intraabdominale Organe verletzt werden.
Wird bei der Atmung überwiegend das Zwerchfell eingesetzt, spricht man von Zwerchfell- oder Bauchatmung, die durchaus physiologisch ist.

☑ Bei solchen Fragen zunächst nach dem Prinzip des Ausschlußverfahrens vorgehen: Was ist sicher *nicht* richtig, um die richtige Aussage zu erhalten.

2.18 ☞ **3.8.4** **C ist richtig**

2.19 ☞ **3.8.12** **B ist richtig**

2.20 **A ist richtig**

Die NN-Rinde produziert zahlreiche Hormone, Kortikosteroide (Kortikoide), die in 3 Gruppen zusammengefaßt werden: Mineralokortikoide (z.B. Aldosteron), Androgene und Glukokortikoide.
Glukokortikoide (z.B. Cortisol) setzen den Zuckerverbrauch in den Zellen herab (dabei Anstieg des Blutzuckerspiegels) und erhöhen die Glukoneogenese (Glykogenaufbau) aus Aminosäuren. Dadurch kommt es zu einem vermindertem Aufbau von Eiweiß (eiweißkatabole Wirkung). Aufgrund der vermehrten Zuckerneubildung steigt der Blutzuckerspiegel und die Glykogenbildung in der Leber.

Durch Natriumretention und Kalimausscheidung (mineralokortikoide Wirkung) wirken sie auch blutdrucksteigernd. Sie können Abnahme der Lymphozyten im Blut, Hemmung der Phagozytose bei Granulozyten und Monozyten bewirken und damit die Entzündungserscheinungen hemmen. Durch Glukokortikoide wird im Organismus auch ein unspezifischer Widerstand gegen Streßsituationen hervorgerufen (Anpassung an Hunger, Durst, Temperaturwechsel). Die Ausschüttung wird durch ACTH aus der Hypophyse gesteuert.

2.21 **C ist richtig**

Entscheidende Wirkungsmechanismen des Insulins sind: Transport von Glukose, Aminosäuren und Kalium in die Muskel- und Fettzelle zu fördern. Darüberhinaus auch metabolische Effekte, wie anabolen (aufbauenden) Stoffwechselprozesse (Glykogensynthese, Lipidsynthese, Proteinsynthese) zu fördern und katabole (abbauende) Prozesse zu hemmen.

Bei Insulinmangel überwiegen die katabolen Prozesse mit Glykogenabbau und Hyperglykämie, Lipolyse, Eiweißabbau und Ketonkörperbildung.

2.22 **B ist richtig**

Endokrine Drüsen haben keinen Ausführungsgang, sondern geben ihre Produkte (Inkrete, Hormone) direkt in die Blutbahn ab.

Exokrine Drüsen leiten ihre Produkte (Sekrete) mittels eines Ausführungsganges oder direkt an eine innere oder äußere Oberfläche.

2.23 ☞ **3.10.2** **E ist richtig**

2.24 **B ist richtig**

Die reife Eizelle im sprungreifen Tertiärfollikel ist mit einem Durchmesser von 0,2 mm die größte Zelle im menschlichen Körper.

2.25 **B ist richtig**

- *Pinozytose* ist die Aufnahme gelöster Stoffe in die Zelle
- *Diffusion* ist die Wanderung gelöster Teilchen in einer Flüssigkeit von dem Ort geringer Konzentration zum Ort größerer Konzentration
- *Osmose* ist der Lösungsmitteltransport durch eine semipermeable Membran, um ein Konzentrationsgefälle auszugleichen
- *Permabilität* bezeichnet die Eigenschaft einer Membran ihrer Durchlässigkeit.

2.26 ☞ **3.1.9** **D ist richtig**

2.27 **B ist richtig**

Das Knochengewebe besteht aus den Knochenzellen, Osteozyten, Grundsubstanz, kollagenen Fibrillen, einer Kittsubstanz und verschiedenen Salzen. Grundsubstanz und kollagene Fibrillen bilden die Interzellularsubstanz, das Osteoid. Die Fibrillen gehören zum organischen Anteil, die Salze zum anorganischen Bestandteil eines Knochens. Als wichtigste Salze sind Calciumphosphat, Calciumcarbonat und Magnesiumphosphat zu nennen. Daneben finden sich noch Verbindungen von Calcium, Kalium, Natrium mit Chlor und Fluor.

Die Salze bedingen die Härte und Festigkeit eines Knochens. Ein salzfreier, d.h. ein „entkalkter“ Knochen wird biegsam.

2.28 **C ist richtig**

Die Knochenzellen sind eine besondere Funktionsform von Bindegewebszellen. Wir bezeichnen sie als Knochenbildungszellen (Osteoblasten), wenn sie Knochengrundsubstanz abscheiden. Sobald sie von Knochengrundsubstanz allseitig eingeschlossen sind, nennt man sie Knochenzellen (Osteozyten). Da aber nicht ständig Knochensubstanz angebaut werden kann, sorgen andere mehrkernige Zellen, die Osteoklasten für den Abbau gebildeter Knochensubstanz.

2.29 **D ist richtig**

2.30 ☞ **2.28** **D ist richtig**

2.31 ☞ **auch 3.3.22** **D ist richtig**

2.32 **C ist richtig**

Der Musculus iliopsoas entspringt an den Lendenwirbelkörpern und der Innenseite der Beckenschaufeln und zieht zum Trochanter minor. Er ist der wichtigste Beuger im Hüftgelenk.

Der Musculus gluteus maximus ist vorwiegend Strecker im Hüftgelenk.

Der M. biceps brachii ist Beuger im Ellenbogengelenk, der M. biceps femoris ist Beuger im Kniegelenk.

2.33 **A ist richtig**

Der M. deltoideus entspringt mit drei Anteilen von der lateralen Clavicula, dem Acromion und der Spina scapulae. Alle drei Anteile setzen an der Tuberositas deltoidea an. Die drei Anteile des Muskels wirken zum Teil synergistisch, zum Teil antagonistisch. Der M. deltoideus ist der wichtigste Abduktor im Schultergelenk. Die Abduktion bis etwa 90 Grad wird im wesentlichen von ihm durchgeführt.

2.34 **D ist richtig**

Der vierköpfige Oberschenkelmuskel (M. quadriceps femoris) besteht aus 4 Anteilen, wobei der gerade Kopf, der M. rectus femoris, ein zweigelenkiger Muskel ist. Der M. rectus femoris entspringt an der Spina anterior inferior und am oberen Rand der Pfanne des Hüftgelenkes. Die vier Muskeln vereinigen sich zu einer gemeinsamen Sehne, die an der Patella ansetzt. Der vierköpfige Oberschenkelmuskel ist also durch den Musculus rectus femoris ein Beuger im Hüftgelenk, durch den gemeinsamen Ansatz über die Patella ein Strecker im Kniegelenk.

2.35 **D ist richtig**

Vitamin K ist kein Gerinnungsfaktor, es ist aber für die Synthese verschiedener Gerinnungsfaktoren in der Leber erforderlich.

2.36 **B ist richtig**

Heparin ist ein Mukopolysaccharid. Die Substanz führt bei Anwesenheit ihres Kofaktors sofort nach der Injektion zur Bildung eines Thrombin-Antithrombin-III-Komplexes, der das Thrombin inaktiviert; hemmt also die Thrombinbildung. Daneben wirkt Heparin auch noch auf die Thrombozyten. Calcium-Ionen sind bei den Gerinnungvorgängen beteiligt. Sie werden durch Zitrat in den Gerinnungsröhrchen ausgefällt, um dort das Einsetzen der Gerinnung zu verhindern. Die Fibrinolyse ist der physiologische Gegenspieler der Gerinnung. Wird sie gehemmt, wird die intravasale Gerinnung, und damit die Thrombenbildung, gefördert.

2.37 ☞ **3.5.1** **C ist richtig**

2.38 ☞ **3.5.31** **B ist richtig**

2.39 ☞ **3.5.31** **C ist richtig**

2.40

1. Zahnschmelz
2. Zahnbein *(Dentin)*
3. Zahnfleisch *(Gingiva)*
4. Zahnzement *(Cementum)*
5. Zahnhöhle *(Pulpa)*

Bewertung:
5 richtige Antworten → 2 Punkte
3–4 richtige Antworten → 1 Punkt
weniger Antworten → 0 Punkte

2.41

1. Unterkiefer *(Mandibula)*
2. Oberkiefer *(Maxilla)*
3. Tränenbein *(Os lacrimale)*
4. Nasenbein *(Os nasale)*
5. Siebbein *(Os ethmoidale)*

Bewertung:
5 richtige Antworten → 2 Punkte
3–4 richtige Antworten → 1 Punkt
weniger Antworten → 0 Punkte

2.42

1. Vas afferens (zuführende Arteriole)
2. Glomerulum
3. Bowmann-Kapsel
4. proximaler Tubulus
5. Henle-Schleife

Bewertung:
5 richtige Antworten → 2 Punkte
3–4 richtige Antworten → 1 Punkt
weniger Antworten → 0 Punkte

2.43

1. Magenmund *(Cardia)*
2. Magengrund *(Fundus)*
3. Magenkörper *(Corpus ventriculi)*
4. Vorraum des Pförtners *(Antrum pyloricum)*
5. Pförtner *(Pylorus)*

Bewertung:
5 richtige Antworten → 2 Punkte
3–4 richtige Antworten → 1 Punkt
weniger Antworten → 0 Punkte

2.44

1. Lendenwirbel
2. Darmbein
3. Kreuzbein
4. Steißbein
5. Schambein
6. Sitzbein

Bewertung:
6 richtige Antworten → 2 Punkte
4–5 richtige Antworten → 1 Punkt
weniger Antworten → 0 Punkte

3 Krankheitslehre

3.1 ☞ **4.2.5.33** **C ist richtig**

3.2 **B ist richtig**
Nach der Betäubungmittel-Verschreibungsverordnung (BtMVV) zusammen mit dem Betäubungsmittelgesetz (BtMG) dürfen Betäubungsmittel nur durch einen Arzt (auch Tierarzt) oder Zahnarzt verschrieben werden.

3.3 **C ist richtig**
Bei etwa der Hälfte aller Neugeborenen wird eine Gelbfärbung der Haut sichtbar. Der Ikterus beginnt am 2. oder 3. Lebenstag, erreicht um 4.–5. Tag den Höhepunkt und klingt in der zweiten Lebenswoche ab. 98 % des Serumbilirubins Neugeborener ist unkonjugiert, da die Fähigkeit der Neugeborenenleber, Bilirubin in der Glukoronyltransferase-Reaktion an Glukuronsäure zu binden, vermindert ist.

3.4 **E ist richtig**
Teerstuhl ist durch salzsaures Hämatin schwarz gefärbter Stuhl. Das Blut muß also mit Magensäure in Verbindung gekommen sein. Dies ist der Fall, wenn die Blutungsquelle im Ösophagus, Magen oder Duodenum gelegen ist.

3.5 **C ist richtig**
Leukozyturie und Bakteriurie sind Kennzeichen einer bakteriellen Infektion in Niere oder ableitenden Harnwegen. Die Pyelonephritis ist eine bakteriell bedingte, interstitielle Nephritis, eine Glomerulonephritis ist eine immunologische Erkrankung.

3.6 ☞ **4.2.1.26** **F ist richtig**

3.7 **B ist richtig**
☞ 4.2.1.11. Eine Herzinsuffizienz kann durch alle hier aufgeführten Möglichkeiten bedingt sein. Eine Myokarditis oder eine Minderversorgung des Herzmuskels bei KHK sind jedoch keine *mechanischen* Ursachen einer Herzinsuffizienz.

3.8 **C ist richtig**
Der Serosaüberzug der Bauchorgane (Peritoneum) ist eine dünne, mit niedrigem Plattenepithel überkleidete Haut. Ein dichtes Netz von Kapillar- und Lymphgefäßen erklärt die hohe Resorptionskraft und Exsudationsvermögen (Aszites). Die Ernährung der Bauchorgane erfolgt aber nicht durch die Serosa, sondern über Mesenterium bzw. Organhili.

3.9 **A ist richtig**
Kolikartige Schmerzen mit Ikterus und AP-Erhöhung sind typische Symptome für einen extrahepatischen Gallenwegsverschluß mit posthepatischem Ikterus.
Eine infektiöse Hepatitis spricht für eine intrahepatische Gallenwegsaffektion.
Gürtelförmig nach links ausstrahlende Oberbauchschmerzen sind Leitsymptom einer Pankreatitis.
Ein unkompliziertes Gallensteinleiden macht keinen Gallenwegsverschluß.

3.10 **D ist richtig**
Die Lymphknotenschwellungen bei M. Hodgkin beginnen meist im Kopf-Hals-Gebiet (60 %), seltener in der Axilla (10 %). Man findet schmerzlose, zu Paketen verbackene Lymphknoten.

3.11 ☞ **4.2.5.23** **A ist richtig**

3.12 ☞ **4.2.4.7** **C ist richtig**

3.13 **B ist richtig**
Nach Myokardinfarkt sind im Serum nachweisbar: CK-MB, CPK, GOT und LDH. Die CK-MB ist das im Herzmuskel angereicherte Isoenzym der CPK. CK-MB und CPK steigen 4–6 Stunden nach Infarkt an und sind am spezifischsten. GOT steigt nach 4–8 Stunden und die LDH nach 6–12 Stunden an. Die LDH ist relativ unspezifisch, da sie sich aber erst nach 1–2 Wochen normalisiert, kann man einen Infarkt noch erfassen, wenn ande-

re Enzyme schon wieder im Normbereich liegen.
Ein Anstieg der γ-GT ist bei Lebererkrankungen, ein Anstieg der Amylase bei Pankreaserkrankungen zu verzeichnen.

3.14 ☞ 4.2.11.1 B ist richtig

3.15 D ist richtig
Alle hier aufgeführten Möglichkeiten sind Untersuchungen zur Diagnose einer Pneumonie, die sich gegenseitig ergänzen. Der Erregernachweis im Sputum erlaubt eine gezielte antibiotische Therapie nach Antibiogramm. Meiner Ansicht nach sind Auskultation und Röntgenaufnahme die wichtigsten Untersuchungen.

3.16 ☞ 1.4.25 D ist richtig

3.17 E ist richtig
Gegenüberstellung M. Crohn und Colitis ulcerosa in Stichworten:
1. *M. Crohn:* Lokalisation im gesamten Verdauungstrakt; histologisch gesamte Darmwand befallen, Epitheloidzellgranulome; Durchfälle selten blutig; im Röntgen Fissuren, segmentäre kurze Darmeinengung; Fisteln und Abszesse als Komplikationen; kaum maligne Entartung.
2. *Colitis ulcerosa:* Lokalisation Kolon und term. Ileum; histologisch in Mucosa und Submucosa Kryptenabszesse; Durchfälle oft blutig; Im Röntgen Zähnelung, Haustrenschwund, langes starres Rohr; toxisches Megacolon und maligne Entartung als Komplikation.

3.18 ☞ 4.2.8.7 C ist richtig

3.19 D ist richtig
Kardinalsymptome der Glomerulonephritis sind:
1. Erythrozyturie, Mikrohämaturie
2. Ödeme (morgens Lidödeme)
3. Hypertonie
4. Proteinurie

Eine Hyperlipidämie sind erhöhte Blutfettwerte. Eine Leukozyturie (Leukozyten im Urin) findet man typischerweise bei Harnwegsinfektionen.

3.20 B ist richtig
Ein akutes Nierenversagen ist eine kurzfristig entstehende, z. T. reversible Niereninsuffizienz, die zur Urämie fortschreiten kann. Leitsymptom ist Versiegen der Harnsekretion mit Oligo oder Anurie.

Ursachen:

Prärenales ANV :
1. Zirkulatorisch: (Hypovolämie, RR-Abfall, Operationen, Blutverluste), Schock („Schockniere“)
2. Toxisch: Myolyse, Hämolyse, Nephrotoxine

Renales ANV:
Rapid progressive Glomerulonephritis u. a. Nierenerkrankungen, Verschluß von Nierenarterien oder -venen.

Postrenales ANV: Abflußbehinderungen, Harnsperre

3.21 ☞ 3.19 D ist richtig

3.22 C ist richtig
Die Perikarditis mit typisch auskultierbarem Reibegeräusch gehört zu den unspezifischen Infarktsymptomen.

3.23 D ist richtig
Ödeme können auftreten
1. generalisiert bei einem Überangebot an Flüssigkeit oder Kochsalz, z.B. bei Niereninsuffizienz, Hypoproteinämie, wenn Albumin < 2,5 gr% und der onkotische Druck absinkt, bei hormonellen Regulationsstörungen wie z.B. Hyperaldesteronismus oder NNR-Tumoren
2. kardial bei Rückwärtsversagen durch Erhöhung des hydrostatischen Druckes, bei Vorwärtsversagen durch Verminderung des HMV und vermehrter Na^+- und Wasserrückresorption.
3. lokalisiert bei venöser Stauung z.B. durch Thrombose oder bei gestörtem Lymphabfluß.

3.24 ☞ 4.2.1.18 B ist richtig

3.25 C ist richtig

3.26 ☞ 4.3.6.12 C ist richtig

3.27 **D ist richtig**

Bei einer großen frischen Verbrennung steht zunächst der *Volumenmangelschock* durch die massiven Flüssigkeitsverluste im Vordergrund. Erst im weiteren Verlauf kommt es durch Ausschwemmung von Endotoxinen und toxischen Lipoproteinen zum Vollbild der Verbrennungskrankheit (Mischbild aus Volumenmangelschock und Endotoxinschock).

3.28 **A ist richtig**

Die häufigsten Ileusursachen sind in absteigender Reihenfolge:

1. Briden (Strangulation), Adhäsionen und Mißbildungen
2. Hernien
3. Tumoren
4. Invagination
5. Volvulus
6. Darminfarkt
7. Parasiten
8. Kotsteine, Gallensteine, Fremdkörper

3.29 **D ist richtig**

Analfissuren sind Einriße in der Analringschleimhaut als Folge chronischer Entzündungen und Sphinktersklerose bei der Defäkation, besonders bei verhärtetem Stuhlgang. Hämorrhoiden sind erweiterte Mastdarmvenen.

3.30 **A ist richtig**

Divertikel sind meist erworbene sackartige Ausstülpungen der Speiseröhrenwand.

- Zwei verschiedene Mechanismen werden für die Entstehung verantwortlich gemacht: Einerseits kann das Divertikel durch Druck von innen (Pulsionsdivertikel) entstehen, wenn die Muskelwand der Speiseröhre eine anlagebedingte Schwäche oder Lücke aufweist. Diese Form findet man am Ösophaguseingang im Halsbereich sowie am Ösophagusende, unmittelbar oberhalb des Zwerchfelles.
- Das halsnahe Pulsionsdivertikel wird auch als Zenker-Divertikel bezeichnet.

Hauptsymptome sind Schluckstörungen und Erbrechen unverdauter Speisereste. Symptomatische große Divertikel werden operativ behandelt.

3.31 **D ist richtig**

Bei 2 % aller Menschen findet sich als Rest des embryonalen Dotterganges eine handschuhfingergroße Ausstülpung des Dünndarmes, meistens 60–100 cm proximal der Ileozäkalklappe, im Ileum lokalisiert. Dieses sog. Meckel-Divertikel macht üblicherweise während des gesamten Lebens keinerlei Beschwerden und hat deshalb keinen Krankheitswert. Seine Existenz wird meist zufällig erkannt (Laparotomie aus anderen Gründen). Das Divertikel kann jedoch Quelle mehrerer Komplikationen sein, die zu chirurgischem Eingreifen Anlaß geben. Die häufigste Komplikation ist die Blutung in den Dünndarm. Die zweitwichtigste Komplikation ist die Entzündung des Divertikels, deren Entstehung und Symptomatik einer Appendizitis ähnelt. Das zufällig entdeckte, symptomlose Meckel-Divertikel braucht nicht entfernt zu werden. Ist es jedoch Quelle einer Darmblutung oder entzündlich verändert, so erfolgt die operative Abtragung.

3.32 ☞ 4.2.10.17 **C ist richtig**

3.33 ☞ 4.3.1.9 **E ist richtig**

3.34 **D ist richtig**

3.35 **D ist richtig**

Das Schubladenphänomen wird am rechtwinklig gebeugten Kniegelenk geprüft. Zug nach ventral (vordere Schublade), Druck nach dorsal (hintere Schublade). Instabilität bei dieser Prüfung (positives Schubladenphänomen) ist charakteristisches Zeichen für eine Kreuzbandschädigung.

3.36 **A ist richtig**

Unter Schock versteht man ein Kreislaufversagen verschiedener Ursachen, wobei als Folge ein schweres Mißverhältnis zwischen erforderlicher und tatsächlicher Blutversorgung resultiert. Der zunehmende Sauerstoffmangel im Gewebe führt ohne Behandlung zum Organtod durch Hypoxie.

3.37 **C ist richtig**

Durch einen porto-cavalen-Shunt kann der Pfortaderhochdruck gemindert werden. Mehrere operative Verfahren sind gebräuchlich. Allen gemeinsam ist, daß eine Vene des por-

talen Einstromgebietes (Pfortader, Darmvene oder Milzvene) mit der unteren Hohlvene (V. cava) oder einem ihrer Äste (z.B. Nierenvene) verbunden wird, wodurch das Pfortaderblut direkt über die untere Hohlvene abfließen kann. Die gestauten Kollateralen (Ösophagusvarizen) kollabieren dann weitgehend, weil der erhöhte Füllungsdruck beseitigt ist. Beispiele für derartige Shunt-Operationen sind die portokavale Anastomose und der splenorenale Shunt (Warren-Shunt).
Die übrigen in den Antwortmöglichkeiten genannten Shunts (Cimino-, Arteriovenöser-, Scribner-Shunt) sind in erster Linie Dialyseshunts.

3.38 **C ist richtig**

Lerntext Akuter Arterienverschluß

Der akute arterielle Verschluß ist durch eine Embolie (80 %) oder Thrombose (20 %) verursacht. Meistens betrifft der akute Verschluß die A. femoralis superficialis, seltener die Brachialis, Mesenterialarterie, Nierenarterie oder Aortenbifurkation. Jeder *plötzliche* Extremitätenschmerz ist verdächtig auf eine akute arterielle Ischämie durch Embolie oder Thrombose. Die typischen Symptome sind 6 (englische) „Ps“: Pain (Schmerz), Paleness (Blässe), Pulslessness (fehlender Puls), Parasthesia (Gefühlsverlust), Paralysis (Bewegungsverlust), Prostration (Schock).
Die tolerable Ischämiezeit bei Embolie beträgt für Bein und Arm maximal 6 Stunden. Danach ist mit irreversiblen Schäden zu rechnen (oft Amputation erforderlich). Bei thrombotischem Verschluß ist die Ischämiezeit länger, weil das meist arteriosklerotische und stenotische Gefäßsystem über Kollateralen (Umgehungsgefäße) verfügt, die eine gewisse Restdurchblutung gewährleisten, auch wenn der arterielle Hauptstamm verschlossen ist.
Wichtigste Sofortmaßnahme bei akutem arteriellem Extremitätenverschluß:

- Bein oder Arm tief lagern (bessere Blutversorgung).
- Extremität in Watte wickeln (geringerer Wärmeverlust).
- Intravenöse Heparinisierung, ca. 5000 I.E. (soll Appositionsthromben verhindern).

Weil die Prognose um so besser ist, je kürzer die Ischämiezeit gehalten wird, muß baldmöglichst die operative Revaskularisierung erfolgen (Embolektomie bzw. Thrombektomie).

3.39 **C ist richtig**

3.40 ☞ **auch 4.7.13** **D ist richtig**

3.41 **E ist richtig**

Wird ein Teil eines bestehenden Thrombus, besonders im Beckenvenen- und Oberschenkelgebiet, über das rechte Herz in die arterielle Lungenstrombahn verschleppt und verlegt den Ausflußtrakt des rechten Herzens, so spricht man von fulminanter Lungenembolie. Sie führt häufig innerhalb von Minuten zum Tod. Als blande Lungenembolie bezeichnet man periphere embolische Verlegungen der Lungenstrombahn, die auch multipel auftreten können und häufig einer fulminanten Lungenembolie vorausgehen.
Ist die Diagnose einer Makrolungenembolie gesichert, kommt eine sofortige Embolektomie aus der A. pulmonalis mit oder ohne extrakorporale Zirkulation in Frage (Trendelenburg-Operation).
Zur Symptomatik der Lungenembolie ☞ 4.2.4.9.

3.42 **B ist richtig**

3.43 ☞ **4.3.2.26** **B ist richtig**

3.44 **C ist richtig**

Der Begriff „Infektion“ beinhaltet die Ansiedlung und Vermehrung von Krankheitserregern im Organismus, die eine Abwehr - und Schädigungsreaktion auslösen.
Die Abgrenzung „chirurgischer“ Infektionen von anderen durch Mikroorganismen verursachten Infektionen hat sich aus praktisch-therapeutischen Gründen bewährt. In der Regel handelt es sich um lokal begrenzte, meist eitrige Infektionsherde, die chirurgische Maßnahmen erfordern. Im Mittelpunkt chirurgischer Infektionen stehen die infizierte postoperative bzw. posttraumatische Wunde und ihre Komplikationen.
Die klassischen Entzündungszeichen sind: *Rubor* (Rötung), *Calor* (Überwärmung),*Tumor*

(Schwellung), *Dolor* (Schmerz) und *Functio laesa* (Funktionseinschränkung).
Blau-grünlicher und süßlich riechender Eiter ist typisch für Staphylokokkeninfektionen.

3.45 **B ist richtig**

3.46 ☞ **auch 4.2.1.18** **B ist richtig**

3.47 ☞ **4.3.6.53** **E ist richtig**

3.48 **B ist richtig**
Die klinischen Leitsymptome der Peritonitis sind: Schmerzen, Abwehrspannung, Schonhaltung, Schonatmung (nicht: paradoxe Atmung), Leukozytose, Tachykardie, Exsikkose, Meteorismus, Erbrechen, Sepsis mit Schock, Kreislaufversagen, Schlingenabszeß, Adhäsionsileus.
Eine paradoxe Atmung tritt bei einer Rippenserienfraktur auf. Anarsarka sind lagerungsbedingte Ödem, z.B. im Steißbeinbereich, und kommen bei einer schweren Herzinsuffizienz und Nierenversagen vor.

3.49 **E ist richtig**

3.50 ☞ **4.3.6.26** **C ist richtig**

3.51 **D ist richtig**

3.52 **A ist richtig**
Zur ungestörten Frakturheilung sind 3 Bedingungen erforderlich:
1. inniger Kontakt der Fragmente
2. Ruhigstellung
3. ausreichende Durchblutung der Bruchstücke

Folgende Faktoren können die Bruchheilung stören:
1. Instabilität
2. Defekt und Fragmentdiastase
3. Knochennekrose
4. Infekt

3.53 ☞ **4.5.2.6** **E ist richtig**

3.54 **C ist richtig**
Die erweiterte Naegelsche Regel lautet:
Erster Tag der Periode + 7 Tage – 3 Monate, +/– Anzahl der Tage, die vom 28tägigen Zyklus abweichen.
+ 1 Jahr

☑ Die Frage ist etwas „hinterlistig“ gestellt, da man zwischen Naegelschen Regel und der *erweiterten* Naegelschen Regel unterscheidet.
11.5.86 + 7 Tage = 18.5.86–3 Monate = 18.2.86 + 3 Tage (errechnet aus Differenz 31 zu 28 Tagen) + 1 Jahr = 18.2.87
☞ auch 4.5.1.4.

3.55 **B ist richtig**

3.56 **C ist richtig**
Beim Krebsvorsorgeabstrich wird ein Zellausstrich erstellt und zytologisch untersucht.
Bei einer Abrasio (Ausschabung), Konisation (kegelförmige Exzision aus der Portio) und Knipsbiopsie werden Gewebeproben entnommen und histologisch untersucht.

3.57 **D ist richtig**

3.58 **C ist richtig**
Das FSH (Follikelstimulierendes Hormons) aus der Hypophyse regt das Follikelwachstum an, stimuliert insbesondere die Granulosazellschicht. Mit kleinen Mengen LH (Luteinisierendes Hormon aus der Hypophyse) zusammen löst es die Produktion des Follikelhormons aus. Das LH steuert die Ovulation (allerdings muß auch FSH vorhanden sein) und die Umwandlung des (geplatzten) Follikels in das Corpus luteum. Es stimuliert die Thekazellschicht und bewirkt (in einem gewissen Verhaltnis zum FSH, das nicht fehlen darf) in der 2. Zyklushälfte die Bildung von Corpus-luteum- und Follikelhormon.
Ein weiteres Gonadotropin ist das LTH (Lactoluteotropes Hormon = Prolactin) aus der Hypophyse mit Wirkung auf die Mammae.
TSH (Thyreoidea stimulierendes Hormon) und T 4 (Thyroxin) sind an der hormonellen Steuerung der Schilddrüse beteiligt.

3.59 **E ist richtig**
Häufigste Ursache der Extrauteringravidität ist die in der Tube verzögerte Eipassage. Das Hindernis kann anatomischer oder funktioneller Art sein. Eine mechanische Verlegung des Eileiters entsteht durch Verwachsungen, Verklebungen der Schleimhautfalten oder blindsackartige Höhlen in der Tubenwand. Diese „Eifallen“ sind narbige Restzustände

eitrig-abszedierender, meist unspezifischer Entzündungen, speziell nach puerperalen Salpingitiden. Auch Tubenpolypen oder wandständige Endometriosen erschweren die Durchgängigkeit der Eileiter.

3.60 ☞ **4.6.2** **C ist richtig**

3.61 **A ist richtig**

3.62 **C ist richtig**
Senkwehen stellen verstärkte Schwangerschaftswehen in den letzten 4 Wochen vor der Entbindung dar. In den letzten Tagen vor der Geburt unterscheiden sie sich von den Geburtswehen lediglich durch den noch fehlenden Rhythmus und die ungenügende Koordination. Ihre Aufgabe ist die Entfaltung des unteren Uterinsegmentes und das Tiefertreten des vorangehenden Teiles.

3.63 **D ist richtig**
Die Mastitis puerperalis tritt in der 1. Woche des Wochenbettes sehr selten auf und kann während der ganzen Stillzeit (ungeschicktes Abstillen) auftreten. Die Keime (meist Streptokokken oder Staphylokokken) gelangen durch die Milchkanälchen (kanalikuläre Mastitis) oder durch kleine Einrisse (interstitielle Mastitis) der Haut, der Warze oder des Warzenhofs (Rhagaden, Fissuren) in das Drüsenparenchym. Meist ist die Mastitis einseitig. Der befallene Bezirk wird sehr schmerzhaft, derb, gerötet und vorgewölbt. Hohes Fieber und Schüttelfrost treten bereits nach wenigen Stunden auf. Wird nicht sofort behandelt, kommt es zur Abszeßbildung.

3.64 **C ist richtig**
Geburtshilfliche Definition:
- *Fehlgeburt:* bis einschl. 28. Woche p.m.
- *Frühgeburt:* 29.–38. Woche p.m.
- *Spätgeburt:* 43. Woche p.m. und mehr.

Die *pädiatrische* Definition des unzeitig geborenen Kindes ist nicht mit der *geburtshilflichen* Definition identisch: Frühgeborenes Kind hat ein Geburtsgewicht von 2500 g und weniger.

3.65 **D ist richtig**
Extrauteringravidität: Implantation eines befruchteten Eies außerhalb der Gebärmutterhöhle. Dies kommt (in abnehmender Häufigkeit) vor
- im freien Teil der Tube
- in der Bauchhöhle (Peritoneum oder großes Netz)
- auf dem Ovar
- im intramuralen Teil der Tube
- in der Zervix.

3.66 ☞ **4.5.1.4** **B ist richtig**

3.67 **E ist richtig**
Symptombilder bei neurotischen Störungen sind: Hysterische, depressive, ängstlich-phobische, zwanghaft hypochondrische Syndrome, Konversionssymptome. Psychosomatische Syndrome (Ulcus, Asthma, Colitis ulcerosa usw.); psychovegetative Syndrome. Sexuelle Beziehungsstörungen (Frigidität, Impotenz und sexuelle Gehemmtheit in mehr oder weniger ausgeprägter Form) kommen bei Neurotikern so häufig vor, daß sie unter den speziellen Symptombildern nicht als besonderer Abschnitt erwähnt sind.

3.68 **C ist richtig**
Der Betroffene ist unverzüglich, spätestens am Tag nach dem Ergreifen oder dem Beginn des Festhaltens dem Richter des Amtsgerichtes vorzustellen. Dieser entscheidet nach der persönlichen Anhörung des Betroffenen und der Stellungnahme des behandelnden Arztes.

3.69 **C ist richtig**

3.70 **B ist richtig**
Wesentlich bei der katatonen Form der Schizophrenie ist die schwere Störung der Psychomotorik bzw. der Willkürbewegungen. Diese kann nach zwei Extremen gehen: katatoner Sperrungszustand (Stupor) und hyperkinetischer katatoner Erregungszustand. Im *Stupor* verhält sich der Kranke regungslos, erstarrt wie eine Statue, das Gesicht verrät einen Zustand innerer Spannung; obwohl er hellwach ist, reagiert er nicht auf Ansprache oder Aufforderung (Negativismus), er verweigert die Nahrung. Öfter findet man in diesem Syn-

drom das Beibehalten passiv erzeugter Lageveränderungen sowie Automatismen.
Die *hyperkinetische Katatonie* geht mit schweren psychomotorischen Erregungszuständen einher.
Katatone Symptome sind nicht auf die katatone Schizophrenie beschränkt, sie können auch bei anderen Erkrankungen auftreten, wie bei amentiellen Bildern des exogenen Reaktionstyps, bei der deliranten Form der Epilepsie, bei Wochenbettpsychosen.
Vorwiegend im jugendlichen Alter tritt die hebephrene Form der Schizophrenie auf.

3.71 **B ist richtig**

Die Anorexia (Pubertätsmagersucht) ist eine schwere Krankheit, die besonders Mädchen und junge Frauen, seltener das männliche Geschlecht betrifft. Die Ursache ist komplexer Natur, man nimmt an, daß der Versuch, die Entwicklung zur Frau rückgängig zu machen, eine Rolle spielt. Die Gewichtsabnahme wird unterhalten durch

- extremes Fasten
- Laxantien- und Diuretikaabusus
- Schlankheitskuren (medikamentös)
- Hyperaktivität (dynamisch-ehrgeizige Typen).

3.72 **B ist richtig**

Leitsymptome der Manie sind: Ausgeprägte gehobene Stimmungslage, grundlose *Heiterkeit,* das Fehlen aller Lebensängste; die kritiklos optimistische Sicht aller Dinge, die achtlos über alle Realität hinweggeht. Sie ist in fast allen Fällen gekoppelt an eine psychomotorische Unruhe (Bewegungsdrang, Erregung).

3.73 **A ist richtig**

Methode der Wahl zur Manie-Prophylaxe ist die Lithium-Therapie. Die Therapie der Schizophrenie mit Neuroleptika ist in der Regel eine Langzeittherapie.

3.74 **D ist richtig**

Die antipsychotische Wirkung der Neuroleptika ist mit Wirkungen auf das extrapyramidalmotorische System untrennbar verbunden. Wirksam werden, d. h. Überschreiten der neuroleptischen Schwelle, bedingt also EPM-Störungen, die Folge der antidopaminergen Wirkung der Neuroleptika sind. Man hat zu unterscheiden:

1. *Hypo*kinetische Syndrome mit feinmotorischen Bewegungsstörungen, Akinesie, Rigor und Tremor.
2. Paroxysmale Dyskinesien: Zungen-Schlund-Syndrom, Blick- und Schauanfälle, torsionsdystone Attacken der Hals-, Nakken, Schulter- und Extremitätenmuskulatur.
3. *Hyper*kinetische extrapyramidale Reizsyndrome mit unbeherrschbarer Unruhe, Akathisie (Unmöglichkeit, ruhig sitzen oder liegen zu bleiben), Tasikinesie (ständiger Bewegungsdrang), rhythmischen Bewegungsstereotypien.
4. Späte Hyperkinesen (choreoathetotische Syndrome), die nach längerer Behandlung auftreten.

Weitere unerwünschte Begleitwirkungen:

- psychisch: Antriebslosigkeit und depressive Verstimmung einerseits - nach Langzeitbehandlung fast regelhaft auftretend -, Unruhezustände, pharmakogene Durchgangssyndrome zum anderen;
- vegetativ: Mundtrockenheit, Mydriasis, Akkommodationsstörungen, Übelkeit, Obstipation, Miktionsstörungen;
- kardiovaskulär: Hypotonien, Tachykardien, Störungen der Erregungsbildung und Ausbreitung;
- endokrin: Amenorrhoe, Libido- und Potenzverlust, Ovulationshemmung, Gynäkomastie bei Männern, Galaktorrhoe.

3.75 ☞ 1.6.5 **B ist richtig**

3.76 **B ist richtig**

3.77 **C ist richtig**

3.78 **C ist richtig**

3.79 **A ist richtig**

Die Echoenzephalographie zeigt bei raumfordernden Prozessen mit Verschiebung der Hirnmittelstrukturen eine Mittelechoverschiebung.
Besonderer Wert kommt der Lumbalpunktion und der Untersuchung des Liquors bei entzündlichen Erkrankungen des ZNS, Subarachnoidalblutungen und Tumoren zu. Bei richtig durchgeführter Lumbalpunktion besteht keine Verletzungsgefahr des Rückenmarks.

3.80 ☞ 4.9.6 **C ist richtig**

3.81 **C ist richtig**

3.82 **E ist richtig**

Lerntext M. Parkinson

Dem M. Parkinson liegen *degenerative* Veränderungen der melaninhaltigen Zellen in der Substantia nigra mit nachfolgendem Untergang der Verbindungen zum Neostriatum (Putamen und Nc. caudatus) zugrunde. Als Effekt der gestörten Bahnen kommt es zu einem Dopaminmangel im Neostriatum (sog. striäres Dopaminmangelsyndrom).
Die Parkinsonsche Krankheit (Paralysis agitans) ist ein familiäres Leiden mit dominantem Erbgang, das sich meist zwischen dem 40. und 60. Lebensjahr manifestiert und von dem Männer häufiger als Frauen befallen werden. Ein Parkinson-Syndrom kann sich jedoch auch auf anderen pathogenetischen Wegen entwickeln, z.B. postenzephalitisch, vaskulär, toxisch oder auch idiopathisch.
Die klinischen Kardinalsymptome des Parkinson-Syndroms verschiedenster Genese sind die *Brady- und Hypokinese,* der *Rigor* und der *Tremor.* Im Erscheinungsbild typisch sind daher die starre, oft auch gebeugte Körperhaltung, ein kleinschrittiger Gang, eine Verarmung von Gestik und Mimik, die rigorartige Tonuserhöhung der Muskulatur und ein Tremor der Hände und evtl. des Kopfes. Auch vegetative Störungen in Form einer Hypersalivation, eines Salbengesichtes und Temperaturregulationsstörungen können beobachtet werden.
Um das beim Parkinson-Syndrom gestörte biochemische Gleichgewicht zwischen cholinergischen und dopaminergischen Mechanismen medikamentös zu beeinflussen, stehen verschiedene Wege zur Verfügung:

- Der Abbau des Azetylcholinübergewichtes mit Anticholinergika
- Die Dopaminanreicherung in den Stammganglien durch L-Dopa-Zufuhr

3.83 **A ist richtig**

Lerntext Gonorrhoe

Die Gonorrhoe ist eine ansteckende Erkrankung mit vornehmlichem Befall des Urogenitaltraktes, der Cervix und des Rektums, gelegentlich der Konjunktiven. Erreger: gramnegativer Gonokokkus (Neisseria gonorrhoeae). Inkubationszeit: 2–8 Tage. Bei Männern zeigt sich die Infektion in Form einer akuten eitrigen Urethritis mit Ausfluß; bei der Frau bleibt sie häufig - beim Mann extrem selten - symptomlos. Komplikationen: Entzündungen der Adnexe, Sterilität, (Mon)-arthritis gonorrhoica. Eine chronische Urethritis oder Prostatitis schließt sich häufiger an eine Gonorrhoe an. Die Gonorrhoe bahnt den Weg für andere Erreger.
Die gonorrhoische Konjunktivitis war wegen der Möglichkeit der Erblindung gefürchtet. Sie fand sich früher vor allem bei Neugeborenen, die sich während der Geburt bei der Mutter infiziert hatten. Deshalb wurde die Credé-Prophylaxe vorgeschrieben.
Therapie der Wahl: Penicillin, ggf. andere Antibiotika, z. B. der Tetracyclingruppe, Spectinomycin.

3.84 **A ist richtig**

3.85 ☞ 4.11.7 **A ist richtig**

3.86 **B ist richtig**

Die häufigsten Laugenverätzungen werden verursacht durch Natronlauge, Kalilauge, gelöschten oder ungelöschten Kalk, Ammoniak, Tintenstift usw. Der Grad der Schädigung ist abhängig von der Konzentration und der Einwirkungsdauer der chemischen Substanz. Die schädigende Wirkung der in das Gewebe eingedrungenen Ätzstoffe führt erst am nächsten oder übernächsten Tag zum gefährlichen Stadium der Blasenbildung (Chemose der Bindehaut). Im weiteren Verlauf schwindet die anfängliche Rötung, das Auge blaßt ab. Dies bedeutet den Übergang in das verhängnisvolle Stadium des Gewebszerfalles (Nekrose). Die Bindehaut wird blaß und blutleer, die Hornhaut porzellanweiß.

Komplikationen: Hornhauttrübung, Verwachsung der Bindehautblätter, Sekundärglaukom, Perforation, Augapfelschwund.

3.87 **D ist richtig**
Bei *Diabetes mellitus* und *Hypertonie* gibt es charakteristische Augenhintergrundveränderungen in Form einer diabetische Retinopathie bzw. Fundus hypertonicus.

3.88 **A ist richtig**
Gefragt ist nach der *Sicherung* der Diagnose! Durch rektale Untersuchung ist ein Prostatakarzinom ggf. tastbar, jedoch nicht gesichert. Eine Urogramm (Darstellung der Harnleiter mit Kontrastmittel) können ggf. eine Einengung der Harnleiter durch Lymphknoten darstellen.

3.89 ☞ 4.3.5.18 **C ist richtig**

3.90 **B ist richtig**

3.91 ☞ 4.2.7.3 **B ist richtig**

3.92 **D ist richtig**
Die angeborene Hüftluxation ist bei Mädchen häufiger als bei Knaben, Häufigkeit 20–30 auf 10000 Geburten. Sie sollte schon in den ersten Lebenstagen diagnostiziert werden (Ortolani-Phänomen). Besteht der Verdacht auf eine Dysplasie, werden die Oberschenkel prophylaktisch durch Spreizhöschen oder Pavlikbandagen in Abduktionsstellung gebracht. Die Behandlungsresultate einer Hüftgelenksluxation sind um so schlechter, je später die Diagnose gestellt wird.

3.93 ☞ 4.10.3 **D ist richtig**

3.94 **C ist richtig**
Nach kieferorthopädischer Frühbehandlung erfolgt die Lippenoperation im Alter von 4–6 Monaten, der Verschluß des weichen Gaumens (Veloplastik) mit 18 Monaten und der Verschluß des harten Gaumens mit 6 Jahren.

4 Krankenpflege

4.1
- Beine in Schritt- oder Grätschstellung bei geradem Rücken
- Körperschwerpunkt auf beiden Beinen halten
- Feste Schuhe, ohne Absätze
- Lasten so nahe wie möglich am Körper tragen
- soweit möglich, zu zweit arbeiten
- Einsatz von Hilfsmitteln
- Arbeitshöhe individuell einstellen (ca. auf Beckenhöhe), ggf. in die Knie gehen
- Pat. mit einbeziehen.

Bewertung:
5 richtige Antworten → 2 Punkte
4–3 richtige Antworten → 1 Punkt
weniger Antworten → 0 Punkte

4.2
Extremitäten tief lagern, um die Durchblutung zu verbessern.

4.3 **C ist richtig**
Nykturie ist gehäuftes Wasserlassen in der Nacht. Nykturie kann auf eine Blasenentleerungsstörung hinweisen, häufig ist Nykturie aber Symptom einer Herzinsuffizienz, da nachts die Ödeme ausgeschwemmt werden („nachts arbeitet das Herz für die Nieren").

4.4
Bewegen der betroffenen Gelenke zur Verhütung von Kontrakturen

4.5 ☞ 1.3.43 **D ist richtig**

4.6 **C ist richtig**

4.7 ☞ 1.5.1.7 **C ist richtig**

4.8 ☞ 1.5.2.24 **A ist richtig**

4.9 ☞ 1.5.2.40 **A ist richtig**

4.10
- Keine i.m.-Injektionen
- Keine Naßrasur
- Weiche Zahnbürste
- Antikoagulantienausweis immer bei sich tragen
- Marcumar regelmäßig einnehmen

- Auf Blutungen (Schleimhäute/Urin) achten
- Gegenmittel (Konakion®) immer bei sich tragen
- Beim Arztbesuch/Zahnarztbesuch auf Marcumarisierung hinweisen
- Regelmäßig zur Quick-Kontrolle gehen
- Bagatellverletzungen vermeiden, sonst Arzt aufsuchen
- Medikamente nur auf ärztliche Anordnung einnehmen
- Vit.-K-haltige Nahrungsmittel meiden

Bewertung:
5 richtige Antworten → 2 Punkte
3–4 richtige Antworten → 1 Punkt
weniger Antworten → 0 Punkte

4.11

- Legen des Harnblasenkatheters unter aseptischen Bedingungen
- Geschlossenes Urindrainage-System
- Keine Diskonnektion des geschlossenen Urindrainage-Systems
- Auffangbeutel nicht über Blasenniveau hängen
- Wechseln des Katheters und des Urindrainage-Systems alle 12–14 Tage (materialabhängig)
- Reichliches Flüssigkeitsangebot
- 2 x tägl. Intimpflege

Bewertung:
5 richtige Antworten → 2 Punkte
4–3 richtige Antworten → 1 Punkt
weniger Antworten→ 0 Punkte

4.12 **C ist richtig**

Viszeraler Schmerz (Eingeweide, viszerales Peritoneum): Er ist diffus, dumpf, schlecht lokalsierbar oder kolikartig, krampfartig, meist intermittierend. Auslösende Ursachen: Kapselspannung parenchymatöser Organe, Dehnung bzw. spastische Kontraktion der glatten Muskulatur und Durchblutungsstörung.
Somatischer, parietaler Schmerz (Peritoneum parietale, Mesenterium, Retroperitoneum): Er ist scharf, brennend, gut lokalisierbar, kontinuierlich. Er wird ausgelöst durch direkte Irritation wie Entzündung und Tumorinfiltration oder als fortgeleiteter Schmerz nach Organperforation.

4.13 **C ist richtig**

4.14 ☞ 1.5.3.5 **D ist richtig**

4.15

- gezielte Mund- und Nasenpflege, da Sauerstoff die Mundschleimhaut austrocknet
- Kontrolle der richtigen Sondenlage
- Beobachtung von Nase und Nasenflügeln auf Druckulzerationen
- Nasenloch alle 12–24 Stunden wechseln
- 1 x tägl. Zuleitung wechseln
- Sauerstoff immer angefeuchtet verabreichen
- Kontrolle der Sauerstoffdurchflußmenge/Zeit
- Beobachtung der Hautfarbe

Bewertung:
5 richtige Antworten → 2 Punkte
3–4 richtige Antworten → 1 Punkt
weniger Antworten → 0 Punkte

4.16 ☞ 1.2.7 **D ist richtig**

4.17 **D ist richtig**

Das Prinzip des Bobath-Konzeptes liegt in der Neuorganisation der Motorik durch den Einsatz verbliebener Fähigkeiten der betroffenen Seite bzw. von Anbahnung/Neuaufbau verlorengegangener Funktionen in reflexhemmender Ausgangsstellung. Ziele des Bobath-Konzeptes sind:

- Förderung und Verbesserung der hemiplegischen Seite in Koordination mit der gesunden Seite
- Bahnen normaler Bewegungsabläufe im Alltag
- Hemmen der Spastizität und abnormen Haltungs- und Bewegungsmustern
- Stimulieren der Sensibilität
- Entwickeln der Körpersymmetrie und des Gefühls von Körpermitte
- Verhindern von Schmerzen und Kontrakturen
- Erhöhen von Selbständigkeit und Sicherheit im Alltag.

4.18

- Ermöglicht Kontakt mit der gelähmten Seite, da der Arm im Gesichtsfeld liegt
- Gesunde Seite ist frei in der Bewegung
- Stimulierung der Sensibilität durch Auflagedruck

- Gute Lagerung des Armes möglich (besonders wichtig bei geschwollener Hand)
- Verminderung primitiver Reflexaktivitäten.

Bewertung:
4 richtige Antworten → 2 Punkte
2–3 richtige Antworten → 1 Punkt
weniger Antworten → 0 Punkte

4.19 **A ist richtig**

4.20 **C ist richtig**
Die Übertragung von Blut muß vom Arzt eingeleitet werden. In der Regel muß das Einverständnis des Patienten vorliegen, in Notfällen kann aber darauf verzichtet werden.
Auf den Bed-Side-Test kann in keinem Fall verzichtet werden, dieser muß auch bei Vorliegen der Kreuzprobe unbedingt erfolgen.
Um Unverträglichkeiten rechtzeitig erkennen zu können, muß der Patient selbstverständlich intensiv überwacht werden, insbesondere müssen Blutdruck und Puls engmaschig kontrolliert werden.

4.21 **D ist richtig**
Nach Magenteilresektion erfolgt der Kostaufbau am 4. postoperativen Tag mit schluckweisem Teetrinken, sobald die Darmfunktion vorhanden ist. Gerade das Eintreten der Darmfunktion am 3.–4. postoperativen Tag ist in der postoperativen Pflege besonders zu beachten. Das Nichteintreten der Darmfunktion macht sich bei Magenatonie mit schwallartigem Erbrechen bzw. hoher Fördermenge aus der Magensonde bemerkbar.

4.22 **C ist richtig**
Bereits der Verdacht auf eine Wirbelsäulenverletzung zwingt dazu, wie bei einem Wirbelbruch vorzugehen, bis dieser durch Röntgenaufnahmen sicher ausgeschlossen ist. Jeder Verletzte mit Schmerzen in der Gegend der Wirbelsäule wird flachliegend transportiert, so daß jegliche Bewegung der Wirbelsäule möglichst vermieden wird. Es droht die Gefahr, daß bei einer Abknickung der Wirbelsäule eine Verletzung des Rückenmarks mit Querschnittsymptomatik eintritt.

4.23 **C ist richtig**
Besonders wichtig ist die Erkennung einer Querschnittsymptomatik mit Störungen der Motorik und Sensibilität.
Darüber hinaus kann aber auch eine Ileussymptomatik durch vorübergehende Darmparalyse und eine Schocksymptomatik durch inneren Blutverlust bei retroperitonealer Hämatombildung zum klinischen Bild gehören.

4.24 ☞ 1.5.2.43 **C ist richtig**

4.25
- Vermehrte Blutmengen in Redonflaschen oder anderen Ablaufsystemen
- Blutgetränkter Verband
- Zunehmende Hämatome, Zunahme des Umfangs (z.B. Oberschenkel)
- Aussehen des Patienten (Blässe)
- Kaltschweißigkeit
- Unruhe
- Abfallende Blutdruckwerte
- Sich steigernde Pulsfrequenz
- Je nach OP: Bluterbrechen (Magen-OP), blutiger Auswurf (Lungen-OP), Blut im Urin.

Bewertung:
5 richtige Antworten → 2 Punkte
3–4 richtige Antworten → 1 Punkt
weniger Antworten → 0 Punkte

4.26
- Patient nüchtern lassen
- Durchführung und Kontrolle der Rasur
- Kosmetika, Nagellack entfernen lassen
- Schmuck/-Prothesen, Sehhilfen entfernen und sachgerecht aufbewahren
- Blasen-, Darmentleerung vor der Prämedikation
- Krankenunterlagen zusammenstellen, Überprüfung auf Vollständigkeit (Einwilligungserklärung?)
- Prämedikation nach Anordnung verabreichen
- OP-Hemd, evtl. Antithrombosestrümpfe, OP-Haube bereitlegen
- auf Angst und Unsicherheit des Patienten eingehen
- Bett, Zimmer vorbereiten für Wiederübernahme

Bewertung:
5 richtige Antworten → 2 Punkte
3–4 richtige Antworte → 1 Punkt
weniger Antworten → 0 Punkte

4.27 **E ist richtig**

Bei Patienten im jugendlichen und mittleren Alter kann plötzlich, ohne äußere Ursache, ohne Schwindel oder Schmerzerscheinungen, meist einseitig, das Gehör weitgehend, fast bis zur Taubheit, absinken. Manchmal geben die Patienten an, morgens beim Erwachen überraschend bemerkt zu haben, daß sie auf einem Ohr taub sind. Meist ist Ohrensausen, manchmal auch Druckgefühl im Ohr vorhanden. Hörstürze scheinen unter Einfluß der zunehmenden neurovegetativen Reize vermehrt vorzukommen, daher möglichst Abschirmung von neurovegetativen Reizen.

4.28 **B ist richtig**

4.29 **D ist richtig**

Bei konservativer Behandlung einer Beckenringfraktur besteht Bettruhe für 6–12 Wochen. Kein häufiges Umlagern wegen Dislokationstendenz der Fraktur. Urin auf Blutbeimengungen (Harnröhrenverletzung) beobachten.

4.30 **B ist richtig**

Auch nach Magenoperation gilt: Frühmobilisation, d.h. ab 1. postoperativen Tag Atemgymnastik, Bewegungstherapie, Sitzen auf dem Bettrand u.s.w.
Die Magensonde wird bei Magenteilresektion als Magenatonie- und Ileusprophylaxe bis zum Einsetzen der Darmfunktion am 4. postop. Tag belassen, nach Gastrektomie zur Sekretableitung und Schutz der Anastomose bis zum 6.–8. Tag.

4.31 **C ist richtig**

Zur Hirnödemprophylaxe nach Schädeloperationen durch Verbesserung des venösen Abflusses wird eine Flachlagerung bei leicht erhöhtem Kopfteil (ca. 30 Grad) empfohlen. Vermeidung von Abknickung des Halses erfolgt aus dem gleichen Grund. Stuhlregulierung zur Vermeidung intrakranieller Drucksteigerungen beim Pressen.
Bei kooperationsfähigen Patienten spricht nichts dagegen, bereits am 1. postoperativen Tag zu mobilisieren; dabei ist aber kein stündlicher Lagewechsel oder Abklopfen erforderlich, sondern wie bei der Frühmobilisation üblich Atemgymnastik, Bewegungstherapie, Aufsitzen auf der Bettkante u.s.w.

4.32 **D ist richtig**

4.33 **A ist richtig**

Daher auch der Name „Gasödem".

4.34

- Psychische Betreuung
- Bettruhe ermöglichen
- Beobachtung der Blutungen, ggf. Wehen
- Aufregungen fernhalten

4.35 **C ist richtig**

Pflege des Bestrahlungspatienten:
Bezüglich Schäden an der Haut:

- Bestrahlungsfelder von Beginn der Bestrahlung bis 2–3 Wochen danach nicht mit Wasser oder Kosmetika in Berührung bringen
- Haut nicht mechanisch reizen, z.B. massieren
- Hitze, Kälte, Sonne meiden
- Hautreinigung falls notwendig mit Kinderöl
- Haut mehrfach täglich mit unparfümiertem Puder abdecken

Bezüglich Schädigungen der Schleimhäute des Magen-Darm-Traktes:

- Schonkost
- Ballaststoffarme Kost, kein Salat, keine Früchte.

4.36 ☞ **1.5.4.19** **C ist richtig**

4.37 ☞ **1.5.4.20** **A ist richtig**

4.38

Einbringen lokal wirkender Therapeutika bei Infektion.

4.39 **B ist richtig**

4.40 **A ist richtig**

4.41 **A ist richtig**

Ein Blasenkatheter nach der Entbindung wird nur bei Harnverhalt gelegt.

4.42
Über die Rückbildung der Gebärmutter nach der Geburt.

4.43
- Geburtsverlauf
- Ggf. Art der Narkose
- Episiotomie?
- Letzter Vorlagenwechsel, Verlauf der Blutungen
- Infusionen
- Mobilisation
- Spontanurin
- Vitalzeichen der Mutter
- Zustand des Kindes

Bewertung:
5 richtige Antworten → 2 Punkte
3–4 richtige Antworten → 1 Punkt
weniger Antworten → 0 Punkte

4.44
- Das Kind ist in der Nähe der Mutter
- Der Vater kann mit einbezogen werden
- Gewöhnung von Mutter und Kind

Bewertung:
2 richtige Antworten → 1 Punkt

4.45
Fehlendes Krankheitsgefühl und dadurch das Gefühl, zu unrecht eingewiesen worden zu sein.

4.46 **B ist richtig**

4.47 **C ist richtig**
Prodrome des Delirs sind:
Zunehmender Tremor, Schlafstörung, Angstträume, Schreckhaftigkeit, fibrilläres Wogen der mimischen Muskulatur, zerebrale Krampfanfälle.
Zum *manifesten Delir* gehören:
Gesicht kongestioniert, häufig leicht zyanotisch, schweißbedeckt; unruhiger, angstvoller Ausdruck, Haltung und Gang unsicher, Zittern der Hände, bes. bei intendierten Bewegungen, Sprache zitternd und stolpernd, psychomotorische Unruhe, Tachykardie und hypertone Blutdruckwerte, Herumsuchen und Kramen, zeitliche und örtliche, nicht personelle Orientierung gestört, Trugwahrnehmungen, besonders auf optischem und taktilem Gebiet, beeinflußt von gewohnter Alltagsbeschäftigung („Beschäftigungsdelir") und die Angst verstärkend. Halluziniert werden bewegte Gebilde, Tiere, Insekten, Fische u.s.w.

4.48
Wenn bei Einnahme von Antidepressiva die psychomotorische Hemmung noch nicht eingesetzt hat oder schon rückläufig ist, gleichzeitig aber die depressive Verstimmung schon oder noch stark ausgeprägt ist.

4.49 **E ist richtig**
Unter Hospitalismus versteht man alle körperlichen und seelischen Veränderungen, die ein längerer Krankenhausaufenthalt mit sich bringt. Die milieutherapeutische Arbeit umfaßt zwei Schwerpunkte:
Unterstützung bei der Alltagsbewältigung
- Lebenspraktische Fähigkeiten erhalten und erweitern.
- Größtmögliche Selbständigkeit fördern.
- Anregen und dazu auffordern, in möglichst vielen Bereichen Verantwortung zu übernehmen und eigene Entscheidungen zu fällen.

Umfassende Beziehungsarbeit
- Die Bewohner ernst nehmen und achten.
- Den Akzent auf ihre gesunden „Anteile" setzen.
- Ihre individuellen Bedürfnisse respektieren.
- Neigungen und Begabungen suchen und fördern und sie nach Möglichkeit einsetzen.
- Die Bewohner fordern, aber nicht überfordern.
- Das Umfeld mit einbeziehen: Arbeitgeber, Therapeuten, Sozialarbeiter, Hausärzte, Familie, Bekannte usw.
- Eine offene Gruppendynamik durch transparentes Verhalten des Teams unterstützen.
- Ein Bezugspersonensystem mit offener gegenseitiger Absprache im Team pflegen.

4.50 ☞ **4.49** **A ist richtig**

4.51 **A ist richtig**

4.52 **B ist richtig**

Leitsymptom der endogenen Depression ist die Traurigkeit, die fast immer mit einer ausgeprägten motorischen Hemmung verbunden ist. Unter dieser Oberfläche verbergen sich oft innere Unruhe und Angst, die zu plötzlichen, sonst unerklärlichen Verhaltensweisen führen können, von denen den Selbsttötungsversuchen die größte Bedeutung zukommt. Ein wichtiges Symptom - oft das einzig erkennbare und zur Frühdiagnose hinführende- ist die meist schwere Schlaflosigkeit, die vor allem in einer Schlafverkürzung besteht. Charakteristisch ist auch die Entschlußlosigkeit, die in Verbindung mit dem Gefühl qualvoller Unfähigkeit zur Bewältigung beruflicher Aufgaben und häuslicher Pflichten den Patienten dazu bewegen kann, den Arzt aufzusuchen.

4.53 **B ist richtig**

Antwort B entspricht sinngemäß der Definition einer Zwangsneurose:
Der Zwangsneurotiker ist den von ihm als persönlichkeitsfremd und unsinnig, jedoch als aus ihm selbst kommend erlebten, unabweisbaren Gedanken, Handlungen oder Impulsen trotz seines Kampfes gegen diese sich aufdrängenden Zwänge ausgeliefert. Das Symptombild steht häufig in Verbindung mit einer zwanghaften Persönlichkeitsstruktur (zwanghafte Charakterneurose).

4.54 ☞ **S. 363 f.**

Bewertung	**Punkte**	**max. Punkte**
je richtiges Pflegeproblem aus 3 LA/ATL	1	max. 6 *
je richtig zugeordnete Begründung/Pflegeproblem	1	max. 6
je richtig zugeordnete LA/ATL	1	max. 3
je 3 richtige Maßnahmen u. Begründung	2	max.12
2 richtige Maßnahmen u. Begründung	1	
1 richtige Maßnahme u. Begründung	0	
Max. Punktzahl gesamt 27		
Maßnahmen ohne Begründung werden nicht gewertet * weitere Pflegeprobleme keine Bewertung		

Postoperative Versorgung nach Oberschenkelamputation				
LA/ATL	**Pflegeproblem**	**Pflegeziel**	**Maßnahmen**	**Begründung**
Atmen	1. Pat. ist verstärkt pneumoniegefährdet, da er Raucher ist, an chronischer Bronchitis leidet und in der Mobilität eingeschränkt st 2. Pat. hat Sekretanschoppung in der Lunge; atmet oberflächlich	1. Lunge ist gut durchlüftet 2. Sekret kann gut abgehustet werden	1. alle Maßnahmen der Pneumonieprophylaxe, die einer besseren Belüftung dienen (z.B. Atemübungen, atemstimulierende Einreibung, Atemtrainer) mit Zeitintervallen nennen. 2. Alle Maßnahmen, die zur Sekretlösung führen und das Abhusten erleichtern (z.B. ausreichende Trinkmenge, Sekretolytika nach Anordnung, Inhalationen) mit konkreten Zeitangaben nennen. Pat. Wichtigkeit der Maßnahmen erklären und zur selbständigen Durchführung motivieren.	1. Begründungen müssen zu den Maßnahmen passen, z.B. fördert die Lungenausdehung, regelmässige, tiefe Atmung wird erreicht 2. Z.B. Sekret verflüssigt sich. Pat. lernt, gezielt und effektiv abzuhusten. Pflegeziel wird durch Pat. mit unterstützt
Sich Bewegen	1. Bewegungseinschränkungen durch OS-Amputation und Schmerzen 2. Gestörtes Körperempfinden durch Verlust des Beines erschwert Frühmobilisation 3. Kontrakturgefahr im rechten Hüftgelenk durch veränderten Muskelzug im Oberschenkelstumpf rechts 4. Durch liegende Venenverweilkanüle ist Pat. in der Beweglichkeit eingeschränkt	1. Pat. kennt seine Bewegungsmöglichkeiten 2. Pat. gewöhnt sich an neues Körperschema 3. Oberschenkelstumpf ist in physiologischer Stellung 4. Pat. traut sich, sich zu bewegen trotz Infusion Venenverweilkanüle liegt korrekt, verrutscht nicht.	1. Mobilisation nach Schema einhalten, angeordnete Schmerzmedikation geben 2. Info über Zusammenhang des veränderte Körperempfinden und Lagerungsrichtlinien erklären. 3. Falsche Lagerung des Stumpfes vermeiden und Pat. entsprechend dazu anleiten. gezielte Bewegungsübungen am Stumpf (Einzelnennungen erforderlich mit Zeitangaben). 4. Gute Fixation der Venenverweilkanüle und der Zuleitungen. Pat. auffordern, Veränderungen (Schwellung, Schmerzen) anzugeben	1. Pat. kennt seine Bewegungsmöglichkeiten 2. Pat. weiß, wie er falsches Bewegungsmuster vermeidet und gewöhnt sich an neues Körperschema. 3. Beugekontraktur wird vermieden. 4. Korrekte Lage der Venenverweilkanüle ist gesichert. Pat. ist informiert; Möglichkeit der Infusionstherapie ist gewährleistet.

Postoperative Versorgung nach Oberschenkelamputation

LA/ATL	Pflegeproblem	Pflegeziel	Maßnahmen	Begründung
Für Sicherheit sorgen	1. Gefahr der Wundinfektion wegen arterieller Verschlußkrankheit und die dadurch oft bedingten Wundheilungsstörungen bzw. -infektion 2. Gefahr der Nachblutung 3. Schmerzen aufgrund der OP	1. Wunde heilt primär und ohne Komplikationen 2. Auftretende Nachblutung wird frühzeitig erkannt 3. Pat. ist schmerzfrei, PDK liegt korrekt. Es treten keine Komplikationen auf.	1. Tägl. Verbandswechsel nur unter sterilen Kautelen mit Beobachtung und Dokumentation Manipulation am Wundgebiet auf das Nötigste beschränken Veränderungen sofort dem Arzt melden Auf vitamin- und eiweißreiche Kost achten 2. Kontrolle des Verbandes bei jeder Pflegetätigkeit Beobachtung der Redondrainage Info an den Pat. zur Eigenbeobachtung 3. Pat. über liegenden PDK informieren. Lagern und Betten vorsichtig durchführen und auf Lage und Fixierung des PDK achten und dokumentieren. Pat. nach Schmerzfreiheit fragen; auf Bewußtsein und Vitalzeichen achten, um evtl. Überdosierung rechtzeitig zu erkennen.	1. Veränderungen, Wundheilstörungen werden frühzeitig erkannt eine zusätzliche Reizung wird vermieden Infektionsgefahr wird minimiert 2. Blutung wird frühzeitig erkannt, Veränderungen können Hinweis auf eine Blutung sein, Symptome nimmt der Pat. selbst wahr und kann dies sofort mitteilen 3. Pat. weiß um die Möglichkeiten einer Lageveränderung des PDK. PDK bleibt korrekt liegen. Anästhesieabteilung kann über Effektivität des Schmerztherapieplan informiert werden.
Essen und Trinken	Patient hat Übergewicht, da er gut und gerne ißt. Es fällt ihm schwer, eine Diät einzuhalten	Pat. sieht die Notwendigkeit der Gewichtsreduktion und der Diät ein und hat dabei Erfolg	• Fettreduzierte Kost auf ärztl. Anordnung • Info über Probleme des Übergewichtes bzgl. Sekundärerkrankungen geben • Info über die Bedeutung der Diät für den Genesungsprozeß erläutern • Kontaktaufnahme mit Diätberatung • Essen appetitlich anrichten • Täglich wiegen • Individuelle Wünsche im Rahmen der Diät berücksichtigen, um Einhalten derselben zu erhalten	• Reduktionskost führt zur Gewichtsreduzierung, Normalisierung der Blutfettwerte • Einsicht in Notwendigkeit von Gewichtsreduzierung vermitteln, um Einhaltung der Kostform sicherstellen • Einsicht vermitteln, Motivation zur Einhaltung einer Diät steigern • Erfolgskontrolle erleichtert dem Pat. das Einhalten der Diät